보바스 개념의 성인신경계 재활

The Bobath Concept in Adult Neurology

제 2 판

보바스 개념의 성인신경계 재활

영문출판사 편집부 옮김

The Bobath Concept in Adult Neurology

second Edition

Bente E. Bassøe Gjelsvik
Physiotherapist
Specialist in Neurological Physiotherapy MNFF
Member of IBITA
Bergen, Norway

Line Syre
Physiotherapist
Specialist in Neurological Physiotherapy MNFF
Basic Bobath Instructor
Gothenburg, Sweden

207 illustrations

영 문 출 판 사

The Bobath Concept in Adult Neurology 2nd Edition

by **Bente E. Bassøe Gjelsvik, Line Syre**

중요한 정보: 다른 학문과 마찬가지로 의학은 나날이 진보하고 있다. 연구와 임상경험에 의해서 치료나 약물치료를 비롯한 지식은 확대되어 간다. 이 책에서 약물복용량, 치료 적용의 언급이 있는 경우, 저자, 편집자, 출판사는 그 서술(description)이 서적을 제작하는 시점에서의 인식에 일치하도록 세심한 주의를 기울이고 있다.

그러나 약물의 적용, 치료의 형식에 대한 서술에 대해서 출판사가 보증하는 것은 아니다. 사용하는 약제의 첨부문서를 정독하고 경우에 따라서는 전문가에게 상담함으로써 기재된 복용량의 권장, 금기의 주의에 이 책의 서술과의 차이가 있는지 확인할 것을 권장한다. 이러한 검사는 사용빈도가 적은 약제, 시장에 나와서 얼마 안 되는 약제의 경우는 특히 중요하다. 약물복용량, 치료 적용은 모든 이용자의 책임 하에 시행한다. 부정확한 서술에 대해서는 출판사로 알려주기를 바란다.

보바스개념의
성인신경계 재활 제2판

2019년 6월 12일 초판인쇄
2019년 6월 19일 초판발행

지은이 : Bente E. Bassøe Gjelsvik, Line Syre
옮긴이 : 영문출판사 편집부
발행인 : 박 병 조
발행처 : 도서출판 영문출판사
등 록 : 1987년 12월 21일 제2-419호
주 소 : 서울시 강남구 삼성동 69-1
전 화 : (02) 514-5590, 776-5590
팩 스 : (02) 756-8943
홈페이지 : www.ymsbook.net
E-mail : yeongmunsa@empal.com
정 가 : 40,000 원
ISBN 978-89-7224-458-5 93510

※ 파본은 교환해 드립니다.

목차 Contents

제2판에 대한 머리말 Foreword to the Second Edition

중추신경계(CNS), 신경근육 기능 및 운동경험 또는 중추신경계의 병변으로 인한 가소성 변화의 가능성에 대한 지식은 계속 증가하고 있으나 아직도 학습해야 할 것이 많이 있다. 우리는 연구문헌과 임상실행 경험에 관한 초판을 업데이트하고 수정하였다. 다양한 치료중재의 효과에 대한 연구의 증거는 아직 드물다. 무작위화 비교시험에서도 일반적인 환자에 대한 일반적인 결과의 정보만을 제공할 뿐이고 따라서 임상실행(진료)에서 볼 수 있는 환자에 직접 적용할 수 없을지도 모른다. 이 책은 신경생리학, 인간의 움직임(human movements) 및 중추신경계 병변에 의해서 초래된 변화에 관한 지식기반을 강화시키고 심화시키며 이 때문에 치료사가 강력한 임상추론에 대한 치료결정의 근거로 삼고 각 환자 개인에 대한 결과를 더 잘 평가하는 것을 가능케 한다.

Bente E. Bassøe Gjelsvik
Line Syre

제1판에 대한 머리말 Foreword to the First Edition

이 시점에서 우리는 중추신경계에 대해서 이전보다 더 많이 알고 있지만, 손상 후의 기능회복을 현실화하는 것은 여전히 환자와 치료사 모두에게 매우 중대한 도전이다. 정평이 있는 보바스 교습강사이고 신경학의 임상 전문가인 Bente Gjelsvik는 신경장애의 복잡성을 다루기 위해 수십년 이상 발전시킨 보바스 개념을 설명하는데 그녀의 모든 기술(skill)을 이 책에서 제공하고 있다. 그녀는 보바스 개념의 정의와 운동조절에 대한 현재의 해석과 일치하는 문제해결 접근법을 채택하고 있다. 이 책은 자세와 운동조절에 대한 이해를 통해서 표현되는 유기체의 구조와 기능을 이해하는 것을 기반으로 하고 있다. 이것은 신경장애의 관리에 관여하는 모든 전문가에게 상당한 관심사가 될 두 가지 상세한 증상사례로 마무리하는 임상을 지향한 교과서이다.

Mary Lynch-Ellerington

서문 Preface

저자에 대해서

Bente Gjelsvik은 영국 Newcastle-upon-Tyne에 있는 Royal Victoria 병원 물리치료학교에서 물리치료사로서 훈련을 받고 1978년에 자격을 취득하였다. Bente는 남편인 Olav Gjelsvik과 함께 노르웨이로 되돌아와서 1978년 7월부터 노르웨이 Bergen에 있는 Haukeland 병원 물리치료과에서 근무하였다. 그리고 1985년에서부터 1996년까지 신경내과에서 근무하고 그 다음부터는 물리치료 · 재활의학과에서 근무하였다. 그녀는 Bergen 대학에서 2010년에 물리치료 석사학위를 취득하고 2014년에 박사학위를 취득하였다. Bente의 논문 "뇌졸중의 몸통조절: 측정의 측면, 뇌 병변과의 관계, 재활 후의 변화(Trunk Control in Stroke : Aspect of measurement, Relation to Brain Lesion, and Change after Rehabilitation)"는 다음의 e-mail 주소를 이용하여 그녀와 직접 연락하여 얻을 수 있다. bente.elisabeth.bassoe.gjelsvik@helse-bergen.no.

이 논문은 다음의 세 가지 논문에서 보고된 임상연구에 기초하고 있다.

- Gjelsvik B, Brevik K, Verheyden G, Smedal T, Hofstad H, Strand LI. The Trunk Impairment Scale – modified to ordinal scales in the Norwegian version. Disabil Rehabil 2012;34(16):1385-1395
- Gjelsvik B, Strand LI, Næss H, Hofstad H, Skouen JS, Eide GE, Smedal T. Trunk Control and lesion locations according to Alberta Stroke Program early CT score in acute stroke: a cross-sectional study. Int J Phys Med Rehabil 2014:53
- Gjelsvik BE, Hofstad H, Smedal T, Eide GE, Næss H, Skouen JS, Strand LI. Balance and walking after three different models of stroke rehabilitation: early supported discharge in a day unit or at home, and traditional treatment (control). BMJ Open 2014;4(5):e004358

Bente는 1991년에 Basic Bobath Instructor로서의 자격을 얻었고 2004년에 British Bobath Tutors Association(BBTA)을 통해서, 그리고 선임강사인 Mary Lynch-Ellerington에 의해서 Advanced Bobath Instructor로서의 자격을 획득하였다. 그녀는 유럽의 많은 나라에서 광범위한 실습지도나 강연회를 개최하고 있다.

Bente는 1994년에서부터 2008년까지 IBITA의 집행위원회 회원으로 활동하고 이 기간 중에 5년간은 의장직을 맡았다. 그녀는 이 집행위원회에서 퇴임할 때 IBITA의 공로상을 받았다.

그녀는 1995년에서부터 노르웨이 물리치료사협회(NFF)의 신경재활 전문가이며, 신경학, 정형외과학, 류마티스학 특별 이익단체(Neurology, Orthopedics, and Rheumatology Special Interest Group : NOR)의 명예종신회원이다. Bente는 2015년 3월에 NFF로부터 2015년의 물리치료사 상을 받았다.

Line Syre는 영국의 Wolverhampton 대학에서 물리치료사로서 훈련을 받고 1994년에 자격을 취득하였다. 그녀는 2007년에 신경재활 전문가가 되었고 2009년에는 영국 보바스 강사협회(BBTA)를 통해서 훈련을 받고 선임교사인 Mary Lynch-Ellerington에 의해서 자격을 얻어 국제 보바스 강사 IBITA가 되었다. Line은 그녀가 1999년에 신경재활분야에서 단독으로 일하기로 결정하기 전에는 지역사회 건강 서비스는 물론 병원에서 광범위한 진료활동을 하였다. 그녀는 노르웨이 Sandefjord에서 2005년에 그녀 자신의 개인진료를 시작하였다. 그녀는 현재 Gothenburg에 VIP Neurohab라 불리는 그녀 자신의 개인 신경재활진료소를 갖고 있고 이 진료소에서는 환자가 집중재활을 받고 있다. 그녀는 또한 환자를 평가하고 각각의 환자에 관해서 의료관계자에게 조언을 하고 있다. 그녀는 노르웨이와 스웨덴만이 아니라, 국제적으로 지도를 하고 있고 보바스 개념을 위한 스웨덴 협회(Sweden Association for Bobath Concept〔FBKS〕)의 회원이다. 다음의 e-mail 주소를 이용하여 Line에게 연락할 수 있다: line.syre@gmail.se.

Carlos Martins Leite가 증상사례 4.2를 집필하였다. 그는 2001년에 Escola Superior de Saúde de Coimbra에 의해서 물리치료사 자격을 취득하였고, 2011년에 포르투갈 가톨릭 대학에서 물리치료사 전공으로 신경재활 석사학위를 받았다. Carlos는 2014년에 보바스 강사 자격을 얻었고 현재 Centro Hospitalar Tondela-Viseu EPE에서 근무하고 있다. 그는 Instituto Politécnico de Castelo Branco의 신경재활 교수이다.

이 책의 목적

이 책은 다음의 방법에 의해서 신경학적 질환이 있는 사람의 치료에서 치료사의 능력을 향상시키는 것을 추구하고 있다.

- 다음 사항의 교각역할을 하는 것
  - 중추신경계, 신경–근육–골격계의 구조와 기능, 및 변화(가소성) 능력
  - 자세조절과 움직임
  - 중추신경계 질환의 치료
- 사람과 환경 사이, 중추신경계(CNS), 근골격계, 움직임 및 기능 사이의 상호작용에 대한 개념적 이해에 기초하여 독자가 치료 상황의 임상추론을 통해 가설을 세우는 것을 가능케 하는 것.

임상추론은 이 책을 읽는 것만으로 학습할 수 없다 : 임상추론은 자기 자신의 실행(진료)에 대한 끊임없는 엄격한 평가를 통해 조사결과를 추구함으로써, 실험을 통해 자기 자신의 증거에 기초한 지식의 개선에 의해서 발전된다. 이 책이 이러한 과정에 도움이 되기를 바란다.

이 책은 물리치료사, 작업치료사, 학생 그리고 자격을 취득한 전문가를 위해 집필되었다. 이 책은 주로 급성 및 장기간 양쪽의 신경재활 현장에서 일하는 임상의를 대상으로 하고 있다.

이 책의 구성

이 책은 구성된 대로 읽어나가도록 되어있다. 각 장(chapter)은 서로 연관성이 있기 때문에 주로 참고서로 사용한다면 독자는 중요한 정보와 고찰을 놓칠지도 모른다. 그러나 일단 전체를 읽고 난 다음에는 하나의 참고서로서 유용하기를 바란다.

제1장 응용신경생리학 : 4부로 구성된다.

1.1 중추신경계 조직.

1.2 시스템 조절 : 시스템과 구조는 움직임 및 감각운동 통합과 관계가 있다. 이 장은 중추신경계 각 부분의 구조와 기능을 제한적으로 설명하고 중추신경계 기능, 근육기능 및 움직임 사이의 상호작용에 대해서 논의한다. 중추신경계 손상의 결과와 임상의 성찰은 이 장의 전체를 통해 논의된다.

1.3 운동학습과 가소성 : 천성과 교육(자라난 환경)(nature and nurture)의 결과로서 그리고 중추신경계 손상의 결과로서의 중추신경계 변화에 대해서 개요를 설명한다. 이들 변화는 학습의 기초이고 따라서 이해하는 것이 중요하다. 치료결과와 중추신경계 손상 후의 회복이론이 논의된다.

1.4 손상과 재편성 : 중추신경계에 대한 손상의 결과.

제2장 인간의 움직임 : 균형, 움직임, 정상적인 인간의 움직임으로부터의 일탈, 치료사가 선택할지도 모르는 치료중재에 대해서 논의한다.

제3장 평가 : 평가의 기초로서 기능, 장애 및 건강에 대한 국제 분류를 살펴본다. 이 장은 몇 가지 결과측정에 대해서 논의한다.

제4장 병력 사례 : 여기서는 몇 년 전에 뇌내출혈이 있었던 환자인 HS씨와 소뇌실조 환자인 Avelino씨의 두 사람을 소개한다.

실생활에서 반전되는 경우가 있지만, 사진(photos)이 다르게 나타내는 경우를 제외하고 환자에 대해서는 "그", 치료사에 대해서는 "그녀"라는 대명사를 사용하였다. 물리치료사, 보바스 교사 그리고 과학자라는 직업에도 불구하고, 우리는 다른 무엇보다도 신경학적 기능장애가 있는 성인의 생활의 질을 최적화하는 것을 목적으로 하고 있다. 우리는 독자가 이 책을 읽고 그들 자신

의 실행(진료)을 발전시키고 환자가 그들 자신의 생활에 참여하는 능력을 재획득하도록 돕는 것에 보탬이 될 것을 희망하고 있다. 바라건대, 이 책이 학사과정, 석사/박사과정에 있는 건강 전문가에게 보바스 개념의 실행에서 사용되는 지식기반과 임상추론에 대한 더 심도 있는 지식을 제공하는 것이었으면 한다. Karel Bobath 자신이 "보바스 개념은 미완성이다. 향후 계속해서 성장하고 발전하기를 바라고 있다"라고 지적하였다(개인 서신을 공표하였다).

우리에게 학습을 시켜주고 아직도 학습시키고 있는 우리의 모든 환자에게 이 책을 바친다. 감사합니다.

감사의 글 Acknowledgments

영어로 된 초판은 독일어 초판을 개정하고 업데이트한 것이다. 나는 영국 보바스 지도자협회(British Bobath Tutors Association: BBTA)의 영국인 동료들(Lynne Fletcher, Janice Champion 및 Linzi Smith)로부터 큰 도움을 받아 나 자신이 개정하고 영어로 번역하였다. 그리고 나는 또한 나의 독일인 동료인 Gerlinde Haase로부터 물리치료에 대한 장(chapter)의 몇 가지 사진을 업데이트하는 데 지원을 받았다.

2007년에 타계한 나의 사랑하는 남편인 Olav Gjelsvik는 절친하고 중요한 동료인 동시에 물리치료사이고 보바스 강사였다. 그는 이 책을 집필하는 동안에도 나에게 소중한 지원과 격려를 해주었다.

나의 절친한 친구이고 멘토인 Mary Lynch-Ellerington은 선임 보바스 강사이다. 그녀는 오랜 세월을 통해 나에게 보바스 개념을 이해하기 위한 기초를 제공해주었다. 그녀는 매우 너그러운 사람이고 그녀의 통찰력과 지식을 동료 및 전 세계의 코스 참가자와 공유하고 있다.

중요한 것을 한 가지 빠뜨리고 말하지 못하였는데, 이 책에 기꺼이 참여한 환자 및 동료에게 특별히 감사한다.

"보바스 개념의 성인신경계 재활"의 제2판을 위해서 나의 절친한 친구이고 동료인 Line Syre는 내가 박사학위 과정에 있는 동안에 문헌을 업데이트하고 이 책을 개정하는 과제를 맡았다. Line는 또한 표준화된 결과측정의 사용만이 아니라, 임상추론 과정을 지지하기 위해 최신의 문헌과 조합된 만성뇌졸중 환자에 대한 광범위한 증상사례에도 기여하였다. 따라서 그녀는 완전히 공저자의 칭호를 받아야 마땅하고 이 제2판은 그녀 없이는 결코 나올 수 없었을 것이다. 또한 이 제2판에서도 Carlos Martins Leite는 소뇌운동실조의 문제에 대한 증상사례에 기여하였고 Line와 마찬가지로 평가과정을 임상추론 과정과 표준화된 결과측정의 사용을 지원하기 위한 최신 문헌과 결합하였다.

북부노르웨이대학병원의 신경재활 전문의이고 보바스 강사인 Helge Haestad는 제1장 응용 신경생리학의 집필에 기여하였다.

이전과 새로운 나의 환자, Line, Carlos와 Hedge에게 감사드리고 그리고 참을성 있게 이 작업을 지원해서 이 제2판이 나올 수 있게 해준 동료, 가족 및 친구에게도 감사한다.

Bente E. Bassøe Gjelsvik

서론 Introduction

보바스 부부 : 역사적 개요

The Bobaths : A historical Overview

다음의 단락은 의학박사, 물리치료사인 Jay Schleichkorn(1992)이 저술한 Berta Bobath와 Karel Bobath의 전기, "보바스 부부(The Bobaths)"에서 발췌한 것이다.

Karel Bobath는 1906년에 베를린에서 태어났고 Berta Ottilie Busse도 1907년에 베를린에서 태어났다. Karel은 의학을 공부하고 1932년에 의사자격을 취득하였다. Berta는 체조교사로서 정상적 운동과 다양한 이완방법을 학습한 Anna Herrmann학교를 졸업하였다. Berta와 Karel은 제2차 세계대전 전에 런던으로 떠났다.

성인에 관한 보바스 개념이 발전하기 시작한 것은 1943년이었고 Berta는 그 때 43세의 초상화가이고 뇌졸중을 앓고 있던 Simon Elwes의 치료를 의뢰받았다. "내가 방문하였을 때 그는 침상에 누워 있었고 팔과 손은 굽힘 위치에서 극도로 경직되어 있고, 손에는 부종이 있었으며 중증 어깨-손 증후군이 있었다. 그리고 그의 다리는 가려져 있었다.…" 〔p.20〕. "나는 내가 배워 온 것 - 운동(체조)을 시행하는 대신에 환자를 관찰하였다. 나는 내가 하고 있던 일에 반응하여 그가 하고 있던 일을 관련시키기 시작하였다. 천천히, 시행착오를 통해서, 관찰과 추정을 함으로써 내가 하던 일에 반응하여 그가 하던 일을 관련짓기 시작하였다. 그것은 이전의 어느 것보다도 더 효과가 났을 것이다"〔s. xi〕…
"나는 환자가 팔다리를 끌어들여 굽히면 경직을 만들어 내고 그리고 경직된 근육을 신장하는 것에 의해서만 치료될 수 있는 불변의 상태는 아니라는 것을 처음으로 인지하였다."

Simon Elwes는 잘 회복되어 다시 그림을 그리기 시작하였다. Berta는 Simon Elwes를 18개월 동안 치료하고 이 형태의 치료가 시작일 뿐이라는 것을 발견하였다. 치료를 경직을 경감시키는 이 단순한 방법에서부터 환자가 경직된 상태로 되돌아감이 없이 활동하고 참여하게 하는 문제로 발전시키는 데 여러 해가 걸렸다.

Berta는 1950년에 물리치료사로서 졸업하여 공인 물리치료사협회(Chartered Society for Physiotherapist) 회원이 되었다. Karel과 Berta의 치료 센터는 1951년에 처음으로 개원되었고 1957년에 "The Western Cerebral Palsy Center"가 설립되었다. 그곳에서는 다양한 신경학적 장애가 있는 어린이와 성인 모두를 치료하였으나 주로 뇌성마비가 있는 어린이에 중점을 두었다. Berta는 부모에게 목욕하기, 옷 갈아입기와 같은 일상생활활동을 통해 자녀를 다루는 방법과 생명이 없는 인형이 아니라 살아 있는 인간으로서 자기 자녀를 어떻게 다루어야 하는지를 교육하였다. 그녀는 많은 전문분야에 걸친(특히, 물리치료사, 작업치료사 및 언어치료사 사이의) 접근법의 중요성을 강력히 주장하였다. 훗날 장기간에 걸쳐서 이 센터장이 되었던 Jenny Bryce는 다음과 같이 언급하였다. "내가 가장 감명을 받은 측면은 Berta가 정상적인 움직임을 깊이 이해하고 있었다는 것과 그 이해한 것을 어린이와 성인 모두의 치료에 응용하였다는 것이다" 〔p 35〕. 그녀는 1990년에 다음과 같이 언급하였다. "이 개념이 지속적으로 마음을 사로잡는 것은 끊임없이 논의되고 결코 멈출 위험성이 없다는 것이다…" 〔p. 36〕

Karel은 Berta의 관찰과 치료에 대한 신경생리학적 배경을 설명하려고 노력하였다. 보바스 개념에 대해서 그들은 둘 다 언급하였다; "그 개념은 신경학적 손상이 있는 성인과 어린이에 대한 보바스 부인의 관찰과 치료에 대한 그들의 반응에 의한 경험적 입장에 순수하게 기초하고 있었다.… 이 개념은 어느 정도 확인되고 우리가 미래에도 계속되기를 희망하는 최근의 연구에 의해서 강화되었지만, 사실상 가상적인 것이다." 〔p. ix〕

1958년에서부터 Berta Bobath와 Karel Bobath는 널리 미국의 대부분, 남아프리카, 캐나다, 유럽, 아시아, 오스트레일리아 및 남아메리카를 여행하여 가르치고 강연하고 그리고 치료의 시범을 보였다. Berta Bobath는 1978년에 대영제국훈장을 받았고 많은 국제적인 명예상을 받았다. 그들은 함께 1948년에서부터 1990년까지 70편 이상의 출판물과 많은 미공개의 대회 논문을 집필하였다. 두 사람 모두 1991년 1월 20일에 별세하였다.

국제 보바스 강사 훈련협회

The International Bobath Instructors Training Association-IBITA

Berta와 Karel시대 이후부터 보바스 개념에는 크고 유의미한 발전이 있었다. 평가절차는 변화하였고 아직도 알려지지 않은 중추신경계(CNS)의 기능, 소통 및 가소성에 대한 많은 측면이 있다. 전문가가 오늘 만나는 환자의 문제는 환자가 이전에 가졌던 문제와는 부분적으로 다르다: 많은 환자는 급성기 치료의 개선 때문에 생존하며 그들은 전문병동에서 치료를 받고 병원과 재활병동에서 조기에 퇴원한다. 그들은 다양한 요구와 다양한 치료개념 또는 치료계획에 노출된다. 이론과 임상실행의 끊임없는 발전이 있고 증거에 기초한 실행에 대한 요구가 강력해지고 있다. 새로운 지식이 이용 가능해짐에 따라 이론적 추정이 변화하고 이것은 전문직이 동적으로 발전하는 상태에 있다는 것을 실증하고 있는 것이다. Emerson Pugh가 1977년에 언급한 것처럼 "우리가 뇌를 이해할 수 있을 만큼 뇌가 단순하다면 우리는 뇌를 이해할 수 없을 만큼 단순한 것이다. 의학의 '진리'는 오래 가지 않는다." 임상의사로서 우리는 겸손해지고 과학이 변화하는 것을 받아들이며 우리의 지식을 발전시킬 필요가 있다. 동시에 우리는 치료중재의 효과가 아직 증명되지 않았다 해도 추론과 경험에 기초한 임상지식을 버리지 않도록 주의해야 한다. 우리의 많은 치료중재는 문서로 뒷받침되지 않고 조사되지 않고 있다. 임상실행 장면에서 치료사에 의해서 입증되고 환자가 함께 경험한 변화는 현재 존재하는 많은 결과척도에 대한 무감응(insensitivity) 때문에 오늘날 사용되는 임상척도로 보여주지 못할지도 모른다.

국제 보바스 강사 훈련협회(IBITA)는 1984년에 설립되었고 자격을 갖춘 IBITA 강사의 세계적인 조직이다. 현재 31개국을 대표하는 265명의 IBITA 회원이 있다.

다음은 2015년 2월에 웹사이트 www.ibita.org에서 복사한 것이다.

IBITA는 신경학적 질환을 가진 성인의 평가와 치료에 적용되는 보바스 개념을 가르치는 강사의 국제조직이다.

IBITA는 현역 강사의 지속적인 교류와 교육 및 미래의 강사에 대한 훈련을 규정하고 전 세계적인 보바스 개념의 교수와 관련된 조직의 세칙 및 규정을 제정하기 위한 포럼을 제공할 목적으로 1984년에 결성되었다.

오늘날 IBITA는 강사들(물리치료사, 작업치료사)을 전 세계적으로 통합하고 있다.

IBITA는 스위스 민법서(Swiss Civil Law Book)의 60조와 그 다음의 조항에 따른 한 협회이다.

이 협회는 스위스 Sankt Gallen에 소재하고 있다.

사무소는 네덜란드에 위치하고 있다.

전망

전 세계적으로 신경학적 기능장애를 가진 성인은 보바스 개념에서 비롯되고 최근의 지식에 따른 신경학적 재활훈련을 받은 여러 학문분야에 걸친 팀에 의한 치료가 보장되어 있다.

임무

1. IBITA 회원은 중추신경계 손상이 있는 성인을 평가하고 치료하는 물리치료사, 작업치료사, 언어치료사, 의사 및 정식 간호사를 훈련하기 위해 전 세계적인 강습회를 계획하고 조직하고 운영한다.
2. IBITA 회원은 그들의 가르침과 임상진료가 보바스 개념 내에 통합된 운동조절, 신경 및 근육 가소성, 운동학습 및 생체역학에 기초하고 있고 이들을 반영하고 있음을 보장한다.
3. IBITA 회원은 증거에 기초한 실행을 인식하고

그러한 실행을 시행하기 위해 연구문헌을 비판적으로 평가한다.

4. IBITA 회원은 끊임없이 그들 자신의 임상적 전문지식(기술)의 수준을 향상시키고 지식과 기술을 전수하기 위해 노력한다.
5. IBITA 회원은 신참 강사의 훈련에서 능동적인 역할을 수행한다.
6. IBITA 회원은 이론적 추정과 임상적 치료결과를 조사하고 그들의 연구결과의 공표에 착수할 필요성을 의식할 필요가 있다.
7. IBITA 회원은 환자, 가족 및 간병인에 대한 교육과 권한부여에서의 역할을 수용한다.
8. IBITA 회원은 다른 전문직과의 교류는 물론 그들의 임상과 교육 실행에서 국내외 조직과 항상 IBITA의 전망, 임무 및 목적을 홍보한다.

IBITA의 이론적 추정과 임상실행

IBITA's Theoretical Assumptions and Clinical Practice

IBITA는 새로운 지식에 비추어 끊임없이 그 이론적 추정을 논의하고 이론과 임상실행 사이의 틈새를 메꾸려고 추구한다. 따라서 이론적 추정과 임상실행에 관한 진술은 정기적으로 검토되고 수정된다. 독자는 IBITA의 웹사이트(www.ibita.org)에 있는 최신의 정보를 읽을 것을 권장한다.

제 1 장

응용 신경생리학

Applied Neurophysiology

중추신경계(CNS) 기능에 대한 지식은 역사적으로 동물에 대한 실험연구로부터 유도되었다. 최근에 움직임 과학(movement science)의 발달은 주로 정상적이고 건강한 사람들에 대한 새로운 연구로 이어졌다. 비침습적인 뇌영상(noninvasive neuroimaging) 기법의 발전은 중추신경계 손상이 있는 사람들의 뇌 기능의 국소적인 변화를 연구하고 또한 시간경과에 따른 중추신경계의 변화를 추적하는 것을 가능케 하였다. 기능적 자기공명영상법(fMRI), 양전자방출단층촬영(PET), 경두개 자기자극(TMS), 뇌전도(EEG) 및 뇌자도(MEG)와 같은 기법은 뇌 구조의 변화와 이들이 손상 후의 환자 신체기능의 변화와 어떻게 상관성이 있는지를 보여준다(Academy of Medical Sciences 2004; Ward & Cohen 2004).

신경생리학에 대한 지식, 인간의 움직임 및 최적의 인간 움직임으로부터의 일탈은 임상추론의 기초를 형성한다. 따라서 이 장은 움직임과 움직임의 손상 후 변화를 논의하고 다음의 것을 다룬다.

1.1 중추신경계의 기구 : 개관

1.2 시스템 조절 : 움직임과 감각운동 통합과 관련된 시스템과 구조.
- 몸감각계와 시각 :
  - 감각정보와 통합, 및 신체도식의 형성.
- 뇌 내 시스템과 척수 :
  - 움직임의 생성과 조절에 중요한 시스템.
- 신경근육계 :
  - 근육계, 척수와의 소통 및 근육 가소성.

1.3 운동학습과 가소성 :
- 뇌는 받는 정보에 의해서 구조적으로 그리고 기능적으로 어떻게 수정되는가.

1.4 중추신경계 병변 후의 재구성과 이에 따른 결과
- 중추신경계에 대한 병변의 결과

이 장은 감각운동 기능의 생성과 발달과 관련되는 중추신경계 기능을 개관한다. 독자에게 개정과 더 심도 있는 정보에 대한 다른 관련 출판물을 검토할 것을 권장한다(예를 들어, Brodal 2010; Kandal et al 2013).

1.1 중추신경계의 기구 : 개관

The Organization of the Central Nervous Systems

신경계는 중추신경계(CNS)와 말초신경계(PNS)로 나눌 수 있다. 중추신경계는 척수와 뇌로 구성되고 말초신경계는 중추신경계를 전신의 효과기 및 수용기와 연결한다. 신경계는 신경세포(neuron)와 아교세포의 두 세포집단을 갖고 있다. 신경세포는 신경계에 독특한 기능을 담당하고 아교세포는 주로 신경세포를 지지하고 보호하는 비신경세포이다(Brodal 2010).

움직임에 관해서 신경계는 다음의 기능을 수행한다.

- 데이터를 수집한다.
- 데이터를 기록하고 처리한다.
- 행동을 만들어낸다.

중추신경계의 구성요소
The Building Blocks of the CNS

중추신경계에는 100억 개의 신경세포(Brodal 2010)를 포함하고 있고 중추신경계 내에 있는 신경세포의 10배나 되는 아교세포가 있다. 아교세포는 신경세포가 정상적으로 기능하기 위해 필요하다.

신경세포

신경세포는 신체의 다른 모든 세포와 유사한 구조를 갖고 있고 정보를 화학신호 및 전기신호에 의해서 신속하게 받고 전달하도록 특화되어 있다. 신경세포는 하나의 핵과 세포 소기관을 포함하는 세포체(체세포)를 갖고 있다. 세포체로부터는 두 가지 주요 유형의 돌기인 가지돌기와 축삭이 뻗고 있다. 가지돌기는 신호를 받아서 세포체로 전달하고 일반적으로 짧고 가지가 있으며 그 수가 많다. 각 신경세포는 다수의 가지돌기를 갖고 있어 총괄하여 가지돌기나무(dendritic tree)라 일컬어진다. 가지돌기 분지(arborization)의 구조적인 차이는 신경세포 사이의 기능적 차이와 밀접하게 연관성이 있다.

축삭(또는 신경섬유)은 세포체로부터 시호를 유도해 간다. 각 신경세포는 단지 하나의 축삭만을 갖고 있다. 축삭은 그 길이가 1㎜에서 1m까지의 범위에 이른다. 그리고 이것은 보통 수많은 분지로 끝나 그 자체의 세포가 많은 다른 세포에 영향을 미치는 것을 가능케 한다. 축삭이 끝나는 부분은 종말단추 또는 축삭종말이라 일컬어지며, 이것에 의해서 축삭은 다른 신경세포와 시냅스 접촉을 한다. 중추신경계 내에서 축삭다발은 신경전도로(tract)라 불리고 말초신경계 내에서는 신경이라 불린다.

중추신경계 내의 신경조직은 회색질과 백색질로 나뉘어 있다. 백색질은 축삭을 에워싸는 수초(myelin)로부터 그 색깔을 받는다. 신경세포체(체세포)와 가지돌기가 회색질을 구성한다.

신경세포는 투사신경세포와 사이신경세포라는 2개의 주요 집단으로 분류된다. 투사신경세포는 중추신경계 내의 서로 다른 영역사이의(예를 들어, 겉질의 서로 다른 부위의 신경세포 집단사이, 뇌줄기와 척수사이 또는 척수에서부터 신체 근육으로의) 정보를 전달한다. 사이신경세포는 짧고 신경세포 사이의 협동을 초래하여 서로 집단화된다(Brodal 2010).

감각신경세포는 내외환경으로부터의 신호(예를 들어, 냄새, 빛, 맛, 촉감)를 받아 정보 처리를 위해 뇌로 분배하도록 특화되어 있다. 말초신경계에서부터 중추신경계로 정보를 전달하는 이 과정을 구심성(들신경) 신호 보내기(afferent signaling)라 한다.

운동신경세포는 중추신경계로부터의 신호를 근육섬유로 보내어(날신경 신호 보내기) 움직임을 발생시킨다.

아교세포

아교세포에는 세 가지 종류가 있다. 즉, 별아교세포, 희소돌기아교세포, 미세아교세포이다(Brodal 2010). 이들 세 가지 주요 유형에 더하여 다른 특화된 형태의 아교세포가 있다.

아교세포의 주된 유형은 별모양의 별아교세포이다. 인간의 뇌에는 신경세포의 10배가 되는 별아교세포가 있다. 별아교세포는 신경세포 가까이에 위치하여 신경세포를 밀접하게 에워싸고 있다. “팔” 끝에 “촉수(hands)”가 있는 문어와 유사하다. 손(촉수)과 같은 구조로, 별아교세포는 신경세포와 인접하는 모세혈관에 밀착하고 따라서 혈관과 신경세포에 안정성을 제공한다. 이들 신경세포, 모세혈관 및 뇌척수액과의 밀접한 접촉으로 인해서 별아교세포(astrocyte)(총괄하여 astroglia라 불린다)는 과도한 세포 밖 칼륨이온(K^+)과 세포 밖 이산화탄소(CO_2)를 제거함으로써 신경세포의 환경을 조절할 수 있고, 이리하여 신경세포의 항상성(homeostasis)을 조절한다. 이들은 또한 혈액속의 화학물질이 신경세포에 손상을 주지 않도록 모세혈관 벽을 밀폐시키는 것을 돕는다. 혈액과 신경세포 사이에 만들어진 장벽은 혈액-뇌 장벽(blood-brain barrier)이라 불린다. 최근에 별아교세포는 이전에 생각한 것보다 더 큰 영향력을 갖고 있다는 것을 알게 되었다. 신경세포를 양육하고 영양을 공급하는 것에 더하여 별아교세포는 그 자체가 신경세포가 그 신호를 어떻게 조절하는지를 결정하는 데에 관여하고 있는 것처럼 생각된다.

별아교세포는 아마도 신경세포 집단의 활동을 동시에 발생시킴으로써 잠시 동안의 전류를 만들어내어 신경세포에 영향을 미칠 수 있다(Brodal 2010). 별아교세포는 또한 신경세포 사이의 접촉부위를 강화함으로써 시냅스에서의 신호전달 효율을 높인다.

몇몇 축삭은 신경섬유 주위를 감싼 특별한 아교세포(중추신경계에서는 희소돌기아교세포, 말초신경계에서는 슈반세포)에 의해서 형성된 수초에 의해서 에워싸여 있다. 희소돌기아교세포는 중추신경계의 수초화한 세포이다(Brodal 2010). 지방으로 구성된 수초는 절연체로서의 역할을 하고 중추신경계에서의 정상적인 축삭 기능에 기여한다. 수초는 축삭 전체를 덮고 있는 것은 아니고 1~2㎜ 간격으로 작은 틈새, 결절을 형성하며(신경섬유마디: nodes of Ranvier) 이것은 빠른 신경 임펄스 전도를 가능케 한다. 수초화한 축삭은 신경 임펄스가 하나의 결절에서부터 다음 결절로 도약하여 전달되기 때문에 수초화하지 않은 축삭보다 빠른 신경 임펄스를 전달한다. 매우 빠르게 전도하는 축삭에서는 전도속도는 150m/s까지 이를 수 있다. 이들 축삭은 무언가 날카로운 것에 발을 디뎠을 때, 또는 외부 사고 등에 의해서 갑자기 근육이 신장하였을 때와 같은 정보를 뇌에 신속하게 전달할 수 있다. 얇고 수초화하지 않은 축삭은 0.1m/s와 같은 낮은 전도속도를 가질 수 있다.

미세아교세포는 항상성을 보존하는 역할을 하고 중추신경계의 "청소세포(cleaning cells)"이다. 미세아교세포는 포식 작용(phagocytosis)을 통해 사용해서 낡은 세포와 미생물을 섭취하여 파괴한다. 손상 후, 포식 작용을 가진 세포 수가 중추신경계 내에서 증가하고 특히 미세아교세포(그리고 별아교세포)의 강력한 활성화를 수반하는 어떤 질병에서 이들은 조직의 수복보다는 조직 손상을 야기할 수 있다(Brodal 2010).

신경계 내의 소통

Communication within the Nervous Systems

신경전도와 신경전달

신경계 내의 소통은 신경세포 내 및 사이의 신호 이송을 필요로 한다. 신경세포는 전기신호를 생성하여 전달하고(신경전도) 이들 신호를 화학적으로 수용세포로 전달하는(신경전달) 특별한 능력을 갖고 있다. 신경세포에 의해서 운반된 정보는 그 축삭을 따라 2개의 신경세포 사이, 하나의 신경세포와 하나의 근육사이, 또는 하나의 신경세포와 하나의 샘세포(gland cell)사이에서 접촉하는 지점인 시냅스로 이동하는 전기신호로 부호화한다. 전기신호가 시냅스에 도달하면, 시냅스 틈새(synaptic cleft)로 신경전달물질을 방출하는 것으로 이어지는 일련의 반응이 시작된다. 신호는 그 최종 목적지에 도달하기 위해 몇 개의 신경세포를 경유하여 이동해야 할지도 모른다.

신경전달물질은 시냅스전세포의 신경종말 내의 소포(vesicle)에서 찾아볼 수 있는 화학 메신저(chemical messenger)이다. 시냅스 틈새에 방출되면 신경전달물질은 시냅스후세포에 있는 수용기와 결합하여 부착한 이온통로(ion channel)를 단시간(수 밀리초) 열리게 한다(**그림 1.1**). 결과로서 시냅스후세포의 전기 막전위(electrical membrane potential)에서의 변화가 있다. 시냅스후세포에 미치는 영향이 충분히 강하면 이 세포

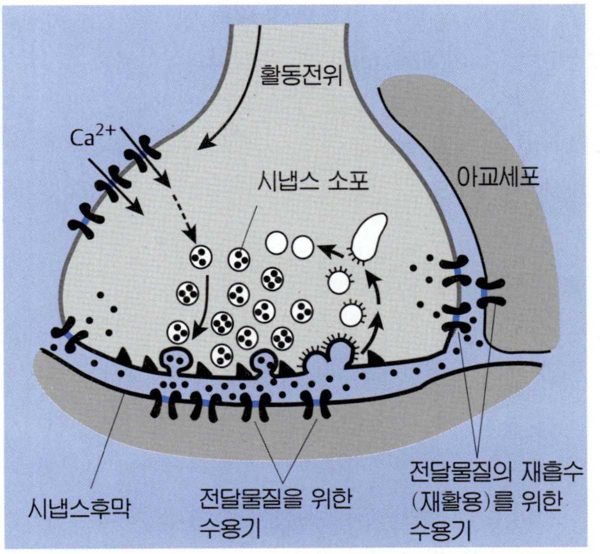

그림 1.1 신경전달 또는 시냅스 전달은 두 신경세포 사이의 소통과정을 위해서 필수적이다. 신경전달물질 분자는 두 신경세포 사이의 시냅스 틈새로 방출된다. 그 다음에 이 분자는 시냅스후 세포에 있는 수용기와 결합하여 수신하는 신경세포의 전기적 상태를 변화시킨다.

는 그 축삭을 따라 전도될 새로운 신호를 만들어내기 위한 문턱값(threshold)에 도달한다. 이리하여, 신경 임펄스는 중추신경계 내 또는 중추신경계와 신체 다른 시스템의 기관 사이의 어느 것인가의 많은 신경세포를 통해 긴 경로를 이동하게 된다.

■ 신경세포 연결의 패턴

중추신경계 내의 하나의 단일 신경세포가 수천 개의 다른 신경세포와 연락(접촉)할 수 있다. 그리고 그것은 수천 개의 다른 세포에 의해서 연락될 수 있다. 신경세포 집단은 서로 연결되어 복잡한 네트워크가 형성된다.

하나의 신경세포 축삭이 분지하여 많은 신경세포를 활성화시킬 때 , 이것은 발산(divergence)이라 불린다. 예를 들어, 구심성(들신경) 정보(말초신경계에서부터 중추신경계로 보내지는)는 척수의 많은 영역으로 감각 정보를 확산시킨다. 자세활동을 위한 신호는 뇌줄기의 신경핵으로부터 척수의 몇몇 부위로 발산된다(Brodal, 2010).

수렴(convergence)은 많은 영역(그리고 많은 신경세포)으로부터의 정보 모두가 같은 목적지(부위)에 도달할 때 일어나는 반대현상이다. 예를 들어, 겉질연합영역, 운동앞영역 및 변연구조(limbic structure)로부터의 신호는 손의 선택적 기능을 위한 운동앞겉질 내의 신경세포로 수렴한다. 척수수준에서는 대뇌겉질과 뇌줄기로부터의 내림 정보가 다양한 말초 수용기로부터의 1차 구심성 정보와 함께 공통의 운동신경세포 풀로 수렴한다. 이것은 일반적으로 운동신경세포 흥분성의 과제 특이적 조정, 반사 이득 및 감각정보의 취사선택을 가능케 한다(Brodal, 2010).

■ 가중

흥분성 시냅스 효과의 가중(summation)은 시냅스 후세포를 문턱값까지 탈분극하는 데 필요하다. 문턱값까지 자극되었을 때에만 신경세포는 축삭을 따라 그 정보를 전달하도록 활성화될 것이다.

공간적 가중은 많은 서로 다른 출처로부터의 정보가 하나의 신경세포로 수렴할 때 일어난다(Brodal, 2010). 하나의 시냅스 탈분극으로는 시냅스후세포에서의 활동전위를 유발하는 데 거의 적합하지 않다. 시냅스후신경세포의 서로 다른 부분에서의 많은 시냅스전 신경세포로부터의 입력은 탈분극을 위한 문턱값에 도달하도록 합쳐져야 한다.

시간적 가중은 축삭에서 빠른 빈도로 이동하는 많은 활동전위가 서로 높아질 때 일어나고(Brodal, 2010), 정보의 강도와 지속시간을 증가시킨다. 신경 임펄스의 반복은 시냅스전 억제를 통해 조정되고 필요에 따라 반복이 멈춰진다. 이 때문에 활동전위 돌발파(bursts)의 지속기간은 시간적 배분에 의해서 조절된다.

■ 억제 – 중추신경계 활동의 조정

중추신경계는 억제를 통해 신호전달을 조정하고 수정한다. 신경활동을 형성하기 위한 억제의 중요성은 100년 이상 전에 Sherrington에 의해서 처음으로 입증되었다(Molnår & Brown 2010). 억제성 시냅스는 중추신경계의 어디나 존재하고 그 적절한 기능을 위해 매우 중요하다(Brodal 2010). 척수에 있는 운동신경세포는 몸감각 정보를 처리하고 범위가 단순한 보호반사에서부터 이동운동, 팔 뻗기 및 잡기와 같은 더 복잡한 운동과제까지 이르는 운동행동을 형성하는 데 중요한 역할을 수행한다.

하나의 운동신경세포가 50,000개나 되는 시냅스로부터 입력을 받을지도 모른다. 많은 억제성 사이신경세포는 그 흥분성을 조절하기 위해 운동신경세포와 직접 연접한다. 이들은 또한 흥분성을 직접 감소시키거나 또는 2시냅스성 탈억제를 통해 흥분성을 증가시키기 위해 다른 사이신경세포에 대한 작용을 통해 간접적으로 기능을 한다. 운동신경세포에 대한 입력의 합계가 출력을 결정한다. 하나의 신경세포는 많은 억제성 입력을 받고 계속해서 발화를 위한 문턱값에 도달할지도 모른다.

중추신경계에서의 특별한 신경전달물질은 억제를 담당하고 있다. 감마-아미노부티르산(GABA)은 가장 일반적인 신경전달물질이다. 억제에는 많은 형태가 있다. 다음의 것은 특히 움직임에 중요한 것처럼 생각된다.

- 시냅스전억제(presynaptic inhibition)
- 시냅스후억제(postsynaptic inhibition)
- 회귀억제(recurrent inhibition)
- 상반억제(reciprocal inhibition)
- 비상반적 억제(nonreciprocal inhibition)
- 측면억제(lateral inhibition)

시냅스전억제

시냅스전억제는 시냅스전세포로부터의 신경전달물질이 감소하는 기전이다 . 시냅스전억제는 정밀하고 집중적이고 그리고 단계화된 근육활동과 감각정보의 조정에 중요하다(Brodal 2010). 그것은 축삭–축삭 시냅스(하나의 축삭이 또 다른 축삭의 시냅스종말 단추와 연접하는 것)를 통해 전달된다. 시냅스전단추로부터의 흥분성 신경전달물질의 방출은 시냅스전억제에 의해서 억제되고 신호전달은 조정되고 감소되고 또는 정지된다(상관없는 정보는 정지된다). 그리고 감각정보와 인식 사이의 차이는 증가한다(Brodal 2010) (**그림 1.2**). 이 영향은 시냅스전세포에서 일어나고 시냅스후세포는 변화가 없다(**그림 1.3**).

임상환경에서 몸감각 정보는 시냅스전억제를 통해

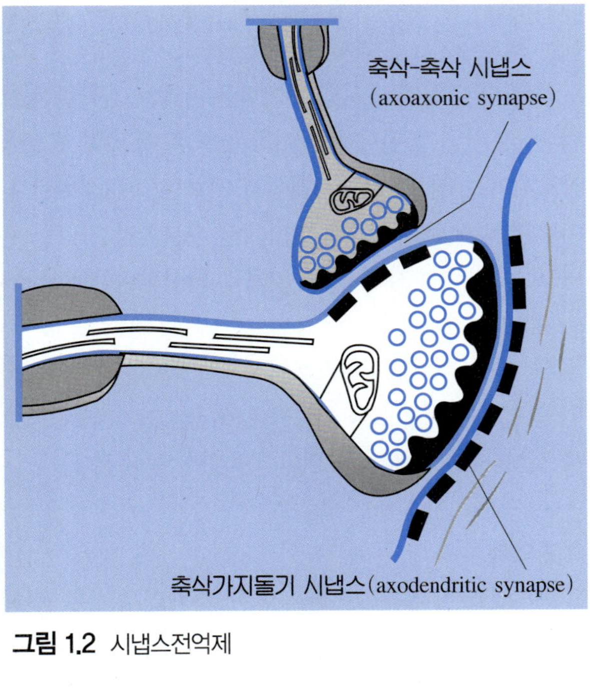

그림 1.2 시냅스전억제

중추신경계의 활동을 수정할지도 모른다(Brodal 2010). 감각입력은 흔히 감각축삭종말에서 시냅스전억제에 의해서 조정된다(Blitz & Nusbaum 2011). 반사강도는 특정 과제요건에 알맞도록 수정될 수 있다. 다양한 연구에서는 근육방추로부터의 Ia 섬유에 대한 시냅스전억제가 이들 변화에 특히 중요하다는 것을 시사하고 있다(Kandel et al 2013). Ia 구심성 섬유에 대한 시냅스전억제는 운동신경세포에의 신경전달물질 방출을 감소시켜 Ia 구심성 섬유가 운동신경세포에 미치는 영향을 약화시킨다. 결과적으로 시냅스전억제의 감소는 반사활(reflex arc)의 흥분성을 증가시킨다.

중추신경계에서는 상당히 많은 축삭의 분지가 있다. 하나의 축삭은 확산하여 많은 다른 신경세포에 여러 번 영향을 미칠지도 모른다. 신경전달의 공간적 및 시간적 분배는 시냅스전억제에 의해서 조정될 수 있다(예를 들어, 운동단위의 동원과 조절을 조정하는 것) (**그림 1.4**).

> 구심성 정보의 변화는 중추신경계 활동을 수정할지도 모른다.

시냅스전억제는 움직임을 위해 중요하며 다양한 유형의 움직임으로 정확히 조정되고 올바른 순서로 적절한 타이밍에 근육의 동원을 돕는 특정한 기전이다(Rothwell 1994). 시냅스전억제의 기전은 팔다리의 다양한 관절에 걸쳐서 다양한 근육사이의 활동을 조정하기 위해 몇몇 시스템에 의해서 사용된다. 예를 들어, 선 자세와 보행에서의 장딴지근과 가자미근 사이의 활동이다. 또한 Hayes와 동료들(Hayes et al 2012)은 보행에서 입각쪽 다리에 대한 하중이 유각쪽 다리에서의 구심성 시냅스전억제의 크기와 타이밍에 강력한 영향을 준다는 다리사이 결합(interlimb coupling)을 실증하였고 이러한 이유로 반대쪽 다리 하중이 이동운동(보행)을 하는 동안에 적절한 감각조정을 재구성하기 위한 중요한 변수일지도 모른다는 것을 나타내어 보여주고 있다.

어떤 하나의 축삭으로부터의 축삭 분지는 다수의 신

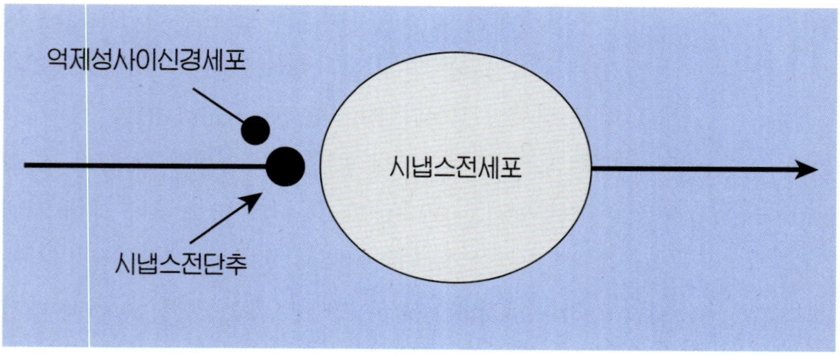

그림 1.3 시냅스전억제. 축삭의 시냅스전 단추에 연접하는 억제성 사이신경세포이고 이것은 차례로 시냅스후세포와 연접한다.

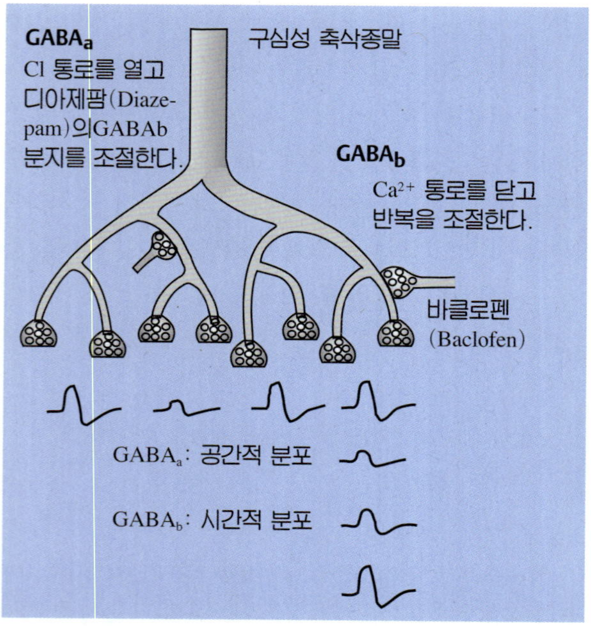

그림 1.4 시냅스전억제를 통한 공간적 및 시간적 분포. 시냅스전억제는 축삭이 분지하여 임펄스의 확산(공간적 분포)을 선택하는 장소에서 활성화되거나 활성화되지 않을지도 모른다. 임펄스의 반복(시간적 분포)은 시냅스전억제($GABA_b$)를 통해 조정되고 필요에 따라 반복은 정지된다(즉, 임펄스 전달의 강도가 조정된다). Ca^{2+}: 칼슘이온,Cl : 염소이온, GABA : 감마아미노부티르산

경세포로 확산되는 임펄스를 야기한다(발산). 이것은 임펄스의 공간적 분배로 이어진다. 시냅스전억제는 분배에 맞추기 위해분지가 일어나는 곳에서 열리거나 닫힐 수 있다(**그림 1.4** GABA 참조). 그렇게 함으로써 활동전위는 필요로 하는 곳에 전달된다. 이리하여 활동을 위해 필요로 하는 많은 운동단위는 조정될지도 모른다. 중추신경계는 운동단위의 동원의 너무 분산된 활성화를 피하기 위해 신경 임펄스의 방향과 확산을 수정하거나 조절하는 능력을 갖고 있다. 시냅스전억제는 척수에 대한 내림조절의 상실로 인해서 뇌졸중 또는 척수손상 후에 흔히 감소되고(D'Amico et al, 2014; Faist et al 1999), 이것은 긴장 증가와 같은 감각기능장애의 원인이 될지도 모른다(Hayes et al 2012).

시냅스후억제

시냅스후억제는 하나의 신경세포가 시냅스후 탈분극을 위한 문턱값을 증가시킴으로써 다른 신경세포를 억제할 때 일어난다. 이것은 시냅스후 이온 통로(ion channels)에 미치는 직접적인 영향을 통해 다시냅스 세포막의 짧은 시간의(몇 밀리초) 과분극을 야기하는 시냅스전 세포로부터의 억제성 신경전달물질이 방출되는 형태일지도 모른다.

서로 다른 형태의 시냅스 연결은 차례로 정확한 정보의 빠른 시냅스 전달에 관여하는 이온 통로의 효능을 감소시키는 세포 내 2차 메신저 시스템을 활성화한다. 이 시스템의 조절효과는 수초에서 수분까지 지속될 수 있고 동기부여, 감정 등에 의해서 활성화된다(Kandel et al 2013).

두 가지 형태의 시냅스후억제에서 더 촉진적/자극적인 임펄스가 시냅스후 세포를 탈분극시키기 위해 필요할 것이다(즉, 탈분극을 위한 문턱값이 높아졌다).

회귀억제

회귀억제는 운동신경세포가 그 자체의 활동을 억제할 때 일어난다. 이것은 렌쇼세포(Renshaw cells)에

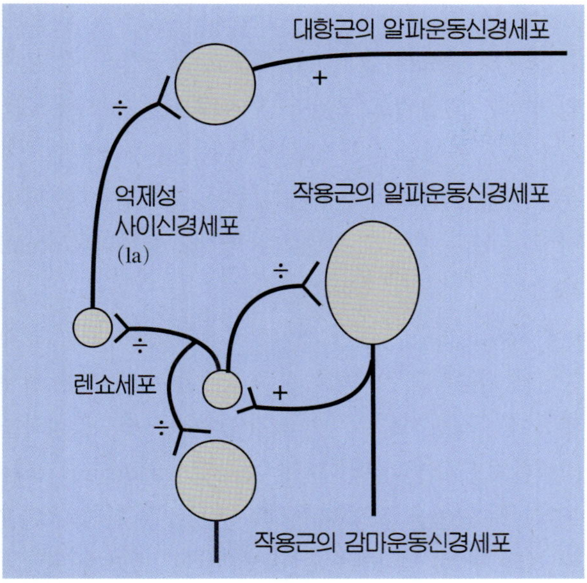

그림 1.5 렌쇼세포 루프

의해서 매개되는데 렌쇼세포는 그 자체의 신경세포의 회귀억제를 만들어내는 특화된 억제성 사이신경세포이다. 알파운동신경세포로부터의 곁가지(collaterals)는 렌쇼세포와 연결되고(**그림 1.5**) 이것은 동일한 운동신경세포로 다시 연접한다. 렌쇼세포는 또한 공동작용을 하는 운동신경세포, 그 자체의 작용근 감마운동신경세포, 공동작용을 하는 감마운동신경세포, 기타의 렌쇼세포 및 Ia 억제성 사이신경세포(근육방추로부터의)로 억제를 분포시키고 있다.

렌쇼세포는 겉질척수계에 의한 척수 위의 영향 하에 있으나 운동신경세포에 대한 회귀억제 및 렌쇼세포로부터의 다른 형태의 억제의 정확한 기능적 역할은 여전히 명확하지 않다. 몇몇 연구에서는 이들의 역할에 대한 다양한 의견을 제시하고 있다(Brownstone & Bui 2010). 움직임이 빠르고 주로 수의적으로 일어나는 먼쪽 신체분절에서는 회귀억제가 적은 것처럼 보이지만, 반면에 몸쪽 영역에서는 회귀억제가 느리거나 긴장성 근육수축을 위해서는 중요한 것처럼 보인다. 다음에 열거하는 몇 가지는 렌쇼세포 활성화의 영향인 것처럼 생각된다.

- 발화하는 운동신경세포의 수와 발화속도의 감소
- 운동신경세포 흥분성의 조정과 발화속도의 안정화
- 운동신경세포의 흥분성 자극에 대한 감수성을 감소시킴으로써 운동신경세포 풀에서의 차이(contrast)를 증가시킨다. 이것은 몸감각 시스템에서의 측면억제와 가장 잘 비교된다(몸감각계, 피부수용기, 촉각을 참조할 것).
- 보행하는 동안에, 렌쇼세포는 활동하는 운동신경세포로부터의 임펄스 연속을 단축하고 동시에 대항근 운동신경세포의 흥분성을 증가시킴으로써 중추패턴발생기(CPGs)의 리듬에 기여할지도 모른다(Brodal 2010). 이리하여, 원치 않는 진동성 움직임이 방지되고 율동적 변화가 촉진될지도 모른다.

렌쇼세포는 다음의 것에 억제를 분배한다.

- 자체 작용근의 알파운동신경세포
- 협동근의 운동신경세포
- 자체 작용근의 감마운동신경세포
- 협동근의 감마운동신경세포
- 다른 렌쇼세포와 Ia 억제성 사이신경세포(근육방추로부터의)

상반억제

상반억제는 작용근이 수축할 때 대항근 운동신경세포가 억제되는 자동적인 기전이다(Knikou 2012). 하나의 근육 또는 근육집단 신경충동(neural drive)이 증가하면 기능적 대항근의 신경활동이 감소한다. 이것은 인간 운동 시스템의 효율성을 향상시키는 데 중요한 역할을 한다. Ia 억제성 사이신경세포(IaINs)는 상반억제를 담당하고 있다. IaINs는 근육방추 1차 (Ia) 구심성 섬유에 의해서 단시냅스적으로 흥분되고 대항근 운동신경세포 풀로 투사되어 이들을 억제한다. 이에 더해서 이들은 대항근으로부터의 Ia 구심성 입력을 받는 IaINs를 억제한다. IaINs의 활성화는 작용근이 수축하는 동안에 대항근은 그대로 이완상태에 있도록 하고 이로 인해서 바람직하지 않은 공동수축을 방지하고 있다(D'Amico et al 2014). 일반적으로 굽힘근과 폄근 사이, 예를 들어, 앞정강근과 가자미근 사이에는 상반억제가 있다(하나의 근육이 다른 근육을 억제한다). 몇몇 병리학적 상태에서는 이 기전이 작동하지 않는다. 앞정강근으로부터 가자미근에 대한 상반억제는 없으며, 반면에 강력한 역효과(reverse effect)가 있다. 가자미근의 병적인 활성화 증가는 주로 병리에 의해서 영향을 받는 앞정강근에서의 활동 없이 앞정강근을 억제할지도 모른다. 몇몇 연구에서는 내림조절(descending control)의 상실 후(예를 들어, 뇌졸중 후, 다발성경화증 및 척수손상) 상반억제를 매개하는 사이신경세포의 활동이 저하하여 있다는 것을 보여주고 있다(Crone et al 2003; Nielsen et al 2007).

비상반적 억제

비상반적 Ib 억제는 골지힘줄기관으로부터의 Ib 구심성 섬유의 활성화에 의해서 야기되고 동일한 근육의 운동신경세포로 투사되는 분절적인 사이신경세포에 의해서 중재된다. 렌쇼세포 및 Ia 억제성 사이신경세포와 마찬가지로 Ib 사이신경세포도 또한 다양한 분절적 및 척수 위의 입력을 받고 있다. 비상반적 Ib 억제는 자세와 움직임을 조절하기 위해 근육긴장을 조절하는 복잡한 시스템의 일부분이다(Mukherjee & Chakravarty 2010).

측면억제

측면억제는 몸감각계, 식별하는 능력(측면억제)에서 논의된다.

억제의 임상적 관련성

움직임의 선택적 조절은 적절한 시기에 적절한 순서로 동원되는 근육조직에 달려 있으며, 근육수축의 지속시간과 강도(원심성/구심성)는 목표활동에 적절하다. 이전에 언급한 모든 기전은 이것을 성취하기 위해 사용된다. 각 기전의 중요성과 이들 사이의 상호작용은 과제와 과제의 단계에 따라 달라진다. 억제의 항에서 설명된 말초입력은 상항에 따라 반대효과를 나타낸다. 예를 들어, 종아리세갈래근의 골지힘줄기관(GTO)에 대한 Ib 자극은 입각기 동안에 이 근육의 활동 증가와 보행의 유각기 동안에 이 근육의 활동 감소를 야기한다.

중추신경계 병변이 있는 환자는 다양한 이유로 움직임 조절의 감소가 있다. 활동의 시간적 및 공간적 분배의 장애가 있을지도 모른다. 환자가 활동을 시작하면, 지속시간, 관여의 확산 및 반복의 등급부여와 관련하여 운동단위 및 근육의 동원이 때로는 방해 받는다. 따라서 반응 또는 응답은 정상보다 클지도 모른다(Cornall 1991).

환자가 중추신경계가 취약하고 탈신경이 되는 단계 동안에 기능적으로 자립하려고 시도할 때, 환자는 실제 활동에는 정상적으로 수반되지 않는 근육의 활성화를 경험할지도 모른다. 선 자세, 이동(transferring) 또는 보행에서 균형을 잡으려고 시도하는 것은 환자의 이환된 쪽의 단축, 팔 또는 손가락의 굽힘, 골반의 뒤당김(retraction), 또는 발을 밀어붙이는 것으로 이어질지도 모른다. 환자가 임상적으로 움직임을 더 선택적으로 조절하는 것을 학습한다면, 이들 병리학적인 대단위 패턴(mass pattern)은 방해받을지도 모른다. 선택적 조절의 개선은 환자가 임펄스의 분배와 확산을 조절하는 것을 학습하고 운동 활동에 집중한다는 징후이다.

몸감각계에 관해서는 중추신경계에서의 감각정보 처리도 또한 억제성 시냅스 전달에 좌우된다. 척수 뒷뿔(spinal dorsal horn)의 억제성 사이신경세포는 감각정보처리에서 중요한 기능을 갖고 있다는 것이 현재 확고하게 받아들여진 이론이다(Gouldng et al 2014). 이 부위에서의 시냅스 억제의 결핍은 뒷뿔 신경세포 수용영역 크기에 즉각 변화를 야기할 것이다. 이것은 병적이고 만성통증 상태에서 중추성 통증 민감화의 원인이 되는 주요 요인이다((Zeilhofen et al 2012).

> 개선된 선택적 조절은 부적절한 활동이 다른 근육으로 확산되는 것을 멈추는 것처럼 보인다. 따라서 병적인 대단위 패턴은 움직임의 선택적 조절을 개선함으로써 방해받을지도 모른다. 중추신경계 병변 후 운동신경세포는 흥분성 자극에 대해서 과민해질지도 모른다.

요약

신경계에는 신경세포와 아교세포의 두 집단이 있다. p.5 참조.

신경세포는 신경계에 독특한 기능을 담당하고 있고 아교세포 는 주로 신경세포를 지탱하고 보호하는 비신경세포이다. p.5 참조.

신경연결의 발산(divergence)에서 하나의 신경세포가 많은 다른 신경세포와 접속하여 하나의 신경세포에서부터 다른 많은 신경세포로 신호를 확산시키는 것을 가능케 한다. p.7 참조.

수렴에서 각 신경세포는 다른 많은 신경세포로부터 시냅스 접속을 받는다. p.7 참조.

공간적 가중(summation)에서는 시냅스후신경세포의 다양한 부위에 있는 많은 시냅스전신경세포로부터의 입력은 탈분극의 문턱값에 도달하도록 합쳐져야 한다. p.8 참조.

시간적 가중에서는 축삭에서 빠른 빈도로 이동하는 많은 활동전위를 서로 증가시켜 정보의 강도와 지속기간을 증가시킨다. p.8 참조.

중추신경계는 억제를 통해 신호전달을 조정하고 수정하여 중추신경계 흥분효과를 둔화시키고 있다. p.8 참조.

구심성(들신경) 정보의 변화는 중추신경계의 활동을 변화시킬지도 모른다. p.9 참조.

개선된 선택적 조절은 다른 근육에 대한 부적절한 활동의 확산을 멈추게 하는 것처럼 보인다. 따라서 병리학적 대단위 패턴은 움직임의 선택적 조절을 개선함으로써 방해될지도 모른다. p.12 참조.

중추신경계 병변 후 운동신경세포는 흥분성 자극에 과민해 질지도 모른다. p.12 참조.

1.2 시스템 조절: 움직임과 감각운동 통합에 관련이 있는 시스템과 구조

건강한 뇌에는 신체의 한 부분으로부터의 감각입력과 그 동일한 부위에 작용하는 근육으로의 운동출력 사이에 고도로 조직화된 관계가 있다. 정확한 운동 활동은 운동계와 감각계 사이의 밀접한 통합에 좌우된다. 대부분의 움직임은 움직임이 계획한 대로 진행되고 있는지 평가하기 위해 피부, 관절 및 근육의 수용기로부터의 끊임없는 정보의 흐름을 필요로 한다. 시각계 및 안뜰계로부터의 정보는 운동수행을 위해 매우 중요한 것일 수 있다. 감각정보는 현재 진행 중인 움직임 동안이거나 또는 다음번에 시행되는 동안에 중추신경계가 근육조직에 내보내는 명령을 업데이트하고 수정하는 것을 가능케 한다(Brodal 2010). 상행성섬유의 활동은 하행성섬유의 활동에 영향을 줄지도 모르고 그 반대도 마찬가지다. 몸감각정보와 시각정보는 환경 탐색에 매우 중요하다. 인간의 환경과의 상호작용은 움직임과 균형에서 근육활동의 기초를 형성하고 있다.
운동 활동은 상황에 기반을 두고 있다.

> 움직임은 다수의 신경 네트워크에 의해서 만들어진다.

감각계, 운동계, 지각계 및 인지계의 모든 시스템에서 인간 움직임의 통합모델은 움직임을 효율적으로 하는 데 중요한 역할을 갖고 있다. 어느 시스템도 단독으로는 작동하지 않는다. 모든 시스템은 다른 시스템과 네트워크를 형성한다. 이들 시스템은 정보를 받고 통합하고 전달하며 다른 시스템에 영향을 주고 다른 시스템으로부터 영향을 받는다. "움직임은 감각, 인지 및 운동 과정이 상호작용을 하는 환경과 연결된 혼성 기능적 시스템의 출력이다"(Mulder et al 1996). 운동행동은 행동이 수행되는 개인, 과제 및 환경 사이의 통합의 결과이다. 다양한 시스템은 행동을 그 순간에 적합하게 하기 위해 다양한 상황에서 서로 다른 역할을 갖고 있다.

중추신경계 기능을 국소화하는 것은 복잡한 과제이며 사람의 머리뼈에 있는 "돌출부분(bumps)"이 특별히 발달된 뇌 영역을 나타낸다고 생각되는 골상학(phrenology)의 과학에서부터 우리가 활동 중인 인간의 뇌를 보는 것을 가능케 하는 영상기술에 이르기까지 엄청난 발전을 거듭해왔다. 뇌의 다양한 영역은 서로 다른 기능을 위해 특화되어 있으나 그것은 운동행동을 만들어내는 많은 상호작용을 하는 시스템에서 활동한 것의 전부이다. 중추신경계의 구성은 "병렬 분산 처리(parallel distributed processing)"로서 알려져 있다. 많 은 감각, 운동 및 인지 기능은 하나 이상의 신경전도로에 의해서 제공된다. 이것은 손상이 발생하면 어느 정도까지는 영역 또는 신경전도로가 서로 부분적인 보상을 하는 것을 돕는다(Kandel et al 2013).

다음의 텍스트에서 우리는 다양한 시스템을 설명하고 그 기능에 대한 지식을 인간의 움직임과 임상추론에 연관시킬 것이다.

몸감각계
The Somatosensory System

우리의 다양한 감각은 우리가 환경 내에서 지각하고 행동하며 우리 몸과 우리 자신을 지각할 수 있게 한다. 다양한 감각기관(수용기)에 의해서 전해진 입력은 우리에게 우리 신체와 환경에 대한 정보를 제공한다. 지각계의 주된 기능은 우리의 운동 활동에 필요한 감각정보를 제공하는 것이다. 중추신경계가 운동출력을 어떻게 조절하는지를 이해함에 있어서의 핵심 쟁점은 감각입력이 어떻게 운동출력을 지시하고 알리는가이다(즉, 감각운동 과정).

몸감각이라는 용어는 신체(체세포) 내의 감각경험과 관련되어 있다. 이 장에서는 피부, 관절 및 근육으로부터의 감각정보에 한해서 논의한다. 골지힘줄기관(GTOs)과 피부 및 관절수용기로부터의 감각입력이 사이신경세포로 수렴하는 것은 예를 들어, 섬세한 물체를 잡을 때의 손의 기능에서와 같이 운동 행동의 정확성에 역할을 수행한다.

감각정보가 운동조절에서 핵심적인 역할을 한다는 것에 대한 이해가 더욱 높아지고 있는데, 이것은 보바스 개념 내의 움직임에 대한 핵심적인 이해와 일치하고 있다. 예를 들어, 부분 또는 완전 감각상실이 있는 환자에 의해서 만들어지는 움직임은 정확성과 협응이 결여된다는 것은 확고부동하다(Bard et al 1992; Stenneken et al 2006). 피부감각 또는 고유감각이 없는 완전한 큰 섬유의 감각상실을 가진 구심로(들길) 차단이 된 환자(모든 감각입력을 완전히 제거한)의 움직임은 시각정보가 존재하는 경우에도(Bard et al 1999) 부정확하고 측정이상(dysmetria)을 특징으로 한다(Forget & Lamarre 1995; Lavoie et al 1995).

피부수용기

피부는 인간의 신체를 덮는 가장 큰 기관이며 우리의 주위환경에 대한 정보를 제공한다. 많은 서로 다른 구심성 몸감각 섬유가 피부의 신경 지배를 하고 있다. 피부와 피하조직의 역학은 눈의 광학이 시각의 핵심을 이루는 것처럼 촉각의 핵심을 이룬다.

신체의 다른 부분의 수용기와 마찬가지로 피부수용기는 기능적으로 다음과 같이 분류할 수 있다.

- 기계수용기
- 온도수용기
- 화학수용기

피부의 기계수용기는 피부의 촉각, 압축 및 신장의 다양한 질에 대한 정보를 뇌에 전달한다. 손가락 끝의 촉각수용기는 섬세한 촉각 예민성을 위해 중요하고 이것은 우리가 물체를 고도의 정밀도로 조작하는 것을 가능케 한다.

네 가지 서로 다른 유형의 기계수용기가 있고 이것은 모두가 고도로 민감하고 그 조합된 작용은 우리에게 촉각을 제공한다. 기계수용기는 피부의 다양한 층에 존재한다. 표피층에는 두 가지 유형의 기계수용기(마이스너소체, 메르켈소체)가 있고 심부조직에 두 가지 유형의 기계수용기(파치니소체, 루피니종말)가 있다. 이들 수용기의 몇몇은 자극에 빠르게 적응하고(빠른 적응) 다른 수용기는 자극에 더 느리게 적응한다. 몇몇은 발화에 낮은 문턱값을 갖고 있고 다른 것은 높은 문턱값을 갖고 있다. 빠른 적응이란 수용기가 자극에 대해서 빠르게 반응하고 자극이 일정하게 유지된다면 빠르게 반응하여 발화를 멈춘다는 것을 의미한다. 빠르게 적응하는 수용기는 중추신경계에 신경 임펄스 발화의 시작과 종료를 전달한다(즉, 차이). 수용기의 다른 집단은 느린 적응이라 불린다. 예를 들어, 통증수용기와, 공간에서의 신체위치 및 신체부위 상호간의 위치관계에 대해서 신호를 보내는 수용기이다. 이들은 균형에 관해서 지속적인 정보를 필요로 하기 때문에 느린 적응이다(Brodal 2010).

피부수용기는 중추신경계에 변화를 전달한다. 느리게 적응하는 수용기는 자극이 존재하는 한 계속해서 정보를 보낸다. 이와 같이 중추신경계는 항상 신체 상태에 대해서 업데이트된다. 느리게 적응하는 수용기의 가장 중요한 기능적 특징은 피부 변형과 압력을 감지하는 능력이다. 우리는 물체가 피부를 움푹 들어가게 하면 그것을 딱딱한 것으로서 지각하고 피부가 물체를 변형시키면 그것을 부드럽다고 지각한다. 그럼에도 불구하고 느리게 적응하는 수용기 및 빠르게 적응하는 수용기 양쪽 모두가 동시에 자극을 받아 자극에 관한 정보를 제공할 수 있다.

피부의 수용영역이 한 영역의 촉각민감도를 규정한다.

기계수용기는 다양한 수용영역을 갖고 있으며 이것은 수용기의 기능과 관련성이 있다. 감각신경세포의 수용영역이라는 용어는 감각단위가 그 자극을 받는 영역으로서 규정된다(Brodal 2010). 일반적으로, 감각단위의 밀도는 신체의 먼쪽 부분(손가락, 발가락 및 입술)에서 가장 높고 수용영역은 몸쪽으로보다 먼쪽으로 갈수록 더 작다. 대략 2,000개의 촉각 구심성 섬유가 각각의 손가락 끝을 신경지배하고 10,000개의 구심성 신경세포가 손가락의 바닥쪽 표면과 손바닥에 있는 털 없는 피부(glabrous skin)를 신경 지배한다(Johansson & Flanagan 2009). 결과적으로 손바닥이 손등과 비교하여 자극 위치를 더 정확하게 알아내는 것이 용이하다(Brodal 2010).

수용기의 표면층은 이들이 정보를 매개하는 제한된 영역으로 인해 미세한 공간적 차이를 감지한다. 이것은 미세한 촉각자극의 검출을 야기하고 인간이 예를 들어, 점자(Brille)를 읽을 수 있게 한다. 수용기의 심부층은 피부의 광범위한 영역으로부터 정보를 전달한다. 손으로 잡은 대부분의 물체는 어떤 하나의 수용기의 수영역영역보다 더 크고 따라서 큰 감각신경섬유 집단을 자극할 것이다.

■ 측면억제

측면억제는 뇌가 동시에 주어진 2개의 자극으로부터의 피부 변형을 감지하는 것을 가능케 하고(2점식별), 감각계에만 존재하는 시냅스전억제의 한 형태이다(Brodal 2010). 피부가 자극을 받을 때 정보는 중추신경계로 보내진다. 자극이 가장 강한 부분, 예를 들어, 손에 든 책의 모서리에서 자극된 수용기관은 임펄스를 척수에 전달하고 그곳에서 뒤뿔의 억제성 사이신경세포와 연접하는 곁가지(collaterals)를 낸다(**그림 1.6**). 억제성 사이신경세포는 자극을 받은 영역의 수용영역

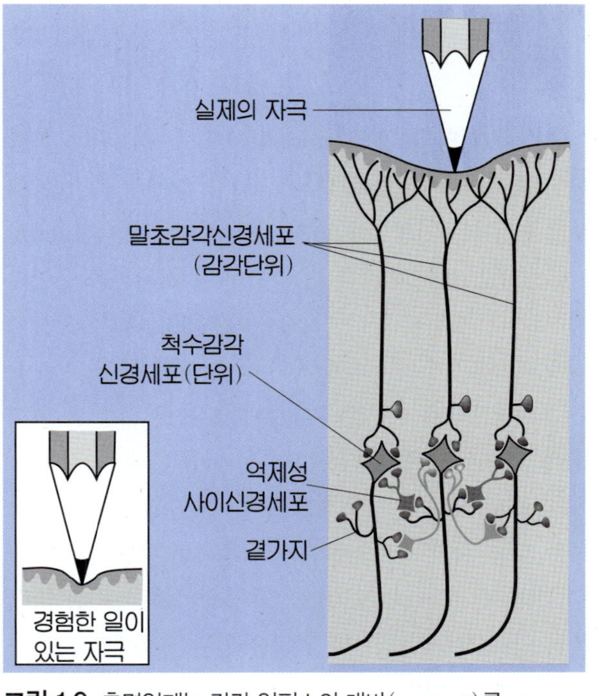

그림 1.6 측면억제는 감각 임펄스의 대비(contrast)를 증가시킨다.

주변에서 발생하는 다른 감각운동신경세포로부터의 감각 임펄스를 억제한다(Brodal 2010). 이와 같이 중추신경계는 자극을 받은 영역의 중심에 있는 감각단위로부터 가장 강력한 자극을 받는다. 이것은 순수하게 수용영역의 해부학적 배열에서부터 발견되었을 수 있는 것과 비교하여 식별능력을 향상시킨다.

따라서 중추신경계는 촉각을 국소화할 수 있고 변화(시작/정지), 모서리, 질감 및 형상(즉, 변동)에 대한 정보를 받는다. 누군가가 자기 손을 다른 사람의 어깨에 올려놓는다면 그 사람은 그 영역의 형상과 체온에 대한 정보를 받는다. 손을 움직이지 않는다면 그 수용기는 신속하게 적응하여 신경 임펄스의 전달을 멈춘다. 그래서 손을 움직이지 않고서는 한 물체의 크기, 형상, 질감 및 온도는 평가될 수 없다. 수용기를 활성화시키고 변동을 통해, 따라서 감각을 위해 정보를 얻기 위해서는 움직임이 필요하다. 운동 활동과 감각은 밀접하게 연결되어 있고 그래서 운동 활동은 감각의 도구이다. Brodal은 대부분의 움직임은 그 움직임이 계획한대로 진행되는지를 알기 위해 근육, 힘줄, 관절 내 특정 수용기로부터의 지속적인 정보를 필요로 한다고 언급하고 있다.

촉각

촉각은 다양한 양식(modality)으로 구성되는 복잡한 감각이다. 아리스토텔레스의 5감 중에서 촉각은 세포수준에서는 거의 이해되지 않은 상태로 있다(Lumpkin et al 2010). 촉각은 거의 모든 운동 활동을 용이하게 하거나 가능케 한다. 시각이 없이도 물체를 지각할 수 있게 하고 우리에게 물체의 성질(예를 들어, 온도), 즉, 다른 감각에 도달할 수 없는 정보를 알려준다. 여러분이 손 또는 신체의 다른 부분을 다른 사람 또는 표면에 대고 움직일 때 능동적으로 될 수 있고, 무엇인가가 또는 다른 사람이 여러분에게 접촉하면 수동적으로 될 수 있다(Kandel et al 2013). 능동적 접촉과 수동적 접촉은 양쪽 모두가 피부에 있는 동일한 수용기를 자극하여 구심성 시스템에서 유사한 반응을 유발한다(Kandel et al 2013).

손은 흔히 제3의 눈이라 불리는데 이것은 물체를 만지면 시각이 없어도 물체의 심상(mental image)을 만들어내기 때문이다. 인간은 접촉만으로 보통의 물체를 인식할 수 있다. 이 능력을 입체인지감각(stereognostic sense)이라 부른다. Klatzky 등은 눈가리개를 한 성인이 100개의 보통의 물체 각각을 불과 몇 초 내에 거의 완벽한 정확도로 확인할 수 있다는 것을 발견하였다(Klatzky et al 1985). 각각의 물체를 식별하기 위해서 우리는 탐색운동이라 불리는 정형화된 패턴으로 물체를 움직이는 경향이 있다. 인간은 수용기로부터의 최적의 입력을 만들어내기 위해 특정 움직임을 사용한다. 예를 들어, 부드러움을 느끼기 위해 실크 스카프를 쓰다듬는 움직임이다(이 쓰다듬는 움직임은 측면 움직임〔lateral movements〕이라 불린다) (Lederman & Klatzky 1993). 입체인지감각은 근육, 힘줄 및 관절에 있는 기계수용기와 함께 피부의 기계수용기 및 온도수용기로부터의 감각정보를 사용한다. 입체인지감각은 또한 촉각지각(haptic perception)으로서 알려져 있고 "촉각에 의해서 물체의 형태와 성질을 지각하고 이해하는 능력"으로서 설명된다. 즉, 시각을 사용하지 않고 지각하고 이해한다(Harris et al 2010). 입체인지감각은 주로 손의 기능과 관련되어 있다. 손의 안정성, 이동성, 감수성 및 적응능력은 환경의 탐색과 물체의 도수조작에 매우 중요하다. 촉각(접촉이 수반되는 어떤 형태의 상호작용)은 피부와 운동의 2개 하위 시스템에 의해서 매개되는 지각계로 간주하고 능동적인 손에 의한 탐색이 수반된다(Lederman & Klatzky 2009).

> 입체인지감각은 몸감각 정보, 움직임, 변동을 인식하는 능력 및 지각에 기초하고 있다.

최근의 연구에서는 촉각에 기여하는 감각수용기에 더해서 조직의 구조가 기계적 자극에 대한 반응을 형성한다고 시사하고 있다. 이것은 인간의 촉각 예민성이 손가락 끝 크기, 표피의 딱딱한 정도 및 지문능선과 같은 피부의 기계적 성질에 의해서 영향을 받는다는 것을 의미한다(Lumpkin et al 2010).

물체를 잡고 있는 동안 안전범위(악력과 부하력 사이의 비율)는 정확히 조정된다(Johansson & Flanagan 2009). 악력(grip force)은 물체가 미끄러지는 것을 방지할 만큼 충분히 크고 동시에 너무 크지도 않도록 조정된다. 악력의 조정에는 필요한 악력을 예측하는 내부 모델과 함께 피부감각 구심성섬유로부터의 되먹임이 수반된다. 악력의 출력은 물체와 접촉한 100밀리초 후에 수정되고 물체의 특성에 맞춰 조정된다(Johansson & Flanagan 2009).

서로 다른 물체를 조작하는 능력은 실제의 움직임과 움직임의 효과 사이의 관계에 대한 경험에 의존하는 예측성 조절에 좌우된다. 피부수용기는 이 지식을 획득하는 데 필수적인 역할을 하고 있으며 그 이유는 촉각 구심성섬유로부터의 정보가 그 환경에서의 신체와 물체 사이의 기계적 상호작용에 대한 직접적인 정보를 제공하기 때문이다(Johansson & Flanagan 2009).

물체의 크기, 형태, 질감 및 움직임을 전달하는 중요한 역할에 더해서, 기계수용기는 자세조절을 위한 중요한 정보를 제공한다. 발에서 발견되는 피부 기계수용기는 선 자세 균형을 조절하는 데 중요한 역할을 수행한다. 선 자세의 변화는 발바닥 압력영역의 변화와 연관성이 있다. 이 발의 수용기는 압력중심이 움직이는 방향 및 진폭, 발을 놓는 위치 및 하중에 대해서 중추신경계에 신뢰할 수 있고 중요한 정보를 제공한다. 이 정보는 발걸음(step)을 시작하기 위한 선행적 자세조정(APAs)을 구성하는 기초의 일부가 된다(제2장 자세조절의 APAs에 대해서 더 읽어볼 것). 보행하는 동안에 발바닥에는 입각기 중에 하중이 걸린다. 발바닥 피부의 기계수용기는 국소적인 응력분포(stress distribution)를 감지하고 지지기저면과 안정성 한계에 관해서 신체의 움직임에 대한 간접적인 정보를 제공한다. 빠르게 적응하는 피부 기계수용기와 느리게 적응하는 피부 기계수용기 양쪽 모두가 발바닥에 가해진 힘에 매우 민감하다.

다양한 연구에서는 촉각성 구심성 정보에 영향을 주는 서로 다른 실험설계를 사용한 자세조절을 위한 발바닥 피부 수용기의 중요성을 조사하였다(Kars et al 2009). 이 실험에서 자세 안정성은 발바닥의 민감도를 줄이기 위해 사용된 다양한 기법(기계수용체를 냉각하는 것, 수용기를 마취시키는 것 또는 실험대상자가 서 있는 지지기저면의 특성을 변화시키는 것)에 의해 부정적인 영향을 받았다(Kars et al 2009). 발바닥 피부 구심성 섬유가 균형조절에 기여한다는 것이 이들 프로토콜에 의해서 주로 입증된다.

피부의 기계수용기로부터의 정보는 또한 중추신경계에 관절 위치에 대해서 알려줄 수 있다. 연구에서는 비근육성 구심성 신경섬유가 위치와 움직임에 기여한다는 증거를 나타내어 보여주었다(Collins et al 2005; Cordo et al 2011). 피부 수용기는 인근에 있는 관절에 관하여 확실하게 발화하는 것을 보여주었다(Aimonetti et al 2007).

■ 임상적 의미

인간에 있어서 손과 손가락의 능동적 움직임은 우리의 촉각에 대해 매우 중요하다. – 우리는 질감을 감지하기 위해 표면을 쓰다듬고, 형태를 판단하기 위해 모서리를 온화하게 촉진하거나 또는 더듬고, 표면의 딱딱한 정도를 규정하기 위해 누른다(Lederman & Klatzky 1993). Brodal(2010)은 대부분의 움직임은 움직임이 계획된 대로 진행되는지를 알기 위해 근육, 힘줄, 관절 및 피부 내의 특정 수용기로부터의 끊임없는 정보를 필요로 한다고 언급하고 있다. 이것은 중요한 임상적 의미를 갖고 있다: 움직일 수 없는 환자는 피부, 근육, 및 관절 내의 수용기로부터 거의 또는 전혀 정보를 받지 못하고 관절 위치의 변화를 인식하는 능력은 결과적으로 저하될지도 모른다. 관절 위치감각의 공식적인 검사를 통해서만 환자의 지각 및 인지적 인식이 검사되고 움직임을 통해 관절 위치를 알아낼 가능성은 없다. 수용기로부터의 정보는 신체 내의수용기 영역에서 척수로 전달되어 조정되고 뇌줄기, 소뇌, 시상 및 대뇌겉질에서의 추가적인 처리를 위해 전달된다. 중추신경계 병변이 있는 대부분의 환자에 대해서 감각인식의 감소는 지각처리의 기능장애 또는 뇌 자체 내의 오름 전도로, 예를 들어, 속섬유막(internal capsule)에서의 병변의 어느 것인가와 연관성이 있다. 따라서 몸감각 정보는 비록 환자가 그것을 느끼거나 지각할 수 없다 해도 많은 수준에서 통합된다. 임상의는 환자의 기능적 활동을 관찰하는 것에 의해서만 환자가 감각정보를 받고 통합하는 능력의 참모습을 알 수 있다.

환자가 능동적으로 움직일 수 없다면, 학습된 불사용이 생길 위험성이 있고 치료사는 뇌에서의 다양한 신체 표현을 위한 신체도식을 유지 또는 재구축하기 위해 "일괄적인 감각자극"을 가하는 것을 고려해야 할지도 모른다(운동학습과 가소성을 참조할 것).

■ 고유감각기

고유감각(proprioception)이란 시각 없이 신체부위의 위치와 움직임을 감지하는 감각이며 인간의 기능에서 중요한 역할을 수행한다. 피부수용기가 관절위치감각에 기여하고 있으나 고유감각기(proprioceptor)라는 용어는 일반적으로 근골격계 감각수용기를 설명하기 위해 사용된다. 관절과 근육에서 볼 수 있는 특수화된 두 가지 형태의 기계수용기인 근육방추와 골지힘줄기관이 있다.

근육방추

근육방추는 골격근 근육섬유 사이에서 그리고 근육섬유와 평행으로 볼 수 있는 독특한 감각기관이다(**그림 1.7**). 각 근육방추의 양 끝은 근육 내의 결합조직에 부착하여 있고 따라서 근육의 힘줄에 간접적으로 부착되어 있다. 이 배열로 인해서 근육방추는 근육이 신장될 때 신장된다. 근육이 수축하면 근육방추는 그 끝이 단축되지 않는 한 휘어진다. 이들의 주된 기능은 중추신경계에 근육길이, 길이의 변화 및 변화하는 속도에 관한 정보를 전달하는 것이다.

근육방추의 근육섬유는 방추속근육섬유(intrafusal fibers)라 불리고 반면에 그 근육 자체의 근육섬유는 방추밖근육섬유(extrafusal fibers)라 불린다. 근육방추

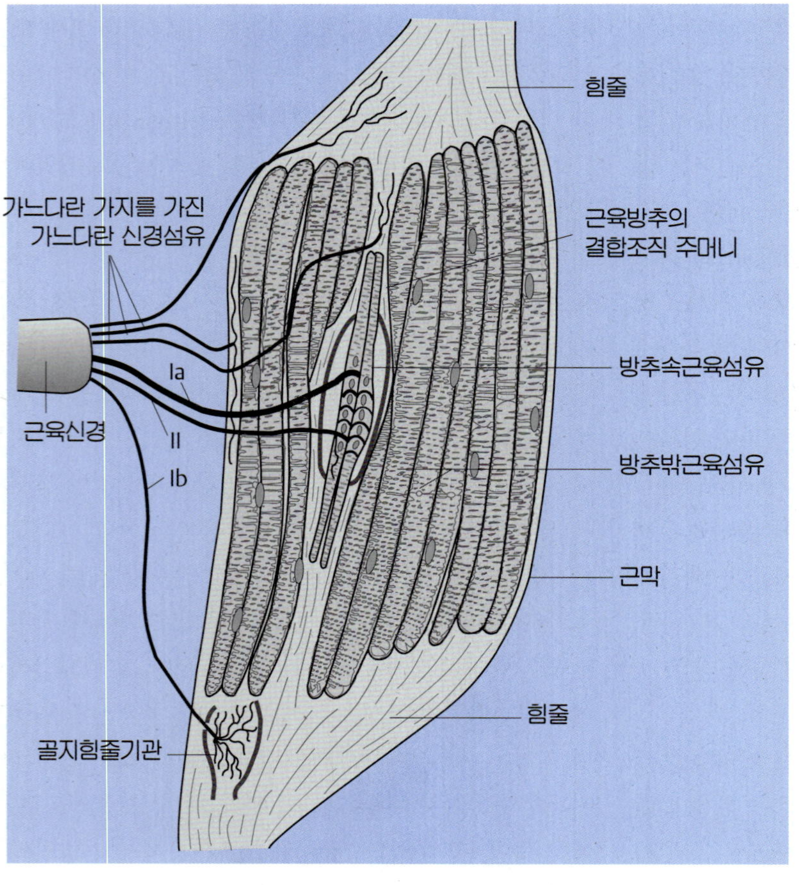

그림 1.7 근육방추와 골지힘줄기관. 근육방추는 방추밖(골격근)근육섬유 사이에서 그리고 평행으로 위치하고 결합조직을 통해 힘줄에 부착되어 있다.

내에는 핵주머니와 핵사슬이라는 두 가지 유형의 특수화된 방추속근육섬유가 있다. 해부학적으로 핵주머니섬유는 신장되는 것에 훨씬 더 순응성이 있고 저항성이 적어 근육방추의 동적인 감수성에 기여할지도 모르지만, 반면에 핵사슬섬유는 훨씬 더 뻣뻣하여 아마도 근육방추의 정적인 감수성에 기여할 것이다(Brodal 2010).

이들 방추속근육섬유는 각각의 끝에서만 축성 요소를 갖고 있어 중간부분은 능동적으로 수축할 수 없게 만든다. 각 중간부분은 근육섬유의 신장에 의해서 유발된 변형을 감지하는 감각신경종말로 에워싸여 있다. 근육방추 신장으로부터의 구심성 정보는 1차(Ia) 구심성 섬유(두꺼운 말이집과 높은 전도속도)와 2차(Ⅱ집단) 구심성 섬유에 의해서 중추신경계로 전달된다.

근육방추는 그 감수성이 중추신경계에 의해서 변화될 수 있는 유일한 기계수용기이다. 각각의 핵주머니섬유와 핵사슬섬유의 양 끝은 감마신경세포에 의해서 신경 지배를 받고 이것에 의해서 근육방추의 감수성이 근육활동 중에 유지된다(Kandel et al 2013). 이것은 중추신경계가 근육길이의 어떤 원치 않는 변화에 신속하게 반응하는 것을 가능케 한다. 감마운동신경세포는 또한 방추속근육섬유의 신경지배 때문에 방추운동신경세포(fusimotor)라고도 불린다. 방추속근육섬유 양끝의 수축은 중간부위를 신장시키고 이 때문에 근육방추의 뻣뻣함을 변화시키고 그 감수성을 조정한다. 감마운동신경세포의 조절에 관여하는 운동겉질에는 알파운동신경세포 조절에 관여하는 운동겉질보다 더 많은 신경세포가 존재한다(Lan & He 2012).

골격근섬유(방추밖근육섬유)가 수축할 때 근육방추가 휘어지는 것을 방지하기 위해 감마운동신경세포 활동이 같은 근육의 알파운동신경세포의 활동과 함께 일어난다. 휘어진 근육방추는 신장에 대해서 민감하지 않다. 알파운동신경세포와 감마운동신경세포의 동시성 활동은 알파–감마–동시 활성화(α–γ–coactivation)라 불린다. 중추신경계는 근육방추의 길이를 예측된 방추밖근육섬유의 길이로 미세조정을 한다. 이와 같이 하여 근육방추의 감수성은 근육길이가 변화하는 동안에 유지되고 중추신경계는 어떤 원치 않은 근육길이의 변화에 신속하게 반응하는 것이 가능해진다. 따라서 알파–감마–동시 활성화는 긴장성 수축을 유지하기 위해, 예를 들어, 입각기에 다리에 하중을 가하는 동안에 무릎을 지속적으로 안정시키기 위해 중요한 것처럼 여겨진다.

Ia 구심성 신경섬유는 단시냅스성으로 같은 근육의 알파운동신경세포와 접속한다. 이것은 단시냅스성 신장반사의 기초를 형성하고 무릎반사, 아킬레스힘줄반사 및 기타의 반사에서의 힘줄반사(tendon jerk)에 의해서 표현된다(척수의 항을 참조할 것). Ia 구심성 신경섬유는 또한 회귀억제의 주된 감각의 원천이기도 하다(회귀억제 참조).

근육방추로부터의 정보는 관절위치감각의 의식적 및 무의식적 인식을 위해 사용된다. 피부의 신장수용기로부터의 정보와 함께 관절위치는 의식적인 사용과 무의식적, 자동적 자세조정을 위한 기초로서의 양쪽을 위해 고 정밀도로 부호화될 수 있다(Brodal 2010).

중추신경계가 움직임을 계획하고 시행할 때, 근육방추는 신체의 초기 상태와 진행 중인 관절위치의 변화에 대한 운동학적 정보를 제공한다. 운동조절에 대한 최근의 이론에는 예측된 감각상태가 운동 활동을 유도하기 위해 사용되는 "전진 모델(forward model)"이 포함된다(소뇌 참조). 근육방추로부터의 정보는 이들 "전진 감각 모델"의 형성에 기여할 수 있고 방추운동신경세포(γ)(fusimotor) 활동은 움직임이 진행됨에 따라 중추적으로 계획된 관절각도의 운동학적 정보를 전달할지도 모른다. 움직임이 예측한 대로 수행되지 않았다면 중추신경계는 활동을 수정할지도 모른다. 이와 같이 중추신경계는 운동 활동을 정확하게 조정하고 조절하여 예를 들어, 균형 교란과 같은 예기치 않은 방해에 대한 반응을 증가시킬지도 모른다(Brodal 2010).

움직임이 종료하였을 때, 근육방추로부터의 정보는 수행된 운동 활동 결과의 뇌에 의한 평가에 기여한다. 따라서 근육방추는 움직임의 진행을 모니터링하고 수행된 운동 활동 결과를 평가하기 위해 신체의 초기상태를 평가하는 데 관여하고 있다.

서로 다른 근육에서의 근육방추의 수는 각기 다르며, 활동의 정확한 등급부여를 필요로 하는 근육에 많은 수의 근육방추가 존재한다(예를 들어, 손의 작은 근육 또는 등〔back〕의 깊은 자세근육에 많이 존재한다).

근육방추는 근육의 상태를 끊임없이 중추신경계에 전달한다(Dietz 1992). 따라서 중추신경계는 일어나려고 하는, 일어나고 있는, 또는 일어난 움직임에 대해서 항상 알고 있으며 이들을 비교하고 있다.

골지힘줄기관

골지힘줄기관은 방추밖근육섬유와 연속하여 배열된 특수 기계수용기이고 근육과 힘줄사이의 영역에 위치하여 있다(**그림 1.7**). 골지힘줄기관은 근육방추보다 훨씬 단순한 구조를 갖고 있고 힘줄의 콜라겐섬유다발 사이에 뒤섞인 수용종말로 구성되어 있다. 근육섬유에 부착하게 되어있는 근육힘줄의 작은 섬유가닥은 각 수용기를 지나간다. 감각종말에 의해서 드러내어 보인 매우 낮은 문턱값과 높은 동적 감수성과 결합된 이러한 일련의 배열은 골지힘줄기관이 중추신경계에 근육긴장에 관한 피드백을 중추신경계에 제공하는 것을 가능케 한다(Brodal 2010).

골지힘줄기관에 연결된 근육섬유는 많은 서로 다른 운동단위에 속하여 있다. 따라서 힘줄기관은 근육 내의 서로 다른 운동단위에서의 장력 변화와 활동 분포를 동시에 감지할 수 있으며 수동적인 신장보다는 능동적인 근육의 일에 의해서 생성된 긴장에 훨씬 더 민감하다(Brodal 2010). 골지힘줄기관은 중추신경계로부터의 원심성 신경지배가 없기 때문에 중추신경계는 그 감수성을 조절할 수 없다.

골지힘줄기관은 구조가 Ia 섬유(굵은 말이집과 높은 전도속도)와 동일한 Ib 구심성 섬유라 불리는 감각신경 섬유에 의해서 신경 지배를 받고 있다. 수동적인 상황에서 자극을 받으면 골지힘줄기관은 척수의 Ib 사이신경세포에 의해서 이끌어내어진 상응하는 근육의 억제를 초래한다(비상반적 억제의 항을 참조). 이것은 근육 손상을 예방하는 순수하게 방어적인 역할만을 갖고 있다고 처음에는 생각되고 있었다. 그러나 현재는 이들 수용기가 근육긴장의 작은 변화를 감지하고 따라서 중추신경계에 근육수축의 상태를 전달한다는 것으로 알려져 있다. 근육에 부하가 걸린다고 생각되는 상황에서(예를 들어, 보행의 입각기에서의 종아리세갈래근) 골지힘줄기관으로부터의 정보는 근육활동을 증가시키고 이로 인해 긴장 유지를 돕는다.

일반적으로 보행에서 골지힘줄기관은 유각기에서 입각기 사이의 이행기에 폄근 운동신경세포를 흥분시키고 이리하여 입각기를 향상시킨다(Brodal 2010).

임상과의 관련성

발은 특히, 입각기와 선 자세 동안에 다리의 근육 활성화 패턴을 조절하고 조정함에 있어서 말초입력의 핵심적인 정보 소스이다. 발은 수많은 피부, 관절, 힘줄 및 근육 수용기(발의 내재근을 포함하는)에 의해서 형성된 중요한 수용영역을 나타내며 발에 대한 손상이 감각신경 상실에 의한 것이든 또는 근육, 뼈, 또는 지지조직에 의한 것이든 자세와 보행 안정성을 변화시킨다고 오랫동안 인식되어 왔다(Wright et al 2012).

인간에서 중추명령과 감각수용기로부터의 되먹임 양쪽이 보행조절에 기여한다고 생각되어 왔다. 구심성 정보는 주위환경에 대한 중추패턴발생기(CPGs)의 적응과 조정에 결정적인 역할을 수행하고 있다. 더 구체적으로 말하면, 골지힘줄기관, 근육방추 및 관절과 피부 수용기에 의해서 감지되는 하중 그리고/또는 길이 되먹임의 기여는 보행의 운동조절을 위한 중요한 되먹임 신호를 제공하는 것으로 생각된다(af Klint et al 2010). 데이터에 따르면, 보행에서의 부하(발꿈치 접지)와 비부하(발꿈치 이지)는 중추신경계에 공간적 및 시간적 파라미터로부터의 정보, 고유수용성 정보, 압력수용기, 및 다리의 동원 패턴 등의 정보를 중추신경계에 제공한다(Trew & Everett 1998). 체중부하는 입각 지속시간에 영향을 주어 보폭주기(step cycle)를 조정하고 부하에 대한 민감도는 인간에서 관찰되어 왔다. 부하 정보는 다리 폄근으로부터의 골지힘줄기관에 의해서 제공되고 입각기 동안의 다리 폄근으로부터의 골지힘줄기관 활동은 굽힘근 활동을 억제한다. 입각쪽 다리에 대한 부하는 유각이 시작되기 전에 감소되어야 하기 때문에 이것은 기능적으로 중요하다(Hubli & Dietz 2013). 다리 폄근의 활동 정도는 신체부하의 비율과 고도로 상관관계가 있고 기능적으로 보행단계에 좌우된다는 것을 알게 되었다(Mudge & Rochester 2001). 체중부하쪽 다리의 부하가 입각 종기에 감소됨에 따라 골지힘줄기관의 촉진성 활동은 감소되고 이것 때문에 유각기에의 보행단계 전환을 돕게 된다. 근육 구심성 섬유로부터의 되먹임의 중요한 역할은 보행주기의 다양한 단계의 지속시간을 조정하고 이들 보행단계 사이의 전환을 용이하게 함으로써 보폭주기의 타이밍에 있는 것처럼 생각된다(Rossignol et al 2006).

중추신경계 병변을 가진 환자에는 흔히 발과 발목의 조절 및 가동성 저하가 있다. 때로는 장딴지근육의 과다긴장 또는 뻣뻣함이 발꿈치 접지를 못하게 하여 환자는 발목 등쪽굽힘의 기능을 보여주지 않거나 또는 보행하는 동안에 내번(inversion)과 바닥쪽굽힘의 패턴을 활성화할지도 모른다. 입각 초기 요소인 발꿈치 접지를 할 수 없으면 효율적인 유각기를 위한 필요조건으로서 보행의 안정된 입각기를 달성할 수 없다.

> 발꿈치 접지는 입각기의 시작 및 이에 따른 보행에 중요하다.
> 발꿈치 이지는 입각 종기 및 유각기를 위한 중요한 신호이다.

척수수준에서의 몸감각 정보의 통합

수백만의 감각운동신경세포가 항상 중추신경계에 정보를 보내고 있다(구심성 신경세포). 감각정보는 척수신경을 통해 척수에 도달한다. 감각입력의 통합은 척수수준에서 시작된다고 생각되고 있다. 통합은 구심성 신경세포에 의한 흥분성 및 억제성 시냅스 활동의 다양한 조합의 결과로서 발생하는 가중(summation), 관문조절(gating) 및 조정의 기전을 설명한다.

감각신경세포의 세포체는 척수의 가까이에 위치하는 신경절의 뇌 및 척수 바깥에 위치하고 있다. 척수신경과 연관성이 있는 신경절은 뒤뿌리신경절이라 불리고 이것은 구심성 섬유가 중추신경계로 들어가는 곳이다. 뒤뿌리신경절 신경세포는 몸감각계의 주된 감각수용세포이다. 뒤뿌리신경절 세포는 또한 감각통합 과정을 시작하기 때문에 1차 신경세포로서도 알려져 있다(Kandel et al 2013). 수용기로부터의 구심성 섬유는 뒤뿌리에 있는 1차 중계신경세포와 시냅스성 접속을 하고 정보를 오름 전도로를 통한 고차 중추만이 아니라 척수사이신경세포를 경유하여 국소적 신경세포 네트워크로 전달하기 위해 신경 임펄스를 척수로 전달한다. 국소적 신경세포 네트워크는 체성반사(somatic reflex) 및 자율반사를 위한 반사활(reflex arc)을 형성한다(Brodal 2010). 감각운동 통합의 기전의 하나는 반사의 형성을 통해 이루어진다. 피부 및 근육의 구심성 섬유는 양쪽 모두가 반사를 일으킨다. 반사기전은 운동조절을 조정하고 개선하기 위해 감각 되먹임이 중추운동 명령과 신속하게 통합되는 것을 가능케 한다(척수의 항을 참조).

척수 사이신경세포의 대부분은 척수고유의 섬유를 경유하여 다양한 분절수준에 있는 신경세포 사이를 연결한다. 이러한 이유 때문에 척수로 들어가는 정보는 몇몇 분절수준으로 퍼질 수 있다. 이 정보의 확대는 이들 사이신경세포가 내림 전도로에서부터 받는 시냅스의 영향에 좌우된다. 1차 중계신경세포는 말초입력이 조정될 수 있는 첫 단계의 하나를 나타내고 있다. 척수에 대해서는 특히 고양이에서 광범위하게 연구되어왔고, 감각 구심성 섬유와 내림 운동전도로가 공통의 척수 사이신경세포로 수렴한다는 것이 잘 기록되어 있다(Petersen et al 2003; Nielsen 2004; Brodal 2010). 인간에서 운동명령과 감각 되먹임 신호의 통합은 움직이는 동안에 근육활동을 조절하는 기능을 갖고 있다는 것을 보여주었다. 내림 척수위 입력과 공통의 척수 사이신경세포에 대한 감각 되먹임 사이의 수렴은 움직임의 중추 조절에서 하나의 초석이라 생각된다(Nielson 2004) (더 상세한 것은 척수의 항을 참조).

■ 오름 시스템

개요

이미 앞에서 설명한 것처럼 몸감각 정보는 신체 내의 서로 다른 수용기에서부터 척수에의 말초신경계를 통해 수신되고 전달된다. 이제 우리는 중추신경계 내의 이 정보 전달에 대해서 면밀하게 살핀다. 몸감각계에는 신체에서부터 이 정보를 통합하고 그것에 따라 행동하는 데 필요한 뇌의 부분으로 감각정보를 전달하기 위한 수용기와 전도로가 포함된다. 신경전도로(tracts)는 중추신경계 내의 소통경로이다. 오름 신경전도로는 감각경로이고 정보를 뇌에 전달한다. 각 유형의 몸감각 수용기로부터의 정보는 각각 서로 다른 경로로 전달된다. 몸감각 서브모달리티(submodalities)는 대뇌겉질에 도달할 때 분리된 상태 그대로 있다(Kandel et al 2013). 몸감각신경전도로는 신경전도로가 시작되는 곳과 끝나는 곳에 기초하여 이름을 붙이고 있다. 신경전도로의 이름이 척수소뇌(spinocerebellar)와 같이 척수(spino)로 시작되면 이 신경전도로는 정보를 척수로부터 소뇌로 보내는 감각신경전도로이다.

의식적인 몸감각 정보의 전달은 2개의 주요 경로를 통해서 이루어진다(**그림 1.8**)(Kandel et al 2013). 뒤기둥(dorsal column)–안쪽섬유띠(medial lemniscus) 전도로는 촉각, 고유감각, 진동각을 전달하고 앞가쪽 시스템(anterolateral system)은 통각과 온도각을 전달한다. 이들 2개의 감각 전도로는 정보를 말초에 있는 감각수용기에서부터 대뇌겉질로 전달하기 위해 세 가지 서로 다른 신경세포를 사용한다(Brodal 2010). 이들 신경세포는 1차(감각처리가 시작되는 곳), 2차 및 3차 감각신경세포라 불린다. 양 전도로에서 1차 감각신경세포 세포체는 뒤뿌리신경절(dorsal root ganglia)에서 발견되고 이들 중추 축삭은 척수 위에 투사한다. 2차 감각신경세포는 척수의 회색질에 또는 뇌줄기에 그 세포체를 갖고 있다. 반면에 3차 감각신경세포의 시상에 그 세포체를 갖고 있다. 이들 각각의 중계소에서 감각 메시지는 의식적인 감각이 겉질에서 만들어지기 전에 광범위하게 여과되고 처리를 받게 된다.

이미 언급한 2개의 전도로에 더해서 배쪽 및 등쪽 척수소뇌전도로라 불리는 소뇌로 가는 몸감각 전도로가 있다. 감각전도로에 있는 신경세포는 세 가지 해부학적 원리에 따라서 배열되어 있다 :

- 감각 모달리티(sensory modality) : 각각의 유형의 몸감각 수용기로부터 오는 정보는 그 전도로 내에 분리되어 있다.
- 몸운동 영역(somatotopic) : 오름 전도로 내의 섬유는 그 시작되는 곳(site of origin)에 따라서 배열되어 있다.
- 안쪽–가쪽 규칙(medial–lateral rule) : 낮은 수준의 척수로 들어오는 감각신경세포는 해부학적으로 척수 내의 더 안쪽에 있고 높은 수준의 척수로 들어오는 감각신경세포는 더 가쪽에 있다.

뒤기둥 – 안쪽섬유띠전도로

말초수용기에서부터 대뇌겉질로 가는 몸감각 시스템의 주요 전도로는 뒤기둥 – 안쪽섬유띠전도로이며(Brodal 2010), 이것은 피부근육과 관절에 있는 낮은 문턱값의 기계수용기로부터의 신호를 중재한다. 척수 뒤기둥의 안쪽부분은 널판다발이라 불린다. 널판다발 섬유는 신체의 하부(제6 등뼈 아래영역)로부터 정보를 받는다. 척수 뒤기둥의 더 가쪽부분은 쐐기다발이라 불리고 이들 섬유는 제6 등뼈의 위쪽 영역(즉, 팔, 몸통 및 목)으로부터의 정보를 받는다(Brodal 2010). 이 전도로는 고속 시스템(고도로 수초화된)이며 촉각, 압각, 진동각 및 고유감각에 대한 정보를 전달한다(Brodal 2010). 이 전도로의 1차 감각신경세포는 교차하지 않고 같은 쪽을 올라가서 뇌줄기의 쐐기핵 및 널판핵(합쳐서 뒤기둥핵이라 불린다)에 도달한다. 여기서 정보가 걸러지고 처리되어 접속하는 2차 감각신경세포에 전달되며 이것이 교차하여 안쪽섬유띠 시스템을 형성한다. 시상으로부터의 3차 감각섬유는 속섬유막 뒷다리를 통해 올라간다. 마지막으로 이들 섬유는 감각겉질이라고도 불리는 중심뒤이랑에 연결된다.

앞가쪽 시스템

앞가쪽 시스템에는 척수시상로, 척수그물로 및 척수

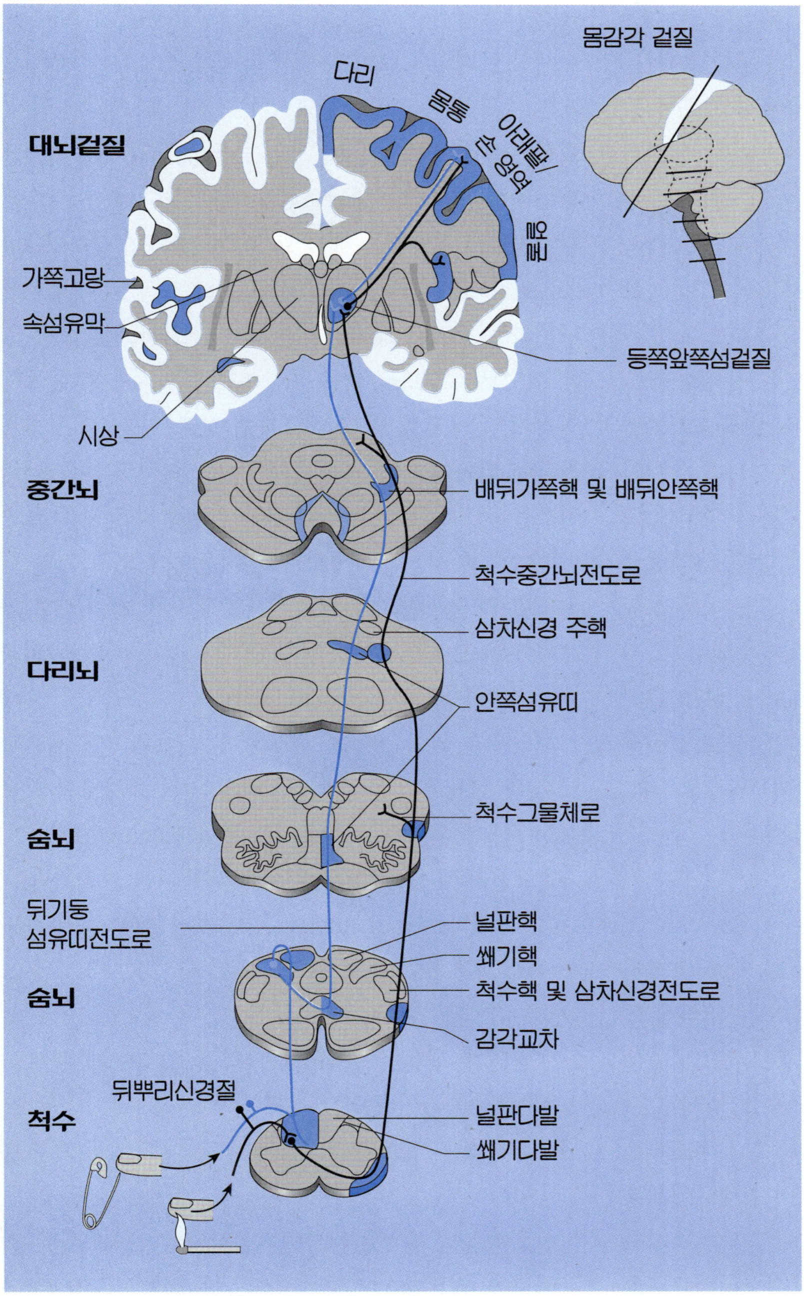

그림 1.8 그림은 뒤기둥–안쪽섬유띠 시스템을 설명하고 있다 : 척수로 들어가는 감각신경과 뇌줄기에 있는 쐐기핵과 널판팩으로 가는 같은 쪽 전도로이다. 여기서 신경이 교차하여 안쪽섬유띠를 형성한다. 처수그물체로와 척수시상로가 척수로 들어갈 때 교차하여 안가쪽 시스템을 형성한다.이들 2개의 시스템은 뇌줄기에서부터 함께 시상과 대뇌겉질로 올라간다(Kandel et al 2000 p.447 에서부터 허가됨).

중뇌로의 3개 전도로가 포함된다(Kandel et al 2013). 이들 전도로는 거친 접촉, 가려움, 간지럼, 통증, 내장 정보(visceral information) 및 온도와 관련된 정보를 전달한다. 거친 접촉이란 뒤기둥–안쪽섬유띠전도로에 의해서 전달될 만큼 정확하지 않은 불충분하게 국소화되고 불충분하게 확인된 감각을 가리킨다.

- 척수시상로는 유해 정보, 열 정보 및 내장 정보를 지각하기 위해 중요하다(Kandel et al 2013). 1차 감각신경세포는 뒤뿌리 신경절에서 시작되고(얼굴로부터의 통증 및 온도에 관한 정보는 시상으로 가는 또 다른 경로를 따라간다는 것에 주목할 것), 2차 감각신경세포는 척수 뒤뿔에서부터 시작된다. 그 다음에 축삭은 정중선을 교차하여 척수시상로를 형성한다. 이들 축삭은 아무런 방해도 받지 않고 시상으로 올라간다. 시상으로부터의 3차 신경세포는 속섬유막 뒷다리를 지나서 중심뒤이랑의 몸

감각 겉질에서 끝난다.

- 척수그물로(또는 척수그물시상로)는 둔통, 쑤시는 통증 또는 작열통을 지각하는 데 중요하고 또한 통증의 정서적 측면에도 관여한다. 이것은 뒤뿌리신경절에서 시작되며 2차 신경세포는 척수위 수준과 다른 척수 널판(spinal laminae)에 투사하고 그 다음에 양 방향으로 그물체에 투사한다. 그리고 이 정보는 그물체에서부터 시상으로 나아간다.

시상에서 이들 전도로는 몸감각적으로 정확하게 조직화되어 있지 않다. 느린(둔한) 통증은 잘 국소화되어 있지 않다. 이들 시상영역으로부터의 투사는 중심뒤이랑, 섬, 및 앞띠이랑을 포함하는 다양한 겉질 영역에 도달한다. 통증에 대한 정보는 신경계의 많은 영역으로 정보를 분배하는 몇몇 전도로에서 전달된다. 이들 신경전도로는 척수시상로, 척수그물체로, 척수중뇌로, 목시상로 및 척수시상하부로라 불린다(Kandel et al 2013). 뒤뿔로 투사되는 내림 전도로는 통각수용 신호의 전달을 조정하는 데 중요한 역할을 수행한다(Aziz & Ahmad 2006; Kandel et al 2013).

배쪽 및 등쪽 척수소뇌로

많은 감각정보가 의식(consciousness)에 도달하지만(겉질에서 연접) 방대한 양의 감각정보는 의식에 도달하지 않는다. 2개의 전도로는 이끼섬유로서 소뇌충부 또는 척수소뇌에서 끝나는 척수 내의 사이신경세포 사이에서 시작되고(소뇌 참조) 배쪽 및 등쪽 척수소뇌로라 불린다. 이들은 양쪽 모두 척수 사이신경세포에서부터 시작되지만, 이들은 서로 다른 정보의 모달리티를 전달한다(Kandel et al 2013). 등쪽 척수소뇌전도로는 팔다리가 능동적으로 움직일 때와 수동적으로 움직일 때의 양쪽 모두에서 근육과 관절수용기로부터의 몸감각 정보를 전달한다(Kandel et al 2013). 배쪽 척수소뇌전도로는 오로지 팔다리가 능동적으로 움직일 때에만 정보를 전달한다. 이들 입력은 시간에 맞춰 동시에 움직임 활동의 다양한 측면에 대해서 소뇌에 전달하고 신호의 비교를 가능케 한다.

시상

시상은 뇌의 심부에 존재하고 시상과 시상하부라는 2개의 주요 부분을 포함하고 있는 사이뇌의 일부분이다. 시상은 50~60개의 핵이 모인 큰 달걀모양의 부위이고 관문조절, 처리 및 대뇌겉질을 왔다 갔다 하는 다수의 감각정보를 전달하는 데 중요한 역할을 수행한다(Kandel et al 2013; Cappe et al 2009). 시상은 뇌의 핵심 구조라 생각되고 대뇌겉질의 개별 구역과 연결하고 있는 고도로 특수화된 핵을 포함하고 있으며 뇌의 운동영역과 감각영역과 밀접한 관계를 갖고 있다. 시상겉질 연결에 더하여 시상은 기저핵(BG), 적색핵 및 소뇌와 연결을 갖고 있으며 따라서 다양한 유형의 정보를 처리할 수 있다. 시상은 행동을 조정하는 능력의 기저가 되는 네트워크 통합의 중요한 중심으로서 역할을 하고 있으며(Haber & Calzavara 2009) 이것은 주의와 의식 수준에 영향을 준다(Brodal 2010).

시상핵은 앞쪽, 안쪽, 배가쪽 및 뒤쪽의 4개 집단으로 분류된다. 시상은 대뇌겉질과의 연결에 기초한 기능적 영역으로 다시 조직화된다(Schmahmann 2003):

- 그물핵과 섬유판속핵은 각성과 통각을 보조한다.
- 효과핵(effector nuclei)은 운동기능 및 언어 측면에 관련이 있다.
- 연합핵은 인지기능에 관련이 있다.
- 변연계 핵은 기분(mood)과 동기부여에 관련이 있다.
- 감각핵은 다중감각과 감각운동 통합에서 역할을 한다.

신체의 수용기에서부터 대뇌겉질(후각을 제외)로 감각정보를 전달하는 모든 전도로는 시상을 지나간다(Brodal 2010). 게다가 시상은 또한 척수 뒷뿔에서 통각수용 입력을 조정하기 위해 내림 억제에 관여한다(Azis & Ahmad 2006).

감각핵은 정확한 몸 국소성(somatotopy)을 갖고 있으며 뒤가쪽배쪽 핵 집단(VPL)과 뒤안쪽배쪽 핵(VPM)의 병변은 이환된 영역에서 국소 감각결손을 야기한다(Schmahmann 2003). 몸감각 임펄스는 시상을 떠나서 속섬유막을 경유하여 대뇌겉질의 몸감각 영역으로 보내진다. 게다가, 대뇌겉질은 겉질시상 접속을 통해서 다시 시상에 작용한다. 이런 이유 때문에 시상 신경세포는 대뇌겉질로부터 많은 입력을 받고 그 입력에 의해서 대뇌겉질은 감각처리 동안에 시상에 영향을 미친다. 따라서 대뇌겉질은 시상의 처리에 영향을 미칠 기회가 있으며 결과적으로 그 자체의 입력의 본질을 형성한다.

시각, 시각전도로 및 시각처리

시각계는 안구와 망막으로 시작된다. 시각을 위한 수용기는 광수용기라 불리고 망막의 막대세포와 원뿔세포의 두 가지 유형이 있다(Kandel et al 2013). 각각은 시각적 세계의 표현을 형성하기 위해 시각계에 의해서 사용되는 정보에 기여한다(Brodal 2010). 다른 몸감각수용기와는 달리 광수용기는 말초신경계의 한 부분이 아니라 중추신경계에 포함된다. 광축(optical axis) 부근의 망막영역은 망막중심오목(fovea)이라 불리고 우리의 시력이 가장 예리한 곳이다(Kandel et al 2013).

시각전도로는 망막신경절 세포에서 시작되고 이들 축삭은 안구를 시신경 내에 그대로 놔둔다. 시신경 내 축삭의 약 90%가 1차 시각겉질에서 끝나기 전에 시상의 가쪽무릎핵을 통과하는 시각전도로에서 계속된다. 이 전도로는 1차 또는 무릎줄무늬전도로(geniculostriate pathway)라 불린다. 이 전도로의 나머지 10%는 중간뇌, 특히 위둔덕, 덮개앞핵을 지나간다. 이 후자의 전도로는 시각정보를 직접 시신경으로부터 그리고 간접적으로 시각겉질을 통해 중간뇌의 위둔덕 핵으로 전달한다. 이 전도로의 후자는 주로 안구와 머리의 반사운동에 관계하고 있어 인간은 환경 내의 무언가를 향해서 머리를 자동적으로 돌릴 수 있고 동시에 안구운동을 조절할 수 있다.

시각정보는 또한 소뇌로도 전달되고 협응의 역할을 갖고 있다.

시각겉질

1차 시각겉질은 겉질에서의 시각정보 처리의 첫 단계이다(Kandel et al 2013). 몇몇 시각연합영역은 1차 시각겉질을 에워싸서 안구로부터의 기본적 신호를 의미 있는 정보로 전환한다. Milner와 Goodale(2008)에 따르면 시각정보는 다양한 목적을 위해서 다양한 방법으로 변환된다고 한다. 시각정보는 추가적인 시각처리를 위해서 배쪽시각전도로와 등쪽시각전도로의 두 전도로 분리된다(Mishkin et al 1983; Kandal et al 2013). 배쪽시각전도로는 1차 시각겉질에서 시작하여 배쪽 면을 따라 관자엽겉질로 뻗는다. 등쪽시각전도로도 또한 1차 시각겉질에서 시작되지만 등쪽 면을 따라 마루엽겉질로 이어진다(Kandel et al 2013). 배쪽시각전도로는 개인이 무엇을 보았는가와 물체가 "무엇"을 위해 사용되었는가를 기록하며 이것은 물체를 인식하는 데 중요하다. 등쪽시각전도로는 자극이 어디서부터 시작되었는가에 대한 정보를 전달하고 이것은 움직임을 유도하는 데 필수적이다. 이 전도로는 또한 무언가를 "하는 방법" 예를 들어, 형태와 크기에 대한 시각정보에 기초하여 물체를 잡는 방법을 기록한다(Koziol et al 2011). 등쪽시각전도로는 또한 행동을 위한 시각전도로(vision-for-action pathway)라고도 불린다. 이 두 시각전도로는 서로 관계가 있으나 이들은 또한 적응행동을 만들어내는 데 상호 보완적인 역할을 수행한다(Kravitz et al 2011).

눈-손 협응

물체를 잡기 위해 팔을 뻗는 행동은 하루에도 여러 번 수행되는 시각적으로 유도된 기본과제이다. 최적의 팔을 뻗어 잡기 정확도는 손의 움직임이 눈의 움직임과 조합되었을 때에 얻어진다. 그러나 눈에 보이는 목표물을 향한 목표지향적인 팔의 움직임을 계획함에 있어서 시각과 고유감각은 서로 다르게 기여한다(Sarlegna & Mutha 2014). Jeannerod와 동료들(1995)에 의한 연구에서는 팔 뻗기 요소가 쥐기 형성의 그 자체에서부터 비교적 독립되어 있다는 증거를 제공하고 있다. 이중 시각운동 채널 이론(dual visuomotor channel theory)에서는 물체를 잡는 동작(팔 뻗기와 잡기)이 2개의 움직임 즉, 물체의 외적인 성질(예, 위치)과 관련하여 손을 이동시키는 팔 뻗기 및 물체의 내적인 성질(예, 크기와 형상)에 대해서 손의 모양을 형성하는 잡기로 구성된다고 제안하고 있다. 따라서 손에 의한 잡기(팔 뻗기와 잡기)의 조절은 2개의 시각운동 채널, 즉 손을 물체를 향해서 이동시키는 팔 뻗기 요소 및 손가락 모양을 물체의 크기와 질량중심에 따라 미리 만드는 잡기 요소를 통해 조절된다(Grol et al 2009).

목표물에 대한 적절한 팔 뻗기 움직임을 만들기 위해서는 목표물 위치를 아는 것만으로는 충분하지 않다. 초기의 손 위치에 대한 지식도 또한 움직임 계획을 세우는 데 필수적이다. 이 지식은 시각, 고유감각 또는 양쪽으로부터 얻어진다. 시각은 위치를 부호화하기 위한 주된 정보 소스이다(Khan et al 2007). 한편, 뇌는 본 손의 위치를 시각적으로 부호화하거나 팔로부터의 고유감각 정보를 통해 손의 위치에 대한 정보를 얻는다(Vesia & Crawford, 2012). 손의 위치와 목표물의 국소화에 대한 시각정보는 팔 뻗기 움직임의 운동학적 계획을 규정하는 첫 단계에서 주로 사용된다. 팔 뻗기와 잡기를 단일 잡기 행동으로 시간적으로 통합하는 것은 중심오목 시각(foveal vision)에서 일어난다(Karl & Whishaw 2013). 그러나 손의 움직임은 덜 정확하기는 하지만 눈의 움직임 없이, 예를 들어, 책을 읽으면서 커피 컵에 팔을 뻗을 때 이루어진다. 주변시야에 있는 물체에 팔을 뻗을 때 정확성이 떨어지는 것은 주변시(peripheral vision)의 공간 분해능력 저하 때문일지도 모른다.

중심시야 및 주변시야

시야는 머리 또는 안구를 움직이지 않아도 안구가 빛을 감지하는 환경의 일부이다(Brodal 2010). 망막의 공간 디자인과 중심 및 주변망막에의 겉질 네트워크의 특이성은 망막의 중심과 중심부분과 주변부분 사이의 시각-기능 차이를 만들어낸다. 중심망막은 주변망막과 비교하여 이미지의 대비나 전위에 높은 민감도를 갖고 있으며 반면에, 주변시야는 중심시야보다 더 큰 공간영역을 관장하고 있다. 시각기능에서의 이들 차이는 방향성과 이동성 수행능력에서 대응부분을 갖고 있다. 우리는 사물을 직접 볼 때 가장 잘 볼 수 있는데 이것은 망막중심오목 광수용기의 밀도에 기인하고 있다. 따라서 이미지가 망막중심오목 밖으로 들어올 때보다 망막중심오목에 직접 들어올 때 더 명료하게 감지된다(Brown et al 2005). 몇몇 연구에서는 팔 뻗기와 잡기를 성공적으로 완료하기 위한 특정 시각정보가 중요하다는 것을 제시하고 있다(Burbeck & Yap 1990; Levi & Klein 1996). 게다가 주변시야로 보는 것은 목표물에 관하여 손의 위치에 대한 이해력을 감소시킨다(Saunders & Knill 2004).

물체를 향해서 손을 정확히 움직이기 위해서는 유리컵과 손 양쪽의 위치를 처리해야 한다. 이들 정보의 두 부분은 손에 관해서 정확한 목표물의 위치를 결정하기 위해 조합될 수 있다. 우리는 손의 위치를 결정하기 위해서 두 가지 유형의 정보 즉, 느낀 위치(고유감각)와 본 위치(시각정보)를 사용한다. 이것은 결과적으로 시각-촉각 표현을 가져온다. 따라서 우리는 흥미로운 물체를 볼 때, 자동적으로 손을 앞으로 뻗어 그것을 잡고 조작할 수 있다. 자기 자신의 손을 보는 것은 손의 촉각 정밀도(tactile acuity)를 향상시킨다. 이것은 접촉효과의 시각적 강화(visual enhancement of touch effect)라 불린다. 신체를 보는 것은 시각적 상황을 설정하여 촉각처리를 강화하는 것처럼 생각된다(Cardini et al 2011). 몸감각 겉질에서의 가쪽억제(lateral inhibition)의 강도는 시각적 상황 특히, 신체의 시각(vision of body)에 의해서 조정되는 것처럼 생각된다. 촉각의 공간 정밀도를 증가시키는 것에 더하여 신체의 시각은 다른 몸감각 효과를 갖고 있다: Longo와 동료들(2008)은 신체의 시각이 또한 진통효과를 갖고 있다는 것을 입증하였다.

임상적 의미

중추신경계의 외상 또는 다양한 질병은 망막에서부터 대뇌의 시각중추까지 구심성 시각전도로를 따라 많은 부위에서 시각에 지장을 준다. 이런 이유로 흔히 신경질환에서는 시각기능이 손상된다. 뒤통수엽은 안구로부터 전달된 시각정보를 처리하고 분석하고 확인한다. 만일 뒤통수엽이 파괴된다면 그 결과는 "겉질시각

상실(cortical blindness)" 또는 겉질시각장애(cortical visual impairment; CVI)가 될 것이다. 이것은 눈의 기능과 시신경이 손상되지 않고 남아있더라도 뇌의 시각계가 눈이 본 것을 이해하고 해석하지 못한다는 것을 나타내는 하나의 상태이다. 시각장애의 정도는 그 범위가 중증 시각장애에서부터 완전 시각상실까지에 이른다. 겉질시각상실은 가장 일반적으로 뇌졸중과 연관성이 있으나 이것은 또한 외상성 또는 저산소성 병변에 기인하여 나타날지도 모른다(Sand et al 2013).

뇌졸중 후의 시각장애는 뇌의 통합 특성과 시각기능이 뇌의 많은 영역과 관련이 있다는 사실의 결과이다(**그림 1.9**).

대략 뇌졸중이 있는 환자의 30~40%와 외상성 뇌 손상(TBI)이 있는 환자의 50%가 뇌졸중 후 시각장애로 고통을 받고 있다(Sand et al 2013; Kerty 2005). 반맹(한쪽 또는 양쪽 눈 시야 절반의 시각결손 또는 시각상실)이 가장 일반적인 증상이지만 또한 무시, 복시(diplopia), 시력감소, 안검하수증(ptosis; 위 또는 아래 눈꺼풀의 처짐), 동공부등(anisocoria; 눈의 동공 크기가 같지 않다) 및 눈떨림(nystagmus; 빠르고 조절할 수 없는 눈의 움직임)이 빈번하게 있다(Sand et al 2013). Rowe와 동료들(2013)에 따르면, 주시(gaze) 기능장애가 시각장애의 의심이 있는 뇌졸중 환자의 23%에서 일어난다고 한다. 신경학적으로 건전한 대상자에서 걷기와 방향전환은 걷기 궤적의 변화에 앞선 예측성 주시와 머리의 위치이동에 의해서 달성된다. 주시와 자세의 협응 장애는 걷기와 몸을 돌리는(방향전환) 동안에 예측성 주시와 자세의 협응 변환이 있는 뇌졸중 환자에서 입증되었다((Lamontagne et al 2007).

물체의 잡기(팔을 뻗어 잡기)는 눈의 활동과 협응된다(즉, 우리는 정확히 잡기 위해서 물체를 향해 머리와 눈을 돌릴 수 있을 필요가 있다). 주시 안정성의 조절을 위해서, 따라서 물체의 잡기를 위해서는 머리와 몸통의 예측적인 방향성과 안정성을 필요로 한다.

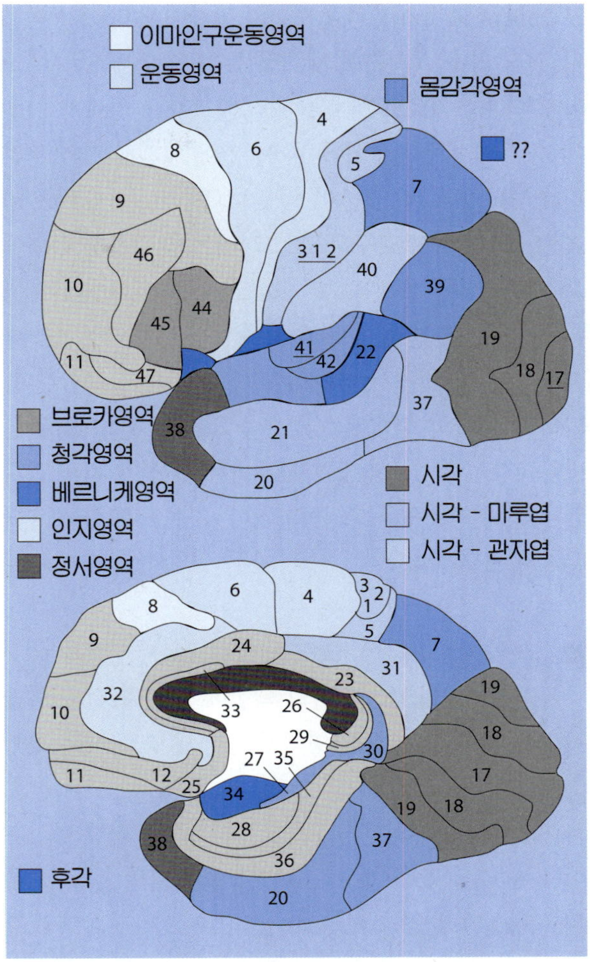

그림 1.9 그림은 뇌 내의 시각, 운동 활동, 언어, 청각, 인지, 몸감각 및 정서의 영역을 나타내고 있다. 이들 영역의 대부분은 시각계로부터의 정보를 받거나 통합한다. 숫자는 조직학적으로 정의된 영역인 브로드만 영역을 나타낸다(미국 Boulder에 있는 콜로라도 대학의 분자세포생물학자 Mark W Dubin 교수로부터 허가됨).

치료에서 거울치료의 이용

거울치료(mirror therapy; MT)에서 환자는 환자의 정중선과 평행방향으로 놓인 거울 앞에 앉아서 거울 뒤에 위치한 (마비측) 팔다리에 대한 시야를 차단한다. 거울을 들여다보면, 환자는 비마비측 팔다리가 마비측 팔다리의 위치에 있는 것처럼 거울에 영상이 비친다. 이러한 배치는 온전한(비마비측) 팔다리의 움직임 또는 촉각이 마비측 또는 통증이 있는 팔다리에 영향을 주는 것처럼 시각적으로 지각될지도 모르는 착시(visual illusion)를 만들어낸다. 거울치료는 뇌졸중, 환상팔다리통증 및 복합 국소통증증후군의 치료에 사용되어 왔다. 기저에 있는 거울치료 기전은 주로 "거울 신경세포(mirror neuron)"의 활성화와 관련이 있다(2차 몸감각 겉질 참조). 최근의 체계적 문헌 고찰에서는 "어느 환자가 거울치료로부터 이익을 얻고 거울치료가 어떻게 더 용이하게 적용되어야 하는가에 대해서 거의 알려진 바가 없다"는 결론이 나왔다(Rothgangel et al 2011). 그럼에도 불구하고, 고려해야 할 중용한 측면에는 계획된 과제에 관해서 거울상자(mirror box) 안의 손의 자세, 양 손이 같은 위치에 있어야 한다는 것, 과제가 양손에 대해서 타당해야 한다는 것이 포함된다. 따라서 과제의 선택에는 양손을 고려할 필요가 있다. 방향성과 주시 안정성을 위해서 안정된 신체 위의 안정된 머리의 가능성을 고려하면 앉은 자세도 또한 중요한 문제가 될 것이다.

■ 다양한 대뇌겉질 영역에 대한 간략한 설명

몸감각에서의 대뇌겉질의 역할에 대한 측면을 언급하기 전에 다양한 겉질 영역에 대한 설명을 하는 것이 순서일 것이다.

대뇌겉질은 대뇌를 덮고 있는 회색질의 가장 바깥층이다. 이것은 좌우 반구로 나뉘고 인간 뇌의 가장 큰 부위를 구성하고 있다(Kandel et al 2013). 겉질의 표층은 접혀 있고 이들 주름은 대뇌고랑(sulci)이라 불린다. 대뇌고랑 사이에는 대뇌이랑(gyri)이 형성된다. 이 해부학적 배열은 대뇌겉질의 표면적을 증가시킨다(즉, 더 많은 신경세포가 제한된 공간 내에 들어간다)(Kandel et al 2013). 가장 돌출된 대뇌이랑과 대뇌고랑에 이름이 붙여지고 대뇌겉질이 이마엽, 마루엽, 뒤통수엽 및 관자엽의 4개 엽(lobe)으로 나뉘는 경계선을 형성한다. 이 엽은 덮고 있는 머리뼈의 이름을 따서 명명되어 있다(Kandel et al 2013).

브로드만 영역은 인간 대뇌겉질의 하나의 영역이며 원래 독일의 해부학자인 브로드만(Korbinian Brodmann)에 의해서 정의되고 번호가 붙여졌다(Kandel et al 2013). 브로드만은 겉질을 52개의 해부학적/기능적으로 별개의 영역으로 나누었다. 이것은 대뇌에 있는 신경세포의 구조와 형태에 기초한 뇌의 세포구축학상의 지도이다. 세포구축학상의 지도는 대뇌의 특화된 기능적 영역을 보여주고 있다. 예를 들어, 1~3영역은 1차 감각영역이다. 4영역은 1차 운동겉질이고 17영역은 1차 시각겉질이다(Kandel et al 2013). 이들의 엽은 서로 풍부하게 연결되어 있고 밀접하게 협응한다. 뇌는 각각의 부위가 예를 들어, 지각과 행동을 일으키는 넓은 신경망에 존재하는 하나의 동적 시스템이다.

이마엽은 겉질의 앞 1/3을 구성하고 있다. 이 영역은 1차 운동겉질, 이마엽의 가장 뒷부분인 MI 및 운동연합영역, 앞운동영역(PMA)과 보충운동영역(SMS)을 포함하고 있다. 이에 더해서, 이마엽은 수행기능에 중요한 하나의 연합영역인 앞이마겉질을 포함하고 있다. 마루엽은 감각기능과 지각기능을 위해 특화되어 있고 관자엽은 1차 청각겉질을 포함하며 뒤통수엽은 1차 시각겉질을 포함하고 있다.

겉질의 몸감각 영역

겉질의 많은 영역이 감각정보 처리에 관여하고 있다(**그림 1.10**). 마루엽의 중심뒤이랑은 피부/근골격/내장감각 임펄스를 주로 받는 영역이다(Brodal 2010). 이 영역은 몸감각겉질이라 불리고 1차 몸감각겉질(SⅠ), 2차 몸감각겉질(SⅡ) 및 뒤마루엽겉질(뒤연합영역이라고도 불린다)의 주된 3개 부분으로 나뉜다(Kandel et al 2013). 감각정보는 직렬 및 병렬 양쪽으로 처리된다.

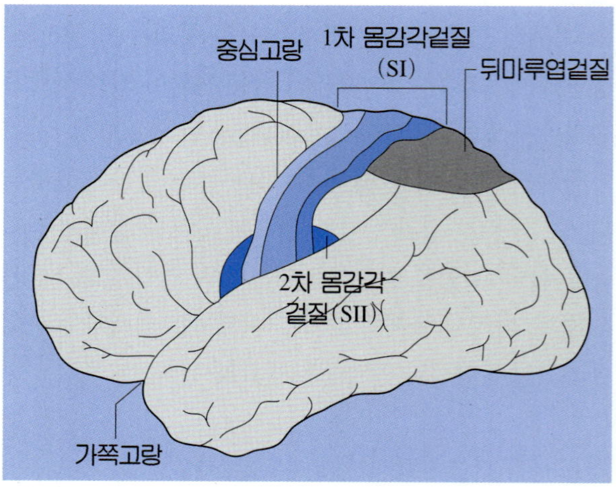

그림 1.10 겉질의 몸감각 영역

1차 몸감각겉질(SⅠ)

인간 겉질의 SⅠ 영역은 브로드만 영역 3a, 3b, 1 및 2로서 알려진 4개의 뚜렷한 분야 또는 영역을 형성한다.

인간의 1차 몸감각겉질(SⅠ)은 1940년대 후반에 감각 호먼큘러스(sensory homunculus)라고도 불리는 (**그림 1.11**) 인간신체의 신경 지도를 만든 캐나다 신경외과의사인 Wilder Graves Penfield에 의해서 지도가 그려졌고 이것은 말초 수용기로부터 들어오는 정보로부터 작성된 것이다(Brodal 2010). 이 호먼큘러스의 표현(묘사)은 실제 영역의 크기가 아니라 그 영역에서

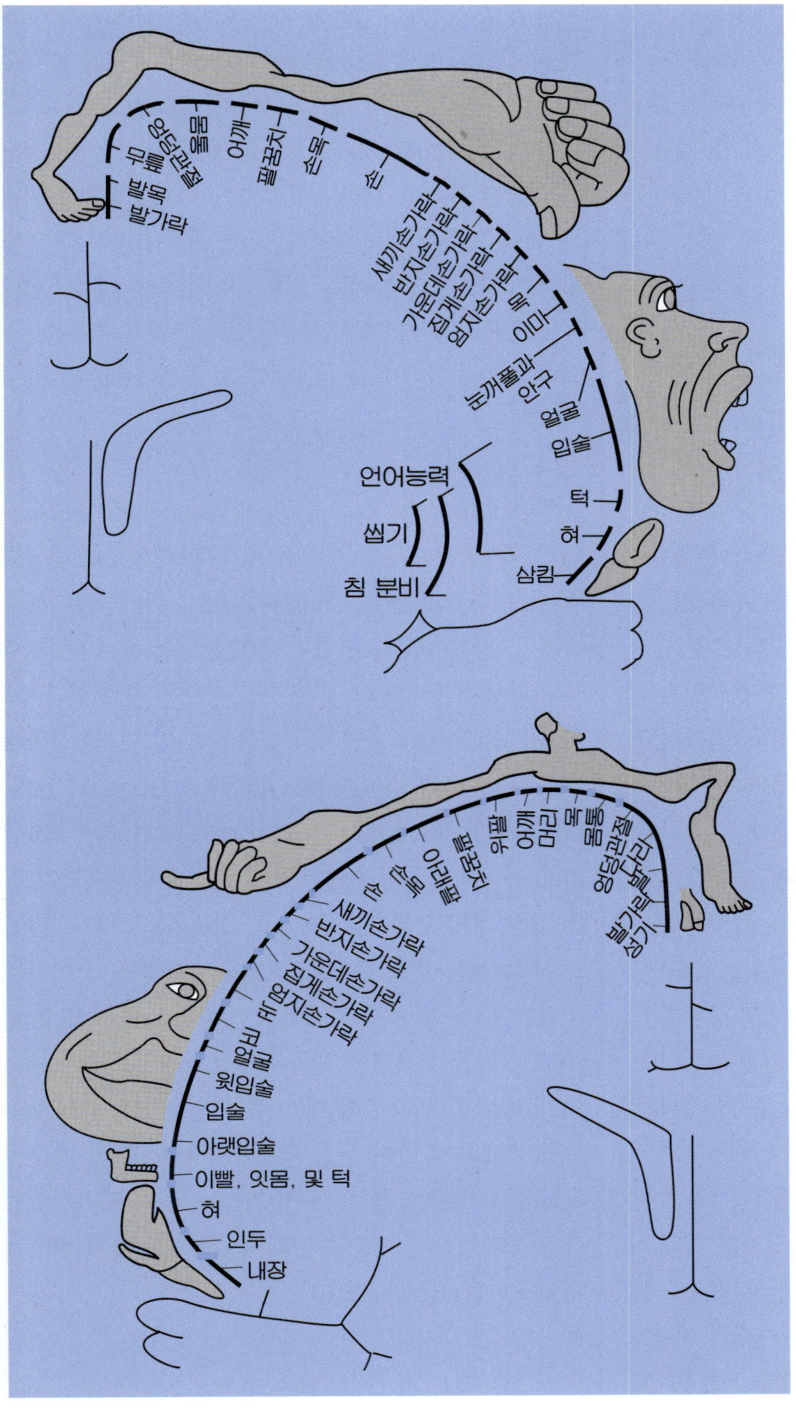

그림 1.11 감각과 운동 호먼큘러스는 겉질 내에서의 감각 및 운동 표현의 몸형태 배열(somatotopic organization)을 보여주고 있다.

의 감각 수용기의 밀도가 서로 다른 몸감각 영역의 크기를 제공하기 때문에 신체의 일그러진 그림을 제공한다. 예를 들어, 몸통보다 손가락과 입의 표현에 겉질 공간을 더 충당하고 있다. 대부분의 오름전도로가 결국 겉질에서 끝나기 전에 반대쪽으로 넘어가기 때문에 1차 몸감각겉질은 신체 반대쪽 촉각 및 고유감각 수용기로부터 정보를 받는다. 일상생활에서 상당한 정도로 촉각을 사용하는 사람들(예를 들어, 바이올리니스트, 점자를 읽는 시각장애인)은 1차 몸감각 겉질에 훈련된 부위의 확장된 표현을 갖고 있다(이들 겉질 지도가 손상 후 또는 경험을 통해서 어떻게 변화하는가에 대한 상세한 것은 겉질 가소성을 참조할 것).

2차 몸감각겉질

반대쪽 1차 몸감각영역(SⅠ)은 반대쪽 신체 절반으로부터 들어오는 감각입력의 단일 양식(modality)의 유형과 강도를 처리하고 부호화하며 그래서 양쪽 2차 몸감각 겉질(SⅡ)은 감각 통합, 특히 2개의 신체 절반의 통합을 수행한다고 생각된다. SⅡ는 또한 통증자극과 운동준비의 통합에도 관여한다(Beudel et al 2011). SⅠ과 마찬가지로 SⅡ도 신체지도를 포함하고 있다.

이 영역은 마루엽-운동앞 회로에 포함되어 있고 운동 활동을 하는 동안, 움직임을 관찰하는 동안 및 움직임의 정신적 이미징(mental imaging)을 하는 동안에 활동적이다(Beudel et al 2011). 운동 수행 및 운동 관찰 중의 신경반응 사이의 유사성은 거울신경세포 시스템(mirror neuron system; MNS)이라고 불리는 관련된 영역(즉, 거울신경세포가 발견된 영역)을 초래하였다(Rizzolatti & Craighero 2004). 운동관찰 중의 활성화는 특히 관찰되는 움직임이 자기 자신의 운동 레퍼토리, 다시 말해서, 사람이 수행할 수 있는 움직임에 속할 때 일어난다. Beudel과 동료들(2011)에 의해서 시행된 연구에 따르면, SⅡ는 관찰된 것과 동일한 행동을 수행할 가능성을 부호로 처리하기 위해 감각정보를 자기 자신의 신체도식과 일치시키기 위해 중요한 것일지도 모른다. 따라서 SⅡ는 운동감각성 팔다리 자세의 저장을 위한 신경기질(neural substrate)을 포함하고 있을지도 모르고 이들 표현을 상응하는 운동 프로그램이 포함된 앞운동 및 운동영역 위에 지도를 작성할지도 모른다.

뒤마루엽겉질 : 다양식 연합영역

각각의 서로 다른 정보가 오름전도로를 경유하여 SⅠ에 도달할 때 수용기로부터 분리하여 유지된다. 외부의 물체와의 상호작용을 가능케 하기 위해 신체의 표현을 일관성 있게 하려면 뇌는 다양한 종류의 몸감각 신호를 시각 및 청각 정보와 통합할 필요가 있다. 뒤마루엽겉질(posterior parietal cortex; PPC)은 일반적으로 다양한 감각양식으로부터 오는 이 신호의 융합을 위한 핵심 영역이라 생각된다. 뒤마루엽겉질은 시각 및 몸감각 정보를 통합하는 것에 더하여 특히 시각적으로 유도된 움직임에 관해서 앞운동겉질 영역에 명령을 내리기 위해 이 정보를 사용한다(Kandel et al 2013).

이마엽앞겉질

측면에서 보면, 이마엽앞겉질(prefrontal cortex; PFC)은 다시 배가쪽, 등가쪽 및 입쪽 영역으로 세분화될 수 있다(Gilbert & Burgess 2008). 이마엽앞겉질은 마루엽, 뒤통수엽 및 관자엽 영역에 있는 감각영역으로부터 광범위한 여러 가지 구심성 정보를 받고 있다. 게다가, 이것은 대뇌변연계의 연합영역 및 기저핵(basal ganglia)과 연결되어 있다(Gilbert & Burgess 2008; Lundy-Ekman 2007). 따라서 PFC는 다양한 고차원의 표현을 통합하여 다양한 뇌의 시스템을 통제하기 위해 잘 배치되어 있다(Gilbert & Burgess 2008). PFC는 내부 계획 또는 목표에 기초하여 행동을 선택하는 능력인 실행 제어를 보조하고 있다(Lundy-Ekman 2007). 목적이 분명한 행동에는 초점적 주의(focused attention)를 필요로 한다. 이마엽앞겉질은 손에서의 특정 과제와 관련된 특정 정보를 처리하고 이 때문에 뇌의 행동 지향적 영역으로서 기능을 한다. 이마엽앞겉질의 영역은 특정 행동을 위해 적절한 행동을 선택하는데 중요하다(Brodal 2010).

신체도식과 내부 모델

오랜 세월에 걸쳐서 신경과학자들은 뇌가 어떻게 신체를 표현하는가에 대해서 매료되어 왔다. 100년 이상 전에 신경과학자들은 신체처리(bodily processing)를 세 가지 요소로 구별하였다(Holmes & Spence 2004; Kammers et al 2010; Dijkerman & de Haan 2007).

(1) 신체의 위치와 움직임의 변화를 평가하기 위한 자세 도식.

(2) 신체 표면의 피부자극의 국소화를 위한 표층 도식

(3) 신체의 보다 의식적인 시각 이미지(이것은 신체 이미지의 개념에 부합할지도 모른다)

원래의 설명에 뒤이어서 신체도식을 정의하고 설명하기 위한 시도로서 몇 가지 표식(label)이 서로 다른 책과 서로 다른 연구에서 사용되어 왔다. 최근에 뇌에 몇 가지 유형의 신체 표현이 존재한다고 생각되고 있으나 이들 표현이 무엇이고 또는 얼마나 존재하는지에 대한 의견일치는 없다(de vignermont 2010; Gallager 2005; Berlucchi & Aglioti 2010). 문헌에서는 신체 도식과 신체 이미지라는 용어는 일관성 없이 사용되어 왔다. de vignermont 2000은 신체 도식을 "신체가 어느 부위에 속하여 있고 현재 이들 부위가 어디에 위치하여 있는가를 뇌에 알리면서 행동이라는 상황 하에서 중요한 끊임없이 업데이트한 신체의 감각운동 지도"로서 정의하고 있다. 따라서 신체 도식은 행동과 관계가 있는 모든 정보를 포함하고 있으며(예를 들어, 신체의 자세는 물론 팔다리의 크기, 근력, 관절의 자유도) (Kammers et al 2010), 신체 도식은 움직임을 통해서 끊임없이 업데이트가 된다고 말할 수 있다. 신체 이미지라는 용어는 그 크기, 형상 및 다른 특징에 관해서 신체의 외모에 대한 우리의 의식적인 지각에 관한 것이다(Brodal 2010). 다시 말해서, 신체 이미지는 자기 자신의 신체 특성에 대한 판단에 기초하여 어디에 있는지를 지각적으로 확인하고 인식하고 의식적으로 아는 것에 대한 것이다. 신체 도식은 뇌가 행동을 계획하고 실행하기 위해 사용하는 표현으로 생각할 수 있지만, 그것은 자세, 팔다리의 크기, 근력 등과 같은 움직임에 필요한 신체에 대한 정보에 기초하여 거기에 도달하는 방법에 관한 것이다(Kammers et al 2010).

역사적으로 고유감각계가 다중감각 신체 도식에 기여한다는 것이 강력하게 강조되어 왔다. 그러나 신체 도식이 시각정보, 청각정보 그리고 아마도 안뜰 정보는 물론 모든 몸감각 정보를 포함하고 현재 생각되고 있다(Homes & Spence 2004; Lopes et al 2012). 안뜰 신호가 손이 행동하는 동안에 신체 도식을 업데이트하고 이 정보가 우리가 행동을 수행하고 물체와 상호작용하는 방법을 만들어낸다는 것을 보여주는 증거가 있다. 신체 도식에 기인한 이 유형의 정보는 물체에 팔을 뻗어 잡는 동안에 포함될 필요가 있는 신체의 미터법에 따라 측정된 특성을 고려한다(Lopez et al 2012).

마루엽겉질의 5영역은 감각정보를 처리하는 데 특히 중요하다(Brodal 2010). 신체 도식은 이 영역 내에 저장되어 유지될지도 모른다고 시사하고 있다(Buneo & Andersen 2006; Wolpert et al 1998). 영역 5는 MⅠ, 앞운동겉질 및보충운동겉질로부터의 정보를 주고받으며 이것은 운동계와 밀접하게 연결되어 있다는 것을 나타낸다. 운동계는 운동 활동 중에 다양한 단계에서 신체 도식을 사용하고 있다. 이에 더해서, 신체 도식은 아마도 운동 이미지에 관여하고 있는 것 같다(de Vignemont 2010). (운동 이미지에 대해서는 임상적 관련성에서 추가로 논의된다).

신체 도식과 신체주변 공간

신체주변 공간(peripersonal space)은 신체를 직접 에워싸는 영역이며 순수하게 신체적으로도 순수하게 외부적으로도 표현되지 않는다. 다시 말하면 "회색지대(gray zone: 이도 저도 아닌 애매한 구역)"이다. 이 영역의 특징은 이 영역이 시각, 촉각 및 청각 정보 사이의 다중감각이 고도로 통합되는 것이며 이것은 더 먼 공간 영역과는 다르다. 신체 도식과 신체주변 공간은 밀접하게 관련되어 있다. 신체 표현은 인공관절(prosthesis), 도구, 의수(rubber hand)를 포함하도록 확대할 수 있다고 주장되어 왔다. 도구의 사용은 우리 신체 표현의 운동 쪽(즉, 우리의 신체 도식)을 수정하고 따라서 움직임의 운동학에 영향을 준다(de Vignemont 2010).

한 물체는 그것이 운동 과제에 포함되어야 할 한 부분으로서 인지된다면 신체 도식에 포함된다. 예를 들어, 테니스를 칠 때 라켓은 팔의 연장으로서 행동할 것이고 테니스를 치는 사람의 신체 도식에 통합된다. 라켓으로 공을 맞추려고 시도할 때 연습을 한 테니스 선수는 라켓의 어느 부분에 공이 맞는지를 무의식적으로 알 것이다. 이와 마찬가지의 것이 사람이 지팡이를 사용할 때 일어날지도 모른다. 장기적으로 도구를 사용하면 그 도구는 그것을 사용하는 손의 연장이 된다. 따라서 지팡이는 그 운동 행동을 위한 신체 도식의 일부이기 때문에 지팡이 사용을 일부러 잊어버린다는 것은 어려워질 수 있다.

임상적 관련성

움직임의 조절과 기능회복은 운동출력에 좌우될 뿐만 아니라 이 출력을 위해 필요한 감각정보가 어떻게 지각되고 식별되며 입력과 통합을 위해 인식되는지에도 좌우된다. 신경학적으로 손상된 환자의 성공적인 재활을 위해서는 감각정보가 어떻게 처리되고 통합되는지를 이해하는 것은 중요하다.

뇌졸중 후에는 대뇌 겉질 흥분성의 정상적인 균형과 뇌의 활성화 패턴은 변화하고 있다.

겉질 가소성은 뇌졸중 또는 다른 신경학적 장애 후의 기능회복과 연관성이 있다. 겉질 가소성을 촉진하기 위한 감각 치료중재의 가능성을 인식하는 것은 매우 중요하다. 감각계를 표적으로 한 치료중재가 운동능력, 무시 및 경직과 같은 영역에서 개선을 가져올 수 있다는 새로운 증거가 있다(Rosenkranz & Rothwell 2012; Sullivan & Hedman 2008). 감각에 대한 치료중재 연구에서는 보행속도, 보행에 필요한 보조의 양과 유형, 자세 흔들림, 균형, 팔의 기능 및 삼킴의 효과성에 대해서 긍정적인 기능적 결과가 나왔다는 것을 보고하고 있다(Sullivan & Hedman 2008). 보바스 개념에서 치료사는 환자에게 더 최적이고 효율적인 움직임 또는 더 큰 움직임 레퍼토리의 가능성을 제공하기 위해 구심성 정보를 사용하여 개인의 내부 기준계(internal reference system)를 재교육하는 것을 지향하고 있다. 이것은 제2장에서 더 상세히 논의된다.

겉질 운동계

The Cortical Motor System

운동행동에의 감각운동 통합 – 전반적인 개요

감각정보는 운동계가 목적이 있는 움직임에 관여할 운동 프로그램을 계획하고 협응하고 수행하는 틀이 된다(Kandel et al 2013). 중추신경계의 많은 부위가 운동조절에 기여하고 있으며 그 주된 부위는 운동겉질, 바닥핵, 시상, 중간뇌, 소뇌 및 척수이다(Kandel et al 2013).

운동출력이란 근육에 작용하여 근육이 움직임을 만들어내도록 근육을 수축시키는 신경명령이다. 수의운동은 뇌에 의한 의식적인 통제 하에 있는 것이며 이것에 의해서 최소한의 자동적인 움직임을 나타낸다. 더 자동적인 움직임은 우리들의 의식적인 관여 없이 일어난다(Brodal 2010).

상당히 오랫동안, 운동겉질의 역할은 대뇌겉질이 척수운동신경세포를 조절하는 근육의 단순한 지도(map)와 근육활동 패턴의 역할에 한정된다고 생각되었다. 그러나 지난 20년간에 걸친 몇몇 연구에서는 대뇌겉질 운동계가 운동보다 더 지각적이고 인지적인 것처럼 보이는 인지처리에 대한 기여를 포함하는 행동계획을 선택하기 위해 필요로 하는 방대한 양의 상호 관련된 신경과정에 관여하는 하나의 사고력 있고 능동적인 체계이다(Kandel et al 2013). Kandel과 그 동료들(2013)에 따르면, 뇌가 수의적 행동을 조절하는 신경과정은 세 가지 단계로 나뉜다. (1)통합된 감각 표현이 만들어지는 지각과정, (2)무엇을 할 것인가를 결정하기 위한 내부 기준틀을 분석하고 반성하는 인지과정, (3)선택된 운동계획이 행동에 옮겨질 때 발생하는 수의적 운동 행동의 세 가지 단계이다.

따라서 수의적 움직임은 다음의 기능을 수행하는 영역을 포함하는 중추신경계의 많은 영역으로부터의 기여에 좌우된다.

- 신경 임펄스를 받고 통합하고 조정하고 전달한다.
- 움직임 계획을 보조한다.

- 동기부여와 애착(affection)을 관련시킨다.
- 운동수행과 관련시킨다.

다음의 절에서는 움직임을 만들어내는 데에 대뇌겉질의 역할을 면밀히 살펴본다.

오늘날 엄격하게 운동으로 간주하는 겉질 영역은 MI(영역 4), PMA, 및 이마엽의 SMA(영역 6)이다(Brodal 2010). 그러나 최근에 인간의 PMA와 SMA의 양쪽은 몇 가지 작은 기능적 구역으로 세분화되었다: 앞보충운동영역(pre-SMA), 등쪽 앞운동 겉질(PMd), 앞등쪽 앞운동 영역(pre-PMd), 및 배쪽 앞운동 겉질(PMv)로 세분화된다(Kandel et al 2013).

1차 운동겉질

MI은 겉질 영역의 분산 네트워크의 일부이며 모두 수의적인 운동조절에서 중요한 역할을 갖고 있다. 뇌의 운동 네트워크에서의 MI의 중요한 역할은 척수에의 그 출력 구조에 의해서 강력히 뒷받침되고 있다. MI은 척수로 내려가기 전에 수의적 운동명령을 위한 최종 겉질 처리장소이다(Brodal 2010). MI은 이동운동(locomotion)과 같은 더 율동적인 움직임의 수정을 위해서는 물론 손가락과 얼굴의 개별적인 수의운동의 정확한 조절에서 중요한 역할을 수행한다는 것을 보여주었다. MI이 완전한 운동의 기억을 저장하는지 또는 근육 공동작용(muscle synergies) 모듈을 선택함으로써 그때 그때 변화하는 상황에 맞춰서 운동을 합성하는지에 대해서는 알려지지 않고 있다(Capaday et al 2013). MI은 신체의 다양한 부위에 대한 운동출력의 운동 호먼큘러스(**그림 1.11**)인 지형도(topographic map)를 포함하고 있다. 이 운동지도는 1차 운동겉질 내의 다양한 신체부위를 표현하는 크기를 반영하고 있다: 손 및 입과 같은 높은 밀도로 신경 지배를 받는 영역은 다리와 같이 낮은 밀도로 신경 지배를 받는 영역보다 지도에서 비교적 큰 부위를 차지하고 있다. 역사적으로 MI에서의 손가락 움직임의 표현은 각각의 손가락을 조절하는 별개의(분리된) 영역으로 간주되었다. 그러나 최근의 연구결과에서는 MI에서의 개별 손가락의 몸감각 지도는 겹치고 서로 섞여 있는 것도 있고 분할된 것도 있다는 것을 보여주고 있는데, 이것은 근육과 관절의 분리된 움직임보다는 근육과 관절의 협응된 행동(움직임 패턴)을 조절하도록 체계화되어 있다는 것을 시사하고 있다(Kandel et al 2013). 운동 지도는 역동적이고 적응 가능하며 예를 들어, 운동기술 학습 후 또는 국소 병터(focal lesion) 후 지도의 재구성 등 개인의 경험에 의해서 형성된다(겉질 가소성 참조). MI은 겉질척수 시스템(CSS)을 통해서 척수운동신경세포에 단시냅스성으로 투사한다. 먼쪽 팔, 손 및 손가락에서 가장 치밀하게 투사한다(Kandel et al 2013). 이 때문에 MI은 이들 근육을 직접 조절할 수 있어 손과 손가락의 근육에 대한 선택적 조절을 할 가능성이 있게 된다.

앞운동영역 및 보충운동영역

PMA는 등쪽 앞운동겉질(PMd), 앞등쪽 앞운동 영역(pre-PMd) 및 배쪽 앞운동겉질(PMv)을 포함하고 있다.

보충운동겉질은 SMA와 앞SMA(pre-SMA)로 나뉜다. 이들을 합쳐서 보충운동 복합체(SMC)라 부른다(Nachev et al 2008).

PMA와 SMA 양쪽 모두 위운동영역(supramotor area)이라고도 불린다(Brodal 2010). 앞운동영역은 무엇을 해야 할 것인지 MI에 지시하는 것으로 생각되며 이것은 양쪽 영역이 모두 수의적 움직임을 하는 동안 MI 이전에 활성화된다는 사실에 의해서 뒷받침된다(Brodal 2010).

PMA는 아마도 시각적으로 유도된 움직임과 바뀐 외부 조건에 대한 목표 지향적 움직임을 조정하기 위해 중요한 것 같다. 이 영역은 특히 복잡한 운동순서를 학습하는 동안에 활동적으로 된다. PMv와 MI 사이의 상호작용은 크기 및 형상과 같은 물체의 기하학적 성질에대한 시각적 관찰을 물체를 잡기에 적합한 운동명령으로 변환하기 위해 중요하다.

PMv는 거울신경세포 시스템에 포함되는데 그 이유는 거울신경세포도 또한 여기서 발견되기 때문이다(Franceschini et al 2010). 이들 신경세포에 대한 최근의 연구에서는 거울신경세포의 기능은 의도적 행동과 관련성이 있으며 이 관찰된 행동이 앞운동겉질에서 결과가 알려지는 운동계획을 이끌어내기 때문에다른 사람의 행동을 이해하는 것에도 관여하는 것처럼 보인다고 시사하고 있다(Kandel et al 2013; Rizzolatti et al 2014). 이들 거울신경세포는 또한 인간에서도 존재한다는 것을 보여주고 있으며 많은 연구자들은 이것들이 지금까지 이들 과정에서 어떠한 정확한 역할을 수행하는지는 완전히 명확하지는 않지만 운동학습에서 역할을 하는 것으로 믿고 있다(Rizzolatti & Sinigaglia 2010).

SMA는 순차적 운동 활동의 계획, 유발 및 조절에 관여한다(Kandel et al 2013). 이에 더해서 SMA는 양손 과제와 같은 복잡한 움직임 조절에 기여하고 있다. 이 영역은 겉질척수로(corticospinal tract; CST)에 직접적이고 실질적인 기여를 하게하고 있으며 모든 겉질척수세포의 10%를 포함하고 있다(Nachev et al 2008). pre-SMA는 겉질척수 시스템에 희박한 투사(projection)를 갖고 있다. SMA는 1차 운동겉질과 상호연결을 갖고 있으나 pre-SMA는 상호연결을 갖고 있지 않다. SMC(보조운동겉질)의 모든 부위는 BG(바닥핵)와 연결되고 있다. 파킨슨병 환자는 지속적으로 SMC 활동의 감소를 보이고 이들 조사결과는 SMC 기능장애가 파킨슨병의 원인이 된다는 것에 큰 관심을 갖게 하였다(Nachev et al 2008).

겉질운동영역은 광범위하고 복잡한 연결을 갖고 있다.

겉질사이 연합섬유(corticocortical association fibers)는 같은 쪽 겉질영역을 서로 연결하고 있으며 작업 기억, 특히 이마엽겉질을 마루엽 및 어떤 관자엽 영역과 연결하는 섬유에 필수적이다. 맞교차섬유(commissural fibers)는 뇌의 두 반구를 연결하는 횡단섬유이며 반대쪽 대뇌반구에 보내어 두 반구가 정보를 공유하는 것을 가능케 하고 있다. 겉질줄무늬체 전도로(corticostriatal tracts)는 겉질을 바닥핵(BG)과 연결하며 이것은 뇌의 의도 프로그램(intention program)에 중요하다는 것을 보여주고 있다. 겉질운동 영역은 몇몇 평행 전도로에 의해서 뇌의 겉질밑 영역과 척수에 투사하고 있다. 겉질척수로만이 직접 내려가고 다른 전도로는 뇌줄기에서 시냅스 연결하여 간접적으로 내려간다. 겉질다리뇌 전도로(coticopontine tracts)는 대뇌겉질의 거의 모든 영역에서부터 다리뇌(차례로 소뇌와 척수로 투사한다)와 다른 뇌줄기 구조물로 내려간다(Brodal 2010; Jang 2014).

겉질척수로는 다음 절에서 더 상세하게 설명한다. 다른 내림전도로는 "뇌줄기"의 항에서 논의한다.

대뇌겉질에서부터의 내림전도로

내림전도로는 척수에 있는 신경세포를 표적으로 하는 특유의 특징을 갖고 있다(Lemon 2008). 각각의 내림전도로는 몇 가지 기능적 역할을 수행할지도 모른다. 그러나 균형, 자세, 보행 및 팔 뻗기와 같은 기능을 위한 활동을 협응시킬 필요성 때문에 시스템의 기능은 서로 연결된다(Lemon 2008).

CST(겉질척수로)는 대뇌겉질을 떠나 속섬유막(internal capsule)을 통해 내려가서 그 도중에 시냅스 중단 없이 척수의 사이신경세포 및 운동신경세포를 신경지배하는 섬유로 구성된다(Brodal 2010)(**그림 1.12**). CST의 대부분의 축삭(75~90%)은 하위 뇌줄기(피라미드 형태를 가진 영역, 이런 이유로 피라미드도로라는 이름이 붙여졌다)에서 한쪽에서부터 다른 쪽으로 X자형으로 교차하고 척수의 반대쪽 백색질에서 가쪽 CST로서 내려간다. 가쪽 CST는 반대쪽으로 계속해서 내려간다. 작은 비율(10~25%)의 축삭은 피라미드에서 X자형으로 교차하지 않고 배쪽 CST로서 내려간다.

추적기법의 개선은 겉질척수(CS) 신경세포가 시작되는 부분과 끝나는 부분에 대한 이해의 개선으로 이어졌다. 섬유의 대략 30~40%가 MI에서 발생하고 나머지 섬유는 SMA, PMA, 몸감각영역(S I 및 S II) 및 뒤마루엽겉질에서부터 생겨난다(Kandel et al 2013; Lemon 2008). 비록 CST가 가장 큰 기술과 유연성을 필요로 하는 움직임을 조절하기 위한 주요 운동 시스템이라고 생각되지만, CST가 몇몇 겉질영역에서부터 시작되고 척수에 복수의 표적을 갖고 있으며 그 결과 운동조절에서 다양한 역할을 한다는 것이 점점 명백해지고 있다(Lemon 2008). 따라서 CST는 "운동" 시스템만이 아니라 큰 감각 역할을 가진 시스템이기도 하다는 논쟁이 있다. 이에 대해서는 아래에서 더 상세히 논의된다.

MI과 PMA에서 시작되는 겉질척수섬유는 척수의 운동영역에서 끝난다. MI에서부터 오는 몇몇 CST 섬유는 운동신경세포와 시냅스 연결을 하고 있으며 겉질-운동(CM)-신경세포연결이라 불린다. 이 용어는 CST에서부터 운동신경세포에의 직접적이고 단시냅스

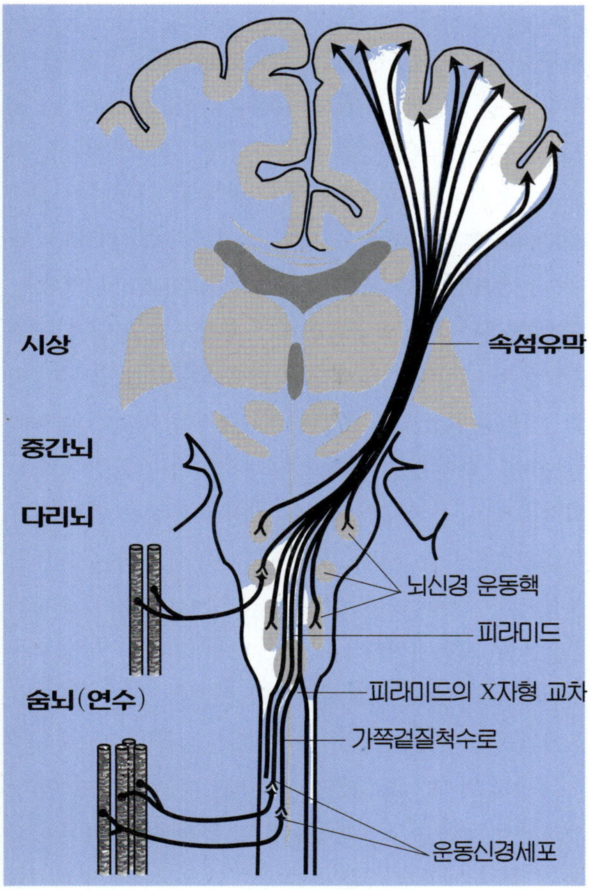

그림 1.12 대뇌겉질의 몇 가지 영역에서부터 시작되는 겉질척수로의 섬유. 겉질척수로는 속섬유막, 다리뇌 및 숨뇌를 통해 내려간다. 숨뇌의 아랫부분에서 그 섬유의 대부분은 반대쪽으로 교차하고 계속 아래쪽으로 내려가 척수운동신경세포에 연결된다. 몇몇 섬유는 뇌줄기의 전도로를 떠나 여기서 운동신경세포로 시냅스 연결을 하고 겉질숨뇌로(corticobulbar tract)를 형성한다. 겉질척수로(CST)는 주로 교차전도로이지만, 상당히 많은 투사가 목 팽대와 허리엉치 팽대의 같은 쪽 회색질에 영향을 준다. 이들 투사는 겉질 또는 척수 병변의 영향을 이해하는 데에 중요하다.

흥분성 입력만을 설명하는 데 사용된다(Lemon & Griffiths 2005). 이것은 주로 손의 내재근에 대한 운동신경세포 집단에 관련된다. 따라서 겉질운동(CM) 시스템은 아마도 움직임을 분할하고 근육의 작은 집단을 선택적으로 조절하는 능력을 제공할 것이다(Lemon 2008). 특히 CM 연결의 출현은 비인간 영장류와 인간에서 엄지와 집게손가락 사이의 정밀 쥐기 발달과 관련성이 있다(Lemon 2008).

겉질척수 시스템은 또한 감각겉질에서부터도 시작된다. 이들 겉질척수 섬유는 주로 척수의 뒤뿔에서 끝나는데 이곳에서 몸감각 수용기로부터 입력을 받는 사이신경세포와 시냅스 연결을 한다. Lemon과 Brodal(Lemon 2008; Brodal 2010)에 따르면, 이들 투사는 아마도 말초 수용기에서부터 척수로 가는 구심성 정보의 조정에 관계되고 근육방추, 골지힘줄기관, 및 압력과 촉각을 전달하는 특정 피부수용기로에서의 구심성 몸감각 종말로부터의 신호 전달에 영향을 줄 것이다. 시냅스전 억제를 통해 겉질척수 시스템은 그렇지 않으면 중추신경계에 영향을 줄 것인 말초 수용기로부터 전달된 흥분성 임펄스를 조정 또는 억제조차도 할 것이다(Lemon 2008). 이렇게 하여, 겉질척수 시스템은 출입구로서의 기능을 한다. 이 시스템은 입력정보를 등급으로 나누고 걸러내어 관련되고 유용한 정보가 전달되고 방해가 되거나 불필요한 정보를 억제하는 것을 가능케 한다. CST는 구심성 정보를 상황에 맞추고 그렇게 함으로써 감각정보의 예상되는 수준을 미리 조정한다(예측한다). 이 기능은 예측성 대비 설정(setting anticipatory contrast)이라 불린다. 앞서 언급한 연결에 더하여 섬유는 또한 뇌신경핵과 적색핵을 신경 지배하기 위해 대뇌겉질에서부터 내려간다(Brodal 2010). 겉질-적색핵-척수 전도로는 중간뇌의 적색핵에서 시작된다. 뇌신경에의 겉질 연결은 겉질숨뇌로(corticobulbar tract)라 불린다.

CST의 기능

CST는 숙련된 운동조절에 크게 기여한다(Lemon 2008). 그러나 Lemon(2010)은 다음과 같이 언급하

고 있다: "대부분의 겉질척수 섬유는 척수 사이신경세포에서 끝나 구심성 입력의 여과, 중추패턴발생기에서의 활동 및 반사 흥분성의 조절을 포함하는 다양한 기능을 겉질척수로에 제공할 개연성이 있다." 이들은 모두 공통의 특징인 척수 활동의 겉질조절에 의해서 통합된 기능이다.

겉질척수 기능은 다음의 것을 포함한다.

- 운동신경세포의 흥분과 억제(Porter & Lemon 1995; Lemon 2008).
  - 겉질척수 시스템은 주로 먼쪽 근육조직을 공급하는데 부분적으로는 단시냅스성으로 빠르게, 부분적으로는 사이신경세포를 경유해서 공급한다. 이것은 움직임의 조절 및 분할에서 중요한 역할을 갖고 있다. 따라서 겉질은 발가락은 물론 손과 각각의 손가락의 움직임과 같은 수의적 움직임(최소한의 자동성)에 관여한다.
  - 겉질척수 시스템은 또한 몸쪽 근육, 축성근육, 복부근육 및 가슴근육을 신경 지배한다. 근육군은 얼굴 표정, 식사, 말하기 및 입의 움직임에 관여하는 근육은 같은 시스템에 의해서 공급된다.
- 통각수용 입력을 포함하는 구심성 입력의 내림조절(Wall & Lidierth 1997; Lemon & Griffiths 2005; Lemon 2008).
- 선택, 동기화(gating), 척수반사의 이득제어(gain control)(Lemon & Griffiths 2005).
- 척수회로의 장기적인 가소성(Wolpaw 1997).

> 겉질척수 시스템은 주로 먼쪽 근육조직에 공급하고 있다. 먼쪽 운동조절(즉, 손가락 움직임의 기민성과 발가락의 움직임)은 수의적(최소한의 자동성) 활동의 한 예이다. 겉질척수로는 수의적 움직임의 조절, 감각입력의 동기화, 척수반사 루프의 조절 및 움직임을 위한 척수의 준비를 포함하는 몇 가지 기능을 갖고 있다. SI에서 발생하는 피라미드섬유는 운동 활동의 개시와 마찬가지로 감각 전도로에서의 신호전달에 있어서 중요하다고 생각된다.

임상적 관련성

현대적인 개념은 중추신경계를 분산된 운동 네트워크에서의 작용으로 간주하고 있다; 이것은 병변으로 인한 움직임의 변화가 오로지 손상된 영역을 통한 신호의 손실/감소로 인한 것이 아니라, 전체로서 운동 네트워크에서의 보상 활동의 결과라는 것을 이해할 수 있도록 하고 있다. 그러나 겉질밑 뇌졸중 후의 선택적 손가락 움직임의 회복에 대한 연구에서는 CST의 완전한 상태가 매우 중요하다는 것을 보여주고 있다(Land & Schieber 2004; Ward 2011). 각각의 손가락 움직임(및 발의 선택적 움직임)은 특정 근육집단의 선택적 활성화를 필요로 한다. 이러한 활성화는 주로 CST를 경유한 운동겉질에 의해서 조절된다(Schieber et al 2009). 따라서 CST의 병변은 발과 손의 미세한 감각운동조절에서의 붕괴를 야기하여 운동 기능만이 아니라 손에서부터의 감각 되먹임을 정확하게 해석하고 탐구하는 능력이 저하된다(Lemon & Griffiths 2005). 건강한 인간에서 중추신경계는 감각신호 전달을 조절함으로써 다양한 상황에서 필요로 하는 정보를 결정하고 선택할 수 있다. 예를 들어, 뜨거운 커피가 들어가 있는 머그컵에 손을 뻗어 닿을 때 얼마나 뜨겁다고 느껴지는지, 냉동고에서 냉동야채 봉지에 손을 뻗어 닿을 때 얼마나 차갑다고 느껴지는지 등 예상하는 대비를 설정한다. 이 기능의 상실 또는 감소는 손 기능의 커다란 결손을 초래할 것이다.

겉질 그리고/또는 속섬유막의 병변은 모든 내림전도로에 영향을 줄지도 모른다. 겉질은 주된 입력을 뇌줄기 전도로의 기시부(origin)의 세포에 제공하고 있다. 따라서 이들 병변은 겉질척수로 및 겉질숨뇌로만이 아니라 겉질줄무늬체로, 겉질다리뇌로 및 운동기능과 관련된 다른 시스템에도 영향을 준다.

게다가, 겉질운동영역에 대한 한쪽 손상의 기능적 결과가 반대쪽만이 아니라 신체 내의 같은 쪽에도 있다는 것을 나타내는 일련의 증거가 증가하고 있다(Suzuki et al 2011; Janowska & Edgley 2006; Mani et al 2013). 문헌에서는 뇌졸중 환자의 약 2/3가 병변 반대쪽 손에 항구적인 문제가 있을 것이라고 보고하고 있다. 몇몇 연구에서는 어느 대뇌반구에 병변이 있는가에 따라 병변 반대쪽 결손이 달라진다는 것을 시사하고 있다. 예를 들어, Mani와 동료들(2013)에 의한 연구에서는 두 팔에 대한 분절사이 협응과 운동궤적에서의 좌반구의 역할을 제시하였다. 그러나 Robertson과 동료들(2012)은 어깨뼈를 포함하는 양쪽 팔의 자세조절 감소가 있다는 것을 발견하였다. 따라서 신경학적 환자의 전신을 평가하는 것은 치료에 매우 중요하다.

<table>
<tr><td></td><td colspan="2">렌즈핵이라 불린다.</td></tr>
<tr><td>꼬리핵</td><td>조가비핵</td><td>창백핵</td></tr>
<tr><td colspan="2">(신)줄무늬체라 불린다.</td><td></td></tr>
<tr><td colspan="3">줄무늬체라 불린다.</td></tr>
</table>

그림 1.13 개별화 및 집단화한 다양한 핵의 개요.

■ 바닥핵

전통적으로 바닥핵(BG)은 무엇보다도 먼저 운동조절에 관여하는 것으로 생각되어왔다. 그러나 지난 20년간 바닥핵 기능에 대한 더 많은 지식을 우리에게 제공해 왔고 결과적으로 더 많은 기능이 바닥핵 덕분이라 여겨지고 있다(Haber & Calzavara 2009).

바닥핵은 꼬리핵(cudate nucleus), 조가비핵(putamen), 창백핵(globus pallidus), 시상밑핵(subthalamic nucleus) 및 흑색질(substantia nigra ; SNr) 등의 몇몇 상호 연결된 핵의 집합체이다. 꼬리핵과 조가비핵을 총괄하여 줄무늬체로서 알려져 있다(**그림 1.13**). 바닥핵은 하나의 기능단위를 구성하고 운동기능에서 매우 중요한 역할을 수행한다.

바닥핵은 겉질 및 겉질밑 구조의 모든 엽(lobe)과 상호 연결되어 있고 몇몇 자동적이고 동시에 기능적으로 서로 다른 네트워크로 편성된다. 겉질 루프는 바닥핵에 "응답"이 겉질에 되돌려 보내지기 전에 처리되는 엄청

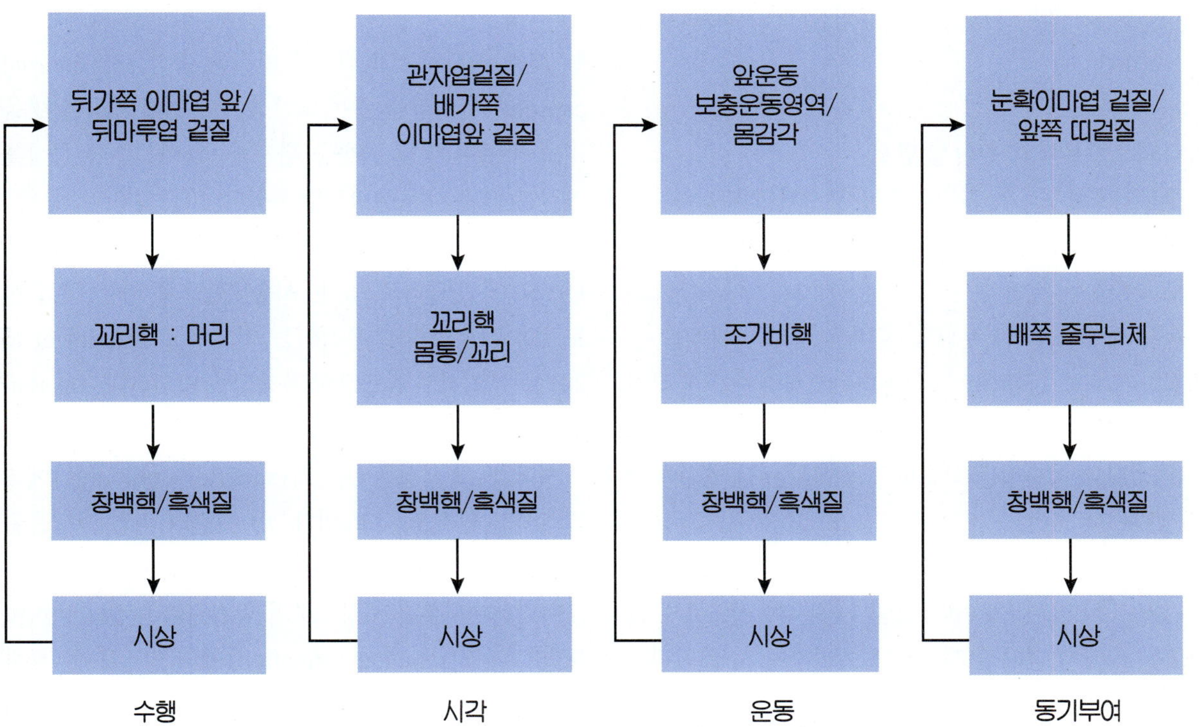

그림 1.14 겉질줄무늬체 루프의 도표에 의한 묘사. 각 루프는 겉질 영역(맨 위 상자)을 줄무늬체 영역(위에서 두 번째) 및 바닥핵의 출력 구조(밑의 두 상자)와 연결하고 있다. 간단하게 하기 위해 주된 겉질 투사 원천을 각 루프에 대해서 열거하고 있다(Seger 2006, p.286에서 Sege 출판사의 허가를 받아 재게재).

난 양의 정보를 제공한다. 바닥핵의 다양한 부위가 특수화된 과제에서 겉질의 다양한 영역을 보조한다. 중추신경계의 서로 다른 부위에서부터 시작되는 4개의 회로가 잘 확립되어 있다; 감각운동 영역, 연합영역, 변연겉질 및 안구운동 겉질영역을 포함한다(**그림 1.14** 참조). 겉질 바닥핵 루프에 더하여 2개의 새로이 확인된 전도로는 소뇌 활동이 바닥핵 활동에 영향을 미치고 바닥핵 활동에 의해서 영향을 받는 직접 전도로를 제공한다; 소뇌에서부터 바닥핵으로의 2시냅스성의 투사와 바닥핵에서부터 소뇌에의 상호 투사이다(Bostan et al 2010). 후자의 전도로는 바닥핵으로부터의 정상 및 비정상 신호의 양쪽이 소뇌 기능에 영향을 미칠 가능성을 제공한다(Bostan et al 2010).

바닥핵에의 구심성 연결

- 줄무늬체는 주된 정보를 받는 핵이다. 연결은 겉질의 거의 모든 부위, 시상, 및 중간뇌에 있는 핵으로부터 온다. 줄무늬체 내의 정보의 통합은 다른 바닥핵 구조에의 최종 출력을 결정한다(Kishore et al 2014).

바닥핵으로부터의 원심성 연결

줄무늬체로부터의 2개의 주된 투사가 있다: 하나는 흑색질(SNr)로 투사하는 것이고 하나는 창백핵(GPe)으로 투사하는 것이다.

등쪽 줄무늬체에서부터의 출력은 서로 다른 기능을 조절하기 위해 길항적으로 작용하는 2개의 주된 투사경로로 편성된다. 이들 2개의 출력전도로의 협응된 활동은 적절한 행동순서를 학습하고 수행하는 데 중요하다고 생각된다.

줄무늬체에서부터 시상으로 가는 전도로는 움직임을 촉진하는 직접 전도로이다(**그림 1.15**). 이 전도로의 활성화는 시상의 억제를 제거하고 이리하여 시상 입력을 받는 겉질 영역의 활성화를 가능케 한다(Kandel et al 2013). 이것은 바닥핵이 한 움직임에서부터 다른 움직임으로의 변화를 용이하게 하여 움직임이 일어나는 것을 가능케 하는 "청신호(green light)"로서 역할을 한다

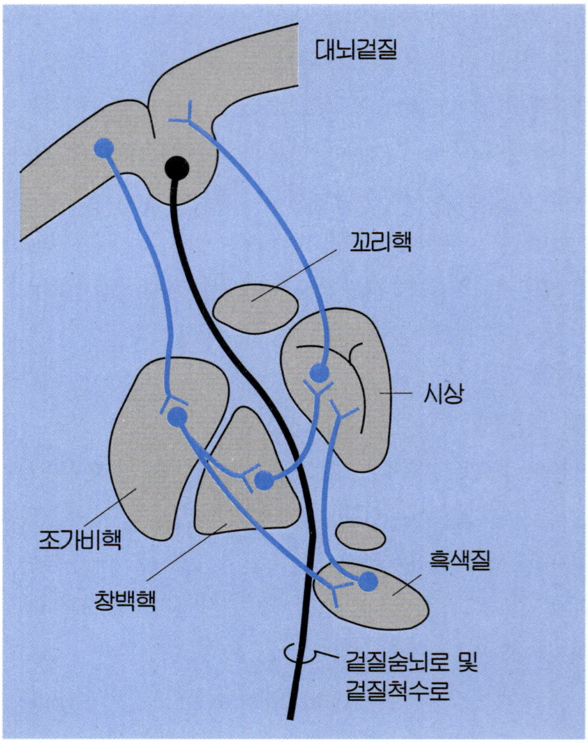

그림 1.15 직접 및 간접 전도로의 간략한 도식으로 나타낸 모형

는 것을 시사하고 있다. 이 연결은 속섬유막(internal capsule)에 영향을 주는 뇌졸중으로 인해 지장을 받을지도 모르며 몇몇 뇌졸중 환자가 왜 파킨슨병 증상을 가질 수 있는지를 설명해주고 있다.

간접 전도로는 줄무늬체를 창백핵/흑색질/시상밑핵(STN)에 연결하고 있다. 시상밑핵으로 가는 간접 전도로가 활성화되면 움직임을 억제하고(Kandel et al 2013) 이리하여 불필요한 움직임을 방지한다(Takakusaki et al 2010).

게다가, 흑색질은 위둔덕(superior colliculus)에의 직접적인 연결을 갖고 있다. 이 연결의 역할은 협응된 머리와 눈의 조절을 보조하는 것이다(Brodal 2010).

바닥핵에서부터 시상으로의 광범위한 연결에 더하여 또한 그물체(reticular formation)에의 연결도 있다(바닥핵-뇌줄기 시스템). 자세, 이동운동 및 근육긴장의 조절에 관여하는 중요한 구조는 다리다리뇌핵(pedunculopontine nucleus)(PPN) 및 중간뇌 이동운동 영역(MLR)과 같은 뇌줄기에 위치하고 있다(Takakusaki et al 2010). 바닥핵은 MLR과 연결하여 아마도 이동운동(보행)과 근육긴장을 위한 PPN과의 연결을 조절한다. 따라서 BG는 근육긴장 조절과 자세-보행 공동작용(synergy)에 영향을 줄 수 있다(Takakusaki et al 2010; Brodal 2010).

바닥핵의 기능

바닥핵의 기능은 완전하게는 이해되지 못하고 있다. 그러나 이들은 움직임, 학습 및 동기부여와 같은 다양한 기능에 관여하고 있다. 겉질-바닥핵 루프는 의지(volition), 인지(cognition) 및 주의(attention)를 필요로 하는 움직임의 조절에 기여한다(Takakusaki et al 2010; Wichmann & DeLong 2006). 기본적으로 바닥핵은 그 모든 열결로부터의 대량의 정보를 통합하고 처리한다. 조정된 정보는 시상으로 전달되고(중계소로서의 역할을 하고 시상은 또한 소뇌와 밀접하게 기능한다), 추가적인 수정이 가해진 후 출력은 대뇌겉질의 특정 영역에 전달된다(**그림 1.16**).

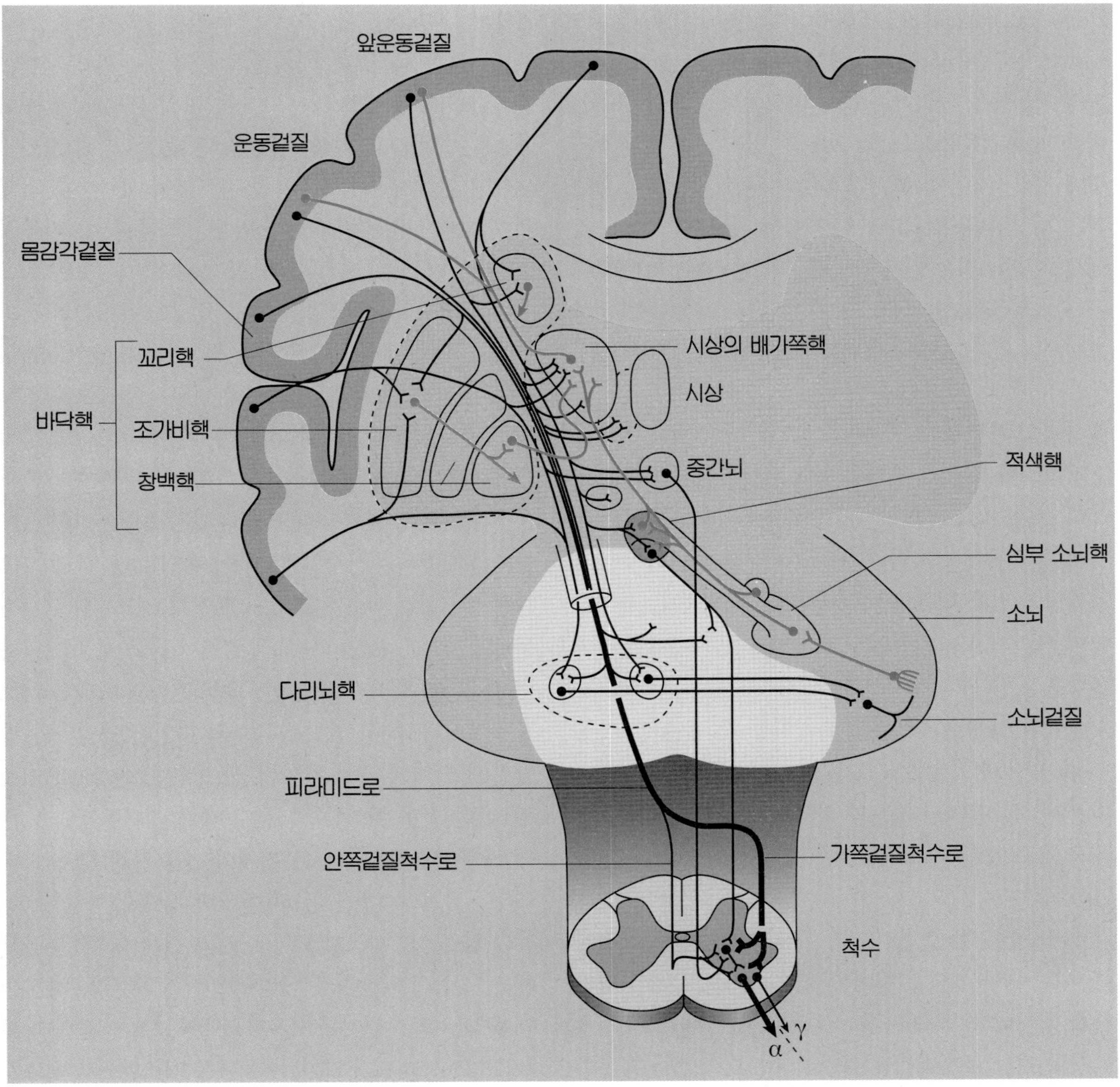

그림 1.16 수의운동과 바닥핵(Kandel et al, p.347에서 허가를 받아 재게재).

바닥핵은 아마도 상황 특이적 자세반응의 선택 및 시행을 자동화하기 위해 대뇌겉질과 뇌줄기 사이의 중재자로서의 역할을 하고(Grillner 2006; Grillner et al 2008; Takakusaki et al 2004), 자세조절 역할을 갖고 있음은 물론 이동운동을 시작하는 것으로 추정된다(Takakusaki et al 2004; Jacobs & Horak 2007).

뇌줄기에 대한 바닥핵 연결이 진행 중인 보행 또는 균형 과제를 위해 근육긴장을 최적화하는 것을 도움으로써 근육 긴장 및 자세-보행 공동작용(synergy)을 조정할 수 있다는 것이 입증되고 있다(Takakusaki et al 2004; Takakusaki et al 2008).

바닥핵은 운동기능에 기여할 뿐만 아니라 정서, 보상 및 수행기능을 연결하는 행동의 고차적인 측면에도 기여하고 있다(Kandel et al 2013). 인지 및 심리학적 과정에서의 장애는 파킨슨병과 같은 주로 바닥핵이 관련되는 퇴행성 장애를 가진 환자에서 관찰되고 있다. 앞에서 설명한 기능에 더하여 최근의 연구에서는 바닥핵은 학습의 다양한 측면에서 역할을 갖고 있다는 것을 보여주고 있다(Brodal 2010; Seger2006).

임상과의 관련성

바닥핵의 병변은 세 가지 별개 유형의 운동장애를 초래하고 있으며 그 장애는 떨림(tremor)과 불수의운동, 자세 및 근육긴장의 변화 그리고 마비가 수반되지 않는 움직임의 빈약 및 느림이다. 병변은 마비 또는 불완전마비를 야기하지 않지만 속도저하와 같은 운동수행에 영향을 미친다.

바닥핵 장애는 수의운동을 시작할 수 없는 것(운동불능) 및 불수의운동을 억제할 수 없는 것에 의해서 나타난다. 즉, 움직임 속도와 양의 비정상(운동완만) 및 비정상 근육긴장(강직)이다(de Lau & Bretekler 2006).

아마도 바닥핵 병변의 가장 잘 알려진 예는 흑색질에 있는 도파민세포의 퇴행에 의해서 야기된 장애인 파킨슨병일 것이다(Wichmann & deLong 2006). 이것은 시상의 억제 증가로 간접 바닥핵 전도로의 과다 활동과 직접 바닥핵 전도로의 과소 활동을 야기하여 결과적으로 운동겉질 활동을 감소시키는 것으로 생각된다(Kern & Kumar 2007). 파킨슨병의 주된 장애는 자세 불안정이다(Takakusaki et al 2008); 파킨슨병을 가진 사람은 흔히 자세 요구의 변화에 대한 자세반응의 크기와 패턴을 수정하는 데 어려움이 있다(Jacobs 2014). 바닥핵에 대한 손상은 주로 선행적 자세조정(Anticipatory Postural Adjustments; APAs)의 타이밍과 크기에 영향을 미친다(상세한 것은 제2장을 참조할 것). 결과적으로 파킨슨병 환자는 넘어짐을 경험하는데 환자의 70%까지는 적어도 1년에 한번 넘어진다(Bloem et al 2004).

바닥핵은 움직임의 학습된 반복적 순서의 조절에서 중요한 역할을 갖고 있는 것처럼 보인다(Kandel et al 2013). 보행과 같이 인간이 움직이는 동안, 바닥핵에 의해서 가해진 자동조절은동시에 일어나는 다른 과제의 수행을 위해 주의자원을 이용 가능케 한다. 자동적인 움직임 상실의 결과는 균형이 감소되는 것인데 그 균형은 선행적 자세조정과 발을 내딛어 방어적인 팔의 반응을 만들어내는 능력이다(Rothwell & Lemon 1994). 파킨슨병이 있는 사람은 다른 겉질적으로 조절된 기전에 의존함으로써 더 자동적인 운동기술의 상실을 보상한다는 것을 보여주었다. 걷는 방법에 대해서 생각하는 것 같은 주의에 대한 추가된 요구는 파킨슨병 환자의 제한된 주의자원에 추가적인 압력을 가하여 2중과제에서 어려움의 주된 요인이 될지도 모른다. 더 자동적인 행동을 보상하기 위해 겉질 기전을 사용하는 것은 파킨슨병 환자가 경험하는 속도 저하의 하나의 이유가 될지도 모른다. 게다가 겉질의 다양한 영역과의 광범위한 연락과 운동계획에 관여할 개연성(Brodal 2010)은 운동수행에서 다른 문제로 이어질지도 모른다. 중추신경계의 다른 부위에 병변을 가진 환자와 비교하여 파킨슨증후군의 특징을 가진 환자는 예를 들어, 청각 임펄스를 사용한 외부 단서와 같은 더 많은 인지전략을 목표로 한 치료를 필요로 할지 모른다. 파킨슨병 환자는 외부 단서를 사용함으로써 또는 눈앞의 과제(예를 들어, 자전거 타기)에 주의를 집중함으로써 그들의 운동수행(균형과 보행을 포함하는)을 개선할 수 있고 이것은 이마엽겉질이 결함이 있는 바닥핵 회로를 보상하는 것을 가능케 한다. 그러나 이들 인지운동 전략은 그들의 주의를 산만하게 하여 환자가 더 넘어지기 쉽게 하는 2차 과제를 수행하는 동안 파킨슨병 환자를 취약하게 만들 가능성이 있다.

바닥핵의 병변은 근육긴장(강직)의 증가를 초래할지도 모르고 뇌줄기에 있는 그물체와의 연결을 통해 이동운동에 영향을 미칠지도 모른다(Visser & Bloem 2005).

바닥핵은 시각계, 고유감각계 및 안뜰계로부터의 구심성 감각정보를 통합하고 가중치를 주는 데에 중요한 역할을 한다. 바닥핵의 병변은 감각정보의 비정상 처리를 야기할지도 모른다(Visser & Bloem 2005). Jobst 등(1997)은 파킨슨병 환자가 고유감각 입력의 감소로 인해서 움직임의 문제를 경험한다는 가설을 세우고 있다. 그들은 조가비핵이 몸감각 자극 및 수동적 운동 특히 회전운동에 반응한다는 것을 입증하는 동물 연구를 언급하고 있다. 회전은 예를 들어, 근육의 촉진 또는 힘줄을 가볍게 두드리기(tapping)보다 고유감각 되먹임을 더 많이 제공하고 있다. 저자들은 감각정보 또는 기능을 하나의 "감각 문(sensory gate)"으로서 조절함으로써 바닥핵이 움직임에 영향을 미칠 것이라고 시사하고 있고, 이 연구에서 모든 환자가 고유감각/운동감각에만 의존해야 할 때만 문제가 있었기 때문에 파킨슨병 환자에서 운동병(멀미)(kinesia)의 감각 측면이 결함이 있다고 언급하고 있다. 그들은 바닥핵의 역할이 아마도 감각조절과 운동과제에의 감각입력의 통합일 것이라 말하고 있다. 바닥핵의 병변은 이 때문에 개인이 다음의 것을 수행하는 능력의 결핍으로 이어질 것이다:

- 특히 움직이는 동안에 공간에서의 팔다리의 위치를 판단하는 것.
- 팔다리의 움직임으로부터의 되먹임의 감소 또는 결핍으로 인한 순서 및 타이밍의 조절.

Jobst 등(1997)은 물리치료는 환자의 운동기능 개선을 지향한 다른 치료중재는 물론 환자의 운동감각 개선에 중점을 두어야 한다고 시사하고 있다.

근육긴장이상(dystonia)은 헌팅톤 무도병이나 목근육긴장이상 또는 경직성 기운목과 같은 비정상적인 정형적인 자세에서와 같이 조절할 수 없고 느리고 온몸을 비트는, 반복되는 움직임을 야기하는 반복되는 근육수축으로 특징지어지는 한 상태이다. 근육긴장이상의 움직임은 수의운동에 의해서 유발되고 또한 정신적 및 감정적 스트레스에 의해서도 유발된다. 근육긴장인상을 일으키는 대부분의 병적인 상태는 바닥핵–시상겉질 네트워크와 관련이 있다(Brodal 2010). 근육긴장이상은 흔히 그것이 1차적인 것인지 또는 다른 신경학적 상태, 손상, 비정상 또는 약물에 속발하는 것인지; 그것이 어린 시질 또는 성인기에 발병한 것인지; 그리고 신체의 어느 부위가 이환되었는지에 따라 분류된다(Jimenez–Shahed 2012).

근육긴장이상의 한 원인이 반복성 긴장 장애(repetitive strain injury)일지도 모른다. 반복적으로 수행되는 운동은 중추신경계의 구조와 기능에 변화를 야기할지도 모른다(형태–기능). 사람이 극도로 반복되는 손의 움직임을 필요로 하는 직업 또는 취미(예를 들어, 비서 또는 음악가)를 추구한다면 직업성 손의 경련(cramp)으로 발전할지도 모르며(Blood 2013; Brodal 2010; Kaji et al 2005) 이것은 국소성 손의 근육긴장이상의 한 유형이다. 근육긴장이상은 또한 뇌졸중 또는 손의 상해에 속발하여 일어날지도 모른다. 전신근육긴장이상의 대략 절반은 2차적으로 일어나는 것으로 추정된다. 국소근육긴장이상에 대해서는 이환된 사람의 10%정도에서 원인을 진단하는 것이 가능하다(Gjerstad et al 1991). 장애가 어린 시절에 시작된다면 40%에서 그 원인을 찾을 수 있을지도 모른다. 청년기에는 30%, 성인기에는 13%에서 발생한다(Marsden & Quinn 1990; Borgmann 1997).

소뇌
The Cerebellum

소뇌의 해부학, 생리학 및 기능에 대한 서론

소뇌는 숨뇌(pons)와 속질(medulla) 위에 가로놓여 있으며 그 크기가 비교적 작아서 전체 뇌 크기의 10~

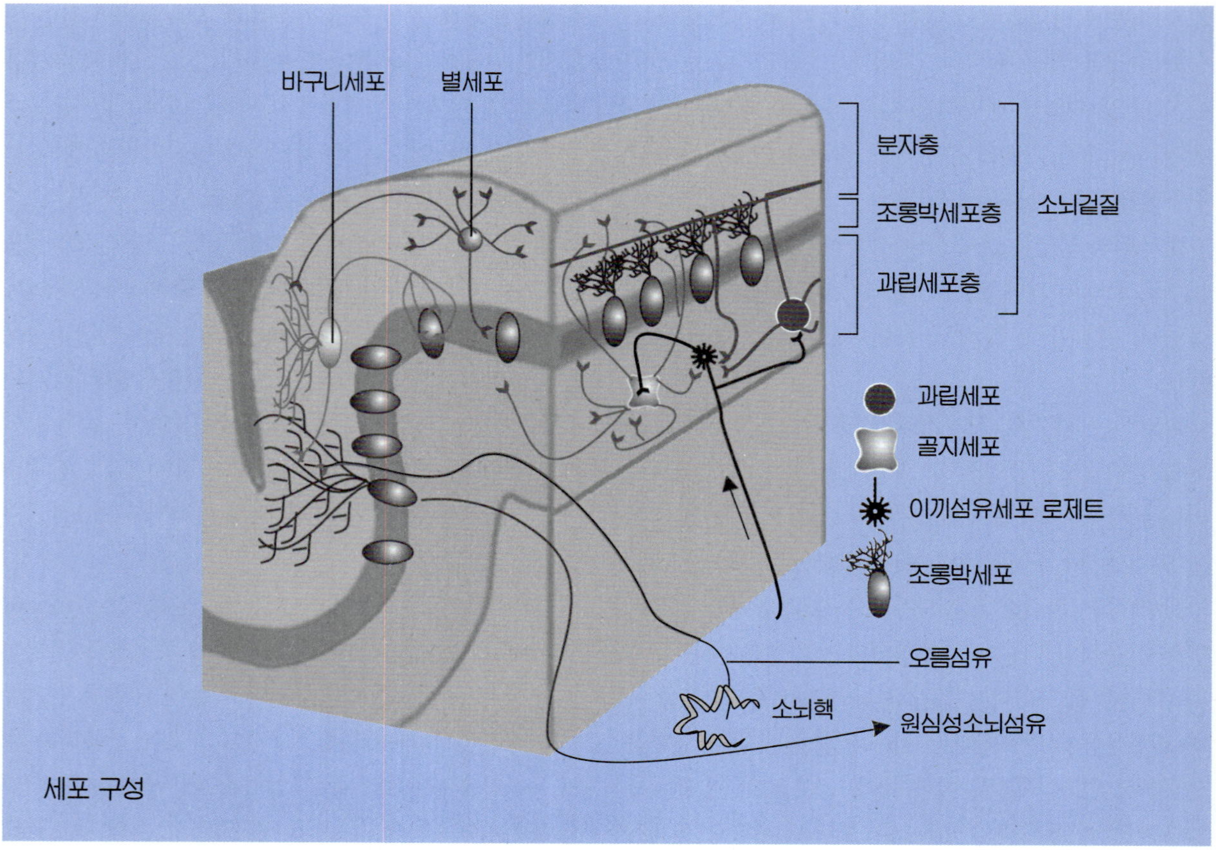

그림 1.17 소뇌의 해부학적 구성

14%이고 동시에 뇌의 나머지 부분 전체보다 단독으로 더 많은 신경세포를 갖고 있는 고도로 복잡한 구조이다(Brodal 2010; Kandel et al 2013). 소뇌는 신경계의 주된 운동 구조이고(Mottolese et al 2013) 행동 개선을 위한 뇌의 영역이라 생각할 수 있으며 그 이유는 소뇌가 운동의 질을 협응하고 개선하기 위해 행동의 속도, 리듬 및 힘을 조절하기 때문이다(Koziol et al 2010). 소뇌는 또한 감각처리와 연결되어 있으며, 최근의 연구에서는 소뇌가 또한 움직임을 수반하지 않는 다수의 인지 과제에 의해서 활성화된다고 발표하고 있다(Koziol et al 2014).

소뇌는 출력하는 것보다 40배나 많은 입력을 받는다. 따라서 운동기능에서 중요한 협응 역할을 갖고 있다. 소뇌는 시각과 고유감각을 포함하는 실질적으로 모든 감각양식으로부터 정보를 받는다. 게다가, 소뇌는 뇌의 다른 부위에 고도의 출력을 갖고 있으며 따라서 정보처리와 감각운동 활동의 계획에 중요하다(Manto et al 2012).

■ 소뇌의 해부학적 구성

소뇌는 소뇌겉질과 소뇌핵의 2개의 주요 부분으로 구성된다(**그림 1.17**).

대뇌겉질과 마찬가지로 소뇌는 소뇌겉질이라 불리는 회색질의 층으로 덮여 있으며, 이것은 3개 층으로 구조화된 5개 유형의 신경세포로 구성된다.

1. 가장 깊은 층인 과립층은 1000억 개의 과립세포와 소수의 골지세포를 가진 입력층이다. 과립세포의 축삭은 소뇌겉질의 표면과 평행하여 긴 T자 형태로 있기 때문에 흔히 평행섬유라 불린다. 평행섬유는 소뇌겉질 내에 있는 유일한 흥분성 섬유이다.
2. 중간층은 조롱박세포(Purkinje cell)로 구성되고 이것은 특화된 억제신경세포이며 그 축삭을 소뇌

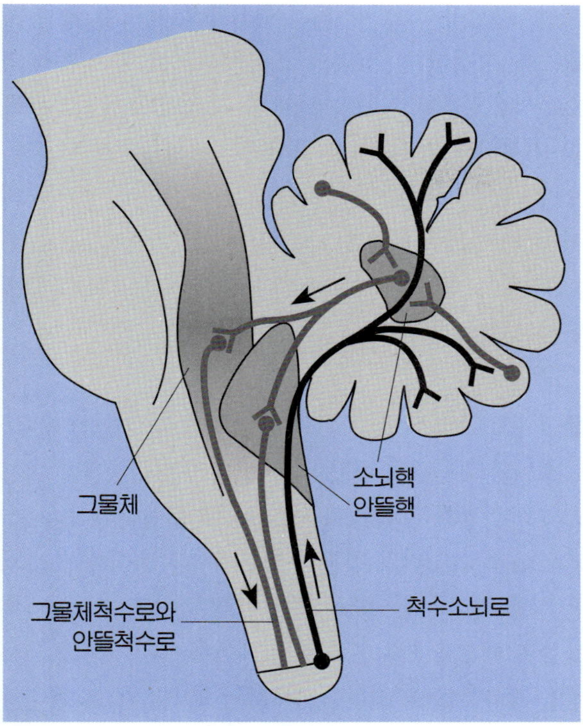

그림 1.18 그림은 안뜰핵과 그물핵을 수반하는 소뇌의 꼭지핵으로부터 척수에의 출력관계를 보여주고 있다. 그물체와 안뜰핵으로 보내지는 소뇌의 꼭지핵 출력은 회색으로 나타내고 있다. 그림은 또한 흑색으로 나타낸 척수소뇌로에서부터 소뇌로 보내는 입력을 나타내고 있다.

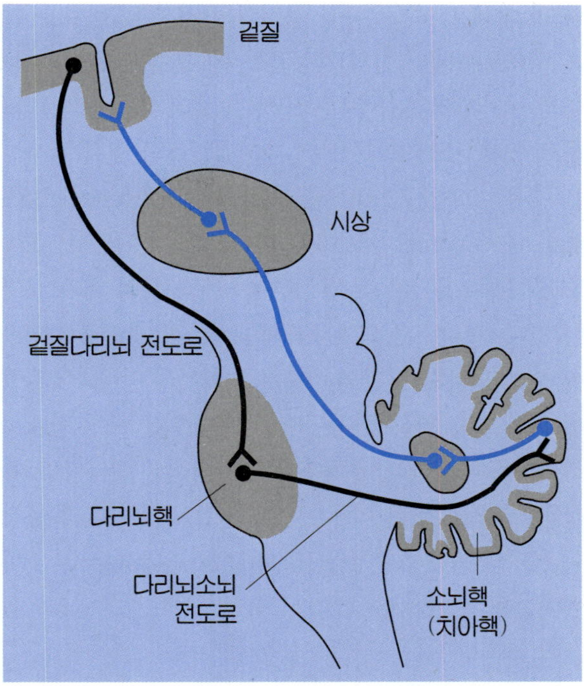

그림 1.19 대뇌와 소뇌에 관련되는 상호 연결의 기본 표시. 소뇌는 이마엽, 마루엽, 관자엽 및 뒤통수엽의 부분을 포함하는 광범위한 대뇌겉질 영역에서부터 정보를 받는다. 소뇌핵으로부터의 원심성 정보는 시상의 복수의 세분된 부분으로 투사하고 이것은 순차적으로 대뇌겉질의 앞운동 영역, 앞이마 영역 및 뒤마루엽 영역을 포함하는 몇몇 대뇌겉질 영역으로 투사한다.

겉질에서부터 출력하는 유일한 세포이다. 따라서 중간층은 출력층이라고도 불린다. 인간에서 조롱박세포의 수는 대략 1,500만 개로 추산된다(Manto 2009).

3. 최상층은 억제성 사이신경세포의 세포체를 함유하고 있는 분자층이다. 즉, 조롱박세포의 가지돌기는 물론 별세포, 바구니세포를 포함하고 중요한 처리 기능을 갖고 있다.

평행섬유 축삭은 중간층에 투사하고 많은 조롱박세포를 연결시키며 다양한 소뇌영역의 활동을 결부시키는 것으로 생각된다(Kandel et al 2013).

각각의 조롱박세포는 80,000~200,000의 시냅스를 같은 양의 평행섬유(과립세포)로부터 받고 있고 하나의 오름섬유(오름섬유는 후에 더 상세하게 설명하는 아래올리브로부터의 신경투사이다)로부터 150~200개의 시냅스를 받고 있다(Rothwell & Lennon1994). 조롱박세포는 뇌에 있는 어떤 다른 유형의 세포보다 더 많은 시냅스 입력을 받는다. 따라서 막대한 양의 정보가 수렴되고 조롱박세포가 그 "결과"를 심부에 있는 소뇌신경세포(소뇌겉질의 출력/원심성 연결에서의 중계소)로 전달하기 전에 조정되고 통합된다.

■ 소뇌로부터의 출력 : 소뇌핵

소뇌의 양쪽에 4개의 핵이 있고 심부 백색질에 위치하고 있으며 그 4개의 핵은 꼭지핵(fastigial nucleus), 치아핵(dentate nucleus), 그리고 둥근핵(globose nucleus)과 마개핵(emboliform nucleus)(동물에서는 앞뒤의 삽입핵이라 부른다)이다. 이들 핵은 특히 뇌줄기핵, 시상핵, 운동겉질, 앞운동겉질, 및 앞이마엽 연합겉질에 신호를 전달하는 소뇌회로에서부터의 단 하나의 출력을 나타내고 있다(Manto 2009).

꼭지핵은 자세, 자동운동, 이동운동(보행)에 중요하

다. 치아핵은 이동운동과 움직임의 시작 및 종료는 물론 수의운동(최소한의 자동운동)에 관여하고 있다. 둥근핵과 마개핵은 중추 운동명령을 실제의 운동과 비교하고 있다. 소뇌핵에서부터 대뇌겉질에의 연결은 시상을 경유하고 있고소뇌-시상-겉질 전도로(cerebello-thalamo-cortical tracts)라 한다(**그림 1.18**). 소뇌 출력의 대부분은 운동겉질에 투사하는 시상의 배쪽 영역에 있다. 또한 시상의 안쪽등쪽핵(mediodorsal nucleus)의 영역에도 약간 투사하는데 이것은 앞아마엽겉질에 투사한다. 치상핵, 둥근핵 및 마개핵은 모두 반대쪽 적색핵에 투사한다. 운동겉질과 적색핵은 십자형(교차성) 구조이고 이런 이유로 이것은 소뇌와 팔다리 움직임 사이의 동측성 관계(ipsilateral relationship)로 이어진다.

■ 소뇌겉질에의 입력 전도로

소뇌는 척수올리브로를 통해 정보를 간접적으로 받는 것에 더하여, 척수소뇌로를 통한 팔다리와 삼차신경소뇌로를 통한 얼굴 및 머리로부터 직접적으로 오는 피부-운동감각 정보를 전달하는 광범위한 투사를 받는다(Stoodley & Schmahmann 2010)(**그림 1.19**). 소뇌에의 입력은 이끼섬유 시스템을 통한 입력과 아래올리브로부터 받는 오름섬유로부터의 입력의 두 가지 주된 출처가 있다. 양쪽 모두 소뇌 신경세포와 연결하지만 소뇌겉질의 다양한 층에서 끝나고 아마도 다양한 기능을 중재한다(Kandel et al 2013).

이끼섬유는 척수에서 그리고 다리뇌를 경유하여 뇌줄기(다리뇌핵, 안뜰핵, 삼차신경핵, 및 등기둥핵)에서부터 시작된다. 다리뇌에서부터 이 섬유는 이끼섬유를 통해 소뇌겉질의 특정 영역에 투사하고 그리고 거기서부터 심부 소뇌핵, 특히 치아핵으로 투사하고 있다(Rondi-Reig et al 2014).

오름섬유는 뇌줄기의 배쪽 부위에 있는핵인 아래올리브에서 시작되고 척수와 중간뇌에 있는 핵으로부터의 입력을 전달하고 있다. 운반된 정보는 몸감각 정보, 시각 정보 및 소뇌겉질 정보이다((Kandel et al 2013). 오름섬유는 조롱박세포에 휘감김으로서 조롱박세포와 시냅스결합을 하고 이 때문에 각각의 세포와 많은 시냅스를 형성한다. 각각의 조롱박세포는 단지 하나의 오름섬유로부터 입력을 받으며 각각의 오름섬유는 1과 10사이의 조롱박세포 사이에서 접촉할지도 모른다. 오름섬유는 아마도 움직임의 오류에 대해서 알리는 데에 매우 독특한 역할을 갖고 있는 것 같다(Kandel 2013)(더 상세한 것은 운동학습에서의 소뇌의 역할을 참조할 것).

■ 소뇌와 바닥핵 사이의 해부학적 및 기능적 연결

소뇌와 바닥핵은 행동의 몇 가지 측면에 영향을 미치고 대뇌겉질과 복수의 시냅스 루프를 형성한다. Bostan과 Strick(2010)의 최근의 연구에서는 바닥핵과 소뇌는 상호 연결되어 있다는 것을 보여주었다. 소뇌에서부터 바닥핵으로 가는 전도로는 치아핵에서 시작하고 시상을 경유하여 줄무늬체(바닥핵의 입력부위)로 연결된다. 바닥핵에서부터 소뇌에의 전도로는 시상밑핵에서부터 시작하고 다리뇌핵을 지나서 소뇌겉질에서 끝난다(Bostan & Strick 2010). 따라서 소뇌와 바닥핵 양쪽의 출력은 이전에 생각한 것보다 넓은 영역의 대뇌겉질에 영향을 미칠 수 있다. 바닥핵이 소뇌의 기능에 직접적으로 영향을 미칠지 모르고 그 반대도 마찬가지라는 한 이론이 있고 이 이론은 운동과 인지 기능 양쪽에 중요한 의미를 가질지도 모른다. 이들 두 구조 사이의 직접적인 연결은 한 구조에서 다른 구조로 확산되는 비정상적 활동을 야기할지도 모른다.

■ 아래올리브와 소뇌 사이의 해부학적 및 기능적 연결

아래올리브는 뇌줄기의 숨뇌에 있는 한 핵이다. 올리브에는 세 가지 서로 다른 입력원이 있다:

- 대뇌겉질, 적색핵, 아래올리브 및 소뇌겉질 사이의 연결
- 시상에서 시작되는 한 시스템이 아래올리브로 투사하고 오름섬유 입력을 통해 소뇌로 되돌아간다.
- 심부 소뇌핵에서부터 올리브핵으로 투사하고

그 다음에 오름섬유 시스템을 통해 소뇌겉질로 투사하는 올리브소뇌 전도로.

아래올리브는 소뇌겉질에 있는 조롱박세포에 모든 오름섬유를 제공하고 있다. 이 때문에 아래올리브는 소뇌 출력에 강력한 영향을 준다. 결과적으로 아래올리브에 의한 신호 처리는 소뇌 기능에 매우 중요하다.

이미 언급한 것처럼, 아래올리브는 또한 적색핵을 경유하는 대뇌겉질로부터의 투사를 받고 있다. 이들 투사는 정보를 대뇌겉질로부터 진행 중인 과정을 조정하는 소뇌로 전달한다고 시사하고 있다(Ausim Azizi 2007). 새로운 행동의 성공적인 수행을 학습하는 것은 시도할 때마다의 수정 여부에 좌우된다. 아래올리브는 움직임이 연습으로 더 정확해지거나 또는 새로운 환경조건에 잘 적응되도록 소뇌 출력을 조정하는 것으로 생각된다.

■ 다양한 기능에서의 소뇌의 역할

소뇌는 운동기능 및 비운동기능의 양쪽에서 중요한 역할을 수행한다(Koziol et al 2014). 다음의 주제는 이 절에서 다룬다.

- 소뇌와 균형 및 수의운동에서의 정확성과 협응의 조절.
  - 소뇌와 균형
  - 소뇌와 이동운동(보행)
  - 소뇌와 악력의 조절
  - 소뇌와 운동 타이밍
  - 소뇌와 단일관절 및 다관절 움직임
  - 소뇌와 감각운동의 동기화(synchronization)
- 운동학습에서의 소뇌의 역할
- 겉질운동 흥분성의 조절

■ 소뇌와 균형 및 수의운동에서의 정확성과 협응의 조절

소뇌가 감각 또는 운동 패턴을 받아서 분석하여 재편성한 후 예측한 운동패턴과 실제의 운동패턴이 비교되고 그 후에 과도한 노력 없이 협응적으로 움직임이 수행되도록 적절한 수정으로 이어진다. 이것을 시행하기 위해 소뇌는 아마도 신체상태(신체도식)에 대한 정보와 공간적 환경에 대한 정보가 저장되는 마루엽겉질과 협동하는 것 같다(Frey et al 2011).

소뇌와 균형

균형조절에서의 소뇌의 역할은 자세와 균형의 조절을 제공하는 안쪽 내림 시스템의 근원인 소뇌, 뇌줄기 그물체 및 안뜰계 사이의 연결의 결과이다. 게다가, 소뇌와 대뇌겉질 사이의 연결도 또한 이 과제를 위해서 중요하다.

소뇌는 몇몇 근육에 걸쳐서 그리고 변화하는 요구에 대응하여 적절한 예측성 활동을 조합하고 연습과 결과의 지식에 기초하여 근육활동을 조정함으로써 자세조절에 중요한 역할을 수행하고 있다.

자세조절은 외부교란에 대응하는 능력과 수의운동 및 호흡에 의해서 만들어진 힘과 같은 내부적으로 유발된 수의운동을 하는 동안에 자세를 조절하는 능력을 필요로 한다. 사람은 선행적 자세조정(APAs)을 사용함으로써 교란이 일어나기 전에도 곧 다가올 그리고 예측할 수 있는 외부교란에 대비한다(더 상세한 것은 제2장을 참조할 것). 팔다리 움직임이 자세조절에 미치는 영향을 예상하는 능력은 팔다리의 정적/동적 성질(즉, 신체도식)을 얼마나 알고 있는가에 따라 달라진다(운동학습에서의 소뇌의 역할을 참조할 것). 운동준비를 하는 동안 대뇌겉질 운동영역으로부터의 신호는 APAs 발생에 있어서 필수적인 곧 다가올 움직임에 대한 정보를 소뇌에 제공한다고 가정하고 있다(Coffman et al 2011). 이들 연구결과는 소뇌-대뇌겉질 루프가 자세반응에 대한 적응, 적절한 크기조정 및 이전의 경험에 기초한 이들 반응의 협응에 대한 조정을 담당한다고 제시하고 있다(Thach & Bastian 2004).

소뇌는 중추 세트(central set)의 변화를 수반하는 자세반응 적응을 관장하는 대뇌겉질-뇌줄기 회로에 관여할지도 모른다(Jacobs & Horak 2007). 중추 세트는 "자극을 받아 임박한 자세교란 특성의 예측 가능성과 같은 기존의 상황요인에 기초하여 움직임을 만들어낼 준비가 되어있는 신경상태"라 정의된다(Horak et al

1989). 자세반응의 정도는 외부교란으로부터의 감각 충동(sensory drive)만이 아니라 이 중추 세트에도 기초하고 있다. 이 대뇌겉질은 2개의 주요 루프(하나는 소뇌를 포함하는 루프이고 또 하나는 바닥핵을 포함하는 루프)를 경유하여 자세반응을 위한 중추 세트에 영향을 줄 수 있다. 소뇌–대뇌겉질 루프는 아마도 이전의 경험에 기초하여 자세반응에 적응하는 것을 관장하는 것 같고 한편, 대뇌겉질–바닥핵 루프는 현재 상황에 기초하여 자세반응의 사전선택 및 최적화를 관장하고 있을지도 모른다(de Lima–Pardini et al 2012).

몇몇 연구에서는 소뇌기능장애가 있는 환자는 반응성 균형조절과 비교하여 예측성 균형조절에서 큰 장애를 나타낸다는 것을 실증하였다(Morton & Bastian 2004; Morton & Bastian 2006). Morton과 Bastian(2006)은 소뇌 손상이 분할 벨트(split–belt) 트레드밀의 보행을 사용하여 갑작스러운 예측할 수 없는 변화가 아닌 예측할 수 있는 변화에 적응하는 능력을 손상시킨다는 것을 입증하였다. 그러나 이것은 반응성 균형반응이 정상이라는 것을 시사하는 것은 아니다. 이것은 효과적인 예측성 균형(APAs)이 더 나은 균형조절을 가져오는 큰 반응성 균형전략의 필요성을 감소시킬 것인 선행적 균형전략과 반응성 균형전략 사이의 관계가 있다는 사실 때문이다(Santos et al 2010). 따라서 빈약한 예측 능력은 즉각적으로 운동을 목표에서 벗어나게 할 것이고 말초의 되먹임 과정은 운동을 의도한 목표로 되돌아가도록 유도할 필요성이 계속해서 커질 것이다.

일부 저자들은 근육긴장이상이 비정상 자세조절 기전의 표현이 될 수 있다고 주장한다(Blood 2008). 비록 근육긴장이상이 바닥핵의 기능장애라 간주되어 왔지만, 대뇌겉질 운동영역과 소뇌의 충부(vermis)가 이 장애의 몇 가지 형태의 근원과 유지의 원인이 된다는 증거가 증가하고 있다(Coffman et al 2011).

소뇌와 이동운동(보행)

이동운동의 조절에는 복잡하고 여러 영역의 한 네트워크가 수반된다. 척수의 중추패턴발생기(CPGs)에 더하여 다양한 겉질밑 조절영역과 겉질 조절영역이 기여하고 있다. 이 네트워크에서 소뇌는 장애물을 회피하는 것과 보행을 새로운 상황에 적응시키는 데에 매우 중요하다(Takakusaki 2013).

그러나 소뇌는 여러 가지 방법으로 보행에 영향을 미칠지도 모른다.

- 안뜰척수로, 적색핵척수로, 그물체척수로, 겉질척수로를 통해 보행에 간접적으로 영향을 미친다.
- 직립 균형과 한쪽다리 선 자세를 유지하기 위해 폄근 긴장에 영향을 줌으로써 보행에 영향을 미친다.
- 보행 동안에 필요로 하는 팔다리 내 및 팔다리 사이 협응에 의해서 보행에 영향을 미친다.
- 보행 패턴의 일부를 생성하는 안뜰핵 및 그물핵의 율동적 굽힘근 및 폄근 활성화에 대한 조절성 통제(modulatory control)를 시행함으로써 보행에 영향을 미친다.

소뇌는 배쪽 척수소뇌 전도로 및 척수그물소뇌 전도로를 경유하여 운동신경세포에 중추패턴발생기 출력의 원심성 복사본을 받으며 등쪽척수소뇌 전도로를 경유하여 말초운동장치의 활동에 대한 정보도 받는다. 이 감각 되먹임은 각각의 보폭주기(step cycle)를 환경요구에 적응시킴으로써 타이밍, 보폭길이, 긴장 및 협응의 조절과 출력의 "미세조정"과 관련하여 보행 패턴에 대한 적응성을 제공하기 위해 사용된다. 게다가 소뇌는 보행 중에 머리를 움직이는 동안 안뜰안구반사를 조정함으로써 주시 안정성에 기여한다.

소뇌와 악력의 조절

손으로 물체를 다룰 때 악력을 조절하는 능력은 이 기술의 필수적인 부분이다. 물체를 잡아서 들어 올릴 때, 악력 생성속도와 악력 및 부하력 사이의 균형은 무게, 질감 또는 형태와 같은 물체의 요건을 충족시키기 위해 중추신경계에 의해서 계산된다. 소뇌는 수의적 운동행동을 하는 동안에 근육활동의 예측성 조정에서 중요한 역할을 담당하고 있기 때문에 예측성 악력 조정을 위해 중요한 것처럼 생각된다(Manto et al 2012). 이러한 사실은 소뇌장애를 가진 대상자가 예측성 악력조절의 장애를 나타내는 반면에, 반응성 조절기전은 그에 비해서 손상되지 않는다는 것을 입증하는 연구에 의해서 뒷받침되고 있다(Manto et al 2012).

보통, 자가 생성되는 물체의 도수조작을 하는 동안 악력-부하력 결합은 전적으로 자동적으로 일어난다. 그래서 우리는 끊임없이 변화하는 우리의 악력을 인식하지 못한다. 이것은 소뇌에 의해서 만들어진 예측은 활동하는 동안에 계속해서 일어나는 하나의 빠른 과정이고 자각하여 의식할 수 없을지도 모른다는 것을 시사하고 있다.

소뇌와 움직임의 타이밍

걷기, 대화 그리고 운전과 같은 많은 일상적 기술은 정확한 타이밍을 필요로 한다. 복잡한 운동행동을 계획할 때, 중추신경계는 시간적/공간적 정보의 정확한 통합을 수행한다. 따라서 타이밍은 움직임 조절의 필수적이 부분이다(Bastian 2011). 운동 타이밍을 방해하는 신경학적 장애는 측정이상 또는 부정확한 움직임을 야기한다(Bares et al 2011). Manto(2009)에 따르면 소뇌는 타이밍 기능의 처리에서 바닥핵 및 이마엽겉질과 함께 작동한다고 하고 있다. 소뇌는 아마도 운동 과제 및 비운동 과제 양쪽에 대한 정확한 시간적 표현을 보내는 내부 타이밍 시스템으로서 작동하는 것 같다(Ivry 2000; Ivry & Spencer 2004).

운동 협응은 근육활동의 정확한 타이밍으로서 해석될 수 있다. 움직임은 보통 목표물을 향해서 팔다리를 움직이기 위해 작용근의 수축을 통해 만들어지고 대항근의 수축은 움직임을 조절하고 감속하고 최종적으로 멈추게 한다. 예를 들어, 대항근이 효율적으로 작동하지 않는다면 목표물을 지나쳐 가거나 또는 떨림 진동이 일어나 수 있다.

소뇌 타이밍 기능의 장애

소뇌의 병변은 움직임이 무조건 자극에 대한 반응이 학습되는 특정 이벤트(예를 들어, 눈 깜박임 조건화)에 시간이 고정되는 과제에서 장애를 만들어낼 수 있다(Manto et al 2012).

실조(ataxia)는 신체의 다양한 부위가 협응되지 않는 움직임으로서 나타나는 신경학적 증상인 동시에 신경학적 질환의 일군이라 일컬어지는 한 장애이다. 실조는 소뇌 장애가 전형적으로 주요 신경학적 증상의 기저를 이루는 질환들의 이질적 집단으로 간주되고 있다. 환경요인과 유전요인의 양쪽이 실조를 야기할 수 있다. 실조는 일반 용어이고 이환된(마비된) 정도와 영역에 따라서 다양한 임상징후로서 나타날지도 모른다. 실조는 그 자체를 구음장애 언어, 불안정한 보행과 자세 및 팔다리의 측정이상 운동으로서 나타낼지도 모른다. 타이밍과 협응의 양쪽 모두에서 볼 수 있는 이들 장애는 흔히 작용근과 대항근 사이의 상호작용의 부적절한 조절에 기인할지도 모른다. 실조환자는 특히 신속한 움직임 생성과 다관절 움직임의 협응에 중요한 타이밍을 조절하는 능력이 없다. 임상적으로 실조가 근약증과 분리된 움직임의 상실과는 구별되는 것이 중요하다.

소뇌와 단일관절 및 다관절 움직임의 조절

연구결과는 소뇌 손상은 단일관절 움직임보다도 다관절 움직임에 큰 영향을 미친다는 것을 보여주고 있다(Manto & Haines 2012). 효율적이고 기능적으로 움직이기 위해서는 단일관절 운동보다 생체역학적으로 더 복잡한 다양한 관절에 걸치는 근육동원의 복잡한 공동작용이 필요하다. 예를 들어, 물체에 팔을 뻗을 때, 어깨 움직임은 팔꿈치 주위의 근육활동에 영향을 줄 것이다. 이것은 인접한 관절의 상호 작용 토크(interaction torque)라 불린다. 소뇌는 보통 최적의 움직임을 만들어내는 상호작용 토크를 예측하고 조정하기 위해 다양한 감각양식으로부터의 정보를 통합할 것이다. 토크는 움직임 속도와 가속에 의해서 더 커지기 때문에 이 예측성 능력은 빠른 움직임에 특히 중요하다. 팔의 실조 징후는 팔 뻗기 또는 가리키는 움직임의 종료시점에서 측정이상(dysmetria) 및 의도 떨림(intention tremor)으로서 나타나며 소뇌 병변이 있는 환자가 상호작용 토크의 크기를 정확하게 예측할 수 없기 때문에 고속 다관절 운동을 하는 동안에 악화된다(Bastin et al

1996). 그러나 이 장애는 단일관절 운동보다 다관절 운동에서 더 큰 문제를 일으키는 몸쪽 근육에서의 APAs의 장애로서 보일지도 모른다(Bruttini et al 2014).

소뇌와 감각운동의 동기화

운동조절 이론에서 중심이 되는 주제는 감각정보가 운동 타이밍의 조절에서 어떻게 사용되는가를 찾아내는 것이다. 감각운동 동기화(synchronization)는 시의적절한 감각자극과 운동반응 사이의 율동적 동기화이다(Molinari et al 2008). 움직임을 주위환경에서의 사건과 동기화하는 것(즉, 다음의 움직임을 차례로 인식하고 다음에 어떤 것이 올 것인가를 예측하는 능력)은 인간행동의 중요한 측면이며 인간이 환경변화에 적응하는 기초를 형성한다. 소뇌의 역할은 특정 상황에서 최적의 수행을 위해서 움직임의 순서결정을 위한 최적의 내부 모델의 획득에 관여하는 것처럼 보인다. 새로운 운동 활동을 학습할 때 우리는 올바른 움직임순서를 수행해야 하고 동시에 근력, 움직임 궤적의 속도 및 움직임 타이밍과 같은 감각운동 한도를 최적화해야 한다. 연구에서는 소뇌 손상이 있는 환자는 순서를 알아내는 능력에 장애를 나타내고 소뇌반구에 손상이 있는 환자는 올바른 순서로 그림 또는 단어를 배열할 수 없다는 것을 보여주었다(Manto & Haines 2012).

운동학습에서의 소뇌의 역할

바닥핵은 대뇌겉질과의 많은 연결을 통해 시상이 행동에 대한 제동을 푸는 것을 가능케 함으로써 언제 행동할 것인가를 결정하지만, 소뇌는 뇌에 행동하는 방법을 알려주고 있다. 소뇌는 운동기술 획득에서 중요한 역할을 수행한다는 것이 오랜 동안 알려져 왔다(Koziol et al 2014). 운동학습에 대한 고전적 지식은 오류를 수정하기 위한 되먹임(구심성) 조절의 주된 역할에 기초하고 있다. 운동을 학습하는 동안에 뇌는 운동기관(motor apparatus)의 신경내부 모델과 움직임을 계획하고 시행하는 환경을 형성하기 위해 되먹임 오류 조절을 사용한다는 것을 시사하고 있다. 내부 모델은 앉은 자세에서 일어서기, 계단을 걸어서 내려가기 또는 팔 뻗기와 같은 어떤 특정 활동 요건이 저장된 모델이고 특정 활동을 수행하기 위해 필요한 감각정보와 운동정보 모두를 포함한다(Brodal 2010). 최근에 운동조절 이론은 내부 모델이 희망하는 움직임을 만들어내기 위해 말초로 보내지는 운동명령을 만들어내고 내부 모델이 감각입력, 사전지식 및 운동명령을 만들어내기 위한 의지적 의도(volitional intention)를 조합한다고 시사하고 있다(Genewein & Braum 2012). 운동계는 역 모델(inverse model)과 순 모델(forward model)의 두 가지 유형의 내부 모델을 사용한다(Imamiz & Kawato 2012). 순 모델은 행동에 대한 명령과 신체의 현 상태에 대한 정보에 기초하여 행동의 감각결과를 예측한다. 역 모델은 희망하는 목표를 일련의 운동명령으로 변환하는 것과 관계가 있다. 이들 두 모델은 모두 신체도식이 수반된다. 역 모델은 현재의 신체 상태에 기초하여 희망하는 목표를 달성하기 위해 필요한 운동명령에 관해서 책임이 있다. 신체도식은 역 모델에 팔다리의 크기, 관절각도 및 손 또는 발의 위치와 같은 정보를 제공한다. 동시에 운동계는 움직임의 감각결과를 이 순 모델을 통해 예측한다. 신체부위가 움직임을 통해 어떻게 변화할 것인가에 대해서 예측하는 것은 우리에게 예상되는 신체도식을 제공하여 움직임의 예측성 조절을 가능케 한다. 움직임의 결과로서 감각 되먹임이 끊임없는 흐름이 있는데 이것은 신체도식을 업데이트하는 데 사용된다. 감각 되먹임은 변경된 신체 파라미터(bodily parameter)에 대한 정보만을 전달한다(de Vignemont 2010).

소뇌가 내부 모델을 획득하여 저장한다고 널리 인식되어 있다(Wolpert et al 1998; Koziol et al 2014; Schlerf et al 2012). 소뇌는 학습과정을 통해 행동이 반복됨에 따라 조정되고 개선될 내부 모델을 형성한다. 이들 내부 모델 때문에 운동겉질은 실제 행동으로부터의 외부 되먹임 대신에 내부 되먹임을 사용하여 정확한 움직임을 수행할 수 있다. 따라서 감각 되먹임과 연관성이 있는 시간의 지체를 극복하기 위해 내부 모델이 중요하다고 할 수 있다(감각 되먹임 루프는 지연시간이 너무 길고 너무 낮게 증가하여 빠르고 협응된 움직임을 조절할 수 없다).

내부 모델은 아래올리브에서 시작되는 오류신호를 통해 학습될지도 모른다. 올리브는 이 과정 내에서 "오류 검출" 기전의 역할을 한다. 행동이 소뇌 모델에 적합하지 않을 때 올리브는 오류를 부호화하여 수정신호를 오름섬유 시스템을 통해 소뇌에 보내고 그 다음에 내부 모델을 수정한다. 아래올리브로부터의 오름섬유는 선택적 장기 억제(long-term depression; LTD)를 유도할 수 있고 이것은 포유동물 뇌의 오래 지속되는 시냅스 가소성의 두 가지 형태 중의 하나이다(Kandel et al 2013). 따라서 소뇌는 하나의 "학습기계"처럼 생각되고 시행착오적 연습을 통한 움직임 학습에 중요한 것처럼 보인다. 소뇌 손상은 적응이라 불리는 오류 주도의 운동학습 과정의 감소를 야기한다는 것이 일반적으로 받아들여지고 있다(Torres-Oviedo & Bastian 2012). 몇몇 연구에서는 소뇌 손상이 있는 환자는 학습장애를 나타낸다는 것을 입증하고 있다(Morton & Bastian 2006; Torres-Oviedo & Bastian 2012; Kitago & Krakauer 2013). 운동조절 학습에서의 오류 감소는 일반적으로 적응을 통해서 일어난다고 생각되며 소뇌기능장애가 있는 환자는 움직임을 새로운 상황에 적응하는 것이 느리고 흔히 단기훈련의 효과를 저장하지 않는다. 이것은 프리즘 안경에 대한 시각운동 적응, 선 자세에서의 외부교란에 대한 적응, 눈 깜박임 조건화, 및 걷는(회전 트레드밀, 분할 벨트 트레드밀) 동안 새로운 상황에 대한 적응에서 입증하고 있다. 이들 예의 모두는 하나 또는 그 이상의 양식(modality)으로부터의 감각 입력의 사용은 물론 오류에 기초한 학습과 신체 복수의 부위에서부터의 정보를 필요로 한다(Torres-Oviedo & Bastian 2012). 소뇌 기능장애가 있는 환자에서의 적응장애는 거의 모든 유형의 움직임에서 일어난다(예를 들어, 균형과 보행, 팔을 뻗어 잡기에서의 팔과 손의 움직임). 환자는 움직임을 조절하기 위한 최적의 측정을 유지할 수 없고 이 때문에 움직임이 부정확해지고 좌절감을 준다(Bastian 2008). 소뇌 환자가 시행착오를 통해 움직임을 학습하는 데 어려움이 있다면 재활훈련을 통한 개선이 복잡해질 것이다.

학습은 소뇌겉질과 소뇌 심부핵에서의 다양한 시냅스 변화를 통해 시행되는 것처럼 보인다(Kandel et al 2013). 시냅스 강도(시냅스 가소성)의 변화는 학습의 하나의 중요한 기전이다. 소뇌는 소뇌 장기억제(LTD)라 불리는 시냅스 가소성 기전을 나타내어 보이고 이것은 몇 분에서 몇 시간 지속될지도 모르는 활동 의존성 시냅스 효율의 감소라 정의된다(Brodal 2010). 이것은 2개의 주된 흥분성 입력이 결합하여 활성화될 때 조롱박세포에서 일어난다. 부정확한 움직임을 하는 동안 오름섬유는 오류에 반응하고 오류에 관여하는 평형섬유의 시냅스 강도를 억제하여 평행섬유와 조롱박세포 사이의 효율을 지속적으로 감소시킨다(kandel et al 2013). 이 때문에 조롱박세포는 움직임 조절과 운동학습에서 독특한 역할을 갖고 있다. 억제성 활동을 통해 이들은 들어오는 원하지 않는 활동을 막는다. 운동학습과 관련된 가소성은 주로 평행섬유-조롱박세포 시냅스의 장기억제(LTD)에 기인하는 것처럼 생각된다. (Criscimagna-Hemminger et al 2010).

소뇌는 새로운 과제(아래올리브에의 다향하거나 또는 예기치 않은 입력) 동안에 활동적이라는 것을 보여주었고 행동이 더 자동적일 때에 더 적은 활동을 나타내고 있다. 따라서 소뇌는 움직임을 더 자동적으로 만드는 데(즉, 움직임의 상세한 것 또는 세부사항에 대한 주의요구를 감소시키는 데)중요한 것 같다(Joffe et al 2007).

몇몇 연구에서는 소뇌가 운동학습에 중요한 역할을 수행한다는 것을 보여주었지만, 바닥핵 및 운동겉질-겉질척수 시스템과 같은 다른 뇌의 시스템도 또한 특별히 이 과정에 관여하고 있다. 그러나 소뇌는 자세의 수의조절 학습에 관여하는 주요 구조의 하나인 것처럼 생각된다.

신경재활은 환자가 운동학습을 통해 기술을 획득하는 것을 목표로 하고 있다. 소뇌는 반복된 경험으로부터 학습한다. 이 학습을 통해 내부 모델이 구축된다. 내부 모델은 일정한 실체(fixed entities)가 아니라 감각경험에 의해서 훈련되고 업데이트된다(Nowak et al 2004). 따라서 행동이 반복될 때마다 그 모델은 개선될 것이다. 내부 모델은 운동명령에 이어지는 신체부위의 자세 또는 움직임을 예측하고 또한 행동의 감각결과를 예측하여 뇌가 움직이는 신체부위로부터의 직접적인 감각 되먹임을 참조할 필요가 없이 활동을 정확하게 수행할 수 있게 한다. 그러나 모든 감각 예측에서 정확하기 위해서는 소뇌는 항상 변화하는 환경 특성과 감각운동 시스템에 맞추기 위해 신체로부터의 지속적인 재측정을 필요로 한다. 척수소뇌로를 경유한 감각 되먹임은 이 조작(operation)에서 중요한 역할을 수행한다. 하나의 중요한 임상적 고려사항은 환자가 신체부위를 움직이는 것을 멈추고(예를 들어, 뇌졸중 후) 소뇌는 필요로 하는 감각정보 획득을 멈출 때 소뇌의 움직임 조절에 어떠한 일이 일어나는가 하는 것이다.

언젠가 아인슈타인은 "정신이상(insanity)은 같은 일을 반복해서 하고 서로 다른 결과를 기대하는 것이다"라고 분명히 말하였다. 그러나 신경재활에서는 과제의 반복은 운동기술을 훈련하는 데 필요하다. 과제 연습은 동일한 운동과제를 반복하는 것이 오류가 줄어들고 운동기술이 향상되기 때문에(즉, 내부 모델의 개선) 특정 행동의 개선으로 이어지는 것을 보장하는 운동학습으로 인해 작동할지도 모른다. 소뇌의 오류/새로움–검출 기능에 따라 소뇌는 움직임 또는 행동이 특이하고 예상 밖일 때 제일 관여한다고 생각된다. 오류 되먹임이 예측성 조절에 유용하기 위해서는 과거의 움직임 오류는 그 다음의 움직임을 업데이트하기 위해 사용되어야 한다. 이런 이유로 다양한 반복은 학습에 필수적이다. 우리가 일어서거나 앉을 때, 우리는 많은 서로 다른 지지기저면 즉, 의자, 침대, 벤치 또는 지면에서; 다양한 높이, 질감, 크기 및 자세정렬(자세 세트)에서부터, 그리고 다양한 템포, 타이밍과 방향이 수반되는 목표를 갖고 일어서거나 앉는다. 다양한 반복을 통해 우리는 어느 요소가 원하는 활동을 달성하는 데 필수적이고 따라서 기능에 필수적인가를 학습한다. 다른 관련성이 없는 요소는 움직임의 효율성과 용이성을 위해 차츰 걸러내어진다.

임상과의 관련성

소뇌 병변은 움직임 상실로 이어지지 않지만 그 대신에 근육긴장저하(hypotonia), 균형문제, 실조(지시의 상실을 의미한다) 측정이상(팔 뻗기 장애, 타이밍 오류, 및 움직임의 방향과 범위의 문제에 의해서 특징지어지는 비정상 측정을 의미한다), 종말 떨림(표적 주변의 불규칙한 진동 움직임), 시각문제, 협응운동실조와 같은 움직임의 기능장애를 야기할지도 모른다. 이들의 1차적인 결손은 움직임의 수행이 병리에 의해서 바뀔 때 몸감각, 시각 또는 안뜰 정보가 방해를 받기 때문에 흔히 2차적인 문제로 이어진다. 소뇌는 잘못된 정보를 받아 1차 결손이 강화될지도 모른다.

소뇌 손상은 비정상적인 자세긴장은 물론 앉은 자세, 선 자세 및 걷기에서의 균형문제를 야기할 수 있다. 넘어짐에 대한 두려움은 예를 들어, 서 있는 동안에 대근육의 동시 활성화와 연관성이 있는 근육을 경직시키는 전략(stiffening strategy)(Bakker et al 2006)을 유도함으로써 근육 동시 활성화가 자세전략으로서 어떻게 사용되는가에 영향을 미친다(Nagi et al 2013). 반복되는 넘어짐 또는 넘어짐에 대한 두려움은 환자가 실조를 줄이고 더 안전하게 느끼도록 다양한 신체부위의 고정을 야기한다. 이것은 자세근육의 동시수축을 더 야기할지도 모른다(Asaka & Wang 2011). 강력한 근육의 동시 활성화에 의해서 유발된 강직된 자세는 유연성이 감소되어 예기치 않은 외부교란에 대한 조정능력을 손상시킬지도 모른다(Allum et al 2002). 보바스 개념은 정적인 근육활성화 전략이라 정의되는 고정(fixation)과 억지된 이동성(arrested mobility)이라 정의되는 동적인 안정성을 구별하고 있고(Graham et al 2009), 그리고 고정을 가르치는 것보다는 자세 안정성에 기초한 움직임을 권장하고 있다(제4장을 참조할 것).

신경학적 결손(예를 들어, 뇌졸중, 다발성경화증, 또는 머리 손상)은 필요한 활동을 개시하고 움직임이 적절하지 않으며 움직임을 수정하는 능력이 감소되는 것 같다. 이들 환자는 다양한 활동을 위한 기초로서 내부 모델을 동원하는 것처럼 보이지 않는다. 보통은 1차적으로 관여하지 않는 근육에 대한 활동의 확산이 있을지도 모르며, 이것은 때로는 원하는 활동 이전에도 시작된다. 이러한 "여분의" 움직임은 활동이 실행됨에 따라 걸러지지 않을지도 모르지만, 때로는 흔히 전체 팔다리를 포함하는 가동범위와 힘의 생성의 양쪽이 증가하고 더 강력해진다. 이러한 원하지 않고 비효율적인 움직임 패턴은 연습된다면 확립되고 학습되어 있을지도 모른다. 소뇌가 이들의 움직임을 활동의 일부로서 학습한다면 새로운 내부 모델이 확립될 가능성이 있는 것처럼 보인다. 즉, 더 거칠고 덜 세련되고 덜 조절된 형태이다. 이 환자의 중추신경계는 그날그날의 활동에서 이들을 내부 모델의 일부로서 포함할지도 모른다. 이것은 스트레스와 노력의 증가로 이어지고 환자의 운동수행을 방해하며, 무엇보다도 가장 중요한 것은 자세 안정성의 발달을 무효화한다는 것이다.

소뇌는 움직임과 관련된 감각 구조로부터 직접적이고 빠른 정보를 받을 필요가 있다. 소뇌의 다중감각 정보처리는 움직임에 필요한 신체상태가 바르게 확립되는 것을 가능케 하는 기전이다. 따라서 소뇌기능장애가 있는 환자에서는 고유감각 인식을 개선하고 운동조절을 개선하기 위한 감각 입력을 상황에 맞출 필요가 있다.

뇌줄기
The Brain Stem

뇌줄기(brain stem)는 뇌의 하부에 위치하고 사이뇌에 인접하여 있으며 꼬리 쪽은 척수와 직접 연결되어 있다. 뇌줄기는 중간뇌, 다리뇌 및 숨뇌의 3개 부분으로 구성되어 있다(Brodal 2010). 뇌줄기는 많은 신체의 생명기능(삼키기, 호흡) 중추와 교감신경 및 부교감신경의 자율기능을 위해 중요한 핵을 수용하고 있다. 게다가, 후각과 시각과 연관성이 있는 핵을 제외한 모든 뇌신경핵이 이곳에 위치하고 있다. 모든 원심성 및 구심성 전도로는 뇌줄기를 경유하여 지나가고 몇몇 전도로는 여기서 X자형으로 교차한다. 또한 그물체도 이 뇌줄기에 위치하여 있다.

겉질과 겉질밑의 양쪽이 다양한 기능에 기여한 바를 논의해왔는데, 이제 우리는 뇌줄기로부터의 운동명령이 신체에 도달하는 여러 가지 방법을 고찰하려고 한다. 뇌줄기로부터의 내림 전도로는 주로 자세 유지와 팔다리 전체의 움직임에 관여하고 있다.

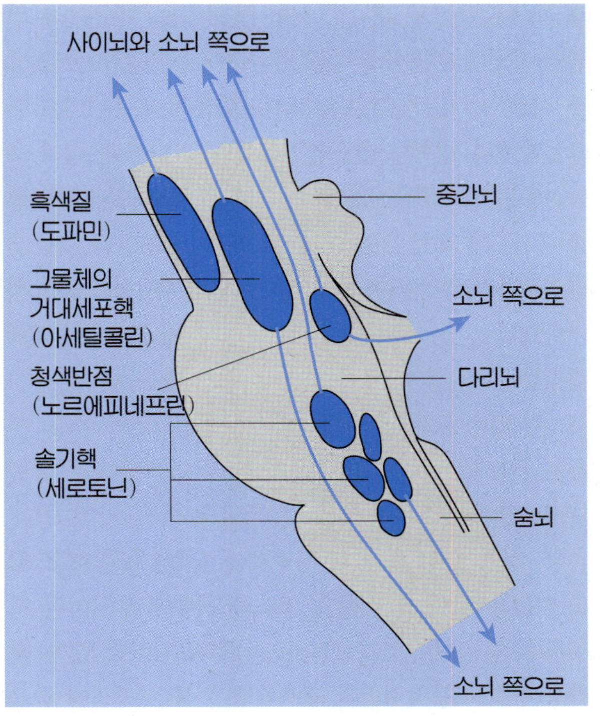

그림 1.20 뇌줄기에 있는 그물체에는 몇몇 중요한 특화된 세포 집단이 있다.

그물체

뇌줄기의 핵심은 그물체(reticular formation)라 불린다(**그림 1.20**). "reticular"라는 단어는 그물모양의 것을 의미한다. 그물체는 분산되었지만 고도로 조직화된 다양한 연결과 기능을 가진 신경세포의 집단이다(Kandel et al 2013). 예를 들어, 그물체는 활동을 자극하고 억제하며, 굽힘과 폄을 향상시키고 그리고 수면과 각성상태를 조정한다(Brodal 2010). 그물체는 중추신경계 내의 대부분의 시스템과 협동하고 몸쪽 및 먼쪽 움직임의 양쪽에서 역할을 갖고 있다. 그물체는 또한 중추신경계의 높은 수준과 낮은 수준 양쪽을 활성화하고 통합 시스템으로서의 기능을 한다.

그물체로부터의 몇몇 신경세포는 척수에 있는 운동신경세포에 투사하여 심혈관 및 호흡 조절과 같은 기능에 영향을 주고 있다. 일반적으로, 그물체는 가쪽 부분과 안쪽 부분으로 대충 나뉘어 있다. 안쪽 부분은 다리뇌와 숨뇌에 위치하고 주로 원심성이며 긴 투사를 시상과 겉질, 소뇌 및 척수로 보낸다. 가쪽 부분은 작으며 그물체에의 많은 구심성 연결을 받고 있다. 많은 2차 오름섬유는 곁가지(collaterals)를 그물체로 보내고 이렇게 해서 그물체는 다음의 것으로부터 정보를 받는다.

- 통증과 청각을 포함하는 대부분의 수용체.
- 소뇌
- 겉질
- 바닥핵
- 안뜰계
- 변연계 구조

다리뇌에 있는 그물체는 청색반점핵을 포함하고 있고 이것은 뇌의 모든 주요 영역과 척수에 투사하여 새로운 자극에 대한 각성(alertness)을 유지하고 있다. 따라서 이것은 감각지각과 근육긴장은 물론 각성에 중요한 역할 갖고 있다. 솔기핵은 뇌줄기의 정중선을 따라 위치하고 주로 수면-각성상태, 정서적 행동, 체온 및 기타 기능의 조정을 돕는 앞뇌(forebrain)에 투사한다. 솔기핵은 또한 운동계의 긴장 조정과 통증 지각의 조정에 참여하는 척수에 투사한다.

근육방추의 민감도는 그물체로부터 조정될지도 모르고 겉질, 소뇌 및 그물체를 통한 기타 고위중추는 근육긴장에 영향을 미친다. 동기부여와 행복과 같은 심리적 과정은 그물체에 영향을 줄지도 모르고 사람의 이니셔티브를 증가시키고 이것에 의해서 근육긴장을 높이는 것처럼 생각된다. 우울증은 정반대의 효과를 갖고 있어 긴장을 하향조정하는 것처럼 보인다.

중간뇌는 겉질 각성상태에 매우 중요한 신경세포를 포함하고 있다. 이들 신경세포는 대뇌겉질에 투사되어 거기서 들어오는 감각자극에 대한 겉질 반응을 강화한다. 그물체의 오름섬유는 하나의 네트워크인 상행성 그물체 활성화 시스템(ARAS)을 형성한다. ARAS는 뇌줄기를 대뇌겉질로 연결하는 몇몇 신경세포 회로로 구성된다. 이들 신경세포 연결은 주로 그물체에서 시작되고 시상을 경유하여 대뇌겉질에 투사된다(Yeo et al 2013). 이 시스템은 각성상태와 각성 및 의식의 전반적인 정도에 영향을 미친다.

상부 뇌줄기는 양측 내림 전도로를 경유하여 하부 뇌줄기와 척수에의 투사를 통해 보행을 위한 체축 방향 및 몸쪽 팔다리의 근육을 조절하는 신경세포를 포함하고 있다. 이동운동(보행)은 CPGs(CPG 기능에 대해서 더 상세한 것은 "척수"의 항을 읽어볼 것)라 불리는 척수에 있는 신경 네트워크에 의해서 만들어진 하나의 율동적 운동 활동이다. CPGs는 척추위 구조(supraspinal structures)에 의해서 시작되고, 조정되고 정지된다. 몇몇 이동운동 영역은 뇌줄기의 다양한 수준에 위치하여 있다(Grabli et al 2012; Takakusaki 2013).

- 시상밑 이동운동 영역(SLR).
- 중간뇌 이동운동 영역(MLR).
- 꼬리쪽 다리뇌에서의 등쪽 및 배쪽 피개영역 (tegmental field).

이들은 기능적으로 정의된 뇌줄기의 영역이고 그 안에서 조절된 이동운동(보행)을 끌어낼 수 있다. MLR은 다리다리뇌핵(PPN)과 쐐기핵(CN)으로 구성된다. 이들 두 구조는 그물체에 위치한 신경세포 집단이고 바닥핵과 상호 결합을 하고 있으며 하행성 그물척수로와 상행성 시상겉질 전도로에 주된 출력을 갖고 있다. 최근의 몇몇 연구에서는 뇌줄기의 MLR은 인간에서의 이동운동 조절과 포유동물에서의 균형에 관여한다는 것을 보여주었다(Grabli et al 2013).

파킨슨병에서 바닥핵 구조의 기능은 지장을 받기 때문에, 바닥핵이 투사하고 조절하는 뇌줄기 운동영역도 또한 기능장애가 될지도 모른다. 보행과 균형 장애는 파킨슨병에서 주요 문제이다. 파킨슨병에서 PPN은 퇴행하여 아마도 이동운동(보행) 문제의 원인이 된다. 임상의는 파킨슨병환자의 이동운동(보행) 증상을 완화하기 위해 이들 구조를 자극하는(심부 뇌 자극) MLR 기능에 대한 지식을 사용한다(Ryczko & Dubuc2013).

다리뇌숨뇌그물체(PMRF)는 뇌줄기의 핵심에 분포된 신경세포의 확산된 네트워크이다. PMRF는 신호에 의해서 자세반응이 계획된 과제에 대해서 시간과 규모가 적절하게 조정되는 것이 확실해지는 대뇌겉질 및 겉질밑 구조로부터 오는 다양한 신호의 통합영역이라는

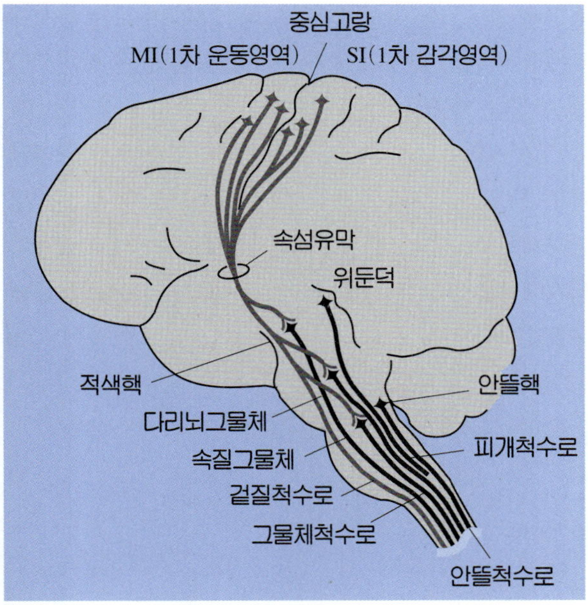

그림 1.21 척수에의 내림 전도로: 겉질척수로와 뇌줄기에서부터의 몇몇 전도로. 뇌줄기로부터의 많은 전도로는 겉질로부터 신경섬유를 받는다.

것이 시사되고 있다(Yakovenko & Drew 2009). PMRF는 준비성 선행적 자세조정(preparatoryanticipatory postural adjustments : pAPAs)(움직임에 선행하는 자세조정); 그리고 수반적 자세조정(accompanying postural adjustments : aAPAs)(움직임을 수반하는 자세조정)과 관련된 신호를 받으며(Yakovenko & Drew 2009), 그리고 자세와 움직임을 조절하기 위해 pAPAs와 aAPAs를 통일된 하행성 명령신호로 통합한다.

그물체에서의 활동은 의식적 지각과 감각정보에 대한 특정 반응을 위해 필요하다. 그물체는 정보가 척수에 전달되기 전에 이들 영역에서의 그물체 및 시냅스의 흥분성 영역 및 억제성 영역 양쪽에 정보를 전달하는 겉질그물체 전도로를 통해 겉질로부터의 입력을 받고 겉질그물체척수 시스템(corticoreticulospinal system : CRS)을 형성한다(**그림 1.21**)(추체외로 시스템이라고도 불린다).

몇몇 운동 전도로는 뇌줄기에서 시작하여 척수에 투사한다. 2개의 뇌줄기 내림 전도로(시냅스에 의해서 중단된 내림 때문에 간접 전도로라고도 불린다)가 확인되어 있다: 즉, 배쪽안쪽 뇌줄기 전도로와 등쪽가쪽 뇌줄기 전도로이다.(Kandel et al 2013). 기능적으로 이들 전도로는 이동운동(보행)과 균형이 촉진되는 머리-신체-팔다리 시너지를 발생시킨다. 게다가, 이들 전도로는 CST 활동의 한 산물로서 시행되는 손과 발의 소근육의 숙련된 움직임을 가능케 하는 필요한 자세 및 태도에 중요하다(de Oliveira-Souza 2012).

배쪽안쪽 뇌줄기 전도로는 주로 자세와 이동운동의 조절을 위해서 겉질(겉질그물체섬유)과 기타의 겉질밑 영역(안뜰핵, 바닥핵, 소뇌)으로부터 정보를 받고 그 전도로는 다음과 같다.

- 중간뇌에서 시작되는 사이질척수로(interstitiospinal tract)와 피개척수로
- 가쪽 및 안쪽 안뜰척수로
- 다리뇌와 숨뇌 그물체에서 시작되는 그물체척수로와 숨뇌척수로

등쪽가쪽 뇌줄기 전도로는 주로 적색핵척수로로 구성되어 있으며 이것은 거대세포 적색핵에서 시작하여 등쪽가쪽 섬유단(funiculus)에서 반대쪽으로 내려간다(Kandel et al 2013). 가장 큰 간접 전도로는 다리뇌와 숨뇌에서 시작되는 그물체척수로(reticulospinal tract ; RST)이다(JKandel et al 2013). 이 전도로는 다리뇌그물체척수로와 숨뇌그물체척수로의 두 부분을 갖고 있다. 다리뇌(또는 안쪽) 그물체척수로는 상부 다리뇌 그물체에서부터 시작된다. 이것은 주로 같은 쪽 운동신경세포에 투사한다. Brodal(2010)에 따르면, 이 전도로는 아마도 척수에서의 그 위치 때문에 체축근육(목근육, 등 근육, 복부근육)쪽을 향하고 있고 자세 지지를 유지하기 위해 체축근육과 다리 폄근을 신경 지배하는 척수 운동신경세포를 촉진한다. 숨뇌(또는 가쪽) 그물체척수로는 척수로 내려가서 팔다리 근육의 운동신경세포를 신경지배하고 있다.

척수 구심섬유와 소뇌의 꼭지핵으로부터의 다른 입력에 더하여 대뇌겉질의 1차 및 모든 앞운동 영역을 포함하는 대뇌겉질의 광범위한 영역에서부터 그물체척수로(RST)에의 광범위한 입력이 있다. 그물체척수로는 뇌에서부터 척수에의 운동지시를 전달하는 중요한 전

도로이다. 몇몇 연구에서는 그물체척수로가 직립자세의 유지, 신체의 지남력 및 팔 뻗기를 위해서 중요하다는 것을 나타내고 있다(Brodal 2010). 그물체척수섬유는 사이신경세포를 경유하여 간접적으로 시냅스결함을 하거나 또는 운동신경세포에 직접 시냅스결합을 한다(α–운동신경세포와 γ–운동신경세포의 양쪽 모두). 이들 전도로는 교차와 비교차 양쪽을 하고 있고 척수 내의 많은 수준에 몇몇 곁가지를 낸다. 따라서 이들은 신체의 다양한 부위의 근육에 동시에 영향을 미친다(Brodal 2010; Schepens & Drew 2004; Schepens & Drew 2006). 게다가, 그물체척수 축삭은 또한 맞교차 사이신경세포(commissural interneurons)에 끝나며, 따라서 반대쪽 활동도 또한 이 전도로에 의해서 조정될지도 모른다(Jankowska et al 2003). 이 해부학적 조직은 팔다리사이 활동의 협응을 촉진하기 위해 기능적으로 사용되고 수의적 움직임(즉, APAs)에 대응하여 자세 지지를 위한 근육활동의 복잡한 패턴을 만들어낼 수 있다(Schepens & Drew 2006; Jakovenko & Drew 2009). 예를 들어, 근육에 대한 양쪽과 한쪽의 신경지배는 팔 뻗기 또는 유각기를 위한 반대쪽 신체의 안정화를 가능케 한다.

피개척수로(tectospinal tract)는 머리와 눈의 움직임을 협응시키는 전도로이다. 이 전도로는 위둔덕이라 불리는 중간뇌의 한 부분에서 시작되고 정중선을 교차하여 반대쪽으로 내려가고 대부분은 척수에 있는 목의 운동신경세포에서 끝난다(Brodal 2010). 이런 이유로 피개척수로는 중간뇌의 한쪽에서부터 발생하는 운동 임펄스를 담당하고 신체의 반대쪽에 있는 근육을 활성화시킨다. 피개척수로의 기능은 시각 및 청각 자극에 반응하여 머리의 반사 자세 움직임을 조정하는 것이다.

그물체척수로는 보통 자세조정 및 보행과 같은 대근육 운동과 연관성이 있지만, 최근의 연구에서는 손의 기능에 관여하는 척수중추와도 관련된다는 것을 보여주고 있다(Baker 2011; Honeycutt et al 2013). Riddle과 동료들(2009)은 피개척수로가 손의 내재근에 투사하는 운동신경세포에도 입력을 제공한다는 것을 발견하였다. 이러한 지식은 먼쪽 손의 조절에 대한 관점을 바꾸었다. 즉, 그물체척수로와 겉질척수로는 동시에 작동하여 손의 다양하고 협응된 움직임의 큰 레퍼토리를 생성할 가능성이 있다는 것이다. 손의 근육으로 가는 그물체척수로는 뇌졸중 또는 척수 손상에서 일어날지도 모르는 겉질척수로(CST)가 결여되거나 손상된 환자에서 이 전도로를 하나의 가능성 있는 치료 표적이 되게 할지도 모른다(Riddle et al 2009; Honeycutt et al 2013).

> 안정성과 균형은 움직임을 위한 필요조건(prerequisite)이다.
> 선 자세는 의식(awareness)과 각성(arousal)을 촉진한다.

안뜰계
The Vestibular System

안뜰계는 머리의 움직임과 지남력에 대한 정보를 처리하고 주시의 안정화와 균형조절에 중요한 역할을 하는 것에 더하여 우리에게 자발적 운동(self–motion)과 지남력에 대한 주관적 감각을 줌으로써 일상생활에서 필수적인 역할을 수행한다(Cullen 2012).

게다가, 신경학적 환자에서 시행한 연구에서는 안뜰신호는 또한 사람의 신체 지각과 의식의 다양한 측면에 중요하다고 시사하고 있다(Bottini et al 2001).

안뜰계에 대한 개요

안뜰계는 말초부위인 안뜰감각기관과 중추부위인 안뜰신경 및 안뜰핵으로 구성된다.

- 안뜰기관의 감각기관 : 속귀의 5개의 수용체기관이다.
- 속귀의 감각기관으로부터의 안뜰 신호를 안뜰핵으로 전달하는 안뜰신경.
  - 안뜰핵(**그림 1.22**) : 뇌줄기에 분포되고 총괄하여 안뜰 복합체라 불리는 신경세포 집단인 4개의 주요 핵이다(Brodal 2010). 안뜰계, 소뇌, 척수 및 시각계로부터의 정보는 이들 핵에서 통합된다.
  - 가쪽 핵(Dieter의 핵).

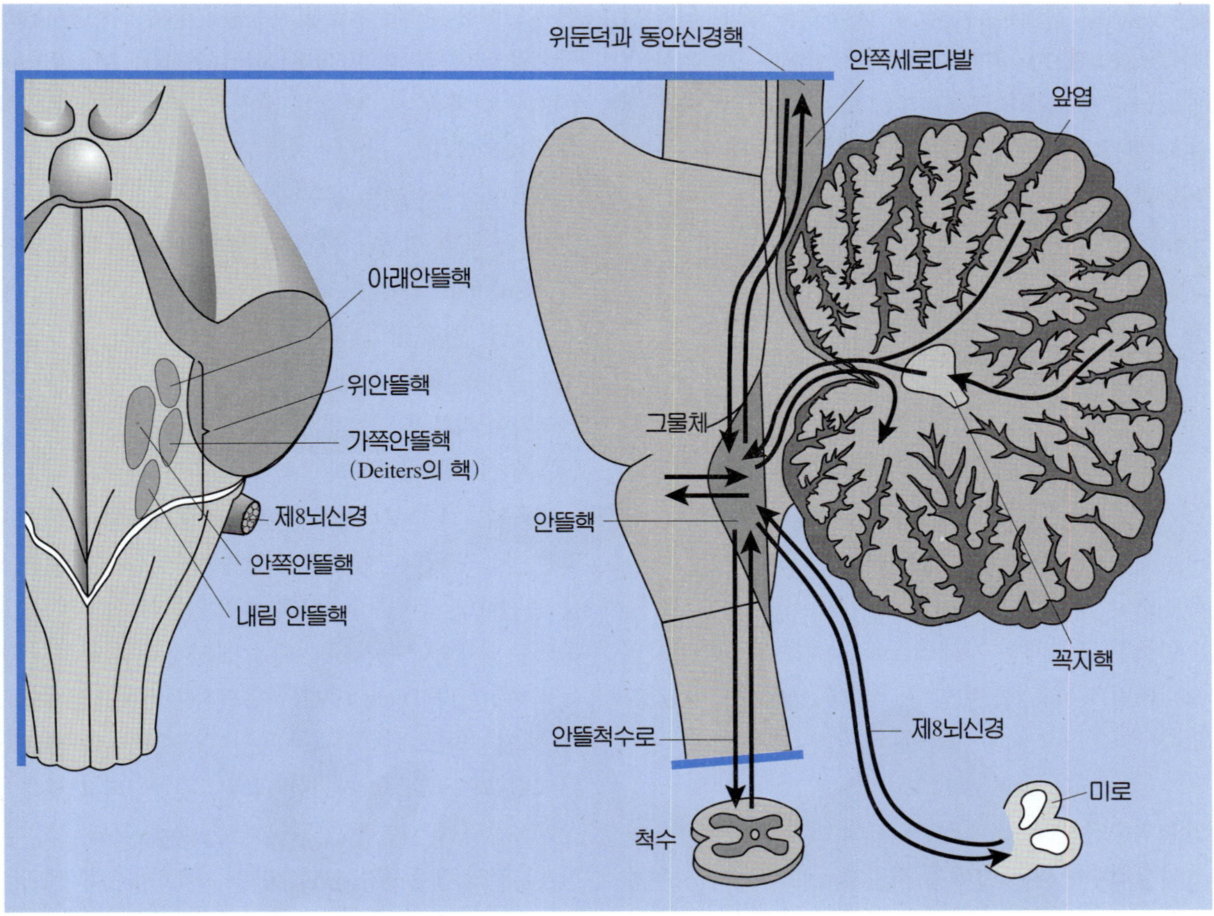

그림 1.22 뇌줄기의 안뜰핵. 그림은 가장 중요한 구심성 전도로와 원심성 전도로.

- 안쪽 안뜰핵(MVN).
- 위핵(suprior nucleus).
- 내림(또는 아래) 핵.

안뜰감각기관은 좌우 속귀에 대칭적으로 짝을 이루어 위치하고 있다. 이들은 2개 유형의 감지기(sensor)로 구성되어 있는데 하나는 3차원 모두에서 각가속도를 감지하는 3개의 반고리뼈관이고, 또 하나는 3차원 모두에서 선가속도(즉, 중력과 병진운동)를 감지하는 2개의 이석기관이다(Cullen 2012). 따라서 안뜰감각기관은 중추신경계에 모든 방향으로의 신체 흔들림뿐만 아니라, 중력에 관해서 신체 기울기의 양을 알릴 수 있다(Kandel et al 2013). 이들 수용체는 언제나 활동적이다. 안정 시에 조차도 이석기관은 중력을 감지한다.

안뜰신호는 신호처리와 경로변경을 위해 제8뇌신경의 안뜰 분지를 경유하여 안뜰핵 복합체로 이송된다. 여기서 안뜰신호는 머리와 신체의 방향성을 추정하기 위해 시각정보, 고유감각 정보 및 다른 감각정보와 통합된다.

안뜰 복합체는 다음의 것으로부터 정보를 받는다.

- 머리의 위치와 움직임, 방향 및 속도 변화의 신호를 보내는 속귀의 안뜰감각기관.
- 척수(고유감각 정보), 그물체, 소뇌 및 중간뇌(위둔덕).
- 눈
- 대뇌겉질(그물체를 경유하여 간접적으로 관여하지만, 또한 다른 직접적인 섬유도 경유한다).

안뜰 복합체에서 근육, 관절, 피부 및 눈으로부터의 정보는 지속적으로 안뜰감각기관으로부터의 입력과 통합되고 이로 인해서 안뜰계에서의 정보처리는 이미 안뜰 복합체 수준에서 다중감각 및 다중양식으로 되어 있다(Brodal 2010). 게다가, 안뜰 복합체는 광범위한 겉질, 소뇌 및 뇌줄기 구조로부터 입력을 받는다. 안뜰정보와 안뜰밖 정보의 통합은 자발적 운동의 지각과 공간 지남력과 같은 고차의 안뜰기능을 위해 중요하다(Angelaki& Cullen 2008).

■ 안뜰 복합체의 원심성 연결

안뜰계로부터의 정보는 3개의 주요 영역에 작용한다.

- 안뜰척수반사(VSRs)를 제공하는 안뜰척수로를 경유하는 척수의 운동신경세포.
- 바깥눈근육(extraocular muscle)의 운동신경 세포: 안뜰-눈 반사(VOR).
- 소뇌

안뜰핵 복합체는 자세조절에 기여하는 안뜰반사의 모니터링 및 조정을 위한 소뇌와의 상호 연결을 갖고 있다.

안뜰척수반사

안뜰척수반사는 머리를 직립자세로 유지하기 위해 머리와 목의 움직임을 몸통/몸과 협응시키는 데 중요한 역할을 수행하며(Cullen 2012), 그리고 별로 힘들이지 않고 중력에 관하여 신체의 위치를 유지하는 열쇠로서 역할을 한다. 안뜰이 자세조절에 미치는 영향에는 신체의 자세긴장의 조정이 포함되고 이리하여 안뜰척수로는 예기치 않은 머리의 움직임에 반응하여 선택적으로 자세긴장을 조정할 수 있다. 안뜰신호는 머리가 고정된 몸통에 대해서 움직일 때 머리 움직임 또는 전신의 움직임을 식별할 수 없다. 따라서 목-고유감각 입력은 몸통에 관하여 머리의 움직임에 대한 중요한 정보를 제공한다. 목 근육의 고유감각기의 활성화는 목 반사를 이끌어내고 이것은 머리 안정성과 신체 자세를 위한 안뜰 반사와 함께 작용한다(Pettorossi & Schieppati 2014).

안뜰척수 전도로

척수로 가는 대부분의 섬유는 가쪽안뜰척수로를 형성하는 가쪽안뜰핵에서부터 투사하고 이것은 척수의 전체 길이를 연장하여 α 및 γ 운동신경세포에 단시냅스성으로 영향을 미친다(Brodal 2010; Markham 1987). 단시냅스성 연결 때문에 균형을 회복하기 위해 빨리 반응한다.

가쪽안뜰척수로는 몸통의 골격근(axial muscles)(몸통과 목의 심부근육)과 몸쪽 팔다리근육에 도달한다(Markham 1987). 가쪽안뜰척수로는 곁가지를 척수의 목과 허리 양쪽 영역에 보낸다. 따라서 같은 메시지가 목과 허리수준의 양쪽으로 전달되어 신체와 팔다리가 머리와 목 근육과 협응하는 것을 가능케 한다. 안뜰계 기능은 현시점의 상황에 맞춰 조정된다.

가쪽안뜰척수로는 신체의 같은 쪽에 영향을 준다. 그것은 몸통과 팔다리에 대해서 같은 쪽이다. 그것은 폄근을 촉진하고 굽힘근 운동신경세포 활동을 신체의 같은 쪽으로 억제하며 동시에 반대쪽 신체에 대한 굽힘근 활동을 촉진한다(Dietz 1992). 이 관점은 가쪽안뜰척수로가 선 자세와 보행에서 펴는 동안에 활동적이라 언급하는 Kidd와 동료들(1992)에 의해서 뒷받침되고 있다.

안쪽안뜰핵은 안쪽안뜰척수로를 통해 목과 상흉부 신체분절의 운동신경세포를 신경 지배한다. 이 전도로는 가쪽안뜰척수로보다 작고 같은 쪽 운동신경세포와 시냅스 결합을 한다. 그 기능은 신체에 관해서 머리를 안정시키는 것이다. 머리는 선 자세와 보행에서 비교적 자유로워 주위환경의 시각주사(visual scanning)를 가능케 한다.

> 안뜰계의 활동은 자세조절을 필요로 할 때 가장 크다. 머리조절과 자세조절은 서로 영향을 주고받는다.

안뜰-눈 반사(VOR)는 머리가 움직이는 동안 눈을 가만히 있게 함으로써 머리의 움직임을 보상한다(Kandel et al 2013). 안뜰감각수용기는 머리가 얼마나 빨리 회전하는가에 대한 신호를 보내고 이 정보는 움직이는 동안에 눈이 한결같은 시각 영상을 망막위에 안정시키기 위해 안구운동 시스템에 의해서 사용된다. 머리가 회전할 때 반대방향으로 회전한다. 시각 처리는 영상 안정화를 위한 안뜰 처리보다 훨씬 느리고 비효율적이다. 이 반사는 성장하는 동안에 신체비율이 변화함에 따라 운동학습을 통해 적응될 필요가 있다.

안뜰신호의 겉질 처리

모든 안뜰핵은 시상의 배쪽뒤쪽 핵과 배쪽가쪽 핵에 투사하고 있다(Kandel et al 2013). 시상은 안뜰정보의 흐름을 겉질에 전달하고 조정하며 겉질-시상-겉질 전도로(cortico-thalamo-cortical pathways)에서 중요한 기능을 수행한다. 정보는 시상에서부터 겉질로 전달된다. 단일의 그리고 잘 정의된 1차 안뜰겉질은 없다(Lopez & Blanke 2011). 오히려 뇌영상(neuroimaging) 연구에서 나온 증가하고 있는 데이터의 양이 뒤 및 앞 대뇌섬(insula), 관자엽-마루엽 접합부, 아래마루엽, 몸감각겉질, 1차 운동겉질 및 앞운동겉질을 포함하는 안뜰 자극에 의해서 유발된 고도로 분포된 안뜰겉질 네트워크를 확인해주고 있다(Brodal 2010).

안뜰계가 지각, 눈돌림(oculomotor) 및 자세조절에 관여하고 또한 공간인지에도 관여한다는 증거가 증가하고 있다(Brodal 2010). 안뜰신호 및 안뜰처리에 관여하는 신경구조는 자발적 운동(self-motion)과 물체운동(object-motion)을 구별하기 위해, 세계를 직립으로 인식하기 위해, 그리고 중력과 관련된 시각인지(visual perception)를 위해 중요하다(Cullen 2014). 중추신경계는 팔의 움직임과 위치를 참조하면서 중력의 내부 모델을 만들어내기 위해 안뜰신호를 사용한다. 게다가, 근육긴장과 팔다리근육의 수축을 조절하기 위해 안뜰신호는 뇌로 되먹임이 되어 현재의 신체자세를 업데이트한다. 따라서 안뜰신호는 뇌와 신체부위 사이의 감각운동 회로에 관여하여 신체분절의 지각에 기여한다(Lopez et al 2012).

임상과의 관련성

안뜰기관은 균형에서 중심적 역할을 하고 자세와 주시(gaze)의 안정화를 위한 핵심적인 반사를 조정한다. 선 자세에서 짧은 잠복시간 반사(short-latency reflexes)는 균형에 대한 예기치 않은 외부교란에 대응하는 데 중요한 역할을 갖고 있다. 다리와 몸통근육에서의 짧은 잠복시간 반사는 머리의 가속도에 반응하여 안뜰수용기로부터 시작된다는 것을 보여주고 있다(Laube et al 2012). Forbes와 동료들(2015)에 따르면, 안뜰반사(VRs)는 근육집단 내 및 전체에 걸쳐서 달라지고 시스템 역학, 각 근육을 신경지배하는 다양한 신경전도로 및 주어진 과제에 대한 감각신호와 운동명령의 일관성에 대한 근육의 기여에 따라 조정된다. 안뜰반사에 대한 과제 의존성은 이동운동(보행) 동안에 특히 중요하며 그 이유는 안뜰반사 반응이 발목관절, 무릎관절 및 엉덩관절에 대한 모든 이동운동 근육에서 역동적으로 조정되기 때문이다(Dakin et al 2013).

안뜰계의 활동은 자세조절에 대한 요구가 가장 클 때 선 자세와 보행에서 가장 크다. 어떠한 위치 또는 자세의 이동, 체중이동 또는 팔의 움직임도 발과 지지기저면에 관해서 중력중심을 전위(이동)시킨다. 얼마나 전위가 작은가에 관계없이(호흡은 몸통의 분절사이 정렬에서 거의 보이지 않을 만큼의 작은 변화를 야기하고 이것은 중력중심에 대한 작은 외부교란으로서 인식된다) 근육긴장과 활동은 평형을 유지하기 위해 적응할 필요가 있다.

앞서 언급한 정보의 중요한 기능적 결과가 있다. 폄근 근육에 대한 그 동일한 쪽 신경 지배를 통해 마치 사람이 한쪽 다리로 서 있을 때 안뜰핵의 활동이 가장 촉진되는 것처럼 보일지도 모른다. Dietz(1992)는 이것을 "참된" 선 자세 또는 위치와 비교하여 논의하고 있다. 임상적으로, 균형을 촉진하기 위해서는 신체의 정렬이 최적화될 필요가 있다고 인식되고 있다. Bussel과 동료들(1996)은 발을 내딛거나 걸으려고 시도하는 동안에 CPG 활동을 방해할지도 모른다는 것을 보여주는 것처럼 생각되는 하반신마비 환자에 대한 연구를 언급하고 있다. 이들 다양한 저자들의 연구결과를 임상경험과 결합하면 선 자세에서 한쪽 다리로 균형을 잡는다는 것은 마치 반대쪽 다리의 자유로운 유각을 위한 전제조건인 것처럼 생각될지도 모른다. 동시에 유각에서 다리의 흔들기가 너무 일찍 능동적으로 시작된다면 입각 쪽 다리의 안정성을 무효화할지도 모른다.

> 한쪽 다리로 역동적으로 균형을 잡는 능력은 자유로운 유각의 전제조건인 것처럼 생각된다.
> 너무 일찍 시작되는 능동적인 유각은 입각 쪽 다리의 안정성을 방해할지도 모른다.

환자를 중력과 상호작용을 하도록 선 자세로 있게 하면(환자의 운동 활동 수준에 따라 배치 또는 촉진한다) 안뜰계를 자극하여 환자의 가장 이환된(마비된) 쪽의 활동을 더 촉진할 수 있다. 최적화된/정상화된 정렬을 통해 이환된(마비된) 쪽으로 체중을 이동함으로써 안뜰계 활성화를 가장 잘 촉진할 것이다.

그물체계와 안뜰계 양쪽 모두가 신체의 같은 쪽과 반대쪽 근육에 대해서 신경 지배를 하고 있다. 뇌의 한쪽 운동전도로(motor pathway)에 영향을 미치는 병변은 양쪽에 대한 운동조절을 감소시킬지도 모른다. 양쪽 하행성이지만 주로 같은 쪽으로 투사하고 있는 배안쪽 시스템의 해부학적 배열을 간략히 생각해보자. 겉질밑 수준(예를 들어, 속섬유막)에 위치한 뇌졸중에서 병변은 운동겉질과 그물체 사이의 신경세포 연결을 방해할 가능성이 매우 높다. 이것은 몸통의 같은 쪽 자세조절 기능장애로 이어질지도 모른다(Schepens & Drew 2004; Schepens et al 2008; Silva et al 2014). 뇌줄기 병변은 뇌신경의 핵들이 이 영역에 위치하고 있기 때문에 삼킴곤란(dysphagia) 및 구음장애(dysarthria)는 물론 균형과 이동성이 저하하는 문제를 야기할지도 모른다. 근육긴장은 그물체의 억제성 또는 흥분성 부위에 병변이 있는지 아닌지에 따라 증가하거나 심하게 감소할지도 모른다. 그물체의 흥분성 영역을 신경지배하는 섬유에 병변이 있다면 척수에 대한 흥분의 상실이 있어 환자는 근육긴장저하(hypotonia)를 경험할지도 모른다. 그러나 억제성 부위에서 시냅스 연결을 하는 섬유에 병변이 있다면, 척수에 대한 억제성 영향의 상실이 있어 환자는 근육긴장항진(hypertonia)의 문제가 발생할지도 모른다.

척수

The Spinal Cord

척수는 흔히 뇌와 효과기관(근육, 피부 등) 사이의 중계소라 불려왔다. 그러나 지난 40년간에 걸쳐서 연구자들은 척수가 단순한 전달자보다는 훨씬 더 복잡한 기능에 관여한다는 것을 알게 되었다. 척수는 고위중추와 말초의 양쪽에서부터 정보를 받는다. 척수는 거대한 수용기 영역을 갖고 있으며 정보가 다른 시스템으로 전달되거나 또는 근육활동으로 변환되기 전에 전신(머리를 제외)으로부터의 정보를 받고 조정한다. 척수에는 척수에 보내지는 정보가 유기체(생물)의 필요를 충족시키고 과다자극으로부터 뇌를 보호하는 관문조절(gate conrtol) 기능이 있다(Davidoff 1990; Kandel et al 2013). 거대한 수용기 영역과 관문조절 기능으로 인해서 척수는 고위중추 활동에 영향을 준다. 척수는 몇몇 오름전도로와 내림전도로를 통해 뇌와 나머지 신체 사이의 신호 전달에 관여하고 있다. 게다가, 척수는 아주 기본적인 반사활(reflex arcs)과 중추패턴으로 발생된 운동행동을 조절하는 더 복잡한 신경세포 회로의 양쪽을 포함하고 있다. 몇몇 종(species)의 연구에서는 몇 가지 운동의 율동적 근육 활성화가 환경에 따라 조정될 수 있는 척수수준에서 프로그램화가 된다는 것을 보여주고 있다. 예를 들어, 이동운동(CPG)을 만들어내는 잘 연구된 척수 네트워크 또는 고양이와 영장류에서 팔 뻗기와 손의 움직임에 관여한다는 것을 보여준 목의 척수고유 시스템(cervical propriospinal system)이다(Marchand-pauvert & Iglesias 2008).

척수의 내부구조

척수의 내부구조는 백색질과 회색질의 두 가지 유형의 조직을 보여준다. 백색질은 척수 전체에 걸쳐서 회색질을 에워싸고 있으며 하행성 및 상행성 정보의 중계역할을 한다. 백색질은 등쪽기둥(dorsal column), 가쪽기둥(lateral column) 및 배쪽기둥(ventral column)으로 나뉜다(축삭의 다발은 또한 전도로라 불린다). 등쪽 및 가쪽 기둥은 감각신호를 전달하고(척수수준에서의 몸감각 정보의 통합에 대한 절을 참조할 것) 배쪽기

등은 주로 하행성 운동신호와 연관성이 있다(Guertin 2013).

나비꼴 또는 H형으로 특징지어지는 회색질은 무수신경섬유(unmyelinated fibers)로 구성된다. 회색질의 가쪽 측면은 뒷뿔(dorsal horn), 가쪽뿔(lateral horn), 앞뿔(ventral horn)이라고도 불리는 영역으로 나뉜다. 뒷뿔은 감각정보를 처리하고 한편, 앞뿔은 운동정보를 처리한다. 가쪽뿔은 가슴수준에만 존재하고 신경절이전 교감신경세포(preganglionic sympathetic neurons)의 세포체를 포함하며 이리하여 자율신경 정보를 처리한다(Lundy-Ekman 2007).

척수 내에서 사이신경세포는 신경 임펄스를 중계하고 감각신경세포로부터의 임펄스를 운동신경세포(예를 들어, 렌쇼세포, Ia 및 Ib 억제성 사이신경세포, 제Ⅱ군 구심성 섬유로부터의 2시냅스성 전도로에 있는 사이신경세포 그리고 굽힘근 반사 구심성섬유[FRAs]로부터의 다시냅스성 정도로에 있는 몇몇 사이신경세포)로 전달하기 때문에 처리중추의 역할을 할지도 모른다. 대부분의 척수반사 전도로의 사이신경세포는 다양한 말초자극에 의해 유발된 반사반응을 중재하고 수의운동을 포함하는 몇몇 반응에 기여하는 것으로 나타났다.

회색질에서의 몇몇 신경세포는 국소적인 척수반사 전도로(반사활이라고도 불린다)를 형성하지만, 다른 신경세포는 특정 기능을 수반하는 더 복잡한 회로에 관여한다. 반사는 "특정 자극에 의해서 유발된 신속하고 예측할 수 있으며 반복할 수 있고 정형적이고 그리고 불수의적인 운동반응 또는 움직임"이라 정의된다(Guertin 2013). 예를 들어, Ia 반사 전도로는 가장 단순한 반사(단시냅스성 신장반사 또는 힘줄반사라고도 불린다)라 생각된다. 이것은 근육방추에서부터 시작되는 1차 구심성(Ia) 입력을 중재하고 있고 근육신장에 의해서 활성화된다. 이 반사는 일반적으로 근육긴장과 자세조절에 역할을 하고 있는 것으로 생각된다(Guertin 2013).

척수반사는 일반적으로 정형화된 반사라 생각되지만 불안감의 수준 또는 훈련에 의해서 조정될 수 있다. 반사의 강도는 과제의 요구에 따라 강화되거나 약화될 수 있다(Brodal 2010).

Alvarez와 동료들(2013)에 따르면, 척수의 운동기능은 운동신경세포 발화와 운동출력을 조정하는 사이신경세포의 배선(wiring)과 특성에 좌우된다. 척수는 해부학적, 생리학적 그리고/또는 분자기준에 따라 다양한 유형으로 할당될 수 있는 많은 유형의 사이신경세포를 포함하고 있다. 몇몇 분절에 걸쳐 분지된 사이신경세포는 척수고유 신경세포(propriospinal neurons; PNs)라 불리고 척수의 백색질 전체에 걸쳐서 볼 수 있다(Brodal 2010; Flynn et al 2011). 기능적으로, 척수고유 시스템은 하행성 척수위 전도로(예를 들어, 뇌로부터의 운동명령을 전달하는)와 말초 구심성 입력

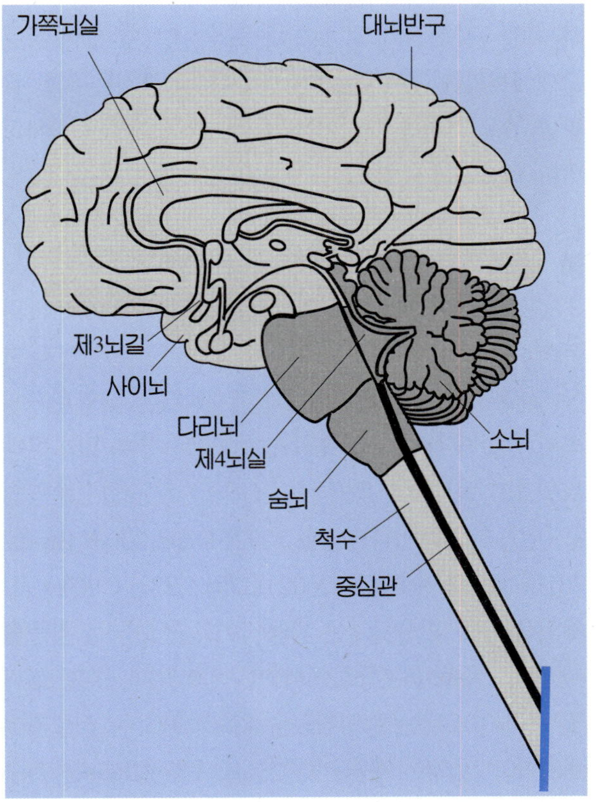

그림 1.23 뇌와 척수의 세로방향 그림. 척수와 뇌줄기는 중추패턴발생기(central patrern generators)라 불리는 세포-신경세포 풀의 특화된 집단을 포함하고 있다. 목의 영역에서부터 허리 영역으로 뻗는 긴 고유척수 섬유는 걷는 동안에 신체의 좌우 사이의 협응을 위해 필요하고 이 좌우 사이 활동의 율동적 정보교환은 조율기(pacemaker) 특성을 자진 세포에 의해서 야기된다고 생각되고 있다.

(말초로부터의 감각정보를 전달한다)의 통합과 조정을 포함하는 여러 가지 서로 다른 과제에 관여하고 있다. PNs는 또한 척수 전체 길이에 걸쳐서 운동회로에서의 활동이 동시에 일어나게 하기 위해 중요하다(Brodal 2010). 게다가 이동운동(보행)은 PNs를 수반하는 네트워크를 경유하는 목 팽대와 허리 팽대의 결합에 의해서 뒷받침되고 있다.

최근에 PNs는 불완전 척수손상(SCI) 후의 기능회복을 위해 중요한 기질(substrate)이라는 것이 확인되었다. PNs는 내림 전도로에서부터의 절단된 축삭에 의하거나 또는 그 자체의 발아(sprouts)나 분지(arborization)에 의해서 새로운 척수회로를 형성할 가능성을 갖고 있다.

고유척수 시스템이 인간의 기능 회복에 무엇을 기여하는지는 불확실하다. 그러나 척수손상(SCI)의 동물모델에서의 연구에서는 PNs가 치료적 중재를 위한 유망한 목표로 하는 대상이라는 강력한 증거를 제공하고 있다(Flynn et al 2011).

■ 중추패턴발생기와 이동운동(보행)

"다수의 척추동물에서 의식적인 노력 없이 그리고 말초의 구심성 되먹임 없이 특정한 율동적인 움직임을 만들어내는 신경세포 네트워크가 존재한다는 것은 반론의 여지가 없다"(Mackay-Lyons 2002). 척수의 신경 네트워크인 중추패턴발생기(CPGs)는 율동적인 움직임을 만들어낼 수 있다(Dietz 1992; Dietz 2003; Brodal 2010; Mackay-Lyons 2002)(**그림 1.23**). CPGs는 신체의 좌우를 협응시키는 자동적이고 변화하는 활동을 제공하고 주로 척추동물에서 연구되어왔다. 호흡, 씹기 및 삼키기와 같은 생명기능을 위한 CPGs는 뇌줄기에 위치하고 있으나 이동운동 기능을 위한 CPGs는 척수 안에 포함되어 있다. 이들이 인간에서 존재할 개연성은 높다(Kandel et al 2013). 유아의 초기 발 내딛기 반응은 율동적 척추활동을 나타내어 보이며 이들 네트워크가 타고난 것이고 패턴발생의 한 표현일지도 모른다는 것을 시사하고 있다(Kandel et al 2013). 인간에서는 각각의 팔다리를 조절하는 별개의(서로 다른) CPGs를 사용한 조사결과는 일관되어 있으며, 이들의 CPGs는 고양이와 인간 모두의 척수에 위치하고 있다(Dietz et al 1994; Macka-Lyons 2002; Zehr & Duysens 2004). 양쪽의 CPGs는 복잡한 사이신경세포 네트워크를 통해서 서로 연결되어 있다. 말초수용기로부터의 뒤뿌리 섬유는 척수 내에서 분지하는 사이신경세포에서 끝난다. 따라서 하나의 뒤뿌리 섬유에서부터의 임펄스는 몇몇 분절에 아래위로 확산될지도 모른다.

인간의 팔과 다리 사이에는 신경연결이 있다. 이것은 팔과 다리의 과제의존성 신경세포 연결이며 보행하는 동안 팔이 수반되도록 하지만, 자발적으로 유도되는 팔/손이 움직이는 동안에는 이 연결을 끊는 것을 가능케 한다. 걷는 동안, 우리의 팔은 이에 대응하는 다리와 위상을 달리 하여 율동적으로 움직인다. 이것은 수동적인 기계적 효과가 아니다. 특히 어깨관절에서의 몇몇 팔의 근육은 보행주기 동안에 율동적으로 번갈아 하는 활동을 보여준다.

이것은 네발동물에서의 네발보행과 유사할지도 모르고 이 활동은 척수 CPGs를 반영하고 있는 것이라 제안하고 있다(Zehr et al 2009). 척수 내에 있는 고유척수 전도로는 목과 허리의 CPGs 연결에 의한 네발의 협응에 매우 중요하다고 생각된다.

CPG는 그 원래의 형태에서는 몸감각 정보와는 무관하다. 인간과 원숭이의 연구에서는 팔 뻗기와 잡기와 같은 수의적 운동과제 그리고 수영과 걷기를 포함하는 다른 율동적 움직임이 구심로차단(deafferentation) 후에 수행될 수 있다는 것을 보여주고 있다(Knapp et al 1963; Mackay-Lyons 2002). 그러나, 중추 영향과 감각 영향 사이의 상호작용은 적응적 행동을 만들어내는 데 매우 중요하고 이동운동 조절에 대한 최근의 연구에서는 보행하는 동안에 운동출력을 형성함에 있어서 구심성 입력의 역할을 강조하고 있다(Dietz et al 2009). Juvin과 동료들(2009)에 따르면, 포유류 척수에서의 이동운동 CPG 네트워크 조작의 조절에서 팔다리의 감각 되먹임이 수행하는 중요한 역할은 현재 널리 인식되고 있다.

몸감각 되먹임은 전체적인 운동조절 시스템에서 하

나의 필수적인 부분이고 보행하는 동안 환경에 대한 끊임없는 적응을 가능케 하는 CPG에 의해서 만들어진 운동 프로그램의 수정에 필수적이다(Mackay–Lyons 2002; Zehr & Duysens 2004; Dietz 2010). CPG는 시각계, 안뜰계 및 몸감각계의 몇몇 정보 소스로부터의 구심성 정보를 사용한다. CPG와 운동신경세포는 다양한 감각수용기로부터 광범위한 되먹임을 받아 이동운동의 균형 및 방향과 속도를 조절한다(Grillner 2006). 게다가, 감각 되먹임은 운동 활동이 위치, 방향 및 강도(즉, 위상변화의 촉진)를 위해 움직이는 신체부분의 생체역학적 상태에 적응되도록 보장하는 정보를 제공한다.

이동운동을 위한 세 가지 중요한 감각정보 소스가 확인되어 있다(Duysens & Van de Crommert 1998).

- 폄근에서의 힘에 민감한 골지힘줄기관으로부터의 하중정보.
- 발바닥의 기계수용기로부터의 하중 되먹임.
- 엉덩관절 근육의 신장에 민감한 근육으로부터의 위치정보.

폄근에서의 힘에 민감한 골지힘줄기관으로부터의 정보와 발바닥의 기계수용기로부터의 하중 되먹임인 폄근을 강화하는 되먹임은 보행의 입각기 근육활동과 입각기 지속시간을 증가시키는 것으로 생각되고 있다. 엉덩관절 근육의 근육방추로부터의 위치정보는 유각기의 시작을 용이하게 한다(Duysens et al 2000). 이것은 유각기는 폄근이 부하가 제거되기까지는 시작되지 않고 이들 근육에 의해서 발휘되는 힘이 약하다는 기능적 결과이다. 다시 말해서, 입각종기에 다리의 부하가 감소할 때, 폄근을 강화시키는 되먹임은 감소하고 유각의 시작이 촉진된다(Takakusaki 2013).

Dietz와 Duysens(2000)는 구심성 정보가 항중력근육군의 CPG 활동을 강화하기 위해 필요하다고 언급하고 있다. 하중제거, 발끔치 접지, 및 체중이동에 대한 정보는 발 내딛기(stepping) 조절에 매우 중요하다(Maki & Mcllroy 1997). Kavounoudias와 동료들(1998)은 균형을 위한 발바닥 피부수용기의 역할을 조사하였다. 그들은 발을 마취시켜 실험대상자가 발의 민감성이 상실된 후 한쪽다리로 균형을 잡을 수 없다는 것을 발견하였다. 발에 있는 기계수용기의 특정 분포는 공간적 기원(spatial origin), 진폭 및 피부에 가해지는 압력 진폭의 변화율을 부호화한다. 따라서 중추신경계는 발바닥으로부터의 압력의 공간적 시간적 분포에 관한 정보를 끊임없이 받고 있다.

이동운동(보행)을 위한 척수의 CPG 활동에 더하여 성공적인 걷기를 달성하는 핵심 역할을 가진 중추신경계의 다른 많은 네트워크가 있다. 이동운동의 시작, 조정 및 조절에 관여하는 고위중추는 다음과 같다(Takakusaki 2013; Guertin 2012):

- 중간뇌 이동운동 영역(MLRs).
- 안뜰계.
- 그물체.
- 소뇌.
- 바닥핵(BG).
- 대뇌겉질.

MLRs라 불리는 중간뇌의 핵은 하부 뇌줄기의 그물척수신경세포의 활성화를 통해 이동운동을 개시시킨다(Mackay–Lyons 2002; Takakusaki 2013). 3개의 서로 다른 구역이 확인되었는데 이들 모두는 이동운동 시작에서 서로 다른 역할을 갖고 있다:

- 가쪽 시상하부는 배고픔, 목마름 또는 목욕에 대한 욕구와 관련된 보행을 개시시킨다.
- 불확대(zona incerta)는 관광 유형의 보행 (즉, 시각적으로 유도된 보행)을 개시시킨다.
- 뇌실주위 구역은 분노와 공포(싸움과 도주)반응.

뇌줄기에서의 그물체와 안뜰계는 모두 항중력근육의 활성화에 관여한다. 그물척수로는 척수 리듬 발생 시스템을 활성화시키고 이에 더해서 자세근육 긴장을 증가시킨다(Takakusaki 2013). 바닥핵은 자세와 움직임을 통합해서 근육긴장을 조정하고 이동운동을 적응시킨다. 추가적인 수정은 소뇌를 통해 이루어지고 이것은 신체 좌우측에 대한 CPG 활동을 협응시키는 것으로 생각된다. 운동겉질 영역에서부터 바닥핵과 소뇌에의 연결은 의지(volition), 인지(cognition) 주의(attention) 및 예측(prediction)을 필요로 하는 정확하고 적응적인 움직임 조절에 기여할지도 모른다(Takakusaki 2013). 소뇌는 또한 운동학습과 오류수정에서 활동적으로 된다. 대뇌겉질은 단순하고 방해받지 않는 보행에는 거의 영향을 주지 않지만, 시각 주사(visual scanning), 지각 및 길 찾기(navigation)에서의 역할과 순간에 적절한 활동을 만들어내기 위해 CPG의 활동을 수정하는 데에 역할을 갖고 있다. 보행이 더 복잡해짐에 따라 대뇌겉질은 더 활동적으로 된다. CPG는 지면을 볼 수 없다. 따라서 이동운동이 복잡해지면, 특히 축구공이 좁게 특정되어 시각입력의 필요성이 증가하면 대뇌겉질은 더 율동적으로 발화하여 발의 배치를 유도한다(Lacquaniti et al 2012).

> 평지를 걷는 것은 아마도 척수와 뇌줄기에 있는 CPG에 의해서 조절되고 소뇌에 의해서 협응된다(즉, 이것은 주로 자동적인 활동이다).

■ 임상과의 관련성

패턴 발생은 중추신경계 병변이 있는 환자의 급성기/아급성기에서 자세활동과 협응의 조기 활성화에 중요한 역할을 갖고 있을지 모른다. 그 이유는 단순하고 복잡하지 않은 환경에서의 발 내딛기 촉진은 환자가 해결해야 할 인지문제를 필요로 하지 않기 때문이다:

- 패턴이 생성된 발걸음(step)은 선택적 전위의 결과이며 그 운동 활동에 있어서 과도한 전위로 인한 반응성 발걸음과는 다르다.
- 패턴 생성은 중증의 운동/감각/지각 기능장애가 있는 환자에서조차 자동적으로 촉진될 수 있다.
- 패턴 생성은 서로 다른 분절과 신체의 두 절반 사이의 상호작용과 협응을 용이하게 하고 그것에 의해서 균형조절을 촉진함으로써 몸 전체의 운동 활동을 향상시킬지도 모른다.
- 발 내딛기의 조기 촉진은 중추신경계와 신경근육계를 활성화시켜 환자에게 동기를 부여한다.
- 발꿈치 접지에서 생긴 양호한 입각기는 같은 쪽의 유각기를 촉진한다(운동 에너지의 방출).
- 양호한 입각기는 자세 시스템에 안정성을 제공하고 따라서 또한 반대쪽 다리의 유각을 자유롭게 한다. 이리하여 자세조절이 좋을수록 보행시작도 좋아진다.
- 패턴 생성은 활동을 환경에 적응시키기 위해 적절한 구심성 정보에 의존한다.
- 템포(속도)는 개인이 서로 다른 고유의 속도를 갖고 있는 것처럼 생각되기 때문에 위상변화를 촉진하기 위해 개인으로서 적절한 수준에 있어야 한다.
- 발 내딛기의 조기 촉진은 환경에 대한 환자의 의식을 높이고 지각을 개선할지도 모른다.
- 환자가 보행 패턴에 주의를 집중하는 것은 주변 입력으로부터 우선 순위를 빼앗음으로써 자연스런 CPG 리듬에 지장을 줄지도 모른다.

척수 또는 뇌의 병변이 있는 환자의 이동운동(보행)에 대한 최적의 재활을 위해서는 병변 후 가소성 기전을 유도하는 것에 더하여 CPG를 활성화하고 강화하기 위해 적절한 구심성 입력이 제공되어야 한다(Molinari 2009). 이것과 관련하여 구심성 활동의 역할은 위상 전이를 조절하고 진행 중인 활동을 강화하기 위해 이동운동 패턴을 형성하는 것이다. Rossignol과 동료들(2007)에 따르면 "능동적인 감각자극과 감각자극을 강화한 다양한 형태의 훈련은 척수 손상 후 이동운동의 양호한 회복으로 이어질 확률이 크다"고 하고 있다.

신경근육계

The Neuromuscular System

움직임을 만들어내는 데에 있어서 중추신경계의 최종결과는 골격근의 작동이다. 근육계와 중추신경계는 정보와 필요요건을 끊임없이 교환하고 있다. 근육계는 다수의 과제를 수행하는 서로 다른 장면에서 다양한 움직임의 요구를 충족하기 위해 그 구조와 기능에서 특화되어 있다. 신경근육계는 적응능력을 갖고 있다. 중추신경계에 의해서 근육계로 보내진 정보의 변화는 근육의 구조와 기능을 바꿀지도 모르고 그 반대의 경우도 마찬가지이다(즉, 중추신경계 병변으로 인해 근육을 바꿔 사용하는 것은 중추신경계의 구조와 기능이 변화를

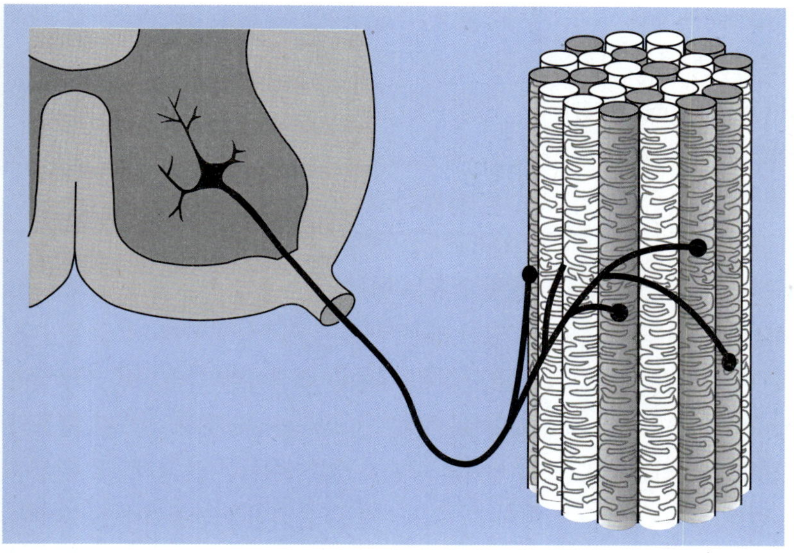

그림 1.24 운동단위는 동일한 근육섬유 유형(그것을 신경지배하는 알파-운동신경세포)과 각각의 근육섬유에 대한 알파-운동신경세포의 축삭 분지를 가진 몇몇 근육세포로 구성된다. 서로 다른 운동단위에 속하는 근육섬유는 그 근육 내에 분산되어 있다.

야기할지도 모른다).

■ 골격근의 구조와 기능

인간의 신체는 양쪽에 300쌍 이상의 골격근을 갖고 있다(Kanning et al 2010).

골격근은 수축 요소 및 비수축 요소와 특화된 감각기관 또는 수용기를 포함하고 있다. 수축 요소는 방추밖 근육섬유와 근육방추의 종말이다. 비수축 요소는 결합조직과 감각기관(골지힘줄기관과 근육방추)이다.

모든 골격근은 섬유라 불리는 다핵화 세포로 구성되어 있다. 각 섬유는 수축성 단백질인 미오신(myosin)과 액틴(actin)을 구성한다. 이들 단백질의 상호작용은 근육이 수축하는 것을 가능케 한다. 미오신 단백질은 액틴과 결합할 수 있는 미오신 머리에서 교차교 종말(cross-bridge ending)이라 불리는 특화된 투사를 갖고 있다. 근육 수축은 액틴이 미오신에 관하여 활주할 때 일어난다(Lundy-Ekman 2007).

미오신과 액틴 필라멘트는 근섬유분절(sarcomeres)이라 불리는 구조 내에 규칙적인 띠로 배열하여 있다. 근섬유분절의 반복된 순서는 근원섬유(myofibril)라 불리는 구조를 형성한다. 각 근육섬유는 대량의 평행 근원섬유를 포함하고 근육섬유에 의해서 생성된 힘은 포함하고 있는 근원섬유의 수에 비례한다.

운동신경세포와 운동단위

운동신경세포들은 같은 기능을 공유하고 있다. 운동신경세포는 근육섬유를 수축시키고 최종적인 공통의 전도로이다(즉, 모든 중추 및 말초 전도로의 수렴영역은 운동행동에 관여한다)(Manel & Zytnicki 2011). 운동신경세포는 중추신경계를 떠나서 비신경세포 조직을 신경지배하고 신경계와 근육계를 함께 연결하는 축삭을 가진 유일한 중추신경세포이다. 이들 세포체는 척수의 회색질 앞뿔에 위치하고 있다(Floeter 2010). 포유류에는 알파(α), 감마(γ) 및 베타(β)의 세 종류의 운동신경세포가 있다(Floeter 2010). 알파운동신경세포는 골격근(가로무늬근)을 신경지배하고 감마운동신경세포는 방추속근섬유를 신경지배 한다. 베타운동신경세포는 방추속근섬유와 방추밖근섬유 양쪽 모두를 신경지배 한다(Kanning et al 2010). 운동단위는 운동시스템의 기능단위이다. 이것은 하나의 운동신경세포와 몇몇 근육섬유로 구성된다. 각 운동단위는 근육섬유에 같은 구조 및 기능 특성을 제공한다. 하나의 근육은 서로 다른 근유섬유 유형을 포함하는 몇몇 운동단위의 혼합체로 구성된다(Schiaffino & Reggiani 2011)(**그림 1.24**). 운동단위의 크기는 각각 다르다. 섬세한 운동조절에 사용되는 작은 근육의 경우에는 운동신경세포는 몇 가지 작은 운동단위만을 신경지배 할지도 모른다. 정교한 조절에 대한 요구가 별로 없는 큰 힘을 만들어내는 근육에서는많은 운동단위를 신경지배 할지도 모른다. 하나의 근육이 원활하고 협응된 움직임에 효과적으로 기여하기 위해서는 운동신경세포는 필요로 하는 활동을 만들어내기 위한 운동단위의 적절한 수와 조합을 선택적으로 활성화해야 한다.

골격근섬유

골격근섬유는 느린 수축시간을 가진 "적색" 근섬유와 빠른 수축시간을 가진 "백색" 근섬유의 두 가지 일반적인 집단으로 나뉜다(Brodal 2010; Floeter 2010).
이들 두 집단은 다시 3개의 주요 집단과 몇몇 하위집단으로 나뉜다. 세 가지 주요 집단은 다음과 같다.

- 제1형. 또한 느린 연축(slow twitch ; ST)(Brodal 2010) 또는 느린 산화(slow oxidative ; SO)(Rothwell & Lennon 1994; Floeter 2010)라고도 불린다. 이 섬유 유형은 흔히 미오글로빈(myoglobin)의 높은 함유량 때문에 적색이라 기술된다. 제1형 섬유는 높은 수준의 지구력을 갖고 있으며, 그 행동이 정확하고 적당한 양의 힘을 만들어낸다. 이들 섬유의 행동은 시간이 경과하면서 섬유가 동적인 수축을 유지하는 능력 때문에 흔히 긴장성이라 불린다. 이들은 중력에 대항하는 활동 유지가 주된 기능인 신체영역에서 주로 발견된다. 이들은 활동의 정확한 등급부여를 통해서 안정화하는 기능을 갖고 있다. 긴장성 활동은 동적이고 긴장성(tonicity)이라는 용어는 "긴장 또는 수축, 특히 근육긴장으로 특징지어지는" 것을 말한다(Thomas 1997). 제1형 섬유를 함유하는 운동단위는 S(피로가 느리게 오는)라 묘사된다(Rothwell & Lennon 1994).

예

가자미근은 선 자세와 높은 지구력을 필요로 하는 보행 동안에 끊임없이 활동하고 있고, 따라서 주로 긴장성/제1형 운동단위로 구성된다. 가자미근은 자세근육이라 불린다.

손의 작은 근육인, 뼈사이근과 벌레근도 또한 주로 제1형 섬유를 갖고 있다(Rothwell & Lennon 1994). 손의 작은 근육은 손바닥과 손허리손가락관절을 안정화시키고 손에 각각의 손가락 움직임과 정확한 정밀운동 조절을 위한 자세배경을 제공한다.

발의 작은 근육은 신체 평형의 유지를 위한 안정화 기능을 갖고 있다.

등(back)의 작은 근육은 몸통의 자세조절을 위해 중요하고 따라서 코어근육 안정화에 중요하다.

- 제2형 섬유는 제1형 섬유보다 빠른 수축 속도를 갖고 있기 때문에 빠른 연축(ST)이라고도 불린다. 이들 근섬유 유형은 배색이라 기술되고 지구력이 거의 없는 낮은 산화 능력을 갖고 있으나 템포와 힘 생성의 증가가 있다. 이들은 본질적으로 위상성이며 그 주요 기능은 움직임을 만들어내는 것이다. 운동단위는 FF(fast, fatigable : 빠르고 피로해지기 쉬운)으로서 분류된다. 제2형 섬유는 다시 다음과 같이 하위분류된다.
  - 제2A형 또는 빠른 산화 글리콜라이트(fast oxidative glycolytic : FOG)(Rothwell & Lennon 1994; Floeter 2010). 운동단위는 지구력이 더 있기 때문에 내피로성(fatigue resistant ; FR)으로서 분류된다.

예

장딴지근은 보행, 달리기, 점프, 고르지 못한 지면의 이동 그리고 계단 오르기를 하는 동안에 힘을 만들어내는 데 중요한 역할을 갖고 있으며 이들 모두는 지구력과 힘의 양쪽을 필요로 한다.

- 제2B형은 참된 백색섬유이다(Brodal 2010). 운동단위는 빠른 글리콜라이트(FG)로서 분류되며(Rothwell & Lennon 1994), 지구력이 낮고 많은 힘을 만들어낸다.

예

앞정강근은 선 자세와 보행 동안에 간헐적으로 작동한다. 따라서 이 근육은 주로 일과성 활동과 낮은 지구력의 요구를 목적으로 하여 사용된다.

운동신경세포 활동수준을 조절하는 중추신경계의 능력

근육이 수축하는 힘은 두 가지 방법으로 나뉠 수 있 다(Brodal 2010).

1. 동원되는 운동단위의 수.
   그 수가 증가하면 힘의 생성도 증가한다.
2. 운동신경세포의 임펄스 빈도. 빈도가 증가하면
   힘 생성의 증가로 이어진다.

근육의 운동 활동은 작고 느린 운동단위(제1형 근섬유를 포함하는)가 일과성 근섬유(phasic muscle fibers)를 함유하는 더 크고 빠른 운동단위보다 먼저 활성화되는 헨네만 동원원리(Henneman recruitment principle)에 의해서 순차적으로 동원된다. 이 동원원리는 Brodal(2010)에 의해서 동원의 크기(규모) 원리라 불려왔고 Rothwell(Brodal 2010; Rothwell & Lennon 1994)에 의해서 동원순서라 불려왔다.

기능과의 관련성

지구력을 위해 최대의 능력을 발휘하는 작은 운동단위는 주된 기능이 자세활동(즉, 지속된 항중력 활동)인 근육에서 최대 수로 발견되어야 한다. 몇몇 연구자들은 자세활동을 팔다리의 기능을 위한 기초라고 설명하고 있다(Dietz 1992; Massion et al 2004; Shumeay-Cook 2011).

> 근육의 운동단위는 순차적으로 동원되고 그것에 의해서 작은 운동단위는 큰 운동단위에 앞서 활성화된다.
> 자세 안정성은 선택적 운동조절과 기능의 기초이다.

대부분의 근육은 다양한 운동단위의 혼합체를 갖고 있다. 이 때문에 근육조직은 서로 다른 활동에 관하여 기능할 수 있다. 근육은 몇몇 근육과 협력하여 안정화 기능을 갖거나 다른 근육과 함께 작용할 때 더 많은 이동성 기능을 가질지도 모른다. 운동단위는 힘, 공동작용을 하는 근육조직 및 필요로 하는 기능에 관하여 근육조직이 그 활동을 등급 부여할 수 있도록 순차적으로 동원된다(Massion 1992). 근육은 어떻게 사용되는가에 따라서 그 활동이 달라질 수 있고 작용근, 대항근 또는 협동근으로서 기능을 한다.

대부분의 근육은 운동단위의 분포 및 근육섬유 유형과 크기에 기초하여 내부 선택성을 갖고 있다. 운동단위는 활성화가 달라질지도 모른다. 몇몇 운동단위는 다른 운동단위가 다양한 수준으로 구심적으로 작동하는 것과 동시에 원심적으로 작동할지도 모른다. 두 관절 또는 그 이상의 관절를 가로지르는 해부학적으로 정의된 근육은 한 관절 위에서는 원심성으로신장하고 또 다른 관절 위에서는 단축할지도 모른다. 이 능력은 구획화(compartmentalization)라 불린다(van Ingen Schenau et al 1990).

예

넙다리네갈래근은 이동운동을 하는 동안에 끊임없이 그 활동을 바꾼다. 입각기에서는 몸쪽 부분은 엉덩관절 폄을 가능케 하기 위해 원심성으로 수축해야 하지만, 동시에 먼쪽 부분은 체중부하에 대해서 무릎을 안정시키기 위해 구심성으로 작용해야 한다. 유각 초기 동안에 넙다리네갈래근의 활동은 반전된다. 몸쪽 부분은 다리를 앞으로 흔들어 내미는 것을 보조하기 위해 더 구심성 수축을 받아야 하지만 먼쪽 부분은 무릎 굽힘을 가능케 하기 위해 더 원심성으로 작용한다.

구획화는 서로 다른 기능을 동시에 수행하기 위해 하나 이상의 관절을 가로지르는 근육의 능력을 설명하고 있다.

운동단위와 근육섬유 가소성

골격근섬유의 주목할 만한 특성은 다양한 환경적 및 생리학적 요구에 대응하여 변화하는 능력이다(Matsaka & Patel 2009; Brodal 2010). 근육섬유, 따라서 운동단위는 요구에 반응하여 크기가 변화할 뿐만 아니라 한 섬유 유형에서 다른 섬유 유형으로 바뀔 수도 있다는 강력한 증거가 있다(Scott et al 2001). 근육 가소성(예들 들면, 훈련 및 재활에서)이라고도 불리는 자극에 반응하여 변화하는 이 능력은 다양한 기능적 요건에 대한 적응을 가능케 한다.

태어날 때, 대부분의 근육은 느린(제1형) 근육으로 구성되며 다시 신체가 성숙해짐에 따라 느린 근육과 빠른 근육의 최종 비율이 출현한다(Rubinstein & Kelly 1981). 운동선수는 그들이 선호하는 스포츠에 따라 근육섬유 유형의 서로 다른 분포를 갖고 있다. 장거리 달리기 선수, 사이클 선수 및 크로스컨트리 스키선수는 높은 비율의 제1형 적색섬유를 갖고 있으며, 반면에 역도선수와 단거리 달리기 선수(즉, 빠른 힘의 생성을 필요로 하는) 높은 비율의 제2형 백색섬유를 갖고 있다. 이것은 아마도 부분적으로는 개인의 유전자 프로필에 기인하지만, 근육 가소성은 외부 환경에 대한 생리학적 적응을 위한 주된 기초를 형성한다.

근육 가소성의 예는 운동, 미소중력 환경의 영향, 노화 및 다양한 병태생리학적 상태에 적응하는 것이다. 근육 가소성은 유익하기도 하고 적응성이 없기도 하다. 근육섬유 유형의 변화는 또한 상태악화(deconditioning)와 연관성이 있는 기능상실의 일부에 원인이 있다(Scott et al 2001).

근육세포는 광범위한 환경요구와 임상조건에 대응하여 유전자발현(gene expression)의 새로운 수준에 적응하는 엄청난 능력을 드러내어 보인다(Sieck 2001). 유전자발현은 유전자 정보가 한 세포의 구조와 기능으로 변환되는 과정이다(Flavell & Greenberg 2008). 근육섬유 유형의 변경은 유전자발현이 변화한 결과이다. 이것은 사용 의존성 가소성이 좋은 적응(use-dependent plastic adaptation)이라 불릴 수 있다.

전기 자극을 사용한 실험에서는 근육섬유가 근육섬유에 대한 정보의 변화도 기능적 요구에 따라서 변화할지도 모른다는 것을 실증하고 있다(Kidd 1986; Doucet et al 2012).

> 근육은 사용과 관련하여 그 섬유 유형을 어느 정도까지 바꿀 수 있다.

근육섬유 분절의 수는 근육섬유의 길이를 결정한다. 근육섬유 분절이 많아질수록 근육은 길어진다. 인체에서는 근육섬유 분절 수, 따라서 근육의 길이는 일반적으로 근육의 기능에 가장 적합하다. 따라서 수축의 힘은 가장 필요로 하는 움직임의 범위 내에서 가장 양호한 상태에 있다. 근육섬유 분절은 섬유가 과도하게 신장되거나 너무 단축된 위치로 유지되면 거의 힘을 만들어낼 수 없다. 근육섬유의 길이는 근육이 사용되는 방법에 의해서 영향을 받는다. 근육이 시간이 경과하면서 너무 단축된 위치로 유지되면 이것은 근육섬유 분절의 상실로 인해서 근육의 해부학적 단축으로 이어질 것이다(Lundy-Ekman 2007). Sahrmann(1992)은 단축된 근육은 연장된 위치에 있는 그 대항근보다 더 쉽사리 동원되고 이 결과로서 단축된 근육이 더 강하다고 언급하고 있다. Sahrmann은 이것을 편향된 동원(biased recruitment)이라 부르고 있다.

근육이 시간이 경과하면서 계속 신장된다면 근육은 "성장할"지도 모른다. 즉, 근육섬유 분절의 수가 증가할지도 모르며 이것은 근육이 활동을 위해 필요한 힘을 만들어낼 수 없는 상태가 되게 할지도 모른다. Sahrmann(1992)은 이것을 신장에 의한 약화(stretch weakness)라 부르고 있다.

기능과의 관련성

신경학적 환자에 대한 재활에서 중요한 쟁점은 부동화(immobilization)가 골격근, 특히 단축된 위치에서 부동화된 근육에 미치는 영향을 감소시키는 것이다. 한 근육의 길이는 장력(tension)을 만들어내는 그 능력에 영향을 미친다(Gray et al 2012). 힘-길이 관계는 서로 다른 근육길이에서 어떻게 달라지는가를 보여주고 있다. 근육섬유는 관절각도가 증가함에 따라 길어지고 관절각도가 감소함에 따라 짧아진다. 각 관절에 대한 최적의 힘을 발생시키는 어떤 위치가 있으며 이것은 힘줄이 뼈에 부착하는 상대적 위치와 내적/외적 힘에 좌우된다. 그 위치는 액틴과 미오신 필라멘트에 의해서 형성되는 최적의 교각(cross-bridge) 수에 좌우된다.

예를 들어, 발목이 장시간 바닥쪽굽힘 위치에 있다면, 바닥쪽굽힘근은 근육섬유 분절 수를 줄임으로써, 따라서 바닥쪽굽힘에서의 발목의 안정위치를 유지함으로써 이 새로운 길이에 적응할 것이다. 또한 바닥쪽굽힘에서의 피크의 힘이 얻어지는 위치는 변화할 것이며, 그 결과로서 근약증의 원인이 되어 바닥쪽굽힘근의 피크 힘이 더 이상 기능적 목적을 위해 최적이 아닌 위치에서 만들어짐에 따라 기능적 능력을 제한할 것이다(Gray et al 2012).

> 근육의 길이는 움직임과 기능을 위해 중요하다.

근육 균형

근육 균형은 많은 근육 또는 관절을 에워싸는 근육군인 작용근, 대항근 및 협동근 내와 사이의 협응 결과이다. 손상이 없는 중추신경계와 근골격계를 가진 인간에서 서로 다른 근육군에서의 활동의 등급화는 정교하게 조정되고 관련되는 기능 및 상황에 적응된다. 근육 기능의 유지가 잘 되는지의여하는 신경학적, 근육 및 생체역학적인 요인에 좌우된다(Sahrmann 1992; Sahrmann 2002; Stokes 1998):

- 근육요인 : 근육의 길이-장력 관계 및 힘을 적절히 만들어내는 능력.
- 신경학적 요인 : 근육 내에서의 운동단위 동원 순서 및 다양한 근육 또는 근육집단의 활성화 순서
- 생체역학적인 요인 : 관절의 정렬, 구조 및 기능

앞에서 언급한 요인의 어느 것이라도 장애되면 일부 신경학적 장애에서와 마찬가지로 근육 불균형이 초래되어 정렬불량으로 이어질지도 모른다.

> 근육 균형은 근육, 신경학적 및 생체역학적인 요인에 좌우된다. 동원의 변경 및 운동 활동의 분포는 정렬에 영향을 미친다. 변경된 정렬은 근육기능에 영향을 준다.

Zackowski와 동료들(2004)은 관절 개별화 장애를 하나의 관절을 또 다른 관절이 움직이는 동안에 안정화시킬 수 없다는 것으로서 설명하고 있으며 이 현상을 그들은 운동조절 장애라 부르고 있다. 저자들은 근육활동의 비정상적 공간 조정(분포)에 기인할지도 모르는 특정 근육의 동시 활성화(coactivation) 패턴을 생성하는 장애된 팔다리의 능력저하에 대한 추가적인 증거를 제공하는 다른 연구를 제시하고 있다.

근육의 비수축 요소

근육섬유 다발은 결합조직에 의해서 서로 연결되어 있고 근육은 근막이라 불리는 결합조직 안에 완전히 갇혀 있다. 근육과 근막의 결합조직은 근육힘줄과 이어져 있고(Brodal 2010), 그것은 신체구조를 통합하고 지지하고 결속시킨다. 섬유조직은 탄력성이 있어 근육과 관절을 지지하며 또한 움직임을 가능케 한다. 근육의 힘은 힘줄을 통해 전달되기 때문에 힘줄의 특성 변화도 또한 중요하다. 나이를 먹어감에 따라 섬유조직은 그 힘과 탄력성을 상실한다. 섬유조직이 계속해서 단축한다면 구축(contracture)이 일어날지도 모른다(Tyldersley & Grieve 1996). 더 유연한 힘줄은 저장된 에너지, 수축 속도 및 생성된 힘의 양을 감소시킨다(Gray et al 2012). 임상적으로 힘줄의 완전성을 유지하고 근육섬유의 과도한 단축을 방지하기 위해 순응성(compliance)을 최소화하는 것은 중요하다(Gray et al 2012).

근육 긴장

긴장은 근육섬유의 상태, 감각기관 내의 활동, 근육 점성 및 결합조직과 관련이 있다. 근육 긴장은 조직의 강직에 대한 하나의 표현이다. 근육 길이와 장력사이의 관계는 강직(stiffness)이라 불린다(Brodal 2010).
이 관계의 조절은 강직 조절이라 불린다.

근육 긴장은 보통 이완된 근육의 긴장을 설명하기 위해 사용되는 용어이며 안정시 긴장(resting tone)이라고도 불린다. Brodal(2010)은 근육수축이 긴장의 수준을 바꾸는 데에 가장 중요한 요인이라 언급하고 있다. 근육섬유, 근육 내의 결합조직 및 근육힘줄의 점탄성은 이것을 보다 적게 증가시킨다(Simons & Mense 1998). Shumway-Cook와 Woollacott(2006)는 자세긴장을 직립자세에서 중력의 힘에 대항하는 근육의 활동으로서 정의하고 있다. 그들은 "몸통 근육만이 아니라 몸 전체의 근육은 정지하여 서 있는 동안에, 극히 한정된 수직위치로 신체를 유지하기 위해 긴장성으로 활동한다고" 언급하고 있다. 그들은 신체가 극히 한정된 수직위치 밖을 움직일 때(즉, 작은 범위의 움직임일지라도 근육활동의 요구를 증가시킨다) 필요로 하는 근육활동의 증가를 설명하기 위해 이상적인 정렬(ideal alignment)이라는 용어를 사용한다. 정상적인 기능을 유지하기 위해서는 신체가 중력과 관련하여 충분히 활동할 수 있게 할 만큼 긴장이 높을 필요가 있다. 자세긴장은 시각 및

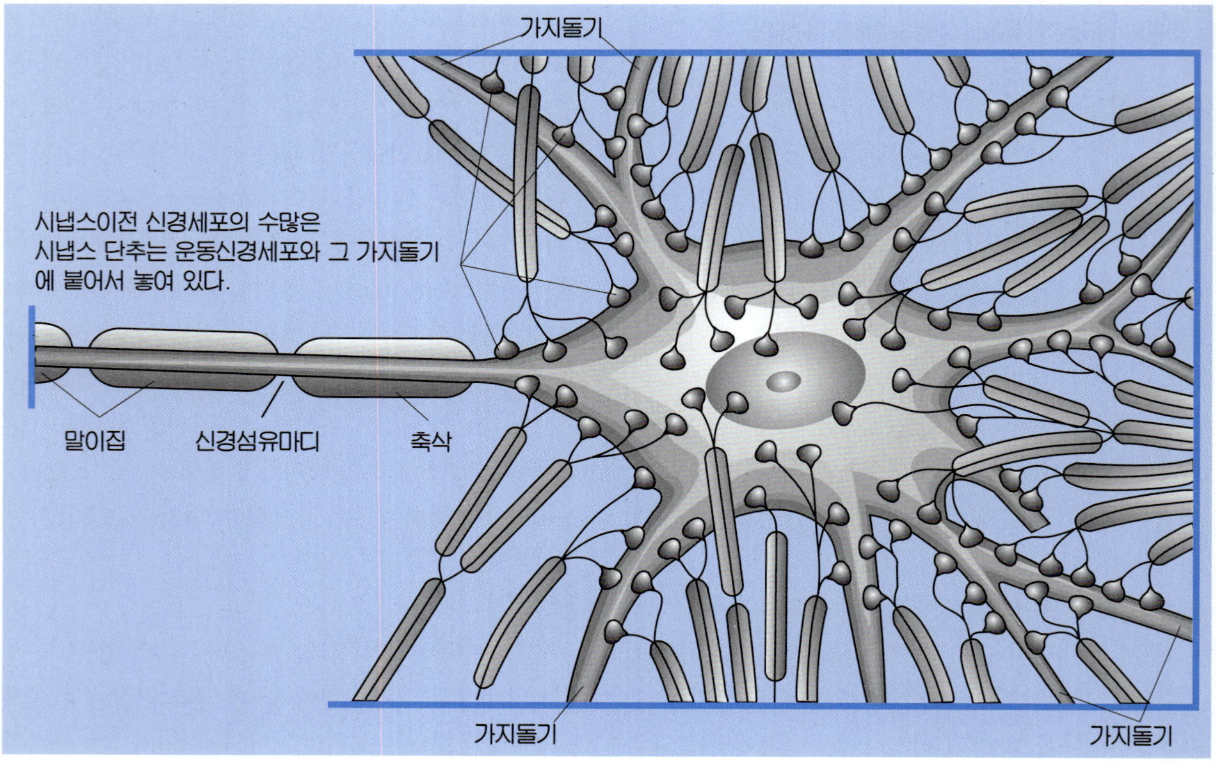

그림 1.25 운동신경세포에 대한 시냅스 연결. 하나의 운동신경세포에 50,000개 이상의 시냅스가 있을지도 모른다.

안뜰 입력은 물론 몸감각 수용기(그 중에서도 발바닥의 피부수용기와 목 수용기)로부터의 정보에 의해서 영향을 받는다. 긴장에 영향을 주는 다른 요인으로서는 통증, 두려움, 감정 및 뇌와 척수의 다른 영역으로부터의 입력이 있다.

> 긴장은 근육섬유의 상태, 감각기관 내의 활동, 근육의 점성 및 결합조직과 관련이 있다. 긴장변화의 가장 중요한 원인은 근육수축이다.

척수로 가는 정보는 신체에 있는 모든 몸감각 수용기(예를 들어, 피부, 관절, 결합조직, 근육 및 힘줄)와 다른 감각(시각, 청각, 평형감각) 그리고 중추신경계 내의 운동계로부터 보내진다. 어떤 운동신경세포에서도 감각기관과 수용기, 그리고 뇌와 척수 내의 모든 수준과 전도로부터 50,000개의 시냅스가 있을지도 모른다(**그림 1.25**). 정보는 끊임없이 조정되어 운동 활동을 야기할지도 모른다. 근육길이, 장력, 및 활동은 정보의 통합으로 인해서 대부분의 상황에서 수행될 기능 또는 활동에 적절할 것이다(Brodal 2010).

임상과의 관련성

중추신경 병변을 앓고 있는 많은 사람이 균형, 움직임의 선택적 조절 및 근력의 감소를 경험하고 있다. 병변 그 자체, 사람이 어떻게 위치하여 있는가(어떻게 앉고 눕는가), 자립에 대한 요구, 자극, 훈련 및 사람이 자기 자신의 신체를 활성화하고 조절하는 능력은 시간 경과와 더불어 일어나는 신경근육의 적응에 영향을 미칠 것이다. 이 신경근육 시스템은 새로운 상황과 신체가 사용되는 방법에 적응한다. 이것은 다음의 어느 것인가로 이어질지도 모른다.

- 길이–장력관계의 변화, 긴장의 변화.
- 운동단위의 바뀐 동원 패턴, 이것은 움직임에 대한 배경으로서의 신체/신체부위를 안정화시키는 능력에 지장을 줄지도 모른다.
- 근육 불균형(서로 다른 근육집단 사이의 상호작용

감소).

- 근육섬유 유형의 변화 및 결합/섬유조직의 수준과 구조; 근육길이의 증가 또는 감소; 기능적이고 효율적인 활성화를 불가능하게 하는 근육의 강직 또는 신장.
- 환자가 자기 신체를 움직이고 사용하는 방법의 변화; 목표를 달성하는 새로운 움직임 전략의 필요성. 필요로 하는 기능을 위한 적절한 활동을 시작할 능력이 결여된 환자는 보상전략을 사용하고 발전시킬지도 모른다. 환자는 현시점에서 기능적일 수 있게 하는 이용 가능한 움직임 전략을 사용한다. 부적절한 활동은 위에서 언급한 요인들을 강화하여 단기간 및 장기간 양쪽에서의 움직임을 환자가 선택하는 것을 복잡하게 하고 제한할지도 모른다.
- 긴장요인, 사용 그리고 수축성 및 비수축성 조직 변화의 결과로서의 정렬 문제는 근육 기능에 영향을 줄 것이다.
- 몸감각 정보 또는 지각의 변화는 환자가 움직이는 능력에 영향을 미칠지도 모른다.

근육긴장 저하(hypotonia) 및 근육긴장 항진(hypertonia)은 근육 내의 긴장 변화를 설명하기 위해 사용되는 용어이다. Brodal(2010)은 근육긴장 저하를 근육조직에서의 긴장 감소로서 설명한다. 임상상황에서 이것은 근육을 적절히 활성화하는 능력이 감소하고 중추신경계 병변이 없는 사람과 비교할 때 동일한 상황에서 예상되는 것보다 낮은 근육 긴장 또는 강직으로서 인식된다. 근육긴장 항진은 사람이 이완하려고 시도해도 긴장 또는 강직이 계속해서 증가하는 것으로서 설명된다. 임상적으로, 이것은 긴장을 완화하거나 조정할 수 없는 것으로서 인식되거나 건강한 사람과 비교하여 같은 상황에서 예상한 것보다 높은 근육긴장 또는 강직으로서 인식된다.

뇌졸중과 같은 급성 뇌 병변의 초기단계에서 환자는 전신불완전마비를 드러내어 보일지도 모르고 급성 외상성 뇌 손상에서 환자는 전신에 중증의 근육긴장 항진이 있을지도 모른다(활모양강직; opisthotonus). 뇌줄기 특정부위의 병변은 흔히 양쪽에서 심한 낮은 긴장/

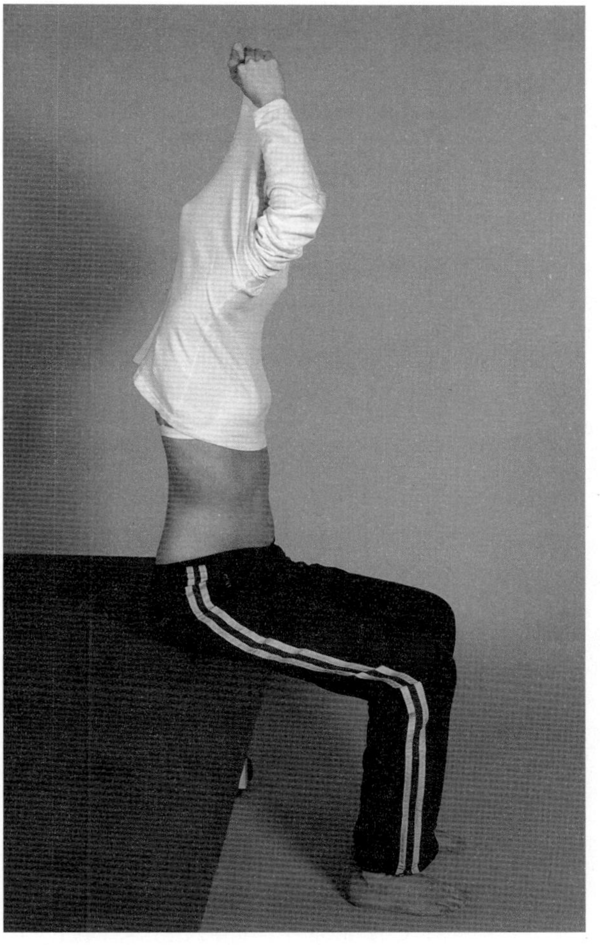

그림 1.26 넓은등근의 활성화

마비의 임상증상을 나타낼지도 모른다. 그러나 치료사는 완전한 근육긴장 저하가 있거나 또는 완전한 근육긴장 항진이 있는 환자를 만나게 되는 경우는 드물다. 대부분의 환자에는 높은 긴장 및 낮은 긴장과 더 정상화된 활동을 가진 몇몇 영역을 나타내는 근육 및 근육군의 혼합물이 존재한다. 긴장이 증가하면 근육이 더 강직해지고 유연성과 가요성(flexibility)이 줄어들게 하며 한편, 긴장이 낮으면 활동의 정확한 등급부여가 부적절할 때 불안정해질지도 모른다.

근육조직은 중추신경계 병변 후 그 가변성과 가요성을 상실하는 것처럼 보인다. 운동단위 활동분포의 변화와 정렬의 변화는 근육이 새로운 작용조건을 갖기 때문에 근육기능에 부정적으로 영향을 줄지도 모른다. 따라서 환자는 희망하는 목표에 효율적으로 도달하는 데 필요한 신경근육 활동을 정렬하고 동원할 수 없을지도 모른다. 이러한 상황에서 효율적이라 함은 환자가 건강한 사람이 필요로 하는 것보다 더 힘이나 노력을 필요로 하지 않는다는 것을 의미한다.

넓은등근은 해부학적으로 하나의 근육으로서 묘사되지만, 기능을 만들어내기 위해 함께 작용하는 많은 분절로 구성된다. 이 근육 전체가 수축하면 척주의 펴짐, 팔의 안쪽회전, 모음(내전) 및 폄과 조합된 요추전만증(lumbar lordosis)의 증가를 유발한다. 정상적인 상태에서 넓은등근은 스웨터를 벗는 동안 스웨터가 목과 머리 위로 당겨질 대 팔을 머리 위로 신장시킴과 동시에 허리의 폄을 증가시킴으로써 차별적으로 활성화할 수 있다(**그림 1.26**)(즉, 그것은 먼쪽으로 구심적으로 그리고 팔의 기능과 관련하여 몸쪽으로 원심적으로 동시에 수축한다). 저자의 중추신경계 병변에 대한 임상경험에서는 마치 근육이 미분동작(differential actions)을 수행하는 능력이 방해받는 것처럼 보인다. 환자가 근육활동을 구획화하는 능력이 감소될지도 모르며 근육은 활성화되었을 때에 움직임의 전체 범위에서 수축하는 것처럼 보인다. 넓은등근의 경우, 활성화될 때 팔은 허리가 펴짐과 함께 안쪽으로 회전하고, 모아지고(adduction) 펴지는 경향이 있다. 움직임의 이 전체 패턴이 학습되면 환자의 기능적 능력과 자립성은 감소할지도 모른다.

중추신경계 병변에서는 근육섬유 변화를 보여주고 있다(Ada & Canning 1990; Gray et al 2012). 부동, 탈신경(신경제거)으로 인한 무활동, 또는 활성화의 감소는 근육조직을 위축시키는 경향이 있다. 근육섬유 유형의 변화도 또한 있다: Hufschmidt와 Mauritz(1985)는 근육섬유의 긴장 변화가 경직된 근육에서 경험한 신장에 대한 저항이 증가하는 하나의 이유일지도 모른다고 언급하고 있다. 위상성 근육섬유(phasic muscle fibers)의 기능은 더 긴장성 활성화로 변환될지도 모른다.

많은 신경학적 질환에서는 마치 환자의 자세조절이 가장 침해된 기능인 것처럼 보인다. 임상경험에 비추어보면, 환자는 균형을 유지하기 위해 이용 가능한 전략들을 사용하는데, 예를 들어, 팔을 고정하여 팔의 지지를 증가시키거나 엉덩관절을 굽혀서 모음(내전)을 함으로써 자세를 유지한다. 균형을 위해 팔을 사용하면 팔은 신체를 지지하기 위해 동원되어 기능적으로 사용할 수 없게 된다. 일반적으로 위상성 활동(phasic activity)은 여러 가지 상황에서 빠른 움직임을 필요로 하기 때문에 팔에서 가장 크다. 안정을 유지하기 위해 팔의 근육이 동원되면 팔의 근육조직의 변화에 대한 기능적 요구와 근육섬유 유형의 점진적인 변형이 일어나서 일부 환자가 경험하는 팔 근육 강직 증가의 원인이 될지도 모른다.

중추신경계의 병리학적 질환에서는 근육길이의 변화가 일어난다(Goldspink & Williams 1991; Gray et al 2012). 환자가 매일 여러 시간씩 앉아 있으면 엉덩관절 굽힘근은 계속 단축된 위치에 있게 된다. 이 근육섬유는 단축하여 이들이 유지되는 위치에 적응한다. 이것은 근섬유분절의 감소로 이어져 엉덩관절 굽힘근의 자동적인 단축을 야기할지도 모른다. 환자가 일어서려고 시도하거나 보조자의 도움으로 일어서서 이동하게 될 때, 단축된 근육이 신장(stretch)하는 것을 경험하게 된다. 근육방추와 골지힘줄기관은 신장(stretch)과 긴장을 척수에 알리고 알파운동신경세포는 활성화되어 근육방추로부터 긴장을 제거하기 위해 엉덩관절 굽힘근을 수축시키며, 엉덩관절 굽힘근은 조기 동원 때문에 너무 일찍 수축한다. 그래서 환자는 다리를 바닥에서 들어 올려 이로 인해 불안정해지거나 또는 엉덩관절과 골반에서 아래로 당겨져 선 위치에 도달할 수 없다.

이와는 반대로, 환자의 엉덩관절 폄근은 앉아 있는 동안 신장된 위치에 있다. 환자는 매일 여러 시간 앉아 있을지도 모르기 때문에 엉덩관절 폄근은 수동적으로 신장되어 길이가 늘어나도록 자극을 받는다. 결과적으로, 근섬유분절의 수는 증가할지도 모르며, 이것은 환자가 일어서서 선 자세를 유지하거나 또는 보행의 입각기 동안에 엉덩관절을 안정화시키는 것을 가능케 하는 적절한 양의 힘을 만들어낼 수 없게 한다. 이것은 과다신장에 의한 근약증 때문이다. 결과적으로 환자는 이동하는(transfer) 동안, 선 자세 및 보행에서 지지를 위해 팔을 사용해야 한다. 팔의 지지를 사용하면 팔과 몸통을 통해 환자의 굽힘근 활동(아래로 누르는)을 증가시키고 이리하여 굽힘근 활동을 통해 선 자세를 유지하려고 시도하여 폄을 무효화한다.

만일 환자의 팔이 자기 앞에 있는 테이블 위 또는 무릎 위에 매일 장시간 동안 계속해서 놓여 있다면, 위팔두갈래근이 먼쪽(부착부)으로 단축하여 있을 위험성이 있다. 몸쪽(기시부)으로의 길이 변화는 어깨 위치에 따라 결정 될 것이다. 위팔세갈래근은 먼쪽으로 오래 계속되는 신장과 보통 몸쪽으로의 단축을 경험할 것이다. 근육의 양끝은 기능적으로 활성화되는 능력을 상실한다(Ada & Canning 1990).

불활성은 근육 내에서 섬유조직 양의 증가를 초래하여 근육은 더 경직된다(Goldspink & Williams 1991; Gray et al 2012). 대립되는 근육집단, 관절주머니 및 인대는 신장되어 신장된 근육에서는 강직이 감소할지도 모른다. 결과적으로 지지조직에 불균형이 발생하고 따라서 안정성이 상실될지도 모른다. 이것은 환자가 움직이는 능력에 부정적으로 영향을 줄지도 모른다.

요약

중추신경계의 기구는 병렬분산처리로서 알려져 있다. p.13 참조.

운동 활동은 감각계, 운동계 및 인지계 사이의 복잡한 상호작용의 결과이다. p.13 참조.

지각계의 주된 기능은 우리의 운동행동에 필요한 감각정보를 제공하는 것이다. p.14 참조.

감각정보는 운동조절에서 핵심적인 역할을 수행한다. p.14 참조.

운동 활동과 감각은 밀접하게 관련되어 있고 운동 활동은 감각의 하나의 도구이다. p.15 참조.

몸감각계에는 신체로부터의 감각정보를 뇌 부분으로 전달하기 위한 수용기 및 전도로가 포함되며 뇌는 이 정보를 통합하여 그것에 따라 행동할 필요가 있다. p.21 참조.

입체감각인식(stereognosis)은 촉각지각(haptic perception)으로서도 알려져 있으며 이것은 감각정보, 움직임, 변화와 지각을 인식하는 능력에 기초하고 있다. p.16 참조.

기계수용기는 물체의 크기, 형상, 질감 및 움직임을 감지하는 중요한 역할에 더하여 자세조절을 위한 중요한 정보를 제공한다. p.16 참조.

근육방추는 근육의 상태를 끊임없이 중추신경계에 전달한다. 따라서 중추신경계는 막 일어나려고 하는, 일어나고 있는, 또는 일어나 있는 움직임에 대하여 항상 알고 있고 이들을 비교하고 있다. p.19 참조.

골지힘줄기관은 근육긴장의 작은 변화를 감지하고 따라서 중추신경계에 근육의 수축 상태를 알린다. p.20 참조.

골지힘줄기관, 근육방추, 관절수용기 및 피부수용기에 의해서 감지되는 근육부하 그리고/또는 근육길이 되먹임이 기여하는 것은 보행의 운동조절을 위한 중요한 되먹임 신호를 제공하는 것이라 생각된다. 발꿈치 접지(heel strike)는 입각기의 시작, 따라서 이동운동(locomotion)을 시작하기 위해 중요하다. p.21 참조.

발꿈치를 지면에서 떼기(heel-off)는 입각기의 종료, 따라서 이동운동의 유각기를 위한 중요한 신호이다. p.21 참조.

의식적인 몸감각 정보의 전달은 2개의 주요 전도로인 등기둥-안쪽섬유띠 전도로(dorsal column-medial lemniscus pathway)와 앞가쪽 시스템(anterolateral system)을 통해서 이루어진다. 게다가 배쪽 및 등쪽 척수소뇌로라 불리는 소뇌로 가는 몸감각 전도로가 있다. p.22-23 참조.

시각전도로는 망막에 있는 세포에서 시작하여 이들의 축삭을 시상으로 보내고 시각겉질에서 끝난다. p.25 참조.

자기 자신의 손을 보는 것은 손의 촉각정밀도(tactile acuity)를 개선한다. 이것은 촉각효과를 시각적으로 강화하는 것이다. p.26 참조.

물체를 잡는 동작(팔 뻗기와 잡기)은 눈의 활동과 협응한다. p.27 참조.

신체도식은 행동이라는 상황 속에서 중요한 신체의 끊임없이 업데이트 되는 하나의 감각운동 지도이다. p.31 참조.

따라서 수의운동은 중추신경계의 많은 영역으로부터의 기여에 좌우된다. p.32 참조.

겉질척수로는 대뇌겉질을 떠나 속섬유막을 통해 내려가서 도중에 시냅스 중단 없이 척수의 사이신경세포와 운동신경세포를 신경지배하는 섬유에 총괄하여 붙여진 이름이다. p.33 참조.

겉질척수계는 주로 먼쪽 근육조직에 공급하고 있다. 먼쪽 운동조절(즉, 손가락 움직임과 발가락 움직임의 기민성)은 수의적(최소의 수의성) 활동의 한 예이다. p.36 참조.

겉질척수로는 수의운동 조절, 감각입력의 취사선택, 척수반사 루프의 조절 및 움직임을 위한 척수의 준비를 포함하는 몇 가지의 기능을 갖고 있다. SI에서 발생하는 피라미드섬유는 운동 활동의 시작과 마찬가지로 감각전도로에서의 임펄스의 신호전달에 있어 중요하다고 생각된다. p.36 참조.

바닥핵은 대뇌겉질의 모든 엽 및 겉질밑 구조체와 상호 연결되어 있고 해부학적으로 그리고 기능적으로 서로 다른 몇몇 네트워크로 조직화되어 있다. p.37 참조.

소뇌는 신경계의 주된 운동구조이고 행동의 속도, 리듬 및 힘을 조정하여 운동의 질을 조정하고 개선하기 때문에 행동 개선을 위한 뇌의 영역으로 간주할 수 있다. 소뇌는 또한 감각처리와 관련되어 있고 최근의 연구에서는 소뇌는 또한 움직임을 수반하지 않는 다수의 인지과제에 의해서 활성화된다는 것을 보여주고 있다. p.42 참조.

그물체는 중추신경계 내의 대부분의 시스템과 협응하고 몸쪽과 먼쪽 움직임의 양쪽 모두에서 역할을 갖고 있다. 그물체는 중추신경계의 높은 수준과 낮은 수준 양쪽을 활성화하고 하나의 통합 시스템으로서 기능을 한다. p.51 참조.

다리뇌숨뇌그물체(PMRF)는 대뇌겉질 및 겉질밑 구조로부터 오는 다양한 신호의 통합영역이라고 시사되고 있다. 이 신호에 의해서 자세반응이 계획된 과제에 대해서 시간과 크기가 적절하게 조정되는 것을 확실하게 한다. p.53 참조.

배쪽안쪽뇌줄기전도로와 등쪽가쪽뇌줄기전도로의 2개의 뇌줄기 내림 전도로가 확인되어 있다. 이들 전도로는 손-몸-팔다리의 공동작용을 유발하고 이것에 의해서 이동운동(보행)과 균형이 촉진되며 손과 발의 작은 근육의 숙련된 움직임을 가능케 하는 데 필요한 자세와 태도에 있어서 중요하다. p.53 참조.

안뜰계는 머리 움직임과 지남력에 대한 정보를 처리하고 주시(gaze)와 균형조절의 안정화에서 중요한 역할을 수행할 뿐만 아니라 우리에게 자기운동과 지남력에 대한 주관적 감각을 제공함으로써 일상생활에서 필수적인 역할을 수행한다. p.54 참조.

척수는 몇몇 오름 전도로와 내림 전도로를 통해 뇌와 나머지 신체 사이의 신호를 전달하는 데 관여하고 있다. 게다가, 척수는 상당히 기본적인 반사활(reflex arc)과 중추패턴 발생 운동행동을 조절하는 더 복잡한 신경세포 회로의 양쪽을 포함하고 있다. p.58 참조.

CPGs(중추패턴발생기)라 불리는 척수의 신경세포 네트워크는 율동적 움직임을 만들어낼 수 있다. p.59 참조.

이동운동(보행)의 CPG 네트워크를 조정함에 있어서의 팔다리 감각 되먹임은 인간의 이동운동(보행)에서 매우 중요하다. p.61 참조.

근육섬유는사용과 관련하여 그 섬유유형을 어느 정도 변화시킬 수 있다. p.66 참조.

근육의 길이는 움직임과 기능을 위해 중요하다. p.67 참조.

운동단위는 차례로 동원되며 작은 운동단위가 큰 운동단위보다 먼저 활성화된다. p.65 참조.

구획화(compartmentalization)는 서로 다른 기능을 동시에 수행하기 위해 하나 이상의 관절을 가로지르는 한 근육의 능력을 말해주고 있다. p.66 참조.

근육 균형은 근육, 신경학적 및 생체역학적 요인에 좌우된다. 동원의 변화와 운동 활동의 분배는 정렬에 영향을 준다. 변화된 정렬은 운동기능에 영향을 주다. p.67 참조.

근육긴장은 근육섬유, 감각기관의 활동, 근육의 점도 및 결합조직의 상태와 관련이 있다. 근육긴장의 가장 중요한 원인은 근육수축이다. p.68 참조.

1.3 운동학습과 가소성

Motor Learning and Plasticity

서론

Introduction

2004년에 영국의학회(the Academy of Medical Science)(2004)는 신경재활을 위한 과학의 중요성을 다음과 같이 언급하였다. “지난 20년간에 신경손상 후의 기능회복이 가능한 정도, 이 회복이 어떻게 일어나고 어떻게 촉진될 수 있는지에 대한 우리의 이해를 완전히 바꿔 놓은 신경과학의 전례 없는 진보를 보여주었다”. 동물과 인간에서의 성인 뇌 가소성의 획기적인 발견은 신경재활 연구와 그 연구를 임상진료로 옮기는 데 적용된 이론과 개념에 막대한 영향을 미쳤다. 인간의 뇌는 고정되어 변경할 수 없는 것이 아니라 일생 동안 끊임없이 지속되는 가소성을 갖고 있다는 것이 이제는 분명해져 있다. 신경학적 재활에서의 물리치료 목표는 기능장애를 최소화하고 기능적 운동 회복을 최적화하는 것이다. 이것은 뇌의 가소성 변화의 조정에 의해서 달성된다고 제안되고 있으며, 평생에 걸친 기술학습과 재학습을 위한 타고난 능력이다(Cai et al 2014). 신경가소성은 “신경계가 그 구조, 기능 및 연결을 재조직화함으로써 내재적 및 외재적 자극에 반응하는 능력이다”라고 정의되어 있다(Cramer et al 2011).

뇌의 구조와 기능 및 그 재구성과 수복을 위한 능력에 대한 가설은 원래 불가사리와 개구리에 대한 연구에 기초하고 있었다. 비교적 최근까지 병변 후 중추신경계 내의 수복 또는 변화의 가능성이 없다는 것이 일반적인 견해였다. 그러나 임상적으로 치료사는 많은 환자가 이전에 그들이 시행한 것과 같이 하거나 또는 다른 전략을 사용함으로써 다시 움직이는 방법을 개선하거나 학습한다는 것을 알게 되었다(Bobath 1990). 현재 과학적 연구에서는 뇌의 구조가 변화하여 뇌졸중을 앓은 환자에 의해서 사용되는 방법에 적응한다는 것과 중추신경계에 대한 병변 후의 행동과 뇌 구조 사이에 연관성이 있다는 것을 보여주고 있다(Ward & Cohen 2004). 인간의 뇌는 엄청난 학습능력을 갖고 있으며 학습은 건강한 중추신경계와 병변이 있는 중추신경계 양쪽 모두에서 구조적 및 기능적 변화로 이어진다. 신경 구조와 기능 변화의 결과로서 운동기술 습득을 만들어내는 반복적 행동의 증거가 현재 설득력을 얻고 있다(Richards et al 2008). 중추신경계 병변 후의 기능적 개선은 하나의 재학습 과정이다; 치료하는 동안에 환자는 중추신경계 손상 후 상실된 행동을 만들어내는 능력을 시도하고 재획득하는 것이 연습을 통해 가능해진다. 인간의 뇌는 이들 행동을 처음에 획득하는 데 사용된 것과 같은 신경생물학적 과정에 좌우된다. 중대한 운동 네트워크에 대한 손상을 수반하는 중추신경계가 손상되지 않는 뇌만이 아니라 운동학습에도 반응할 수 있는지에 대한 질문을 하는 사람이 있을지도 모른다. 뇌졸중 또는 중추신경계 병변 직후의 수 주일에서 뇌의 리모델링 기전이 상향조정되기 때문에 뇌의 반응을 위한 준비는 증가한다(Richards et al 2008). 손상되지 않은 뇌에서의 학

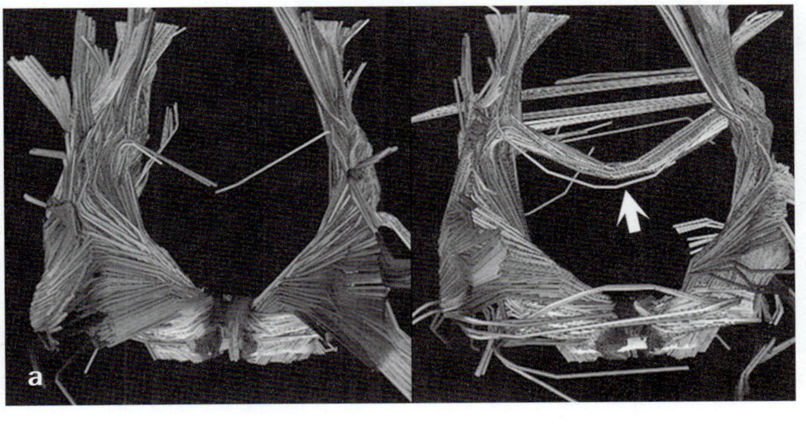

그림 1.27 비침습적 영상화 기법. **(a)** 확산 텐서 영상화(트랙도그래피)는 비침습적 뇌의 모니터링 기법의 한 예이고, 이것에 의해서 뇌의 해부가 연구된다. 두 그림 모두가 뇌 해부의 동일한 부위를 나타내고, 화살표는 두 그림 사이의 신경섬유 전도로의 크기 차이를 보여주고 있다(계속).

습 의존적 신경 가소성에 대한 지식은 손상된 뇌가 재활 중에 어떻게 적응할 것인지에 대한 소중한 통찰력을 우리에게 제공한다. 이것은 이 장의 후반에서 매우 상세하게 설명된다.

인간 뇌의 비침습적 탐구를 가능케 하는 기술의 진보는 중추신경계 병변 후의 뇌의 재편성에 대한 우리의 이해를 높여주고 있다. 이들 영상진단법(imaging modalities)은 기능적 영상화와 구조적 영상화의 두 가지

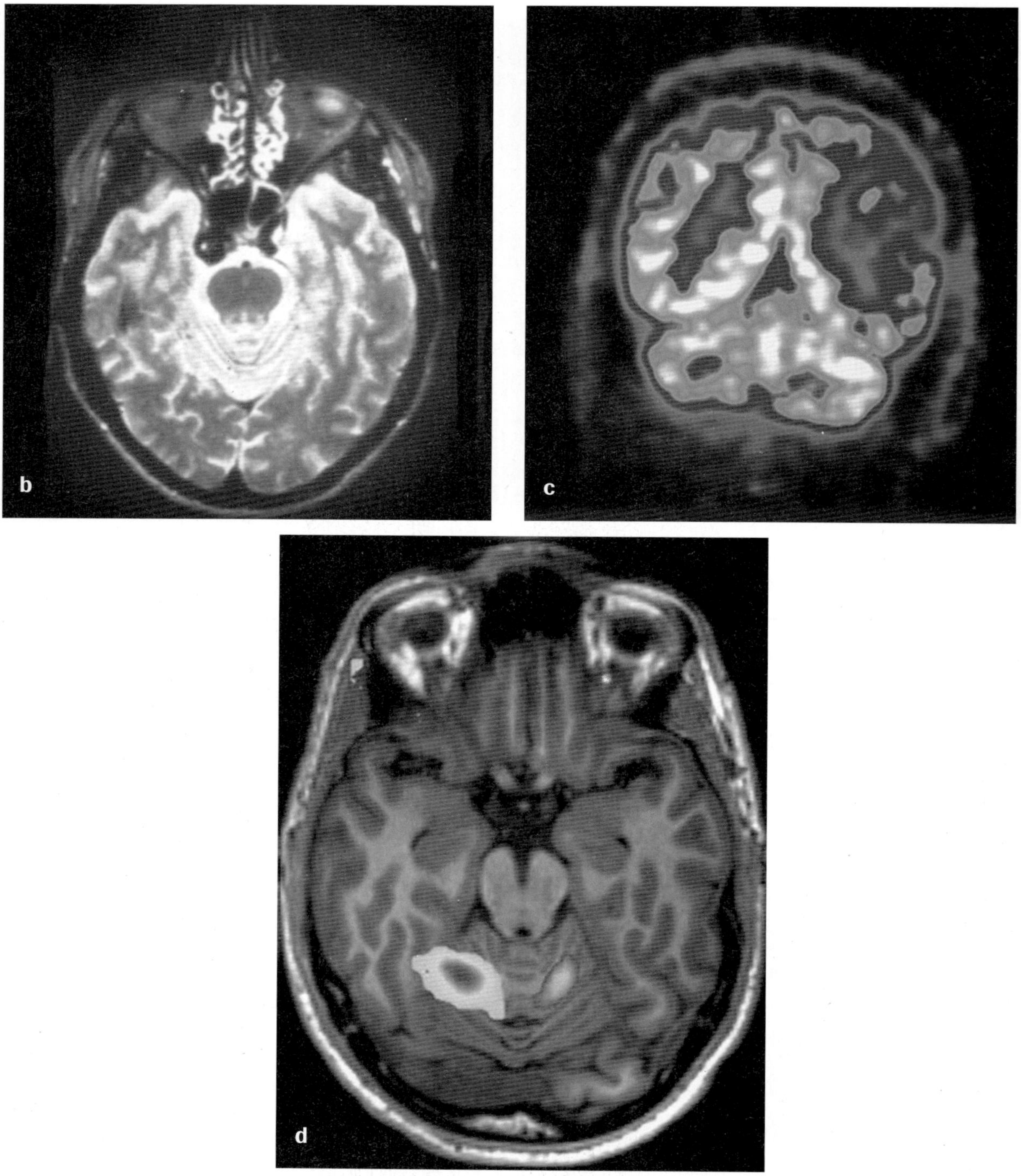

그림 1.27 (계속) **(b)** 자기뇌파검사(MEG), **(c)** 양전자방출 단층촬영(PET), **(d)** 기능적 자기공명 영상(fMRI)

로 분류할 수 있다(Fantini & Aggarwak 2001).

기능적 영상화(functional imaging)는 다양한 측정 기법을 제시하고 있는 데 그 기법의 목적은 fMRI, PET, TMS, EEG 및 MEG와 같은 영상에 기초한 데이터로부터 생리학적 기능에 대한 정량적 정보를 얻어내는 것이다. 기능적 영상화 기법은 중추신경계 병변 후 환자의 기능적 능력과 관련이 있을 수 있는 중추신경계 구조의 변화에 대한 특정 영상과 같은 다양한 측면을 보여주는 것을 가능케 한다(Ward & Cohen 2004). 이러한 종류의 연구는 영상을 촬영하는 동안에 머리를 움직이지 않아야 하기 때문에 한계가 있으나 기능적 근적외선분광법(fNIRS)과 같은 새로운 기법이 끊임없이 개발되고 있다.

구조적 영상화(structural imaging)는 해부학적 정보를 제공할 수 있는 다양한 측정기법을 제시하고 있다. 이들 기법에는 X선, CT, MRI 및 확산텐서영상화트랙토그래피(diffusion tensor imaging tractography)가 포함된다. 확산텐서영상화트랙토그래피는 생체 내의 인간 뇌에서 신경섬유 전도로의 비침습적 가시화를 가능케 하는 최근의 한 기법이다(**그림 1.27**).

우리가 학습하는 능력을 갖고 있다는 사실은 시냅스 수준에서의 신경계의 기능이 외부의 영향에 의해 변경될 수 있음을 보여주고 있다. 가소성은 중추신경계의 모든 수준, 말초신경계 및 근육조직에 존재한다(운동단위 및 근육섬유 가소성 참조). 가소성 적응은 일생을 통하여 일어난다. 국소적 세포수준에서 이것은 축삭, 가지돌기, 내부 환경, 시냅스, 및 전달물질의 상당한 변화를 야기한다. 학습은 아마도 중추신경계의 많은 부위에서 시냅스 변화를 일으키고 학습된 것에 특유한 분포가 된다(Brodal 2010). 예를 들어, 운동기술 학습은 운동지도 가소성은 물론 운동겉질과 소뇌에서의 시냅스생성(synaptogenesis) 및 가지돌기가시(dendritic spine) 가소성과 연관성이 있다(Klein et al 2003; Adkins et al 2006). 경험은 신경세포 구조와 시냅스 효율을 변화시키고 혈관구조와 신경아교세포를 리모델링하며 신경발생(neurogenesis) 속도를 바꾼다고 생각된다(Klein & Johns 2008).

신경 가소성은 먼저 손상되지 않은 뇌에서 학습이 일어나는 방법에 대한 이해가 없이는 설명될 수 없다. 신경 재활은 운동학습의 원리가 손상 후 운동회복에 적용될 수 있다는 것과 훈련이 운동결손을 가진 환자에서 운동기능의 영구적인 개선으로 이어질 수 있다는 전제에 기초하고 있다. 운동학습에 대한 몇몇 원리는 다음에 논의되는 건강한 대상자의 실험실 연구에서 얻어진 것이다.

운동학습
Motor Learning

인간의 운동 시스템은 연습과 경험을 통해 학습하는 능력을 갖고 있다. 뇌가 움직임 수행을 학습할 때 운동명령과 감각 되먹임 사이의 연관성이 구성된다. 이러한 학습의 결과는 특정 과제의 하나의(새로운) 내부 모델이며 자기 생성 행동의 감각적 결과를 예측하는 데 사용된다. 운동학습은 지각된 감각정보와 운동정보 사이의 정확한 일치를 나타내는 내부 모델의 발달로 간주할 수 있다(Wolpert et al 1995). 움직임 패턴은 학습된 후 저장되고 되살아나서 적절한 상태로 사용된다(Bastian 2008). 이들 내부 모델의 학습과 구성은 이전의 수행능력으로부터의 되먹임에 기초한 오류신호에 의존한다고 생각된다. 실험에서는 하나의 유형의 움직임을 위해 학습된 내부 모델은 다른 움직임으로 옮겨갈 수 있다는 것을 보여주고 있다. Krakauer(2006)에 따르면, "재활에 대한 내부 모델의 개념에 대한 중요성은 이 모델이 팔다리의 상태가 변화함에 따라 업데이트될 수 있다는 것이다. 따라서 재활은 움직임의 반복이 아니라 적절한 내부 모델의 형성을 촉진하는 기법을 강조하는 것을 필요로 한다" 라 하고 있다.

운동학습은 보편적으로 받아들여진 정의가 없는 용어이다. 그러나 Lee와 Schmidt(2008)는 운동학습을 "숙련된 운동조절을 위한 능력이 기억으로 표현되는 과정이다. 운동기억은 학습의 산물이다"라 설명하고 있다. 운동학습에는 운동학습의 2개의 구별되는 유형이 포함된다(Kitago & Krakauer 2013):

- 운동 적응
- 기술 획득

운동 적응은 운동기술 학습의 하나의 특정 구성요소이다(Kitago & Krakauer 2013; Reisman et al 2010). Bastian(2008)에 따르면, 적응은 "시행착오 실행을 통해 움직임을 새로운 요구에 적응하는 과정"이라 정의할 수 있다 하고 있다. 적응의 핵심적인 특징은 움직임을 원래의 상태로 되돌리기 위해 새로운 요구 없이 더 많은 연습을 필요로 한다는 것이다. 따라서 운동 적응은 하나의 "단기 운동학습 과정"이다(Bastian 2008). 효율적인 움직임은 적응의 과정을 더 많이 필요로 하고 인간행동과 재활을 위해 중요하다고 생각된다. 적응은 신경계에 과제요구의 예측 가능한 변화를 설명할 수 있는 중요하고 유연성 있는 조절을 제공한다. 따라서 "학습된" 운동 패턴은 많은 서로 다른 상황에 적응할 수 있다(Bastian 2008).

오차(즉, 예측한 움직임 결과와 실제의 움직임 결과 사이의 차이)를 예측하는 능력은 적응의 원동력이라 생각되고 있다. 적응 학습은 소뇌의 영향을 받고 소뇌 손상은 적응 과정에 장애를 준다는 것을 알게 되었다(Shadmmehr et al 2010). 이러한 것은 안구운동, 팔의 운동, 보행 및 균형 잡기를 포함하는 많은 유형의 움직임에 걸쳐서 보여주고 있다(Bastian 2008) (운동학습에서의 소뇌의 역할을 참조할 것).

오차의 특성(예를 들어, 오차의 크기)은 어떻게 학습 과정이 일어나는가에 영향을 미칠지도 모른다(Criscimagna-Hemminger et al 2010). 연구에서는 적응 과정 동안에 오차가 크면 클수록 학습이 자연스런 움직임으로 옮겨가는 것이 더 적어진다는 것을 보여주고 있다(Orban de Xibry et al2011). 이것은 2개의 벨트로 분할된 트레드밀 과제(하나의 벨트가 다른 벨트보다 더 빠르게 달린다)를 사용하여 벨트속도의 변화를 점진적으로 도입하는 것이 적응을 촉진하는 데 중요하다는 것을 실증한 Reisman과 동료들(Reisman et al 2007)에 의해서 뒷받침되고 있다. 큰 오차로부터가 아니라 작은 점진적인 오차로부터 학습하는 것이 우리들이 주로 성인으로서 학습하는 방법이라는 것을 제안하고 있다.

기술학습은 시간이 경과하면서 수행능력의 개선으로 이어지는 변화와 관계가 있다(예를 들어, 자전거 타기를 학습하는 것)(Shmuelof et al 2012). Adkins와 동료들(Adkins et al 2006)은 기술훈련을 "움직임 순서의 새로운 조합의 획득과 그 후의 개선"이라 정의하고 있다. 운동기술 획득이란 단독으로 또는 차례로 움직임이 만들어지는 움직임이 반복된 연습과 환경과의 상호작용을 통해 노력하지 않고 수행되는 과정을 말한다(Doyon & Benali 2005).

Kandel과 공동연구자(2013)는 행동이 학습에 의해서 형성되고 학습 성과인 장기기억에는 적어도 2개의 형태가 있다고 언급하고 있다(**그림 1.28**).

암묵(비선언적 또는 절차적) 기억은 지각과 관련된 기술과 운동기술을 위한 무의식적 기억(즉, 자전거 타기와 같은 의식적으로 기억해낼 수 없는 기억)이다. 그것은 의도하지 않은 것이다. 주의를 별로 필요로 하지 않는 암묵 기억은 대부분의 일상적인 기술을 재학습하는 데 기본적인 것이고 환자가 과제의 요소를 의식적으로 알아차리지 못할 때 일어난다. 암묵 학습과 암묵 기억 시스템은 안쪽관자엽, 등쪽가쪽앞이마엽, 소뇌, 바

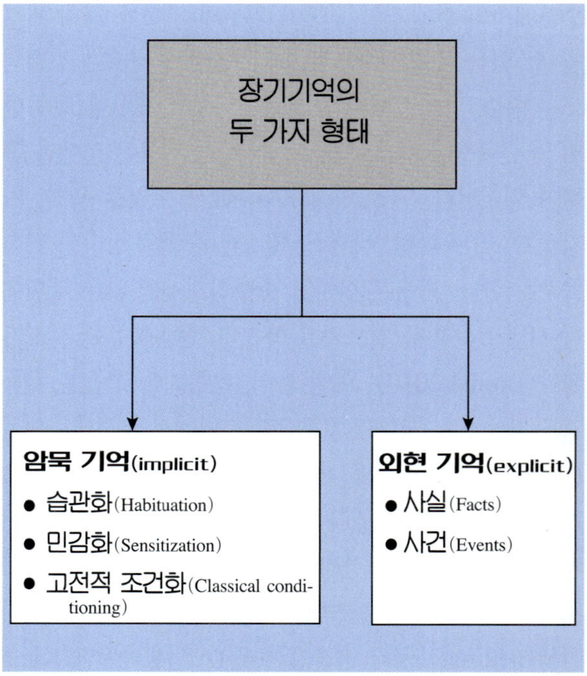

그림 1.28 장기기억의 두 가지 형태

닥핵 및 감각운동겉질에 있는 영역을 사용한다. 그 광범위한 분포 때문에 암묵적으로 학습하는 능력은 보통 뇌졸중 후 완전히 상실되지는 않는다(Levin et al 2009). 암묵 기억에는 습관화, 민감화 및 고전적 조건화 등 많은 형태가 있으며 이것은 주로 척추동물과 무척추동물에서 연구되어 왔으나 이것이 인간에서는 훨씬 더 복잡하다.

- 습관화는 반복해서 자극에 노출된 후 자극에 대한 반응이 감소하는 하나의 학습과정이다. 이것은 동물 또는 인간이 자극에 반복해서 노출된 결과로서 자극을 무시하는 것을 학습할 수 있다는 것을 나타내어 보여주고 있다. 습관화는 시냅스 전달의 시냅스이전억제를 수반한다. 감각신경세포의 시냅스이전종말로부터 방출된 전달물질소포 수의 감소로 발생한 시냅스 강도의 감소가 있다. 시냅스 연결의 기능적 강도(functional strength)의 가소성 변화는 습관화를 위한 단기기억을 중재하는 세포 기전을 구성하고 있다. 학습은 시냅스 강도의 변화로 이어질 수 있다. 단기기억 및 장기기억의 두 형태가 있는데 단기기억 저장의 지속기간은 시냅스 변화의 지속기간에 의해서 결정된다.
- 민감화는 시냅스 전달의 시냅스이전 강화, 그리고 이로 인한 유해한 자극의 적용에 의해서 야기되는 반사반응의 시냅스이전 강화를 포함한다. 하나의 전도로에 대한 자극은 또 다른 전도로의 변화를 만들어내기 때문에 민감화는 습관화보다 더 복잡하다. 자극의 반복은 이것이 단기적인 변화인지 또는 장기적인 변화인지를 결정한다.
- 고전적 조건화는 관념연합(association of ideas)을 통한 학습(연합학습)이며 두 자극의 짝 이루기가 수반된다. 이것은 동물이 환경 내의 사건을 예측하는 것을 학습하는 하나의 수단이다(Kandel et al 2013). 고전적 조건화는 시냅스이전세포 및 시냅스이후세포 양쪽의 활동에 좌우되고 시냅스 전달의 시냅스이전 촉진이 수반된다. 시냅스이후 요소는 감각신경세포로부터의 하나의 역행성 신호이다. 감각신경세포 내 세 가지 신호는 고전적 조건화와 더불어 일어나는 신경전달물질 방출을 크게 증가시키기 위해 수렴해야 한다. 이 중에서 두 가지 신호는 조건화 자극 및 무조건화 자극을 위한 화학적 과정을 활성화시키는 활동전위에 의해서 야기된다. 세 번째 신호는 감각신경세포로부터의 역행성인데 이것은 시냅스이후세포가 무조건화 자극에 의해서 적절하게 활성화되어 있다는 것을 나타내고 있다. 이들 서로 다른 형태의 암묵 기억은 상호작용하여 오래 지속되는 향상을 위해 서로 강화할지도 모른다.

외현(선언적) 기억은 이전의 경험에 대한 의식적인 회상(recollection)을 포함하고 운동행동의 요소에 대한 선언적 지식을 획득하는 것이다. 외현 학습은 환자가 학습되는 기술 요소를 의식하였을 때에 일어난다. 외현 지시는 과제를 실행하기 전에, 예를 들어, 치료사가 앉은 자세에서부터 일어설 수 있는 데에 필수적인 단계를 환자에게 알릴 때 주어질 수 있다. 그 반대로, 환자가 앉은 자세에서부터 일어서는 데 필요로 하는 단계를 의식적으로 알게 될 때와 같이 지시 없이 연습을 통해 과제를 실행하는 동안 환자는 외현 의식을 얻을 수 있다.

외현 학습과 외현 기억은 안쪽관자엽과 등쪽가쪽앞이마겉질에 걸쳐서 분포되어 있다(Levin e al 2009; Kandel et al 2013).

전통적으로 환자가 운동학습에 참여하게 하기 위해 합리적 논증 또는 구두지시를 흔히 사용한다(즉, 그들은 운동학습의 외현 형태를 사용한다). 뇌 손상이 있는 환자에서 이러한 접근법은 흔히 실현 가능하지 않다.

학습하는 동안, 시냅스 전달의 가역적인 생리학적 변화가 신경계에서 일어난다. 학습이 일어나게 하기 위해서는 이들 변화가 안정화되거나 또는 강화되어야 한다(Lamprecht & LeDoux 2004). 기억은 학습된 정보를 유지하는 능력이며 그 지속기간에 근거하여 단기기억 및 장기기억으로 나뉠 수 있다. 일시적이고 가역적 변화는 단기기억(STM) 또는 작업기억이라 일컬어지고(Kandel et al 2013), 지속되는 변화는 장기기억(LTM)이라 일컬어진다(Lamprecht & LeDoux 2004).

단일 세션에서 일어날지도 모르는 적응과는 달리, 운동기술 습득은 연장된 연습(과제의 복잡성에 따라 아마도 며칠, 몇 주일 또는 몇 년 후에)을 통해서만 얻어질 수 있다(Kitago & Krakauer 2013). 뇌는 몇 초에서 몇 분까지 지속되는 가소성 변화와 연관성이 있고 시냅스이전 막(presynaptic membrane)의 변화에 의해서 야기된 단기기억을 먼저 처리하고 저장해야 한다. 그러나 장기기억은 몇 주일이나 오래 지속될지도 모르고 시냅스이후 막(postsynaptic membrane)의 변화에 의해서 야기된다. 이들 시냅스이전 및 시냅스이후 변화는 모두 단기 강화작용(short-term potentiation ; STP)이라 불린다(Kandel et al 2013). 몇 개월 및 몇 년이나 지속되는 변화는 세포핵의 유전자 표현의 변화와 연관성이 있고 장기 강화작용(long-term potentiation ; LTP)이라 불린다(Kandel et al 2013). 대뇌겉질의 장기 강화작용은 감각입력, 기억의 형성 및 학습에 필수적이다(Carmichael 2010).

기억 통합은 운동기술의 안정화 또는 향상이라 일컬어지고 오프라인 학습이라고도 일컬어진다. 기억 통합은 단기기억에서부터 장기기억으로의 점진적인 이행(transition)을 수반하는 신경학적 과정이다. 이 과정은 중추신경계가 새로운 신경전도로를 형성하기 시작함에 따라 시냅스 수준에서 시작되고 며칠에서 몇 년의 기간에 걸쳐 일어날 수 있다. 운동기술 연습 후의 수면(sleep)은 기억의 통합이 향상되는 몇몇 세포와 분자 기전을 촉진하는 중추신경계의 환경을 제공한다는 것이 밝혀졌다(Siengstikon & Boyd 2009).

젊고 건강한 성인에서 외현 학습과 외현 기억은 수면에 의해서 향상된다는 것을 보여주고 있다. 새로 나온 증거에서는 뇌 손상이 있는 사람들이 또한 암묵 및 외현 운동기술 학습의 오프라인 통합을 강화시키기 위해 수면의 혜택을 받는다는 것을 입증하였다(Siengstikon & Boyd 2009).

운동학습의 기본원리는 수행능력 개선의 정도가 연습량에 좌우된다는 것이다(Krakauer 2006). 그러나 신경재활에서의 운동학습에 대한 연구는 통제된 집중 연습(한 과제의 반복)보다는 다양한 반복(즉, "완전히 같은 동작을 피한 반복")이 시간이 경과하면서 운동학습을 유지하는 데 더 효과적이라는 것을 보여주고 있다. 가변적인 연습은 또한 학습의 일반화를 새로운 과제로 증가시킨다는 것을 보여주고 있다(Kitago & Krakauer 2013).

전체 목표에 도달하기 위해 실행될 과제의 관련성을 이해하는 것은 동기부여를 높일지도 모른다. 관련 치료 목표를 선택하고 목표선택 과정에 고객을 포함시키는 것은 동기부여를 높이는 것을 기대할 수 있다. 사회, 가족, 사회적 관계, 가능성, 한계, 목표, 요구 및 욕구에 관한 개인의 역할은 개인이 어떻게 발전하고 학습하는가에 중요하다. 개인이 자기의 몸과 마음을 어떻게 사용하여 중추신경계를 형성하는가? 움직임, 활동, 전략 및 움직임 패턴이 중추신경계에서의 연결을 결정한다.

신경 가소성

The Neuroplasticity

Kidd와 공동연구자(1992)는 "신경 가소성은 중추신경계가 그 분자형태와 기능에 관하여 그 자체를 적응하고 재구축하고 재구성하는 능력에 기초한 하나의 개념"이라고 언급하였다. Kidd는 형태(구조)와 기능 사이의 상호의존성을 강화하기 위해 형태-기능 개념을 도입하였다. 기능과 형태 사이의 상호작용은 인간이 기능적 욕구를 개발하고 충족시키는 기회를 제공한다. 가소성 적응은 사용 의존적이며 우리들의 환경과의 상호작용의 결과이다.

신경 가소성은 손상이 없는 중추신경계와 병변이 있는 중추신경계 양쪽에서 그 자체를 표현하는 몇 가지 방법을 갖고 있다. 이것은 분자에서부터 겉질 재구성(cortical reorganization)까지 많은 수준에서 일어난다(Johansson 2011). Brodal(2010)은 사용의존성 시냅스 가소성이 학습과 기억을 위한 기초라는 것을 실험 데이터가 어떻게 제시하고 있는지를 설명하고 있다. 시냅스 가소성은 시냅스이전활동전위가 신경전달물질 방출의 증가로 이어지고 시냅스이후 세포는 같은 양의 전달물질에 대한 반응을 변화시킨다는 것을 의미한다. 시냅스이후 세포의 변화를 위한 전제조건은 정확한 감각

정보 및 조절 전달물질(예를 들어, 동기부여 및 의식에 대한 정보를 전달하는 것들)이 같은 순간에 시냅스에 충돌하는 것이다. 이것은 동기부여가 어째서 일어나는 구조변화를 위해(즉, 학습을 위해) 중요한지를 설명한다. 시냅스 활동은 몇몇 요인에 기초하고 있으며, 시냅스 연결의 형성은 평생에 걸쳐 일어난다(Benowitz & Routtenberg 1997). 세포 가소성은 마침내 시스템의 재구성을 야기한다.

■ 성인 뇌에서의 신경 가소성의 구조적 기초

성숙된 뇌의 가소성을 표현하는 구조적 요소는 다음의 것을 포함한다(Jellinger & Attems 2013).

- 시냅스 효율과 리모델링.
  - 단일 시냅스의 효율과 강도의 변화를 야기하는 기전.
- 시냅스 생성.
  - 중추신경계에서의 시냅스 형성.
- 축삭 곁발아와 가지돌기 리모델링.
- 신경 발생과 신경 전구세포로부터의 동원.

다음의 과정은 가소성을 나타낸다.

- 순행성 수송과 역행성 수송.
- 세포의 상호작용(신경세포와 신경아교세포).
- 신경세포 네트워크와 관련 활동.

■ 인간 뇌에서 가소성을 결정하는 인자

신경 가소성은 유전자 발현(gene expression), 신경영양인자(neurotrophic factor), 축삭 수송(axonal transport), 곁발아(collateral sprouting), 신경 발생(neurogenesis), 신경아교세포(glia cells) 및 아마도 더 많은 인자들에 좌우된다.

유전자 발현

신체의 모든 세포는 유전자의 완전한 세트를 갖고 있다. 다양한 유전자는 피부, 머리카락, 손발톱, 눈, 다양한 유형의 근육섬유, 다양한 유형의 신경세포 등을 발현하는 다양한 기능을 갖고 있다. 손발톱이 하나의 손발톱이 된다는 사실은 유전자만의 발현 결과이고 손발톱의 다른 유전자는 조용히 있다. 이것은 유전자 발현이라 불린다(Martin & Magistretti 1998; Brodal 2010).

유전자형(genotype)이라는 용어는 염색체에 있는 유전자의 특정 조합과 위치선정에 의해서 결정되는 하나의 유기체의 완전한 유전자 구성(genetic constitution)을 가리킨다. 같은 유전자 구성을 가진 유기체는 같은 유전자형에 속해 있다. 인류의 종인 호모사피엔스(Homo sapiens)는 하나의 유전자형을 구성하고 있다(Harris et al 2010). 인간으로서, 우리는 균형을 잡고 두 다리로 균형을 잡고 걸으며 동시에 기능적 활동을 위해 우리의 팔과 손을 사용하는 것을 가능케 하는 공통 유산을 갖고 있다. 인간은 인류의 지적 발달을 위한 기초인 이들 기본 능력을 발달시킨 유일한 유전자형이다(Eccles 1990). 사람은 부모로부터 독특한 유전자의 조합을 물려받고 각개인은 천성과 교육의 상호작용을 통해서 독특한 표현형(phenotype)으로 발달한다.

표현형은 유기체의 완전한 관찰 가능한 특성으로서 정의되며, 개인의 유전자 구성과 환경 사이의 상호작용에 의해 생성된 해부학적, 생리학적, 생화학적 및 행동적인 측면을 포함한다(Harris et al 2010). 각 개인은 자기 자신의 독특한 방법으로 유전자를 발달시키고 발현하는 능역을 갖고 있다. 따라서 개인으로서 우리는 다르게 움직이고 다르게 행동하며 우리 자신의 방법으로 발달한 서로 다른 재능을 갖고 있다. 즉, 각각의 사람은 독특한 것이다. 그러나 우리는 개별적으로 표현되는 움직임의 공통되는 레퍼토리를 갖고 있다. 학습하는 능력은 신체적 및 지적 능력의 개별적이고 특정한 특성을 위한 기초이다. 지속적인 가소성 변화는 변경된 유전자 발현의 결과이다.

몇몇 과학자들은 중추신경계의 변화를 활동 의존적이라 설명하고 있다(Seil 1997; Martin & Magistretti 1998; Brodal 2010; Ward & Cohen 2004).

> 환경적 영향과 자극은 가소성을 유도하고 그것에 의해서 학습한다.

신경영양인자

중추신경계에는 성장, 발달 및 프로그램화된 세포사(세포자멸사)를 담당하는 많은 단백질이 있다. 동시에 이들은 신경영양인자(neurotrophic factor 또는 neurotrophin)라 불린다. 많은 서로 다른 유형의 신경영양인자가 있다. 예를 들어, 신경성장 인자(NGF), 성장관련 단백질(GAP-43/B50), 뇌유도 신경영양인자(BDNF) 등이고 더 많은 것이 언제나 발견되고 있다. 이들 단백질의 생성은 유전자 발현을 통해 유도된다. 이들은 신경계에 항상 존재하지만, 그 정도는 발달하는 동안과 재생과 재구성의 필요성이 최대일 때 높다.

신경영양인자는 다음의 것에 영향을 주고 유도한다(Stein et al 1997; Butz et al 2009) :

- 곁발아와 재생
- 손상된 신경세포의 생존
- 신경세포사(세포자멸사)
- 축삭의 새로운 종말과 성장원뿔
- 새로운 시냅스에 걸친 형성, 유지 및 전달
- 지정된 과정의 억제

신경영양인자는 학습과정에 필요하다. 훈련, 연습 및 일상생활활동과 같은 형태의 생리학적 활동은 신경영양물질의 방출을 자극한다. 활동을 하면 생성이 유지되고 활동하지 않으면 생성을 감소시킨다(Agnati et al 1992; Bailey & Kandel 1993; Olson 1996). 이들 인자는 신경세포 대사, 신경섬유 성장, 및 시냅스 효율의 활동 주도의 변화를 자극한다. 이들은 시냅스이후 세포에서부터 시냅스이전 세포로 가는 역행성 신호에 좌우된다. 중추신경계는 운동 활동에 의해서 영향을 받는다. 구체적으로는, 일반적인 활동은 물론 움직임이 어떻게 수행되고, 즉 우리의 신체가 어떻게 움직이고 사용되는가에 의해서 영향을 받는다.

신경영양인자는 다음의 것을 향상시킴으로써(Ergul et al 2012) 중추신경계 병변 후의 회복을 촉진한다.

- 혈관형성(기존의 혈관으로부터 새로운 혈관의 형성)
- 신경발생(신경세포의 발생)
- 시냅스 생성(신경세포 사이의 시냅스 형성)
- 신경 가소성.

당뇨병과 고혈압에서 볼 수 있는 것처럼 중추신경계에 대한 병변 후의 혈관 형성의 유익한 효과는 발병 전 질환에 의해서 부정적인 영향을 받을 수 있다(Ergul et al 2012). 알츠하이머병과 파킨슨병이 있는 환자는 성장인자 발현이 감소한 결과로서 신경 가소성이 감소하여 있다(Jellinger & Attems 2013).

> 활동과 움직임은 중추신경계에서의 가소성 변화를 긍정적으로도 부정적으로도 촉진한다.

■ 축삭 수송

신경섬유 또는 축삭은 축삭형질(axoplasm)을 포함하고 있다. 축삭형질은 축삭형질 흐름이라 불리는 과정에 의해서 두 방향으로 축삭의 다양한 속도로 움직여 입자를 운반하고 있다(Olson 1996; Benowitz & Routtenberg 1997) :

- 순행성 축삭 수송 – 세포체에서부터 시냅스로 수송한다.
- 역행성 축삭 수송 – 시냅스에서부터 세포체로 되돌아간다.

이들 축삭 수송 기전은 모든 분비세포에서의 소기관(organelles)의 세포 내 수송을 촉진하는 기전의 적응을 나타낸다(Kandel et al 2013). 입자(particle)는 축삭의 주된 축과 나란히 되어있는 선형 경로를 따라서 시작과 정지(인사하는) 방식으로 활발하게 수송된다. 축삭 수송은 활동전위에 더하여 신경세포 사이의 정보 전달의 한 유형이다(Kidd et al 1992). 역행성 수송은 또한 세포체에 신호를 되돌려 보내기 위해 사용된다(Kandel et al 2013). 활동전위는 중추신경계가 발달, 학습 및 재구성을 위해 필요한 입자의 수송속도에 영향을 줄지도 모른다.

> 운동 활동은 축삭 수송을 촉진할지도 모른다.

축삭 수송은 중추신경계와 신경근육계의 재생과 재구성에서 중요한 역할을 갖고 있다. 신경계의 모든 가

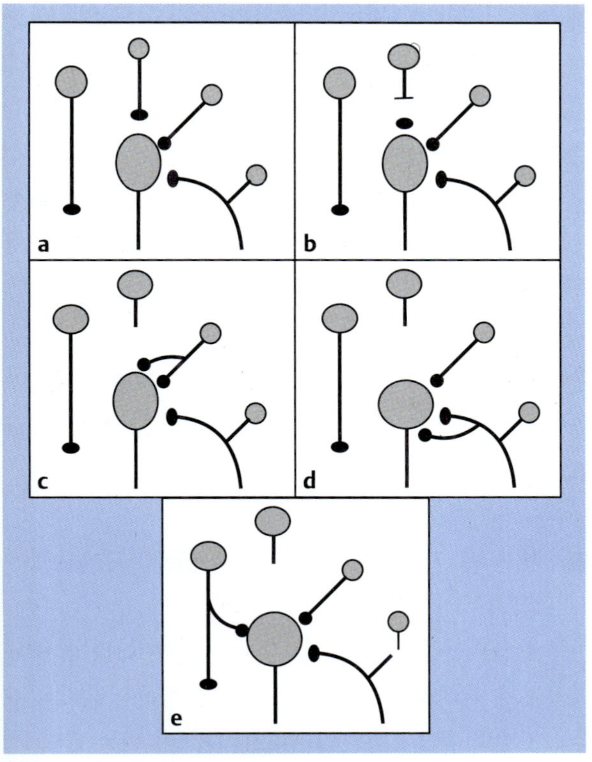

그림 1.29 곁발아를 통한 새로운 시냅스 형성을 단순화하여 나타낸 그림이다. **(a)** 정상적인 상황. **(b)** 손상은 먼쪽에서부터 몸쪽으로의 축삭의 퇴행으로 이어진다. **(c)** 사이신경세포로부터의 발아. **(d)** 구심성(감각) 섬유로부터의 발아. **(e)** 내림섬유로부터의 발아.

소성 변화는 영양 과정에 좌우된다. 축삭 수송은 단백질과 다른 입자를 세포체로 이동시키고 그리고 세포체에서부터 시냅스로 이동시키는 것을 담당하고 있다.

활성화된 성장인자 수용기는 역행성 수송에 의해서 축삭을 따라 핵의 활동장소로 운반되는 것으로 생각된다. 그리고 예를 들어, 세포골격 바탕질(matrix)은 순행성으로 운반된다. 합성은 화학공정을 통해 단순한 물질로부터 복잡한 물질을 만들어내는 것이다. 중추신경계에서의 단백질 합성은 유전자 발현과 학습을 위해 필수적이다.

세포체는 역행성 수송을 통해 시냅스 및 시냅스이후 세포에서의 활동과 시냅스이전 세포에 의해서 야기된 영향을 알린다. 시냅스이전 세포는 그 다음에 필요하다면 이 형태의 되먹임에 기초하여 그 시냅스 효과를 바꿀지도 모른다(Brodal 2010). 이로 인해서 작동세포(effector cell)는 그들을 신경지배하는 신경세포에 중요한 영향을 미치고 있고 이들이 어떠한 정보를 필요로 하는가에 대해서 중추신경계에 전달할지도 모른다. 따라서 근육의 상태는 중추신경계의 기능에 중요하며 운동신경세포의 활동은 운동 종판의 구조의 유지와 근육의 대사에 필수적이다. 운동 종판, 근육 내 특정 수용기의 밀도와 분포 및 근육섬유 유형의 기능적 특성은 직접적인 자극을 통해 변화될지도 모른다(Troen & Edgar 1982).

> 근육활동은 신경영양물질의 수송과 생성을 강화한다.
> 자극은 근육의 대사, 구조, 및 기능의 변화를 야기할지도 모른다.

■ 곁(축삭) 발아

축삭은 나무의 싹처럼 발아할지도 모른다(**그림 1.29**). 이것은 축삭 발아 또는 곁발아라 불리고 손상이 없는 신경계와 손상된 신경계 양쪽 모두에 존재한다. 중추신경계 병변을 통해 신경세포가 손상되면 그 축삭은 먼쪽에서부터 몸쪽으로 퇴행하고 이전에 연락하였던 비어 있는 시냅스부위를 떠난다. 이것은 신경계의 모든 수준에서 일어난다. 손상되지 않은 인근의 축삭은 자극을 받아 반응성 시냅스 생성 또는 손상에 대한 반응으로서 방출되는 신경영양물질에 의한 반응성 신경재분포를 통해 발아한다. 역행성 축삭 수송은 축삭에 있는 성장원뿔의 형성을 자극할지도 모르는 활성화된 성장인자 수용기에 대한 정보를 운반한다. GAP-43/B-50은 비어 있는 시냅스 부위를 가진 신경세포에 의해서 방출된 하나의 단백질이다. 뒤이어 일어나는 분지, 또는 곁가지는 새로운 접촉부위를 찾아 낡은 시냅스가 상실된 부위에 새로운 시냅스를 형성한다(Hallett 1995; Lee & van Donkelarr 1995). 새로운 연결은 신경지배(분포) 원래의 패턴을 회복시키지 못한다(Brodal 2010). 이들은 다른 신경전달물질을 사용할지도 모르고 따라서 상실된 기능을 완전히 재확립할 수 없을지도 모른다.

곁발아의 효과는 항상 긍정적인 것은 아닐지도 모른

다. 그것은 움직임의 조절 또는 다른 상실된 기능의 정상화로 이어지지 않을지도 모른다(Brodal 2010). 곁발아가 감각신경세포로부터 발생하는 경우, 환자는 말초자극에 대해서 과민해질지도 모른다. 곁발아가 반드시 학습의 결과인 것은 아니다. 실험적으로, 인근 축삭으로부터의 곁발아는 국소적인 영양인자 방출로 인해서 새로운 시냅스를 형성할지도 모른다. 곁발아가 계속 유지되는지 아닌지는 이들이 사용되고 있는지(즉, 자극되고 있는지) 아닌지 그리고 유기체가 이들을 적절한 것으로서 경험하는지 아닌지에 달려 있다. 환자가 적절히 움직이려고 시도하는 경우 최초의 무작위 접촉의 2차 변화가 발생할지도 모른다. 이들은 더 영속적인 것이 되어 다소간에 움직임의 적절한 패턴에 기여할지도 모른다.

> 적절한 움직임과 부적절한 움직임 양쪽 모두가 학습될지도 모른다.

■ 신경 발생

1900년대 초반까지는 성인 뇌의 신경세포 재생이 없다고 생각되어 왔다. 그 이후에 재생된 신경세포인 줄기세포가 뇌의 기억중추인 해마에서 발견되었다(Eriksson et al 1998; Kempermann et al 1998; Jellinger & Attems 2013). 따라서 성인 뇌의 신경 가소성은 축삭, 가지돌기 및 시냅스 수준에서의 구조 수정에 한정되지 않고 제한된 뇌 영역에서의 새로운 신경세포의 발생, 분화, 성숙을 포함하고 있다(Faralli et al 2013; Cayre et al 2009).

중추신경계에 대한 모든 손상은 신경 가소성 및 신경발생이 조합된 내인성 신경보호 반응을 개시한다. 이 반응은 신경영양 인자에 의해서 개시되고 조정된다(Jellinger & Attems 2013). 몇몇 연구에서는 허혈성 중추신경계 병변은 신경줄기세포 증식의 증가로 이어지고 치아이랑의 과립밑 구역(해마체 영역)과 뇌실밑 구역에서의 새로운 신경세포 생성의 증가가 뒤따른다는 것을 보여주고 있다(Greenberg 2007; Chen et al 2010; Komitova et al 2006). 신경 발생은 일생을 통해 계속되지만 성숙된 신경세포가 될지도 모르는 신경세포의 줄기세포 비율 감소로 인해 나이를 먹음에 따라 감소한다. 연습은 해마 치아이랑에서의 신경발생이 증가한다는 것을 보여주고 있다(van Praag 2009).

신경 전구줄기세포는 신경세포, 별아교세포 및 희소돌기아교세포가 생겨나게 하고 자기재생과 분화를 제공하는 타고난 가소성을 갖고 있다. 실제로 동물 모델의 연구에서는 신경줄기세포가 특별히 질병이 있거나 손상된 세포를 대체할 수 있다는 것을 보여주고 있으며 경우에 따라서는 행동 회복으로 이어진다(Hori et al 2003).

■ 병변 후 가소성과 수복에 대한 신경아교세포의 기여

가소성은 오로지 신경세포만의 기능이 아니라 별아교세포가 기여하는 공유의 기능이다. 별아교세포는 중추신경계의 발달, 기능 및 수복에 중심이 되는 몇몇 기능에 관여한다(중추신경계의 구성 요소를 참조할 것). 인간 뇌에 있는 세포의 거의 절반은 성인 중추신경계 전체에 걸쳐서 시냅스와 밀접한 연관성을 갖고 있는 별아교세포이고 여기서 이온과 신경전달물질 농도를 조정하고 있다. 최근의 연구에서는 별아교세포는 또한 중추신경계 내에서 형성되는 시냅스의 수를 강력히 통제하며 이들은 시냅스이후 기능에 필수적이고 시냅스 안정성과 유지관리를 필요로 한다는 것을 발견하였다(Faralli et al 2013). 게다가, 별아교세포는 신경계 전체에 걸쳐 활동의존성 구조적 및 기능적 시냅스 변화에 관여한다(Ullian et al 2004; Faralli et al 2013). 별아교세포는 주로 지지세포(support cells)로 간주할 것이 아니라 오히려 발달중이고 성숙한 유기체에서의 시냅스의 구조적 및 기능적 가소성을 능동적으로 조절하는 세포로 간주해야 한다고 제안하고 있다. 게다가, 별아교세포는 신경세포 생존, 시냅스 리모델링 및 시냅스 생성을 촉진할지도 모른다(Faralli et al 2013). 신경아교세포는 흥분성이고 다른 세포와 연락하고 있다(Diniz et al 2014).

대뇌겉질 가소성
Cortical Plasticity

뇌의 병변은 물론 감각입력, 경험 및 훈련에 대한 대뇌겉질 반응은 겉질 표현 영역(겉질 지도)의 재구성이다(Johansson 2004). 다양한 신경학적 현상은 뇌 또는 말초신경 손상 후의 기능회복만이 아니라 절단 후 환지통증 및 감각도 포함하는 겉질 지도 수정(즉, 가소성)의 기저를 이루고 있다(Johansson 2004). 겉질 지도의 재구성과 행동능력은 상호관계가 있는 것처럼 생각되고 이들 기전에 대한 연구는 중추신경계 및 말초신경계 손상 후의 회복과정을 이해하는 데 매우 중요하다(Dancause & Nude 2011).

대뇌겉질 가소성의 광범위한 연구가 있었다. Nudo와 동료들(1996b)에 의한 영향력이 큰 연구는 운동겉질의 팔꿈치와 어깨 영역이 운동겉질의 손 영역에서의 뇌졸중으로 고통을 받고 있는 원숭이를 집중적으로 훈련한 후 손의 움직임 조절을 이어받는 것을 학습한다는 것을 실증하였기 때문에 집중적인 주목을 받았다. 그 후의 수많은 연구에서는 겉질이 기능적 및 구조적 가소성을 위한 의미 있는 능력을 갖고 있다는 것을 보여주고 있으며 겉질의 감각 및 운동영역에서의 입력 및 출력 특성은 평생에 걸쳐서 유연성이 있다는 개념은 현재 널리 받아들여지고 있고 모든 겉질 영역에 걸쳐서 일반화될 수 있다는 것을 보여주고 있다(Dancause & Nudo 2011). MRI 연구는 뇌 구조에서의 활동의존성 반응을 나타내어 보였다. 예를 들어, 런던 택시운전기사는 해마에서 부피의 증가를 나타냈는데 이것은 공간탐색(spatial navigation)과 관련된 것처럼 생각되며 운전기사가 런던 거리를 운행하는 데 소비된 시간의 양과 상관관계가 있다는 것을 알게 되었다(Chen et al 2010). 게다가, 피아노 연주자와 점자를 읽는 사람은 평균 인구집단보다 도수조작기술(손재주, 섬세한 운동활동)을 나타내는 겉질의 운동영역에서 더 큰 표현을 갖고 있다(**그림 1.11** 참조). 감각입력의 결핍은 겉질의 리모델링으로 이어지고 차례차례 확장되고 중복되는 겉질 수용영역으로 왜곡된 겉질 표현으로 이어진다. 예를 들어, 절단이 있는 사람들은 평균 인구집단보다 절단에 가까운 쪽 신체부위를 위한 더 큰 표현영역을 갖고 있다. 변경된 몸감각 지각은 뇌에서의 기능적 구조의 변화를 야기하고 활동은 신경 표현을 형성하는 연결의 형상을 만들어낼 필요가 있다(Bailey & Kandel 1993). 겉질 영역의 재구성은 말초입력이 변화한 후 신속하게 일어날 수 있다(Johansson 2004). Huber와 동료들(2006)은 단기간의 부동화(immobilization)만이 겉질 유연성 변화를 유발할 필요가 있다는 것을 나타내어 보여주었다. 그들의 연구에서 12시간 동안의 팔의 부동화가 몸감각 유발 전위(SEPs)(몸감각계의 기능을 평가하는 비침습적 방법)와 운동 유발 전위(MEPs)(노출된 운동겉질의 직접 자극 또는 운동겉질의 머리뼈 경유 자극 후의 근육으로부터 기록하였다)에서 유의미한 변화를 유발하였다. 요즘 양쪽 팔다리의 불사용과 부동화는 운동영역 흥분성의 감소에 의해 반영된 겉질 운동 억제를 유발한다는 것이 잘 알려져 있으며(Huber et al 2006; Avanzino et al 2011), 그리고 중추신경계 병변이 있는 환자를 위한 감각-재학습 및 자극을 조기에 시작하는 것의 중요성을 분명하게 나타내고 있다.

겉질 재구성은 단순히 사용의 증가 또는 감소에 기인한 것이 아니다. 운동 활동의 반복만으로는 겉질 운동지도의 가소성 변화를 만들어내는 데 충분하지 않다. 몇몇 연구에서는 훈련의 유형이 겉질 가소성을 위해 중요하다는 것을 나타내어 보여주고 있다. 예를 들어, 동물에서의 운동기술 학습은 운동겉질에서의 표현의 지형을 바꾼다는 것을 보여주고 있으며 이것은 새로이 학습된 과제에서 사용되는 움직임이 더 큰 대뇌겉질 영역에 걸쳐 나타낸다는 것을 보여주고 있다(Adkins et al 2006). 기술훈련에서 가장 활동적인 신체부위의 감각운동 기능과 연관성이 있는 대뇌겉질 영역은 새로운 학습으로 인해서 연결의 수 그리고/또는 크기의 증가가 있다(Nudo 2003; Ward & Cohen 2004). 기술훈련은 아마도 혈관형성(혈관의 증가, 혈류량 증가)으로 인해서 대뇌겉질 운동영역의 두께의 증가는 물론 표현영역의 증가, 시냅스 밀도의 증가, 시냅스 수의 증가와 연관성이 있다(Nuso 2003). TMS는 기술훈련과 연관성이 있는 인간 운동겉질의 학습 의존적 신경 가소성을 보여주는 데 사용되어 왔다. 다섯 손가락으로 피아노 연주를 하는 과제의 훈련을 받은 실험대상자는 MEP 진폭의 증가는 물론 훈련된 손의 근육을 나타내는 운동겉질 영역의 증가를 보여주었다. 숙련된 발목관절 움직임에서 훈련받은 인간 실험대상자는 훈련되지 않은 대조군과 비교하여 움직임 표현영역의 증가와 훈련된 근육의 MEP진폭의 증가를 보여주었으며(Klein 2011), fMRI 연구에서는 숙련된 손가락 움직임을 학습하는 실험대상자는 운동겉질, 소뇌 및 바다핵의 변화를 보여주었다(Chen et al 2010).

감각 및 운동겉질은 손상되지 않은 중추신경계와 손상 후의 양쪽에서 모두(퇴행성 질환이 변화하는 능력을 저해하지 않는 한) 평생에 걸쳐 재구성을 위한 의미 있는 능력을 갖고 있다. 따라서 인간 성인의 신경근육계에서 기능적 가소성에 대한 상당한 가능성이 있다. Nudo(2011)는 겸각겉질과 운동겉질 양쪽에서의 재구성에 대한 몇몇 기전을 설명하고 있다.

- 이미 존재하지만 기능적으로 활동하지 않는 신경전도로를 드러내다: 이 과정은 보통의 기능적 영향 영역보다 훨씬 넓은 해부학적 연결성 영역을 가진 신경세포 또는 신경전도로에 달려있다. 일부 구역은 긴장억제에 의해서 억제될지도 모른다. 이 억제가 제거된다면(예를 들어, 뇌졸중 후) 영향이 미치는 영역은 신속하게 증가하거나 드러내어질 수 있다.
- 곁발아와 새로운 시냅스의 형성 : 가지돌기 곁발아는 장기적인 겉질 리모델링에서 중요한 역할을 한다.
- LTP와 LTD를 포함한다고 생각되는 성인 겉질 영역의 재구성 : LTP와 LTD에는 시냅스 강도의 영구적인 변화가 있다. LTP는 시냅스 전달의 지속적인 개선을 가져오는 활동 의존적 가소성의 한 형태이고 입력 특이적이다(변화는 다른 시냅스에 영향을 주지 않으면서 하나의 시냅스 집합에서 발생할 수 있다). LTD는 LTP와는 반대의 과정이고 시냅스 효과성의 오래 지속되는 감소를 초래한다. 정보의 저장은 이 두 가지 기전에 의해서 가능해졌다(Johansson 2004).

척수 가소성

Plasticity in the Spinal Cord

척수손상(SCI) 후 중추신경계 내에서의 다양한 수준과 위치에서 가소성을 보여주는 연구로부터의 확실한 근거가 있다(Onifer et al 2011). 척수 신경세포 회로의 가소성도 또한 과제 특이적이고 사용 의존적이기도 하다.

척수손상 후, 신경 가소성은 손상의 수준과 정도, 손상 후 내과적 및 외과적 치료 그리고 재활 중재치료 등 복수의 인자에 따라 달라진다(Lynskey et al 2008).

손상되지 않은 신경회로 내에서의 적응적 변화는 겉질, 뇌줄기, 소뇌 또는 척수 수준에서 척수병변 위아래의 양쪽에서 일어날지도 모른다(Darian-Smith 2009). 모든 척수손상(SCI)의 거의 절반이 기능적으로 불완전하며, 이것은 병변수준의 아래에 얼마간의 기능이 남아있다는 것을 의미한다(Lam et al 2008). 기능회복의 가능성은 완전히 절단된 척수에서보다 불완전한 SCI에서 더 높다(Lam et al 2008).

불완전한 척수손상 후에 건전한 축삭과 병변 인근에 있는 손상된 축삭에서부터 발아한다(Rank et al 2015). 이들 발아는 병변을 우회하는 새로운 시냅스 접속을 만들고 개선된 기능회복에 기여하는 것으로 추정된다. 이들 가소성 변화는 운동훈련에 의해서 향상된다(Rank et al 2015).

짧고 긴 척수고유 신경세포(propriospinal neurons; PNs)는 또한 척수손상 후에 중요할지도 모른다. 절단된 그물척수섬유가 자연스럽게 발아하여 가소성 척수고유 중계부위에 접속을 형성하고 그렇게 함으로써 병변을 우회한다는 것을 최근에 보여주고 있다(Rossignol & Frigon 2011).

운동과 훈련은 가소성에 관여하는 세포 및 분자 기능에 엄청난 영향을 미치고 있다(Cotman et al 2007). 트레드밀 훈련은 보행훈련이 활동 의존적 방식으로 가소성을 촉진하는 것을 가능케 하기 위해 체중지지(BWS) 기법을 사용하여 SCI에서의 가소성을 촉진하는 가장 많이 연구된 훈련 파라미터이다. 체중지지 보행훈련은 환자가 체중을 완전히 지탱할 수 있기 전과

적절한 운동조절을 발달시키기 전에 시작할 수 있다.

감각입력은 정상적인 이동운동(보행)에서 결정적인 역할을 하며, 이것은 척수손상(SCI) 후 변동될 수 있다(Rossignol & Frigon 2011). 척수회로는 고유감각 입력 및 피부감각 입력에 매우 민감하며 따라서 트레드밀 훈련은 척수의 기존 회로의 "프로그램을 다시 만드는" 데 사용될지도 모른다(Onifer et al 2011). 게다가, 감각정보는 중추패턴발생기(CPG) 기능 형성과 병변 후 가소성 기전의 유도에 중요하다(Molinari 2009). 훈련을 위한 하나의 중요한 파라미터는 정상적인 조건에 밀접하게 일치하는(즉, 적절한 감각 단서) 감각 자극을 제공하는 것이다. 트레드밀 훈련은 척수회로를 체 중지지와 발 내딛기와 연관성이 있는 감각입력에 관여하도록 하는 데 도움이 될지도 모르며, 이것은 효과적인 이동운동이 회복될 수 있도록 이동회로를 활성화하는 데 필수적이다 (Molinari 2009). 체중지지와 지면 접촉은 다리근육 활성화를 위해 필수적이다. 따라서 완전 하반신마비 환자의 완전한 체중지지(BWS)는 유의미한 근육 활성화로 이어지지 않는다(Dietz 2002).

인간 보행은 다리를 움직이는 능력을 포함할 뿐만 아니라 또한 보행을 상황에 적합시키는 능력은 물론 직립 균형과 자세를 조정하기 위한 신경명령의 협응도 필요로 한다. 따라서 자세조절의 회복은 SCI 후의 이동운동 회복을 위한 전제조건이다. 그러나 SCI가 자세 기전에 미치는 영향에 대한 조사는 발 내딛기에 미치는 영향에 대한 조사보다 훨씬 적었다(Boulenguez & Vinay 2009).

또한, 신체의 부하와 엉덩관절 구심섬유를 통한 트레드밀 훈련으로부터 제공될지도 모르는 필수적인 감각 단서는 직립자세를 유지하기 위해 몸통근육 활성화에 초점을 맞출 필요가 있다.

뇌 내의 가소성 변화는 부적응일 수 있으며 이것은 척수에서도 마찬가지이다. 예를 들어, 통증 신경전도로의 변화는 신경병증 통증과 무해자극통증(allodynia)의 손상 후 발생에 관여한다(Onifer et al 2011). SCI 후의 가소성으로 인한 다른 부적응 변화에는 자율신경 반사기능장애가 포함된다(Onifer et al 2011).

중추신경계 병변 후의 회복이론

Theories of Recovery after a CNS Lesion

몇몇 기전은 기능회복 과정에 기여하고 일반적으로 (1)자연발생적 재구성과 (2)훈련에 의해 유도된 회복의 2개의 주요 단계로 분류할 수 있다는 가설을 세우고 있다(Chen et al 2010). 치료중재가 없을 때의 뇌 손상 후 회복은 흔히 자연회복이라 불린다. 뇌졸중 후 자연회복은 일반적으로 병변 후 약 3개월에서 수평(안정) 상태에 도달하고(Kwakkel et al 2006) 외상성 뇌 손상(TBI) 후 자연회복은 손상 후 대략 6개월에서 안정상태에 도달한다고(Nakamura et al 2009) 일컬어지고 있다. 손상 후 자연회복을 설명하기 위해 세 가지 과정을 가정하고 있다(Dancause & Nudo 2011).

- 기능 해리의 해결
- 보상
- 대체

훈련에 의해 유도된 회복은 시간제한이 없고 손상 후 수년간 관찰되었으며 개인 경험 및 동기부여를 포함하는 요인에 좌우된다. 회복단계에 따라서 다양한 신경기전이 회복전략을 시작하는 것에 기여하거나 또는 이들은 경험의 변화에 대한 반응(재활)으로서 일어난다.

기능해리의 해결

손상된 영역과 멀리 떨어진 뇌 영역은 급성기에 특히 나타나는 대사, 혈류, 염증, 부종 및 신경 흥분성의 수많은 병리학적 변화로 인한 급성 뇌 병변 후의 기능 저하를 나타낸다(Kleim 2011). 이들 기전은 공동으로 기능해리(diaschisis)라 불린다(Pekna et al 2012). 멀리 떨어져 있지만 해부학적으로 병변 영역에 연결된 영역에서의 활동은 손상된 영역으로부터의 기능적 입력의 중단으로 인해서 억제된다. 동물 모델과 인간 뇌졸중 생존자의 양쪽에서 관찰된 조기 기능회복의 적어도 몇몇은 기능해리의 해결로 인한 것일지도 모른다고 생각된다(Dancause & Nudo 2011).

뇌졸중으로부터의 기능회복을 중재하는 소뇌의 역할이 묘사되고 있다(Makin et al 2013). 양호한 회복을 가진 환자는 손상된 CST와 반대쪽 소뇌반구의 활성화에서 명백한 변화가 있다는 것을 데이터가 제시하고 있으며, 이것은 뇌졸중 후의 소뇌 활성화와 손의 마비로부터의 행동 회복 사이에 가능성 있는 연결고리가 있다는 것을 시사하고 있다.기저에 있는 기전은 알려져 있지 않으나 기능해리와 같은 혈류역학적 변화에 기인하거나 또는 운동기술 학습에서 소뇌의 가상적 역할에 기인하는 것일 수 있다(Small et al 2002).

■ 보상

중추신경계 병변 후 뇌는 움직임 목표에 도달하기 위해 움직임 또는 다양한 움직임 전략을 위한 다른 정보 소스를 사용하는 것을 학습한다(Brodal 2010). 운동 보상은 손상 이전에 사용된 것과는 다른 방법으로 과제를 수행하기 위한 새로운 움직임 또는 움직임 순서를 사용하는 것을 일컫는다(Kleim 2011). 근육 또는 움직임 패턴의 보상적 사용은 보통 뇌졸중 후의 인간에서 관찰된다. 예를 들어, 과도한 몸통 움직임, 어깨뼈 올림, 어깨 벌림(외전), 및 오목위팔관절의 안쪽회전은 뇌 병변 후 팔의 장애를 보상하기 위해 사용될지도 모른다. 다리의 보상적 움직임은 앉은 자세에서 일어서기 위해 최소로 침해된(비마비측) 다리 사용의 증가, 두 다리로 체중을 지지하는 대신에 보행 보조기구의 과도한 사용, 또는 걷는 동안에 다리를 앞으로 흔들어 내밀기 위한 엉덩이의 치켜 올림과 휘돌림(circumduction)을 수반할지도 모른다. 조기의 기능적 자립을 달성하기 위해 뇌 병변이 있는 환자는 움직임의 효율적이고 질적인 측면이 아니라, 어떻게 달성되는지에 관계없이 과제의 달성에 초점을 맞추는 불충분한 운동조절을 보상하도록 권장될지도 모른다. 보상적 움직임 전략에 의해서 달성된 조기 자립에 맞춘 이 초점은 신체 기능과 구조, 나아가서는 활동의 개선을 위한 개인의 장기적인 잠재력을 제한할 가능성이 있다. 뇌졸중 급성기 환자가 침해된(마비측) 다리를 사용하지 않고 오로지 보상적 전략에만 의존한다면, 환자는 참된 회복이 최대화될 수 있는 가소성의 시간대(time window)를 놓쳐버릴지도 모른다(Levin et al 2009) (더 자세한 것은 중추신경계 병변 후의 부적응의 가소성과 운동회복을 참조할 것).

■ 대체

기능회복의 기저에 있는 가소성의 다양한 기전은 또 다른 기능을 대체하기 위한 뇌의 일부분의 능력을 가리키는 보상 이론(theory of vicariation)에 포함된다(Brodal 2010). 이 기전은 병변 이전 수준으로 네트워크 기능을 완전히 회복시킬 수 없을지도 모른다(Brodal 2010). 기능의 보상 이론은 이전에 존재하였지만 기능적으로 불활성 연결의 드러냄, 곁발아, 시냅스 생성 및 탈신경 과다민감성과 같은 몇몇 생리학적 과정의 인식을 포함한다.

■ 손상되지 않은 대뇌반구의회복에 대한 역할

일반적으로 2개의 대뇌반구는 기능적으로 연결되고 균형이 잡혀 있다. 그러나 최근의 연구에서는 뇌졸중으로 인한 한쪽 병변은 이 균형을 파괴하여 경험 의존성 가소성에 영향을 주는 두 반구 사이의 경쟁적 상호작용을 야기한다. 뇌졸중 후 아급성 단계에서 운동겉질 흥분성의 감소와 마비된 근육군의 겉질 표현영역의 감소가 손상된 부위 인근의 침해된 반구에서 일어난다는 것을 알게 되었다(Butefich et al 2006). 게다가, 뇌졸중 후 인간 fMRI 및 PET 연구에서는 병변 반대쪽(손상되지 않은) 대뇌반구에서 활동이 증가한다는 것을 나타내어 보였다(Dancause & Nudo 2011). 이 반구사이 불균형은 반구사이 경쟁의 가설로서 알려져 있다(Allred & Jones 2008; Dancause & Nudo 2011; Takeuchi & Izumi 2012). 이 가설에서 병변과 같은 쪽 반구에서의 신경조직 상실은 병변과 같은 쪽 반구로부터의 반구사이 억제의 감소를 초래한다. 과도한 반구사이 억제는 행동 활성화를 손상되지 않은 대뇌겉질로 전환시키며(Allred & Johns 2008), 이것은 기능해리에 부정적으로 기여하고 운동 활성화의 감소 그리고 아마도 장애가 있는 신체부위 회복 가능성의 감소를 초래할지도 모른다(Dancause & Nudo 2011; Johns et al 2009; Calautti et al 2010; Allred et al 2014). 이에 대응하기 위해서 반복적 머리뼈 경유 자기자극(rTMS) 및 머리뼈 경유 직류자극(tDCS)과 같은 비침습적 뇌 자극((NIBS) 기법으로 이 부적응 가소성을 차단하거나 또는 감소시키는 방법이 사용되었다(Raffin & Siebner 2014). 비침습적 뇌 자극에 의한 치료목표는 병변이 있는 반구의 흥분성을 회복시키고 병변이 없는 반구의 과다활동을 감소시키는 것이다(Mally 2014). Kheder와 공동연구자(Kheder et al 2009)는 병변 반대쪽 반구를 억제하기 위해 급성 뇌졸중을 가진 환자에게 가해진 5일간의 비침습적 뇌 자극은 마비된 팔에 대한 병변과 같은 쪽 출력을 증가시키고 회복을 촉진한다는 것을 보여주었다. 그 효과는 치료 후 3개월에도 여전히 존재하였다. 이들 연구결과는 반구사이의 경쟁적 상호작용이 경험 의존적 가소성에 영향을 미친다는 것을 시사하고 있다. 비마비쪽 팔다리의 사용에 의해서 활성화된 침해되지 않은 반구의 과다 흥분성은 비정상적인 반구사이 억제를 통해 침해된 반구를 억제할지도 모른다. 이 부적응 가소성을 방지하기 위해 뇌졸중 후 순수한 운동회복을 제한할지도 모르는 보상적 움직임을 과다하게 사용하는 것을 피할 필요가 있다. 바꿔 말하면, 손상되지 않은 신체 쪽의 보상적 사용은 결국 적절한 재활훈련에 의해서 실현될지도 모르는 신체장애를 포함하여 장애가 있는 신체 쪽의 어떤 잔존능력에 대한 나쁜 결과를 수반하는 가장 손상된 쪽의 회복에 부정적 영향을 미칠 수 있다(Allred & Johns 2008).

■ 뇌 손상 후의 기능 향상

손상된 뇌의 기능 향상은 회복과 보상의 두 가지 기전으로 인해서 일어난다(Kleim 2011). 회복과 보상이라는 용어는 문헌상으로도 임상분야에서도 잘 정의되어 있지 않다(Levin et al 2009). 회복이라는 용어는 중추신경계 내의 손상된 구조 또는 기능을 복원하는 것을 가리키기 위해서 사용되고 또한 임상적인 향상을 설명하기 위해서도 사용되고 있다. 사용되는 용어에 대한 이해가 서로 다르면, 여러 직종사이의 의사소통을 혼란시킬지도 모른다. 따라서 신경재활에 의미 있는 것이 되기 위해서 우리는 신경과학자와 치료사가 명확히 정의된 용어로 공통언어를 사용할 수 있는 명확한 정의를 필요로 한다. Kleim(2011)은 신경 및 행동 수준에서

표 1.1 서로 다른 3개 수준에서의 운동회복과 운동보상에 대한 정의

수준	회복	보상
ICF : 건강상태 (신경세포)	손상 후 처음에 상실된 신경조직의 기능회복. 이것은 이전에 순환장애에 의해 불활성화된 뇌 영역의 재활성화로서 볼 수 있을지도 모른다. 이것이 1차 뇌 병변 영역에서 일어날 것으로 예상되지는 않지만, 이것은 병변을 에워싸는 영역(반음영: penumbra)과 기능해리의 영향을 받는 영역에서 일어날지도 모른다.	신경조직이 손상 전에 갖지 않았던 기능을 획득한다. 장애가 없는 사람에서는 일반적으로 관찰되지 않는 대체 가능한 뇌 영역의 활성화로서 볼 수 있을지도 모른다.
ICF : 신체기능/구조 (수행능력)	손상 이전에 수행되었던 것과 같은 방식으로 움직임을 수행하는 능력을 회복시키는 것. 이것은 과제를 완수하는 동안에 질병이 생기기 이전의 움직임 패턴의 재현을 통해서 일어날지도 모른다(수의적인 관절가동범위, 시간적/공간적 관절사이 협응 등).	이제까지의 움직임을 새로운 방식으로 수행하는 것. 과제를 완수하는 동안에 대체 가능한 움직임 패턴의 출현(즉, 추가적인 또는 다양한 자유도의 동원, 작용근/대항근 동시 활성화 증가와 같은 근육 활성화 패턴의 증가, 인접한 관절 움직임 사이의 타이밍의 지연, 등)으로서 관찰될지도 모른다.
ICF : 활동 (기능)	장애가 없는 사람에 의해서 일반적으로 사용된 팔다리 또는 손끝 효과기를 사용하는 성공적인 과제 완수.	대체 가능한 팔다리 또는 손끝 효과기를 사용하는 성공적인 과제 완수. 예를 들어, 감자 칩 봉지를 양손 대신에 한 손과 입을 사용하여 여는 것.

회복을 보상과 구별하려면 신경 가소성과 기능의 재활 의존적 변화 사이의 연관성을 이해할 필요가 있다는 것을 시사하고 있다. 정의가 명확하면 개별 환자가 재활 과정에서 채택하거나 또는 유도할 수 있는 특정 신경 전략에 대한 통찰이 가능해진다. 운동기능을 고려하여 Levin 등(2009)은 세계보건기구(WHO)의 틀인 기능, 능력 장애 및 건강의 국제 분류(ICF)를 사용하는 회복과 보상 양쪽을 위한 정의를 제안하였다(**표 1.1**). ICF는 건강상태의 기저에 있는 병태생리, 신체영역의 장애, 활동영역의 장애(ICF에 대한 추가적인 논의를 위해서는 제3장을 참조할 것)를 구별하고 그렇게 함으로써 회복과 보상을 행동수준 및 신경수준 양쪽 모두에서 이해할 수 있다.

Levin과 동료들(2009)은 ICF 틀 내의 운동수행능력에 관해서 회복과 보상을 정의하고 있다(**표 1.1**).

1. 건강상태(신경수준)
2. 신체기능과 구조(수행능력)
3. 활동(기능적)

뇌졸중 후 신경세로 가소성과 뇌의 재구성을 연구하는 대부분의 연구자들은 신경세포 수준에서의 회복과 보상에 대한 정의에 동의하고 있다. 그러나 그것이 신체영역과 활동영역일 경우에는 동의하지 않는다. 많은 연구에서는 이들의 결과측정으로서 기능검사 또는 환자가 일상생활활동(ADL)을 수행하는 능력평가를 사용한다. 이들 검사는 움직임의 질을 측정하지 않고, 따라서 이들 검사는 장애의 회복 또는 보상전략의 개발로 인한 회복 사이를 구별할 수 없다(Kitago & Krakauer 2013). 결과적으로 이것은 다양한 치료중재의 효과성에 대한 해석의 혼란과 오해를 불러일으키는 결과를 초래한다(Levin et al 2009).

중추신경계 병변 후의 부적응 가소성과 운동 회복

손상과 과도한 훈련은 신경 가소성을 부적응 방향으로 몰고 갈지도 모르며, 이것은 "부적응 가소성(maladaptive plasticity)"이라 불리고 반사항진과 클로누스의 점진적인 발달은 물론, 환상통증과 근육긴장이상의 발병기전(pathogenesis), 새로 발병한 간질, 및 척수손상(SCI) 후의 자율신경반사부전(autonomic dysreflexia)의 원인이 된다(Cramer et al 2011; Ferguson et al 2012).

부적응 가소성은 운동기능을 약화시키고 뇌졸중 후 운동 회복을 제한한다는 것을 알게 되었다(Takeuchi & Izumi 2012; Takeuchi & Izumi 2013). 중추신경계 병변 후의 보상적 움직임 전략, 활성화된 같은 쪽 운동투사, 경쟁적 반구의 상호작용은 부적응 가소성의 원인이 될 수 있다(Allred et al 2010; Johns et al 2009; Takeuchi & Izumi 2013).

학습된 불사용

반복해서 실패한 마비측 팔다리를 사용하려는 시도는 학습된 불사용에 의한 장애 악화의 기저를 이룬다고 가정되고 있는데, 이것은 감소된 운동조절이 마비측 팔다리의 추가적인 불활동으로 이어지는 상태를 가리킨다. 예를 들어, 편마비에서의 마비측 팔의 조절 감소는 마비측 팔의 기능상실을 보상하기 위해 환자가 비마비측 팔을 사용하는 보상 전략으로 이어질지도 모른다. 따라서 마비측 팔은 사용되지 않고, 자극받지 않아 점점 더 불활성화되어 병변이 있는 대뇌반구의 운동지도 표현영역의 축소로 이어져 2차 근육조직과 연부조직 변화가 일어나게 만든다(Ada & Canning 1990). 동시에, 비마비측 팔다리는 정상 이상으로 사용되어 이 팔다리의 운동지도는 크기가 커진다. 따라서 경험(또는 그 결여)은 자연회복 단계 동안에 1차 운동영역의 겉질 표현에 영향을 미친다. 학습된 불사용은 또한 반구사이 불균형의 원인이 될지도 모른다(Takeuchi & Izumi 2012).

수면과 신경 가소성

수면과 시냅스 가소성은 강력하게 관련되어 있는 것처럼 생각된다. 수면은 시냅스 가소성을 회복시키는 것처럼 보이는데 그 이유는 수면을 취하는 동안에 시냅스 리모델링의 다양한 과정이 일어나는 것처럼 보이고 회복과정에 긍정적인 영향을 줄지도 모르기 때문이다

(Gorgoni et al 2013).

치료 세션 사이의 수면 촉진은 기억의 강화 따라서 학습을 위해 중요할지도 모른다.

> 운동훈련은 대뇌겉질 감각운동영역의 재구성으로 이어진다.

임상과의 관련성

중추신경계 병변은 사람의 생활상황에 갑작스럽고 극적인 변화를 일으킨다. 신체적, 정신적 결과는 개인과 그 가족에게 심각한 문제이다. 신체적으로 자립하여 앉는 것 같은 과제, 또는 화장실 동작과 옷 입기와 같은 더 복잡한 활동 중 가장 단순한 것조차도 어렵다. 따라서 중추신경계는 이들 기능적 요구사항을 충족시키기 위해 가능한 한 빨리 학습해야 한다.

중추신경계의 가소성은 급성 중추신경 병변을 겪었던 환자 학습능력이 높아짐에 따라 어느 정도의 기능회복 가능성으로 이어진다. 중추신경계 내에서 유용한 연결의 형성을 유도하기 위해 시냅스는 올바른 감각정보를 제공받을 필요가 있다. Nudo와 공동연구자 및 기타 연구자에 의한 연구는 원숭이 손의 표현영역에서의 뇌의 확장이 병변에 인접한 영역의 훈련으로 유도된 재구성에 의해서 방해된다는 것을 명확히 제시하고 있다. 게다가, 사용 의존적 대뇌겉질 재구성에 대한 몇몇 연구는 겉질 재구성을 유도하기 위해 훈련이 강렬하고 행동적으로 관련될 필요가 있다는 것을 뒷받침하고 있다(Demain et al 2006; Takeuchi & Izumi 2013).

형태와 기능 사이의 상호 작용은 가소성 기전에 영향을 미치며, 따라서 운동회복과 가소성은 운동재활의 특성에 좌우된다. 주요 과제는 적절한 환자를 적절한 훈련 접근방법과 일치시키는 것이다. 가소성 촉진을 목표로 하는 중재는 최적의 훈련과 경험이 결합될 때 최대의 영향을 미칠 것으로 예상할 수 있다.

가소성에 대한 지식은 중추신경계 기능장애를 가진 사람들을 보살피는 의료 종사자에게 상당한 책임과 함께 희망을 준다. 간병인은 상호 작용을 통해 환자에게 영향을 미치고 환자의 중추신경계 재구성을 형성하는데 중요한 역할을 수행하며, 이 때문에 환자의 능력이 향상된다. 학습은 신체 기능과 행동 양쪽의 긍정적인 또는 부정적인 발달로 이어질지도 모른다. 환자가 어떻게 자기 신체를 사용하고 어떻게 움직이고 다른 사람에 의해 어떻게 움직여지는가는 신경근육계의 재구축에 영향을 미칠것이다. 환자가 의자에서 욕실로 이동할 때 한쪽 다리를 비틀어서 회전시키면 팔은 걷잡을 수 없이 굽는 반면, 이것은 중추신경계가 학습하는 것이 될 것이다. 행동이 몇 번이고 되풀이 된다면 학습은 중추신경계에서의 기능적 및 구조적 가소성 변화를 통해 확립된다. 몇몇 저자들은 중추신경계 병변 후의 가장 급성의 가소성 변화를 위한 시간 틀을 제시하고 있다(Nudo & Milliken 1996a; Seil 1997). 이들 연구는 주로 동물(고양이, 쥐, 원숭이)에 대해서 시행되었으나 몇몇은 신경계에 대한 병변 후의 인간에 대한 기능적 영상 연구(그 중에서도, PET, fMRI)였다. 다음의 논의는 병변의 유형, 위치 및 크기는 물론 환자의 병전 상태와 전신 상태에 좌우되는 각각의 해석을 위한 넓고 충분한 여유가 있는 이들 시간 틀에 대해서 언급한다.

급성으로 온 병변 후, 중추신경계는 쇼크를 받으며 이 쇼크는 2~3일간 지속될지도 모르고 직접적인 신경세포 손상과 추가적인 손상으로부터 중추신경계를 보호하기 위한 억제성 활동에 의해서 야기될지도 모른다. 겉질 및 척수 기능 변화는 다음과 같이 몇 시간 후에 시작된다.

- 신경영양 물질이 증가한다.
- 잠복하여 있는 시냅스와 연결이 활성화된다.
- 시냅스 강도가 증가한다(LTP).
- 탈신경 초민감성이 발생한다.

초기의 보상은 아마도 부종의 재흡수와 괴사 조직의 악화로 인해서 조기에 시작되고 병변의 크기에 따라 며칠 또는 아마도 몇 주일 지속될지도 모른다. 급성 단계에서부터 아급성 단계 그리고 마지막 단계로의 점진적인 전이가 있다. 3~4주 후의 환자에서 관찰된 활동과 기능의 변화는 다음의 형태로 일어나는 신경 가소성 변화에 기인할지도 모른다.

- 시냅스 변화.

- 겉질 지도의 재구성.
- 추가적으로 드러내다.
  - 불필요한 중복
  - 곁발아(며칠 후에 시작되다)
- 척수수준에서도 새로운 연결의 형성

임상경험은 뇌졸중, 머리 손상, 다발성경화증(MS) 등으로 고통을 받고 있는 많은 환자는 자극에 과민할지도 모른다는 것을 보여주고 있다. 뜻밖의 소리, 불안, 염려, 넘어짐에 대한 공포 및갑작스런 또는 무감각한 처리는 환자의 긴장을 걷잡을 수 없이 증가시켜 경직으로 발전하는 원인이 될지도 모르는 상황의 예들이다(Graik 1991; Stephenson 1993). 환자의 균형과 운동능력을 능가하여 활동 수행 중에 정렬불량으로 이어지는 활동에 대한 요구가 앞에서 방금 언급한 것과 관련하여 중요한 특징이다. "중추신경계 손상 후 기능회복은 부분적으로 손상되지 않은 신경전도로의 재구성에 좌우될지도 모른다. 척수회로는 활동 의존적 그리고 손상으로 유발된 가소성 양쪽의 형태로 의미 있는 재구성을 하는 능력을 갖고 있다"(Muir & Steeves 1997; Oudega & Perez 2012; Lynskey et al 2008). 훈련을 통한 말초감각 구심섬유의 특정 활성화에 의해 자극된 신경세포 회로는 이미 존재하고 초기의 불활성 하행 연결과 국소 신경회로를 강화함으로써 재구성할 수 있다(Bose et al 2012).

임상적으로 치료사는 근육의 점도, 구축(contracture), 변경된 정렬과 동원의 패턴, 부종, 및 순환과 대사의 감소에 직면하게 되며 이것은 근육활동에 부정적인 영향을 준다. 움직임의 레퍼토리에 대한 신체적 제한에 더하여 축삭 수송이 비활동을 통해 감소될지도 모른다. 앞에서 언급한 요인의 개선은 축삭 수송을 개선하고 신경근육계의 보상과 재구성을 위한 신경영양물질의 생산 및 수송을 자극해야 하며 이것에 의해서 환자의 기능회복을 촉진해야 한다. "특정의 운동과제를 위한 척수회로를 훈련하고 수정하려면 훈련 동안에 수행된 움직임이 가능한 한 정상적으로 시행되는 것이 중요하며" "몇몇 연구에서는 강화된 말초 자극이 척수 손상 후의 팔다리 동작을 개선한다는 것을 보여주고 있다"(Muir & Steeves 1997; Hubli & Diet 2013; Hubli 2011). 저자들은 정렬과 근육 활성화 패턴이 수행될 활동에 적절하다는 것을 암시하는 것으로 보통 이해하고 있다.

> 운동조절의 개선에는 훈련과 연습 동안에 수행된 움직임은 가능한 한 정상적으로 시행되고 피부, 관절, 및 근육을 통한 구심 정보가 시간적 공간적 파라미터에서 적절할 필요가 있다.
> 신경 가소성은 평생을 통해 가능성이 생기게 한다.

중추신경계 병변 직후에 많은 환자는 다양한 정도로 불완전마비 또는 마비를 경험한다. 중추신경계는 목표를 달성하기 위한 새로운 전략을 개발함으로써 기능 제한을 매우 신속하게 보상한다. 예를 들어, 목표달성을 위해 비마비측에 대한 의존성을 증가시키는 것 또는 부적합한 자세와 균형을 보상하기 위한 신체부위를 고정시키는 전략이다. 보상전략의 사용은 중추신경계 병변 후에는 불가피하다. 그러나 적절한 치료를 통해 보상은 기능 달성을 위한 필요에 따라 최소화될 수 있다. 보상전략의 사용은 환자에게 그들 자신의 자세, 균형 및 선택적 움직임에 대한 통제가 주어지기만 한다면 줄일 수 있다.

보바스 개념을 실행하는 임상의는 환자 목표의 개선과 달성을 제한하는 부적절한 보상전략과 특정 시간에 주어진 환경에서 특정 과제의 수행을 위해 필요한 전략의 사용을 구별하지만 일단 과제가 달성되면 지속되지 않는다(Graham et al 2009).

부적절한 보상은 다음과 같은 특징이 있다.

- 과제를 완성한 후에도 지속된다.
- 다른 기능을 제한한다.
- 추가적인 회복 가능성을 감춘다.

그러나 환자는 같은 목표를 달성하는 번갈아 나오고 더 효율적인 전략이 제공되어 있지 않는 한 어떤 방법으로 움직이는 것이 중지되어서는 안 된다(Reine et al 2009). 치료 과제는 미래의 과제 수행능력의 가능성에 부정적인 영향을 주지 않고 능동적인 참여를 촉진하는 과제에 적응하는 것이다(Graham et al 2009).

보바스 임상의는 시스템 내의 내재적인 가소성을 통해 각 개인의 잠재력을 탐구하는 것을 목표로 하고 있다(Raine et al 2009). 뇌의 병변과 임상증상은 환자집단에 따라서 달라진다. 움직임 기능장애의 영향은 각 개인에 따라 다르며 병변 후와 마찬가지로 이전의 경험에 의해서 영향을 받는다. 기저에 있는 신경학적 장애, 활동의 회복, 및 참여의 요인은 개인에 따라 다르다. 효과적인 재활중재에 대한 핵심적인 개념은 뇌 손상 후 기능회복으로 이어지는 가소성 과정은 물론 뇌졸중의 기저에 있는 기전의 이질성을 인식하는 것이다. 뇌 손상의 종류와 정도에 더하여 환자의 건강상태, 연령, 생활양식, 및 손상 후의 시간은 뇌의 가소성 성질에 영향을 미칠 것이다.

Kleim과 Johns(2008)는 기능적 결과를 최대화하기 위한 효과적인 치료에 중요한 몇 가지 원칙을 제안하였다.

사용하지 않으면 잃는다. 몇몇 연구에서는 장기간 과제 수행에 활발하게 관여하지 않은 신경 네트워크는 퇴화한다는 것을 보여주고 있다. 감각입력의 감소, 예를 들어, 중추신경계 병변 후의 팔다리 마비로 인한 감각정보의 결여는 감각 겉질의 손상되지 않는 부위와 인접한 겉질 표현영역이 손상된 감각부위의 겉질 표현영역으로 "침입하는" 결과를 초래할 것이다(Elbert & Rock stroh 2004). 겉질 공간의 영구적인 경쟁은 중요한 정보에 의해서 공급되고 다른 영역의 협소화로 이어지는 이들 영역을 확장한다. 뇌의 영역이 활성화되지 않는다면 전달물질 생산은 저하한다. 이것은 신경재활을 위한 중요한 지식이다. 사용의 결여로 인해서 뇌 시스템에 관여하지 못하면 신경 활동과 기능의 추가적인 저하로 이어질지도 모른다. 뇌졸중 후 환자의 마비측 팔을 물체에 뻗을 수 없다면, 환자는 비마비측 팔을 사용하는 것에 신속하게 적응한다. 마비측 팔이 비활성이라는 것을 알게 되고 이 팔을 나타내는 겉질 영역이 수축하여 손상되지 않은 영역에 의해서 인계를 받게 된다. 비마비 신체 쪽에 의한 행동경험은 뇌졸중 후의 비정상적인 반구사이 상호작용의 원인이 될지도 모른다. 학습된 비사용은 반구 불균형의 추가 요인이며, 침해되지 않은 반구에서의 더 높은 신경세포 활동을 구동하는 손상되지 않은 팔다리의 사용이 크게 증가한 것과 결합되어 있다(Takeuchi & Izumi 2012). 학습된 비사용은 환자의 감각운동 개선에 큰 한계를 나타낸다. 학습된 비사용(학습된 비활동)의 이론에 기초한 제약 유발 운동치료(constraint-induced movement therapy : CIMT)라 불리는 집중적인 형태의 치료 후의 뇌의 긍정적인 변화가 설명되었다. 기능 개선을 위한 가능성을 최적화하기 위해서는 일정 수준의 강도가 중요한 것처럼 보인다(Feys et al 2004; Kwakkel et al 2004; Langhorme et al 2011).

사용하여 개선한다. 앞에서 언급한 것과는 대조적으로 몇몇 실험에서는 사용 증가가 각각의 겉질 표현영역의 확장을 야기한다는 것을 보여주고 있다. 집중적인 자극과 사용 및 활성화 요건을 통해 뇌는 자극을 받아 활성화된 영역에서 더 많은 신경전달물질을 만들어낸다. 일정 시간의 틀 내에서 다시 자극되지 않으면 신경전달물질 생성은 그 원래의 낮은 수준으로 되돌아갈지도 모른다. 이것은 회복기에 있는 환자는 감각기능을 개선하기 위해 매일 집중적인 치료를 필요로 한다. 특정 뇌 기능을 구동하는 운동은 그 행동에 관여하는 신경기전의 기능 및 구조 양쪽의 향상으로 이어질 수 있다. 이것은 일반적으로 연속해서 며칠 동안 하루에 몇 시간을 하는 강도 높은 훈련 일정을 의미한다.

특이성이 필요하다. 훈련경험의 본질은 가소성의 본질을 결정한다. 신경기능의 변화는 훈련된 특정 기능에 한정될지도 모른다. 임상적 의미는 기술훈련 또는 지구력 훈련과 같은 특정 양식의 훈련은 특정 영역에서의 가소성을 결정한다는 것이다.

반복이 필요하다. 오래 지속되는 신경세포 변화는 기술 획득만이 아니라 시간 경과와 더불어 그 기술의 계속적인 수행도 필요로 한다. 즉, 기술의 강화를 위한 충분한 반복이 필요한 것이다. 뇌졸중 재활에서의 무작위대조시험(randomized controlled trials : RCTs)으로부터의 연구결과와 일치하여 반복의 횟수도 또한 동물과 인간에서 유사한 사용 의존성 겉질 가소성의 정도에도 영향을 준다는 최근의 동물연구로부터의 강력한 증거가 있다. 신경 재활에서의 운동학습에 대한 연구에서는 통제된 집중 연습(한 과제의 반복)보다는 다양한 반복("반복한 것을 반복하지 않는")이 시간경과에 따른 운동학습의 재훈련에 더 효과적이라는 것을 보여주고 있다. 다양한 연습은 또한 새로운 과제에 대한 학습의 일반화를 촉진한다는 것도 보여주고 있다.

강도가 필요하다. 가소성을 유발하려면 충분한 훈련 강도를 필요로 한다. 그러나 얼마나 많은 치료와 조기에 시작된 얼마나 집중적인 뇌졸중 재활이 뇌졸중 후 활동의 더 크고 더 빠른 개선과 연관되어 있는지에 대해서는 의견의 일치가 없다. 신경학적 환자의 재활에서 여러 학문분야에 걸친 접근법의 중요성이 잘 확립되어 있다. 환자가 잠자리에서 일어나거나 스스로 옷을 입을 때마다 어떻게 도움을 받고 훈련되고 촉진되는가는 강화된 경험 의존적 가소성에 영향을 준다. 급성기에 환자는 조기에 자립하기 위해 보상전략에 의존하지 않고 자기의 마비측 팔다리를 포함시키는 것을 학습할 필요가 있다. 보바스 개념에서 24시간 접근법은 연습 기회를 창출하기 위한 중요한 수단이라 생각되며, 따라서 하루 종일을 통해 적절한 치료의 강도를 극대화한다. 이것은 여러 학문분야의 모든 팀 구성원이 적절할 때 관여하는 것을 포함한다.

운동 이미지는 하나의 인지기법이며 이 기법에 의해서 신체기술을 안전하고 반복적 방식으로 연습될 수 있다. 운동 이미지는 감독 하의 치료 세션이 끝났을 때 환자가 그 기술훈련을 계속하기 위한 보조적 치료도구로서의 역할을 할지도 모른다. 따라서 운동 이미지는 재활을 위해 사용된 환자의 강도와 시간을 상당히 증가시킬 수 있으며, 몇몇 연구에서는 운동기술 학습을 증가시킨다는 것을 보여주고 있다. 동일한 신경 네트워크의 몇몇은 동일한 기술의 신체적 연습과 비교하여 정신적으로 연습될 때 활성화된다(Calayan & Dizon 2009).

시간이 중요하다. 운동학습에 핵심적인 신경 가소성의 기전은 하나의 단일 사건이 아니라 하나의 과정으로서 일어난다. 다양한 형태의 신경 가소성은 다양한 시간 주기에 일어날지도 모른다. 신경 가소성을 북돋우는 치료는 어느 때나 효과가 있어야 하지만, 특히 효과적인 시간대(time window)가 있을지도 모른다. 조기의 강도 높은 재활은 학습을 촉진하기 위해 환자의 기능 개선에 중요한 것처럼 생각된다(Winstein & Stewart 2006). 이것은 생존, 심리사회적 기능 및 환자의 가정 상황에 대한 연구에 의해서 뒷받침되고 있다(Aboderin & Venables 1996; Karger 2008). 이 재활이 얼마나 조기에 시행되고 그리고 얼마나 강도 높아야 하는지는 명확하지 않다(Bernhardt et al 2009). 몇몇 저자는 6개월 후에 능동적 재활을 계속하는 것은 아무 소용이 없다고 주장하고 있다(Aboderin & Venables 1996). Ashburn(1997)은 이들 연구는 그들이 환자 신체기능의 질적인 변화를 감지하지 못하는 민감하지 않은 결과 측정을 사용하기 때문에 한계가 있다고 언급하였다. 비록 신경재활이 인생의 조기에, 그리고 손상 직후에 가장 최적의 효과를 나타낼 것으로 예측된다 해도 도움이 되는 훈련효과가 인생 말기 또는 손상 후 몇 년 후에 얻어질 수 없다고 생각할 이유는 없다(Nielsen et al 2015).

두드러진 특성(salience)이 중요하다. 두드러진 특성(개인에게 의미 있는), 동기부여 및 주의는 가소성의 매우 중요한 조절기(modulator)가 될 수 있다(Woldag et al 2010; Kleim & Jones 2008; Takeuchi & Izumi 2013; Nielsen et al 2015). 이것은 중재가 특정 개인에게 중요하고 의미 있음에 틀림없다는 것을 시사한다. 환자는 별로 의미가 없는 중재보다 의미 있는 중재에 더 성공적으로 반응한다(Feuerstein et al 2013). 이것은 중재의 두드러진 특성으로서 설명되고 있다. 유의미성은 인식의 생성과 직접 관련될 수 있다. 즉, 환자가 자기 자신의 기능, 가치, 경험한 변화, 그리고 이러한 변화의 중요성(가치, 두드러진 특성 등)을 인식하게 된다(Feuerstein et al 2013).

동물과 인간에 대한 몇 가지 실험에서는 두드러진 특성이 중재되는 신경계가 있다는 것을 알게 되었다(Kleim & Jones 2008). 두드러진 특성 네트워크(salience network)는 안정 상태 fMRI 연구에서 관찰되었고 양쪽 앞대뇌섬, 앞관자마루 접합부, 및 등쪽앞쪽 띠모양 겉질을 포함하고 있다(Luo et al 2014). 이 네트워크는 몇몇 내수용성 자극과 외수용성 자극 사이의 관련성 발견과 연관성이 있고 행동을 유도하며, 한편 내부 및 외부 환경에 대한 우리의 예측을 업데이트한다 (Luo et al 2014). 이 시스템을 이용하는 것은 경험에 의존하는 가소성을 자극하는 데 매우 중요하다. 감정은 기억력 강화의 힘을 조절하는 것으로 알려져 있다. 따라서 신경 가소성은 훈련된 움직임/행동이 개인에게 목적의식이 있다고 느낄 때 향상될지도 모른다. 따라서 훈련과정의 참여가 향상될 수 있다. 학습에는 동기부여와 주의가 필요하다. 따라서 움직임은 환자 "자신의 것"이 되어야 한다. 뇌졸중 후 뇌는 운동명령의 감각적 결과를 정확히 예측하기 위해 반신불완전마비 다리의 새로운 성질을 학습해야 하며, 이것은 신체도식에서의 신체의 이환된 부위의 표현을 증가시킴으로써 이루어질 수 있다.

연령이 중요하다. 노화하는 뇌는 경험에 반응한다. 그러나 훈련으로 유발된 가소성은 젊은 뇌에서 더 용이하게 일어난다.

요약

신경학적 재활에서 물리치료의 목표는 기능장애를 최소화하고 기능적 운동회복을 최적화하는 것이다. 이것은 뇌에서의 가소성 변화를 조절함으로써 달성된다. p.73 참조.

신경 가소성은 "그 구조, 기능 및 연결을 재구성함으로써 내재적 및 외재적 자극에 반응하는 신경계의 능력"으로서 정의되고 있다. p.73 참조.

신경재활은 운동학습의 원리가 손상 후의 운동회복에 적용될 수 있고 훈련이 운동결손이 있는 환자에서 운동기능의 영구적인 개선으로 이어진다는 가정에 기초하고 있다. p.73 참조.

운동학습의 결과는 특정 과제의 (새로운) 내부 모델이며 자기 생성적인 행동의 감각결과를 예측하는 데 사용된다. p.75 참조.

운동학습에는 운동적응과 기술획득이라는 두 가지의 구별되는 유형의 운동학습이 포함된다. p.76 참조.

중추신경계 내의 가소성 변화는 부적응이 될 수 있다. p.86 참조.

활동과 움직임은 중추신경계에서의 가소성 변화를 긍정적으로도 부정적으로도 촉진할 수 있다. p.81 참조.

적절한 움직임과 부적절한 움직임 양쪽 모두가 학습될지도 모른다. p.82 참조.

근육활동은 신경전달물질의 수송과 생성을 향상시킨다. 자극은 대사, 구조, 및 근육 기능의 변화를 야기한다. p.80 참조.

신경 가소성은 손상되지 않은 중추신경계와 병변이 있는 중추신경계 양쪽에서 가소성 자체를 표현하는 몇몇 방법을 갖고 있으며, 분자에서부터 겉질 재구성까지 많은 수준에서 일어난다. p.78 참조.

감각겉질과 운동겉질은 평생에 걸쳐 손상되지 않은 중추신경계와 손상 후의 양쪽에서 재구성을 위한 의미 있는 능력을 갖고 있다. p.84 참조.

과도한 대뇌반구사이 억제는 행동의 활성화를 손상되지 않은 겉질로 전환시키며, 이것은 기능해리에 부정적으로 기여하여 운동 활성화와 아마도 장애가 있는 신체부위 회복 가능성을 감소시키는 결과가 될지도 모른다. p.87 참조.

운동조절의 개선은 훈련과 연습 동안에 수행된 움직임이 가능한 한 정상적으로 시행되고 피부, 관절, 및 근육을 경유한 구심 정보가 시간적 및 공간적 파라미터에서 적절할 것을 필요로 한다. p.90 참조.

신경 가소성은 평생에 걸쳐서 가능성이 일어나게 한다. p.90 참조.

일정한 강도의 치료는 환자의 감각운동 기능을 개선하는 데 필요하다. p.91 참조.

1.4 중추신경계 병변 후의 재구성과 이에 따른 결과

Consequences of and Reorganization after CNS Lesions

중추신경계에 대한 병변의 결과는 많은 요인의 상호작용에 좌우된다.

- 진단 : 혈관 병변, 외상 또는 질병과정.
- 국소화 : 하나의 국소화된 병터(focus) 또는 많은 병터들.
- 병변의 크기
- 발병 속도 : 급성 또는 점진적인 발병

개인의 상태가 어떻게 진행되는가는 중추신경계 가소성 변화의 정도, 병변의 각각의 특징, 및 합병증이 일어나는지 아닌지 뿐만 아니라 환자의 질병이 생기기 전의 신체상태, 사회적 상황. 정신상태(자원과 대처전략) 그리고 사회적 네트워크(가족, 친구, 동료)와 관련이 있다.

뇌졸중 후의 초기 마비 또는 불완전마비는 병변의 급성 발병(쇼크), 신경세포 파괴와 사멸, 부종, 순환의 감소, 그리고 아마도 추가적인 손상으로부터 뇌를 보호하는 억제성 활동의 증가에 기인한다(**그림 1.30**). 사건의 생화학적 배열의 결과로서 혈액순환 박출량과 혈압의 변화가 뇌졸중 환자의 75%에서 일어난다. 대부분의 환자에서 이들 수준은 7일에서 정상으로 되돌아온다. 중증 고혈압 또는 저혈압은 예후불량과 연관성이 있다.

너무 높은 혈압 또는 너무 낮은 혈압, 저혈당 또는 고혈당, 그리고 체온 상승은 반음영(penumbra)의 추가적인 파괴를 야기할지도 모른다. 급성 뇌졸중 치료의 목표는 반음영 조직의 최대량을 보존하기 위해 관류(perfusion)를 정상화하고 잇달아서 일어나는 생화학적 기능장애에 개입하는 것이다(Mass & Safdieh 2009).

Turton과 Pomeroy(2002)는 뇌졸중 환자의 50%가 뇌졸중 후 2주에서 경색부위의 증가를 보였고, 50%가 경색부위의 감소를 경험하였다는 것을 발견하였다. 그들은 중추신경계의 다른 활성화된 영역에서의 혈액공급이 증가함으로 인해서 반음영에서의 추가적인 세포사멸을 야기할지도 모르는 자극 또는 활동에서 주의할 것을 주장하고 있다. 반사 및 운동 활동의 점진적인 복귀는 중추신경계의 초기 재구성만이 아니라 부종과 괴사조직의 해소에 관련이 있다. 몇몇 저자들은 또한 급성 뇌졸중 후 침해되지 않은 반신(신체 절반)에 병리학적 징후와 증상이 있다고 보고하고 있는데, 먼쪽보다는 몸쪽에 더 근약증과 신장반사의 변화가 관찰된다(Mani et al 2013; Bohannon & Andrews 1995; Haaland & Delancy 1981; Rothwell & Lennon 1994).

상위운동신경세포 병변

Upper Motor Neuron Lesions

뇌졸중, 다발성경화증 및 외상 또는 질병에서 오는 뇌 병변의 다른 원인은 상위운동신경세포 병변으로 함께 분류된다. 상위운동신경세포(UMNs) 또는 베츠세포(Betz cel)는 뇌를 척수에 연결하는 1차 운동영력(MI)에 위치한 피라미드신경세포이다. UMN 병변 후의 운동기능장애는 양성징후와 음성징후로 분류된다(Canning et al 2004). 음성징후는 병변 그 자체의 직접 결과이고 양성징후는 2차적인 변화에 관련된다. 이 분류는 인지기능이나 지각 기능장애 또는 심리적 반응을 포함하지 않지만, 이들은 환자의 학습 또는 자립의 회복을 제한하는 주요 이유일지도 모른다.

음성징후

- 근약증
- 기민성의 상실
- 피로

뇌졸중에 뒤따르는 음성 운동장애는 기능 제한을 통한 기능 장애(dysfunction)의 원인이 된다(Burke 1998; Bohannon 2007; Canning et al 2004).

반신불완전마비를 야기하는 편측 뇌졸중은 일반적으로 반대쪽에만 침해하는 것으로 생각되고 있다. 뇌졸중이 병변이 있는 대뇌반구와 같은 쪽 신체에 미치는 영향은 별로 탐구되어 있지 않다. 뇌졸중 환자는 침해된

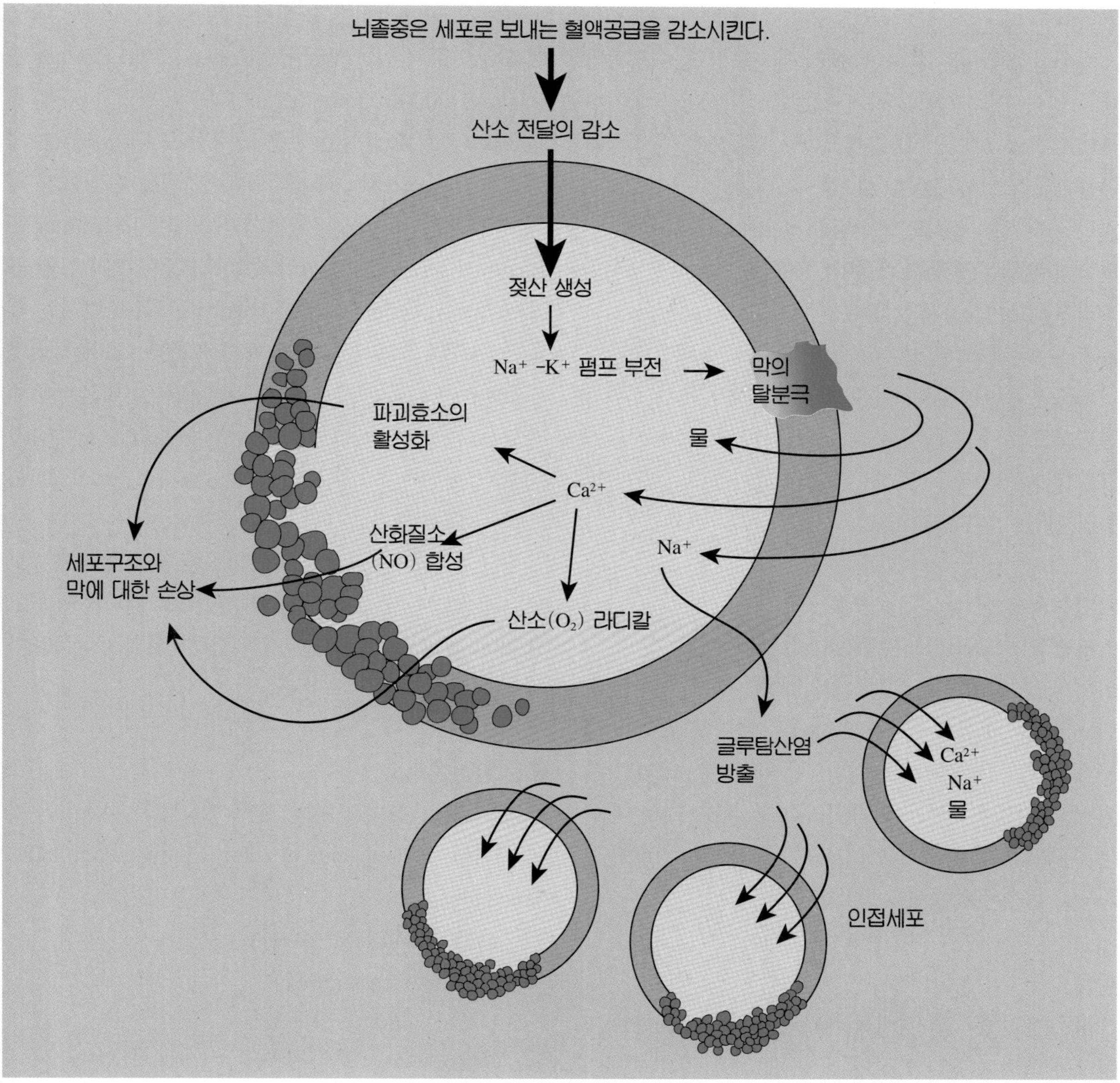

그림 1.30 생화학적 연쇄반응.(Turton A. Pomeroy V. When should upper)limb function be trained after stroke? Evidence for and against early intervention. NeuroRehabilitation 2002;17:215–224 에서 허가를 받아 재게재)

쪽만 아니라 이른바 그들이 말하는 양호한 쪽, 또는 더 정확히 말하면 최소한으로 침해된 쪽에 근약증을 경험할지도 모른다(Canning et al 2004; Kitsos et al 2013). 일반적인 생각과는 대조적으로 뇌졸중이 있는 환자에서는 신체 양쪽이 손상될 수 있다(Fujiwara et al 2001). 뇌 병변이 있는 같은 쪽 근력은 먼쪽보다 몸쪽이 더 손상되는 경향이 있다(Bohannon & Andrews 1995). 근약증은 다른 무엇보다도 신경 활성화의 감소 또는 변화 때문에 일어난다(즉, 중추신경계의 시스템과 신경전도로의 약화). 2차적으로, 무활동과 근육 활성화 감소는 근육섬유 집단의 위축과 변화를 초래할지도 모른다(Patten et al 2004; Gray et al 2012). 힘의 생성이 감소되는 것은 또한 운동단위가 정상보다 적게 기능을 하고 운동단위를 이전보다 더 많이 활성화할 수 없는 것 때문이다(Toft 1995).

근약증

중추신경계 병변 후, 중추에서의 운동명령 시행이 방해를 받아 즉각적인 근약증 또는 불완전마비를 야기한다(Gracies 2005). 불완전마비는 "힘 또는 움직임을 만들어내려고 시도할 때 대항근에 대한 명령의 양적인 결핍"이라 정의될지도 모른다(Yelnik et al 2010). 이 명령의 결핍은 운동단위 수의 불충분한 동시발생적인 그리고/또는 불충분한 흥분발사빈도(discharge frequency)를 통해 일어날 수 있다(Yelnik et al 2010).

뇌졸중 후, 근육질량이 감소하여 근육섬유는 길이가 변화하고(사용방법에 따라 더 짧아지거나 더 길어지고) 힘줄은 더(또는 적게) 유연해져 이들 모두가 근약증의 원인이 된다(Gray et al 2012).

기민성의 상실

기민성(dexterity)은 순간의 요구에 적응하는 능력이며 배경 안정성을 위한 자세조절에 따라 달리진다. Canning과 공동연구자들(2004)은 기민성을 어떤 운동과제를 정확하게, 신속하게, 합리적으로, 그리고 솜씨 있게 해결하는 능력이라 정의하고 여기서는 변화하는 환경에 관한 능력과 환경요구를 충족하기 위한 근육활동을 협응하는 능력이 중요한 특징이다.

피로

피로는 신체적 및 정신적 에너지 결핍을 의식하는 것이라 설명되고 있다(Lerdal et al 2009). 많은 환자가 중추신경계 병변 후 피로를 호소한다. 다발성경화증에서 피로는 주된 증상의 하나이고(Giovannoni 2006), 이것은 또한 다른 질병 또는 감염 후에 관찰될지도 모른다(Soderlund & Malterund 2005). 많은 환자는 뇌졸중 후에 피로를 겪는다(Canning et al 2004). Lerdal과 동료들(2009)에 의한 체계적 검토에서는 빈도가 38~77%의 범위에 이른다고 보고하였다. 뇌 활성화의 비교적 정상적인 패턴으로 되돌아간 환자에서 성공적인 회복이 일어났고, 한편 MRI에서 지속적인 양쪽 겉질 활성화를 나타내는 환자는 회복이 좋지 않았다(Ward et al 2003). 그러나 회복이 잘 되는 환자에서조차도 뇌 기능의 비침습적 연구는 활성화의 상당한 병화를 보여주고 있다(Ward & Cohen 2004; Cramer & Bastings 2000; Cramer et al 1997). 변화한 뇌 활성화 패턴은 피로의 한 원인이 될지도 모른다. 양호하게 복원된 후에도 단지 하나의 집게손가락을 움직이기 위해 상당한 에너지와 뇌 활성화가 동원된다(Cramer & Bastings 2000). 힘 생성이 감소하면 움직이기 위해 필요한 노력의 증가를 초래한다(Toft1995). 따라서 근약증은 피로의 또 다른 원인일지도 모른다. 그러나 몇몇 연구에서는 뇌졸중 후 피로와 관련된 결정 요인을 검토하였으나, 하나의 출처 또는 원인을 정확히 묘사하기 위한 결정적이고 충분한 증거가 없다(Lerdal et al 2009).

최근의 증거는 일반적으로 뇌졸중 후에 양성징후보다는 음성징후가 기능회복을 제한한다고 시사하고 있고(Canning et al 2004), 따라서 신경재활의 1차 목표가 되어야 한다.

■ 양성징후

상위운동신경세포 병변 후의 양성징후는 다음의 것을 포함한다(Pandyan et al 2005; Canning et al 2004; Thibaut et al 2013).

- 방산(radiation)을 수반하는 힘줄반사의 항진.
- 집단반사(mass reflex).
- 간대(clonus).
- 움직임 동안의 동시수축의 근육협동장애 패턴.
- 경직(spasticity).
- 연합반응과 근육협동장애의 정형적인 근육긴장 이상.
- 굽힘근 연축(spasm)
- 폄근 연축

이들 증상은 주로 중추신경계의 재구성과 관련되는데, 이것은 학습이 2차적인 변화(양성징후)의 발달과 확립에서 주요 역할을 한다는 것을 의미한다. 임상상황에서 경직과 연합반응이라는 용어가 흔히 사용된다. 경직은 다양한 상황에서 다양한 의미로 사용된다.

경직

경직(spasticity)이라는 용어는 반사항진과 수동적 신장에 대한 속도 의존성 저항에 대한 Lance의 정의(1980)(Young 1994에서)에서부터 조직의 신경 변화와 비신경 변화 양쪽으로 구성되는 복잡한 문제까지 널리 해석되고 있다. Lance의 정의는 경직을 과다근육긴장의 형태로서만 묘사함으로써 지나치게 제한적이라는 비판을 받아왔다. 경직은 발달의 결과로서의(Carr et al 1995) 하나의 상태인 하나의 증후군(Burke 1988; Brown 1994)으로서 묘사되고 있고 중추신경계의 기능적 가소성과 관련이 있다(Burke 1988; Brown 1994; Barnes & Johnson 2008). 사용된 정의에 대한 문헌조사는 경직에 관한 참고문헌의 31%가 Lance의 정의를 사용하고 있었고 반면에 35%는 이것을 추가적으로 정의함이 없이 증가된 근육긴장을 사용한다는 것을 보여주었다. 게다가, 3%는 다른 정의들을 사용하고 있었으며 반면 31%는 어떤 정의도 전혀 사용하지 못하였다(Malhotra et al 2009). 이 정확한 정의의 결핍은 경직에 대한 연구와 치료중재 후의 결과를 비교하는 것을 어렵게 하였다. 의회를 위한 지원 네트워크와 경직 측정을 위한 데이터베이스(EU-SPASM) 그룹은 경직 측정을 위한 방법의 검토와 평가를 하고 그리고 유럽에서 전문지식의 틀을 구축하는 임무가 유럽위원회에 의해서 부여되었다. 이 그룹은 문헌을 검토하고 경직이라는 용어를 사용하는 다양한 측면을 강조하였다. 이 결과는 2005년에 학술지 Disability and Rehabilitation에 게재되었다(Pandyan et al 2005; Platz et al 2005; Wood et al 2005; Voerman et al 2005; Burridge et al 2005).

경직은 Pandyan과 공동연구자(Pandyan et al 2005)에 의해서 "근육의 간헐적인 또는 지속된 불수의적 활성화로서 묘사되는 상위운동신경세포(UMN) 병변에 기인하는 장애가 있는 감각운동 조절"로서 정의되고 있다. 이 정의는 중추신경계의 구조와 기능의 변화를 포함하고 상위운동신경세포 병변의 음성징후와 연부조직과 관절에서의 생체역학적인 변화의 양쪽을 배제하고 있다(비신경세포의 변화).

장애가 있는 운동조절에는 다음의 것이 포함될지도 모른다.

- 고위중추로부터의 조절 상실은 α-운동신경세포의 억제 감소를 초래하고 이것은 비정상 발화빈도와 흥분성 자극에 대한 지속시간에 대응한다. 척수로 가는 내림섬유는 많은 서로 다른 유형의 억제성 사이신경세포의 활동 억제를 야기한다.
- 다른 구심성 신경전도로(예를 들어, 피부, 고유감각)에서의 활동. 피부 신경전도로는 경직에서 역할을 갖고 있는 것처럼 생각된다.
- 반사활동의 피드포워드 조절장애.
- 고원전위(plateau potential)로서 묘사되는 운동신경세포/사이신경세포의 비고전적 행동: 정상적인 휴지전위(resting potential)보다 더 탈분극된 안정막전위는 세포가 지속적인 시냅스 여기(excitation)가 없는 상태에서 활동 전위를 발화시키게 한다. 발화의 문턱값은 낮은 수준에서 유지되고 이것은 지속적인 시냅스 여기가 없이도 신경세포의 탈분극을 야기한다.

경직의 기저에 있는 기전은 복잡하고 다기능적이다. 인간의 경직증후군은 과도한 근육긴장(근육긴장항진), 근육특성의 변화, 과도한 반사활동(반사항진), 및 근육진동(클로누스)을 포함하는 임상증상의 복잡한 집적물이다(Dietz & Sinkjaer 2007). 앞에서 말한 모든 요인은 경직의 임상징후이고 서로 독립적으로 존재할 수 있으며 반드시 공통된 병태생리학을 공유할 필요는 없다. 중추신경계의 구조와 기능의 변화는 다음의 것을 포함할 수 있다.

- 신장반사 네트워크에서의 이득의 증가(증폭). 즉, 특정 구심성 입력〔Ⅰa 및 Ⅱ〕에 대해서 각각의 α-운동신경세포로부터의 반응은 정상보다 크고 이것은 몇몇 서로 다른 기전으로 인한 것일지도 모른다.
  - 운동신경세포의 흥분성 증가.
  - α-운동신경세포의 특성 변화.
  - 시냅스이전 억제의 감소.
  - 구심성 신경전도로에서부터의 억제의 변화.

- 상반억제의 변화.
- 회귀억제의 감소.
- 굽힘근 반사 전도로의 흥분성 증가(금단).
- 힘 되먹임의 변화(근육에서의 실체의 힘 생성에 대한 되먹임).

• 신장수용기의 문턱값 감소(즉, 신장반사는 경직이 있는 사람에서 더 용이하게 이끌어내어진다).
이것은 수용기 감수성 증가와 근육방추 원심성 전도로에 대한 작용 증가로 인한 것일지도 모른다.
최근의 증거는 근육방추 구심성 활동이 뇌졸중 환자에서 반드시 비정상인 것은 아니라는 것을 시사하고 있다(Pandyan et al 2005).

Yelink와 동료들(2010)은 경직은 "다양한 유형의 근육 과다활동을 나타내기 위해 그 정의를 초월하여 흔히 사용되는 용어이다. 과다활동이라는 용어가 더 적절하고 우선적으로 사용되어야 한다"라고 언급하고 있다.

■ 상위운동신경세포증후군의 복잡한 문제

의료종사자가 UMN(상위운동신경세포) 병변을 가진 환자에서 경험하는 복잡한 문제는 음성징후, 경직 또는 이미 정의한 근육 과다활동과 다른 요인의 조합일지도 모른다. Yelink와 동료들(2005)은 "경직에서 비정상적인 근육활동이 오로지 신장반사 과다흥분성이 원인이라는 가설을 뒷받침하는 증거가 문헌에서는 불충분하다. 다른 구심성 신경전도로(예; 피부), 척수위 조절 전도로(또는 시스템), 그리고 α-운동신경세포의 변화조차도 또한 경직과 UMN증후군의 다른 특성과 연관성이 있는 징후와 증상의 원인이 될지도 모르는 것처럼 생각된다."라 언급하고 있다. 다른 요인은 UMN 증후군과 연관성이 있을지도 모른다.

- 팔다리 분절로부터의 관성의 요소.
- 연부조직과 관절의 점탄성 특성의 변화.
- 근육의 비정상 수의적 활동.
- 신장반사 과다흥분성 이외의 현상으로부터의 비정상 불수의적 활성화.
- 환자의 인지능력 그리고/또는 지각능력(지시 등을 이해하는 능력)

임상적으로 변화된 감각 되먹임과 변화된 감각지각은 또한 중요한 역할을 갖고 있는 것처럼 보인다. 치료사가 환자에서 보는 것은 환자 전체의 병변의 결과이다. 따라서 환자의 자원과 문제를 분석하고 주재를 개별적으로 계획해야 한다.

근육의 과다활동은 겉질그물체척수로(CRS pathways); 즉, 겉질 또는 속섬유막 수준에서의 겉질그물체로 및 척수수준에서의 안뜰척수로에 영향을 주는 병변과 연관성이 있다(Pandyan et al 2005. Burke 1998; Burke et al 2013; Brown 199; Brodal 2010). 그물체척수 시스템은 몸쪽 신체분절의 안정성에 중요한 역할을 수행하고 CRS에 영향을 주는 병변은 자세조절과 균형의 기능장애 그리고 또한 경직과 흔히 연관성이 있다. 겉질척수 시스템에 대한 연구에서는 이 시스템에 대한 병변은 아마도 경직을 야기하지 않지만 먼쪽 기민성을 상실시킬 것이라고 시사하고 있다(Brodal 2010). 간접적으로 소뇌와 바닥핵의 기능은 장애되어 어색함(clumsiness)을 초래할지도 모른다.

■ 임상적 반영 : 경직과 연합반응

연합반응이라는 용어는 각각 다른 임상의에 의해서 다르게 이해되고 다르게 사용되고 있다. 이 절에서는 경직과 연합반응과 가능한 인과관계의 몇몇 가설의 형성에 대한 임상적으로 적절한 반영, 이들 반응을 시작하는 요인, 그리고 환자의 운동조절에 대한 결과를 제시한다.

연합운동(associated movement)이라는 용어는 상당한 노력을 필요로 하거나 복잡하거나 새로운 자연스러운 활동을 말하며 운동의 정상적인 특징이다. 연합운동은 연합반응과 마찬가지로 많은 특징을 갖고 있으나 몇 가지 측면은 다르다. 새로운 기술이 학습됨에 따라 연합운동은 차츰 사라진다. 이것은 연합반응에서는 그렇지 않다. 연합반응은 일반적으로 수행된 움직임에 관여하지 않는 운동단위 또는 근육의 활성화에 의해서 특징지어지고 이들은 움직임의 연습을 통해 더 강해진다. 이들은 또한 움직임의 협동장애 패턴이라고도 불린다. 다양한 중추신경계 병변을 가진 많은 환자가 정확한 진단(예를 들어, 뇌경색, 뇌내 출혈, 경막하 출혈, 머리외상, 다발성경화증 및 불완전 척수손상은 물론 다른 상위운동신경세포 병변)과 관계없이 유사한 증상을 경험한다.

다음에 논의하는 것은 뇌졸중 후 관찰되는 변화와 관련된 것이다. 뇌졸중 몇 시간 또는 며칠 후 환자는 신체의 가장 침해된 부위(이른바 편마비 쪽)에서 약간의 초기 운동 활동, 약간의 조절된 움직임과 때로는 약간의 조절되지 않은 움직임을 보여주기 시작한다. 조절되지 않은 활동은 보통 환자가 아직 발달하지 않은 운동조절을 필요로 하는 상황에서 관찰되며 보통 팔 또는 다리에서 먼저 관찰되지만, 때로는 몸통에 존재하기도 한다. 그것은 과제가 너무 어렵거나 또는 노력(실제 상황의 요구를 위해 너무 많은 노력)과 연관성이 있을 때, 또는 환자가 불안하고, 불안정하고, 불행하다고 느끼는 상황에서 보상성 불수의적 운동반응처럼 보인다. 이것은 흔히 넘어짐에 대한 두려움 또는 대처하기에는 너무나도 통제력이 없는 느낌과 연관되어 있다. 시간이 지남에 따라 근육활동의 불수의적 동원은 증가할지도 모른다. 그것은 더 많은 상황에서 나타나고 더 용이하게 유발되며, 각각의 환자에 대해서 정형적인 불수의적 활동 패턴으로 발전할지도 모른다. 이 패턴은 다양성이 없다는 것으로 특징지어지고 더 많은 상황에서 다양한 정도로 점진적으로 더 용이하게 활성화될지도 모른다. 그들은 문헌에서 흔히 다음과 같이 묘사하였다.

- 비정상 협동근 활동(Carr & Shepherd 1983).
- 비정상 움직임 또는 이동성(Shumway-Cook & Woolacott 2006).
- 비정상 움직임 공동작용(Tyldesley & Grieve 1996).
- 움직임의 경직 패턴(Stokes 1998).
- 연합반응(Bobath 1990; Dvir & Panturin 1993; Edwards 1996; Pandyan et al 2005;Burke et al 2013).

저자는 이러한 운동장애가 운동 활동의 동일한 측면을 가리킨다고 인식하고 있으며, 다음의 문장에서는 연합반응(AR)이라는 용어가 사용된다. 이전에 중추신경계의 계층모델로부터 연합반응(ARs)은 중추신경계 병변으로 인한 원시반사의 해제(release)라고 생각되었다(Bobath 1978). 중추신경계의 구조와 기능, 가소성 및 운동과학의 다양한 측면과 관련된 연구에서는 중추신경계가 상황에 기초한 움직임과 같이 반사에 의해서 지배되지 않고 계층적으로 조직화되어 있는 것이 아니라 개인이 환경과의 상호작용을 통해 개발된 다방향의 통합된 시스템이라는 것을 보여주고 있다.

연합반응(ARs)은 병변 후의 중추신경계 재구성과 관련이 있고 환자가 운동조절을 위한 필요 전제조건 없이(즉, 변화한 행동의 결과로서) 상호 작용하려고 시도할 때 활동 의존적 학습과정으로 간주된다.

Walshe(1923)는 연합반응을 본질적으로 긴장성인 수의적 조절을 빼앗긴 근육의 자세반응으로서 기술한 최초의 사람이었다. 운동조절이 전반적으로 또는 국소적으로 감소되면 균형이 손상된다. 경직과 연합반응은 CRS와 안뜰계의 손상(간접적으로 또는 직접적으로)과 연관성이 있으며, 이것은 자세조절에서 중요한 역할을 갖고 있다. 임상경험에 따르면, 연합반응은 누워 있거나 앉아 있을 때보다 균형을 잡는 활동을 하려고 할 때 더 흔히 존재한다고 시사하고 있다. 걷기는 인간의 균형에 대한 도전이며 안뜰척수로(다리의 폄근 및 팔과 손의 굽힘근)를 통해 항중력근에 대한 추진력의 증가를 초래할지도 모른다. 따라서 흔히 걷거나 앉은 자세에서 선 자세가 될 때 임상적으로 볼 수 있는 팔을 굽힌 자세에 대한 하나의 이유는 안뜰척수로의 흥분성이 증가하기 때문일 수 있다(Kline et al 2007). 환자가 양성 소견을 나타낸다면, 환자의 자세조절이 어느 정도 감소될 것이라 추정할지도 모른다. 따라서 환자는 자세조절과 운동기능 양쪽의 감소를 보상할 필요가 있다. 중추신경계의 (재)구성은 활동 의존적 즉, 신체가 어떻게 사용되고 있는가에 달려있다(형태-기능). 역으로, 운동조절은 생체역학적 요인은 물론 중추신경계의 구조와 기능 및 통합된 시스템 조절에 좌우된다(형태-기능). 아마도 연합반응이 발생하는 이유는 하나가 아닐 것이다. 그것에는 많은 요인이 있기 때문에 정확한 기전은 개인 사이에 차이가 있다. 연합반응은 임상의가 불수의적이고 체계적이지 못한 활동, 중추신경계에서의 활동에 대한 표현, 그리고 내적인 요구와 외적인 요구와의 상호작용으로서 관찰하거나 지각하는 것이다. 연합반응은 근육, 결합조직, 피부의 2차적인 변화와 정렬불량(비신경세포성 변화)으로 이어질지도 모른다.

■ 근육 강직의 원인이 되는 다른 요인 : 비신경세포성 변화

최근의 연구에서는 운동신경세포 활성화의 병적인 변화(불수의적 척수위 내림입력 및 억제된 척수반사 등)에 더하여 근육 특성의 변화도 또한 팔다리 경직의 임상소견에 기여한다는 것을 나타내어 보여주고 있다(Dietz & Sinkjaer 2007). 뇌졸중 후, 근육긴장 항진은 반사 과다흥분성보다는 무증상 근육 구축과 연관성이 있는 것 같다. 즉, 콜라겐 조직과 힘줄의 변화, 근육섬유의 내인성 강직의 강화 및 무증상 구축으로 이어지는 근섬유분절(sarcomere)의 상실과 연관성이 있는 것 같다. 게다가, 근육섬유의 기계적 성질의 변화도 또한 근육긴장의 원인이 될지도 모른다(Dietz & Sinkjaer 2007).

많은 저자들은 2차적 근육 및 결합조직 변화를 환자의 운동장애의 일부로서 기술하고 있다(Goldspink & Williams 1991; Voerman et al 2005; Wood et al 2005). 몇몇 연구에서는 상위운동신경세포(UMN) 병변 후에 근육섬유의 점진적인 이행(transition)이 있다는 것을 보여주고 있다. Goldspink와 Williams(1991) 및 Hufschmidt와 Mauritz(1985)는 I형 섬유가 활성화 패턴의 변화로 인해서 빠르게 위축하여 부동화 또는 용도의 변경으로 이어진다는 것을 발견하였다. 그들은 또한 원래 더 일과성이던 근육이 부분적으로 더 긴장성 특징을 가진 근육조직으로 전환된다는 것을 보여주었다. 경직을 나타내는 뇌졸중 환자는 특히 Ⅱ형 섬유의 근육위축 증가를 나타냈다(Dietz & Sinkjaer 2007). 연구자들은 보통 Ⅱa형 섬유를 더 많이 함유하는 장딴지근에서 Ⅰ형 섬유집단이 증가하는 것을 발견하였다. 서로 다른 연구에서 연구된 환자와 근육에 따라서 서로 다른 결과를 보여주고 있지만, 이들은 모두 근육섬유의 변화가 상위운동신경세포(UMN) 병변에 대한 반응으로서 일어난다는 것을 보여주고 있다.

마비된 근육이 단축된 위치에 유지될 때 근섬유분절이 상실된다. 이 근육은 단축된 근육 길이에서 최적의 힘을 만들어낼 수 있도록 "조정"을 하고 결과적으로 구축형성을 시작한다.

3주 이상 혼수상태였던 외상성 뇌 손상(TBI) 환자는 아마도 부동화 기간으로 인해서 구축(contracture)의 상당한 증가를 나타냈다. 외상성 뇌 손상 후 편마비로 고통을 받던 환자 중에서 97%는 비마비 측 팔다리에도 구축이 발생한다는 것을 발견하였다(Yarkony & Sahgal 1987).

중추신경계 병변 후 수동적 움직임에 대한 저항의 증가는 아마도 요변성(thixotropy)이라 불리는 근육의 또 다른 현상의 결과일 것이다(Vattanaslip et al 2000). 요변성이라는 용어는 교반된 후 겔(gel)에서 용액(solution)으로 변화할 수 있는 물질에 관해서 사용되어 왔다. 근육과 결합조직 양쪽 모두가 이 현상을 나타낸다. 근육은 강직(stiffness)이 팔다리 움직임의 이력에 좌우되는 요변성 물질로서 행동한다. 예를 들어, 마비된 팔다리가 장기간 단축된 위치를 유지하고 있으면 수동적 움직임에 대한 저항의 증가를 나타낼지도 모른다. 그러나 마비된 근육이 신장되고 움직여지고 활성화된다면 움직임에 대한 저항이 감소하여 근육은 "이완"된다(Vattanaslip et al 2000).

근육 특성의 변화 또는 신경세포 활동의 변화가 더 중요한지 어떤지의 문제는 각각의 환자와 연구된 근육에 달려 있다. 따라서 치료 팀이 어느 요인이 개인의 연합반응(AR), 운동능력 및 편차를 유발하는지를 분석하는 것이 무엇보다도 가장 중요하다. 독립된 기능에 대한 요구와 더불어 장애된 균형과 운동조절의 조합은 환자가 연합반응과 2차적인 비신경성 합병증을 일으키기 쉬워질지도 모른다(Ashburn & Lynch-Ellerington 1988; Cornall 1991). 임상적으로 운동장애의 신경 요소와 비신경 요소를 구별하는 것은 중요하다. 구축의 점진적인 발생을 치료하기 위해 사용되는 중재는 그런 운동장애의 치료와는 다르고 부목 고정, 외과수술, 철

저하한 자세잡기(positioning) 그리고 포괄적 관리 프로그램이 수반될지도 모른다.

요약

강렬하고 특정한 자극은 뇌졸중 후 첫 번째 주에 주의 깊게 시행되어야 한다. 임상 결정은 환자의 각성수준, 각성정도, 혈압, 두개내 압력 그리고 체온에 기초하여야 한다. 나중에, 환자는 아마도 너무 적은 활동으로 더 고통을 받는다. p.94 참조.

뇌졸중, 다발성경화증 및 외상 또는 질병으로부터의 뇌 병변의 기타 원인은 모두 상위운동신경세포(UMN) 병변으로서 분류된다. p.94 참조.

상위운동신경세포 병변 후의 운동기능장애는 양성징후 또는 음성징후로 분류된다. p.94 참조.

음성 장애(근약증, 기민성 상실, 및 피로)는 뇌졸중 환자의 기능회복을 제한하는 주된 요인인 것처럼 보인다. p.94 참조.

경직(spasticity)의 기저에 있는 기전은 복잡하고 다기능적이다. p.98 참조.

경직은 "상위운동신경세포 병변으로부터 발생하고 간헐적 또는 지속적인 근육의 불수의적인 활성화를 나타내는 감각운동조절 장애" 라고 Pandyan과 공동연구자에 의해서 정의되고 있다. p.97 참조.

근육 특성의 변화(비신경성 변화)도 또한 팔다리 경직의 임상 소견에 기여한다. p.100 참조.

연합반응은 본질적으로 긴장성인 수의적 조절을 빼앗긴 근육의 자세반응이다. p.99 참조.

제 2 장

인간의 움직임

Human Movement

서론 Introduction

인간의 움직임은 복잡하다. 인간의 움직임에 대한 많은 서적이 저술되었고 더 최근에는 움직임 과학의 다양한 분야에서 많은 연구가 이루어졌다. 움직임 과학은 다양한 관점에서부터의 움직임에 대한 연구이며, 예를 들어, 물리치료, 심리학, 교육학, 물리학, 신경생리학, 생체역학 및 생물학의 관점에서 연구한 것이다. 그것은 모든 치료사에게 중요한 움직임의 기초지식을 제공한다. 그러나 움직임에 대한 많은 연구가 건강하고 젊은 사람들이 있는 연구소에서 여전히 시행되고 있기 때문에 임상 장면에 있는 환자에게 직접 반드시 적용되는 것은 아니다.

이 책은 국제 보바스 강사 훈련협회(IBITA) 내에서 자격을 갖춘 강사인 저자의 경험, 지식 그리고 관점에 기초하여 물리치료를 제시하고 있다. 개념이라는 단어는 "무언가 이해된 것, 하나의 아이디어"(Thomas 1997), 또는 "이론의 개발에 사용되는 요소"를 의미한다. 여기서, 개념은 임상추론을 위한 기초를 형성하는 지식 기반에 적용된다. 따라서 개념적 이해는 단순히 하나의 방법을 학습하는 것이 아니라 개인의 움직임 문제(왜 사람은 이러한 방법으로 움직이는가?)에서의 관련성을 분석하고 이해하는 것이다. 제2장에서는 독자 자신이 균형과 움직임에 대한 이해를 심화시키는 것을 가능케 해주며, 치료사가 중추신경계 병변이 있는 사람에 대한 치료법을 선택하기 위해 사용하는 추론 중의 일부를 강조하고 있다.

이제 우리는 중추신경계가 어떠한 입력을 받고 이 입력에 반응하는가에 따라 변화를 겪는다는 것을 알고 있다. 신체와 뇌를 형성하는 개인과 환경 사이에는 끊임없는 상호 작용이 있다. –가소성은 뇌와 행동 사이의 교각 역할을 한다. 결과적으로 인간의 움직임은 적응력이 있으며, 그리고 인간은 건강한 중추신경계와 병변이 있는 중추신경계 모두에서 학습 능력을 갖고 있다. 치료사는 환자의 환경과 훈련에서 중요한 부분을 차지한다. 즉, 치료는 시간이 경과하면서 겉질 활성화 패턴의 변화를 유도한다(Nelles 2004). 우리의 목표는 환자가 자기 자신의 잠재력을 발전시키고 최적화하는 것을 돕는 것이 되어야 한다. 그러나 우리는 현재 아마도 비용 효율이 높은 "환자를 내보내기(퇴원시키기)" 위한 중재가 강요되고 있다. 그러나 우리는 참된 회복을 방해하는 보상 전략을 훈련하고 있으며, 따라서 장기적으로 보면 "사람이 필요로 하는 간병 시간을 늘리고 간병수준을 높이고 있는가?"(Held 1987).이 진술은 오늘날 거의 30년 전에 저술되었을 때만큼 진실인 것처럼 보인다.

의료종사자는 이 딜레마에 직면한다. 흔히 우리는 무엇이 가능한지를 알고 있지만 그것을 끝까지 해낼 자원이 거의 없다. 우리는 환자의 잠재력을 제한할지도 모른다. 아마도 우리는 낙관론과 선견지명이 결여되어 환자가 회복될 수 있다는 것을 믿지 않는다. 목표는 우리의 자원(시간, 경제, 역량)과 신념에 기초하여 도달할 수 있는 수준으로 설정되며 병변의 국소화와 정도 및 환자의 병전 상태, 일반적인 상태 및 가소성 능력– 즉, 환자의 학습능력에 기초하여 기능 재획득을 위한 환자의 실제 잠재력에 따라 반드시 설정되는 것은 아니다.

우선 먼저, 치료사로서의 우리는 조작상의 가정을 바꿀 필요가 있다. 우리는 보상이 일어나기를 촉구하기보다는 방지함으로써 회복을 기대하고 이를 위해 대처해야 한다. 우리는 각각의 사람이 가지는 문제를 주의 깊게 분석해야 하고 조기에 중재해야 한다(Held 1987).

재활에서 목표는 국제생활기능분류(ICF) 영역과 관련이 있다 :

참여 :

- 생활에 참여한다, 역할을 완수한다.

활동 :

- 활동에 숙달한다.
  - 일상 활동기능.
  - 환자 자신의 환경에서의 기능.

신체기능과 구조 :

- 균형, 움직임 및 기능을 조절한다.
  - 자세조절과 선택적 움직임을 개선한다.
  - 환경과 상호 작용하는 능력을 재획득한다.
  - 근육의 활성화를 최적화하기 위한 양호한 정렬에 의해서 그리고 그것이 필요로 하는 장소와 시기를 지지하거나 또는 촉진하는 것에 의해서 중력과의 조기 및 점진적인 상호 작용을 통해 학습함으로써 근육긴장의 동원을 조절한다.
  - 움직임의 적절한 전략과 패턴을 개발한다.
  - 중력과 상호 작용하기 위한 적절한 힘을 만들어 낸다.
  - 근육길이와 가동범위를 유지한다.

물리치료 관련 목표는 환자와 치료사가 함께 설정한다. 환자의 욕구와 목표 및 치료목표는 조화를 이루어야 한다. 치료사의 도전은 환자의 역량, 통찰력 그리고 많은 참여와 자립으로 이어지는 과정에 대한 이해를 높이는 것이며 이것은 시간이 걸린다. 많은 환자를 위한 치료는 다른 무엇보다도 환자 자신의 환경에서 일상활동으로 이월되는 것을 강화하기 위해 선택적 자세조절과 기능상황에서의 기능을 개선하는 것을 목표로 할 것이다. 환자가 자기 환경에 보다 완전히 참여하는 것을 가능케 하고 그들 주변세계를 지향하여 더욱 밀접하게 조화되는 수준으로 자세조절을 회복한다면 우리가 이해하기로는 그들은 다양한 사회적 장면에 참여하는 많은 기회를 갖게 될 것이다.

사람들은 그들 자신의 흥미, 소망, 목표, 욕구, 이전의 경험, 호불호(좋아하거나 싫어하는 것)의 측면에서 독특하다. 건설적인 환자-치료사 관계를 만들어내는 것을 가능케 하기 위해서는 치료사는 많은 다양한 개인들에 적응하고 긍정적인 태도, 공감, 전문성, 그리고 사람의 진실성에 대한 존중으로 각각의 사람을 충족시켜야 한다. 환자에게 동기를 부여하고 고무시키는 긍정적인 학습 환경을 만들어내고 동시에 희망을 빼앗지 않고 현실적인 정보를 제공하는 것은 중요하다. 증거는 환자가 풍요로운 환경에 노출되어 학습의 잠재력을 발달시켜야 한다는 이론을 뒷받침하고 있다(Virji-Babul 1991). 동기부여와 주의의 집중은 학습을 위한 중요한 요인이다(운동 학습과 가소성을 참조할 것). 평가와 치료는 다음의 것을 기반으로 한다.

- 인간 움직임의 분석.
- 인간 움직임으로부터의 일탈의 분석.
- 임상 추론.
- 환자의 운동조절 회복을 촉진하기 위한 적절한 치료기법.

다음의 절에서는 다음의 측면을 기술하고 논의한다.

- 균형과 움직임.
- 치료의 이론적 근거와 개별적으로 적응된 치료기법의 선택에 대한 개념적 이해.
- 치료중재의 기타 형태.

2.1 균형과 움직임

Balance and Movement

인간의 움직임 조절

Human Movement Control

우리가 움직이고 있는 인간을 연구할 때 그들이 앉은 자세에 있는지, 선 자세에 있는지 또는 걷고 있는지, 일어서거나 앉고 있는지, 또는 정상적으로 몸을 돌리고 있는지를 인식할 수 있는데, 그 이유는 우리가 모두 이들 활동을 기본적으로 같은 방법으로 수행하고 있기 때문이다. 우리는 사람들이 균형을 잘 잡을 때를 인식하고 움직임 전략을 관찰함으로써 우리의 유전자형을 정의하는 평균 인구집단에서의 공통적인 특징을 인식할 수 있다. 개인이 어떻게 움직임 과제에 대한 문제를 해결하는가의 많은 공통적인 측면이 있다.

- 근육의 적절한 동원 순서와 긴장의 생성.
- 다양한 단일 관절에서의 필요한 가동범위.
- 팔다리와 몸통사이의 필요한 가동범위.
- 적절한 토크(torque)의 생성.
- 근육의 순서배열(sequencing)과 선택적 활성화에 필수적인 적절한 정렬.
- 적절한 노력 – 단지 효율과 성공적인 목표달성에 필요한 것에 불과하다.
- 리듬, 템포, 변화.

시간과 공간에서 협응되는 움직임의 기본요소는 우리가 중력과 상호 작용을 하고 동시에 우리의 팔을 기능적으로 사용하기 위해 활성화되어야 한다. 우리의 일상 활동에는 자세조절과 움직임 조절 모두를 필요로 한다. 어느 요소가 가장 중요한가는 사람, 목표, 환경 및 실제 상황에 의해 결정된다. 개인은 자기 자신의 개인적인 움직이는 방법, 개인적인 표현 즉, 표현형을 갖고 있다. 우리는 사람을 그가 움직이는 방법에 의해서 인식한다. 우리는 복도에서 발소리를 듣는 것만으로도 충분히 인식할 수 있을지도 모른다. 즉, 리듬, 발소리, 템포, 견고함, 가볍거나 딱딱하거나 발을 질질 끄는 걸음걸이 등 모두가 개인의 특징이 된다. 움직임의 표현은 사람의 심리상태를 반영하기도 한다. 즉, 몸이 펴지고 자신감 있는 사람 또는 몸이 굽어지고 겸손하며 자신감이 없거나 불안해하는 두 극단이 있을 가능성이 있다. 움직임은 그 목적이 하나의 주어진 과체(즉, 운동과제를 완료하기 위한 하나의 수단으로서)를 수행하는 것일 때 수의적(국소 지향적 또는 목표 지향적)이라고 말한다(Le Bozec & Bouissset 2004; Bouisset & Do 2008). 역학의 법칙에 따르면, 수의적 움직임은 신체 내부의 힘과 토크를 야기하고 이것은 온몸을 통해 지지기저면(BOS)으로 확산되며 여기서 지면반발력(GRF)을 만들어낸다(BOS와 GRF에 대해서는 "자세설정"의 항을 참조할 것). 이들 힘과 토크는 인간의 균형에 대한 외부교란을 유발한다. 따라서 수의적 움직임은 다음의 두 가지 대립하는 제약을 받는다. (1)목표를 향해서 국소부위를 움직이는 것, (2)균형을 유지하기 위해 "자세"부위(즉, 수의적 행동에 직접 관여하지 않는 신체부위)를 안정화시키는 것(Yiou et al 2012).

> 인간의 움직임은 다양하고 부적절한 노력을 기울이지 않는다. 그것은 효율적이고, 효과적이고, 정확하고 그리고 성공적이며 사람, 과제, 및 환경 사이의 상호 작용을 통해 발생한다.

인간의 움직임이라는 표현은 인류의 공통된 특징과 개인의 표현 양쪽 모두를 반영한다. 사람의 체구와 자세는 치료사에게 그 사람의 움직임 경험과 그 사람이 이전에 몸을 어떻게 사용해 왔는가를 알려준다. 움직임 분석을 통해 각각의 표현이 평가될 뿐만 아니라 목표활동, 환경, 그리고 서로 다른 상황에서 다양한 활동을 하는 동안에 변화하는 능력과 관련하여 움직임이 어떻게 수행되는가도 평가된다. 움직임 분석에는 활동하는 동안의 관찰과 조작(실천)의 양쪽이 포함되고 특히 다음의 사항에 주의를 기울인다.

- 균형.
  - 자세조절.
  - 자세활동, 체구, 자세–자세긴장.
- 중력과 환경, 지지기저면과의 관계.

- 협응 및 상반신경 지배.
- 신체분절과 그 기능사이의 관계(안정성–움직임).
- 순서, 시간, 공간에서의 개별 구성요소의 협응.
  (즉, 움직임 패턴의 동원).
- 단일 구성요소의 선택적 움직임.

균형
Balance

움직임을 통해 우리는 환경과 상호작용을 하고 우리 주변의 세계에 관해서 우리 자신을 지각하는 것을 학습하며, 균형은 우리의 일상 활동을 위한 기반이다. 균형은 운동, 감각 및 인지 과정 사이의 상호작용의 결과이며, 균형은 우리가 기능적 활동을 위해 우리의 팔(자유로운)을 사용함과 동시에 중력과 지지기저면에 관해서 안정적이고 활동적이 될 수 있게 해준다. 가장 기본적인 의미에서 균형을 유지한다는 것은 넘어지지 않는다는 것으로 정의된다. 그럼에도 불구하고 균형조절은 복잡하며 자세유지, 움직임 촉진 및 평형 회복을 포함한다(Mancini & Horak 2010). 따라서 균형은 움직임을 위한 전제조건일 뿐만 아니라 움직임이라 말할 수 있다. 균형은 우리 주변과 우리 사이의 전체론적인 감각운동과 지각의 상호 작용이며 동시에 온몸의 단계가 나뉘고 협응적인 신경근육 활동을 필요로 한다. 일반적으로 대부분의 사람들은 실제 상황에 적응할 수 있다. 균형은 환경과 관련해서 신체에 조화와 안정성을 제공하며 우리 운동계의 기반이다. 신경학적 질환을 가진 환자는 얼마간의 움직임 레퍼토리를 상실하고 있기 때문에 이전과 같은 정도로 적응할 수 없다. 따라서 균형이 위협을 받게 되면 그들에게 열려 있는 선택지가 거의 없다. 균형이 감소되거나 상실되면 우리는 넘어짐을 예방하기 위한 다른 전략을 사용해야 한다. 넘어짐은 뇌졸중 후 환자의 50~70%에서 움직임 조절의 운동, 감각, 인지 또는 통합 장애 측면과 연관성이 있는 균형 장애로 인해서 일어날지도 모른다(Kamphuis et al 2013). 균형을 유지하는 능력은 "지지기저면(BOS) 또는 더 일반적으로 말하면 안정성 한계 내에서 신체 질량중심(COM)을 유지하고 성취하거나 회복하는 행동"이라 정의된다(Pollock et al 2000).

균형을 유지할 수 있기 위해서는 신경계는 Nikolai Bernstein(1967)에 의해서 제시된 "자유도" 문제를 먼저 충족해야 한다. 자유도 즉, 인간이 움직이는 동안에 조절될 필요가 있는 많은 요소들이 많은 다양한 가능성을 우리에게 주어 과제 수행에서 신경계가 유연성이 있게 한다. 그러나 중추신경계가 겉보기에 무제한의 가능성으로부터 어떻게 선택을 하는가? 예를 들어, 필요한 움직임을 만들어내기 위해 어떻게 관절각도의 조합을 선택하는가? 또는 적절한 근력을 사용하는 올바른 근육은? 자유도 문제를 조절하는 중추신계 능력의 기저에 있는 신경의 원리와 기전은 아직 알려지지 않고 있다. Bernstein은 출력 변수를 그룹화함으로써 복수의 자유도 조절을 단순화하기 위한 신경 전략을 제안하였다. 이 가설은 운동과제를 수행하는 동안에 관절각도가 독립적으로 조절되는 것이 아니라 함께 조절되는 것처럼 보이는 Bernstein의 실험관찰에 기초한 것이었다. 이 가설은 몇몇 연구에 의해서 뒷받침되어 왔으며 최근의 연구결과는 중추신경계가 고정된 그룹 또는 시너지로 활성화되는 근육을 제한함으로써 운동조절을 단순화한다는 Bernstein의 가설을 뒷받침한다(Ting & Mc Kay 2007; Safavynia & Ting 2012). 시너지는 "단일 신경 명령 신호에 의해 동원된 근육 세트"로 정의할 수 있다(Torres–Oviedo et al 2006). 따라서 근육 시너지를 활성화하는 것은 신경계가 반복 가능하고 상관성이 있는 다관절 협응을 달성하는 하나의 기전일지도 모른다(Ting 2007).

균형을 기술하기 위해 사용되는 언어는 불명확하다(Tyson et al 2006). 균형과 자세조절이라는 용어는 서로 번갈아 사용되며 이들 용어의 일반적으로 인정된 정의는 없다. 그러나 우리가 이해하기로는 균형은 다음의 것을 망라하는 전체론적인 종합된 용어이다.

- 자세조절.
- 선행적 자세조정(APAs) 또는 피드포워드 자세조절.
- 보호반응/반응전략.

■ 자세조절

중추신경계의 가장 중요한 기능의 하나는 자기 시작 움직임과 외부적으로 유발된 교란이 있을 때 신체를 안정화시키기 위해 자세와 움직임을 협응시키는 것이다(Horak 2006). 신경계는 두 발로 걷는 자세에서 수행되는 모든 운동 활동 동안에 발 위에 있는 신체의 질량 중심을 자동적으로 균형을 잡아야 한다. 모든 순간은 반드시 자세조정으로 시작하고 끝나야 한다. 시시각각 필연적으로 자세조정으로 시작하여 자세조정으로 끝난다(Dietz 1992). 자세조절은 근골격 장애 및 신경 장애가 있는 사람은 물론 건강한 실험대상자에서 널리 조사되어 왔다(Jakobs & Horak 2007; Sousa et al 2012; Gribble et al 2012). 자세조절은 더 이상 하나의 시스템 또는 일습의 바로잡기 반사나 평형반사라 생각되지 않는다(Horak 2006). 자세조절은 개인, 과제 및 과제가 수행되는 상황과 관련해서 체계화된다(Shumway-Cook & Woollacott 2006). 자세조절 시스템은 균형유지에 관여하는 모든 감각운동 요소 및 근골격 요소를 포함하고 있다. 다시 말해서, 자세조절은 운동 활동 중에 균형을 유지하도록 함으로써 운동행동을 지원하는 시스템이다.

자세조절은 신체의 근골격계는 물론 감각, 지각, 인지 및 운동 시스템의 상호작용을 통해 일어난다. 신체의 모든 수용기관 및 감각으로부터 수신하여 조정된 정보와 조합하여 이동하려는 욕구는 움직임 실행의 기초를 형성한다. 움직임은 끊임없이 환경, 목표 및 상황의 변화에 적응하고 있다. 자세조절은 일상생활활동(ADLs)과 수단적 일상생활활동(IADLs), 예를 들어, 쇼핑하는 능력의 자립을 획득하는 데 핵심 요소로서 인식된다(Hsieh et al 2002).

신경계의 필수적인 기능은 움직임과 자세 사이의 효율적인 협응을 보장하는 것이다. "자세와 움직임은 샴쌍둥이(Siamese twin)와 같아서 분리할 수 없지만 어느 정도는 독립되어 있다"(Morasso et al 2010), 또는 "자세는 움직임이 편승하는 기반이다"(Cram & Criswell 2011). 이런 이유로 균형 시스템의 효율은 수의운동의 효율에 영향을 미칠 것이다. 균형 조절을 최적화하기 위해 인간은 다가오는 외부교란을 예상하여 자세조정을 전개한다. Bouisset와 Le Bozec(2002)는 그러나 외부교란에 대항하는 신체능력을 자세-운동능력(posturo-kinetic capacity: PKC)이라 불렀다. 그것은 "수의운동을 그 속도와 힘참(forcefulness)의 측면에서 보조하기 위한 인간 신체분절을 안정화시키는 능력"을 포함한다. PKC 이론에 따르면, 기능적 과제의 수행능력은 외부교란에 효율적으로 대항하는 자세 요소에 크게 좌우된다(Yiou et al 2007). 이 이론은 수의운동 과제의 수행능력, 예를 들어, 팔로 가리키고 뻗어 닿는 능력은 몸쪽 신체분절(예로서, 몸통)과 먼쪽 신체분절(예로서, 손) 사이의 정확한 협응에 좌우된다. Mononen 등(2007)은 사격의 정확성은 몸통과 다리의 정확한 자세조절에 좌우된다고 증언하였다. 이 증거의 일부는 병리학에서 나오고 있다. 예를 들어, Hsieh와 동료들(2002)은 뇌졸중 후 조기의 몸통 조절은 팔 기능회복의 강력한 예측인자 중의 하나라는 것을 보여주고 있다. Stoykov와 동료들(2005)은 뇌줄기 뇌졸중을 앓은 환자가 앉은 자세 균형과 몸통 조절을 개선하기 위해 특별히 훈련을 받았을 때 실조성 팔의 속도와 움직임 정확성이 개선된다는 것을 보고하였다.

PKC 이론은 균형조절을 최적화하기 위해 기대되는 교란을 예상하여 자세조정을 만들어내는 기본적인 필요성을 강조하였다(Yiou et al 2007). 이들 자세조정은 APAs와 일치한다(APAs는 이 장의 후반에서 더 상세히 논의된다). 효율적인 자세조절을 보장하기 위해 PKC 이론은 자세관절 가동성의 중요성을 강조하고 있다. 특별히 이 이론은 자세관절 가동성을 제약하는 어떤 요인(예로서, 노화 또는 병리를 통해)이 국소적 움직임 수행능력을 변화시킬 것이라 예측하고 있다.

자세조절은 2개의 서로 다르지만 상호 작용하는 시스템으로 분류할 수 있다. 즉, 2개의 시스템은 움직임에 앞서 자세교정이 이루어지는 선행적 또는 피드포워드 시스템과 교정이 교란에 반응하여 이루어지는 되먹임 또는 반응성 시스템이다. 근육은 자세조절 시스템의 효과기이며 피드포워드와 되먹임 자세 안정성에 기여한다. 따라서 자세활동은 근육긴장 변화 – 즉, 기능적 적응의 결과이다(즉, 안정성을 유지하기 위해 서로 다른 운동단위에서의 활동 배분의 변화이다).

■ 선행적 자세조정

선행적 자세조정(APAs) 또는 피드포워드 조절은 경험과 학습에 기초한 자세 요구를 예상하여 감각 시스템과 운동 시스템을 사전에 조율하는 것이다(Shuway-Cook & Woollacott 2006). APAs는 움직임이 시작되기 전에 활동적으로 되어있고 근육활동이 움직임(목표 지향적인 움직임)을 만들어내는 데에 직접 관여하는 것이 아니라 자세조절을 유지하는 데 관여한다. 선행적 조절은 균형과 안정성에 대한 요구가 예측 가능할 때와 중추신경계가 계획된 움직임이 시작되기 전에 자세 정렬을 프로그램화할 수 있을 때에 사용된다. Belenkiy와 동료들(1967)(Massion et al 2004)은 팔 올리기 과제를 위한 APAs를 처음으로 기술한 사람이었고 그들은 그 후 수의적 움직임을 다양하게 연구하였다. 중추신경계는 경험을 통해 예측된 외부교란의 영향을 정확히 추정하고 최상의 신체 안정화를 제공하기 위해 선택된 근육의 공동적인 선행적 활성화를 사용한다(Santos & Aruin 2008).

APAs는 두 가지 서로 다른 현상을 나타내고 있다. 하나의 현상은 움직임에 선행하는 조기 자세조정이며 이들은 때때로 준비를 위한 선행적 자세조정(pAPAs)(Schepens & Drew 2004; Leonard et al 2009) 또는 조기 자세조정(EPAs)(Klous et al 2011; Krishnan et al 2012)이라 일컬어진다. 두 번째 현상은 움직이는 동안에 일어나는 자세반응이며 이것에 의해서 신체 또는 신체분절이 움직임 그 자체를 수행할 때 안정화된다. 이들은 흔히 수반되는 선행적 자세조정(aAPAs)이라 불린다(Schepens & Drew 2004). 진행 중인 움직임으로부터의 되먹임이 이들에게 영향을 미치기 전에 생성되기 때문에 pAPAs와 aAPAs 모두가 본질적으로 피드포워드로 간주된다(Massion 1992). pAPAs와 aAPAs는 다양한 타이밍을 가진 단일 현상이 아니라 외부교란에 대한 자세 준비의 두 가지 분명한 측면을 가진 현상이다(Krishnan et al 2012). pAPAs의 주된 목표는 계획된 행동을 위한 효율적인 기계적 상태를 보장하는 것이며(Klous et al 2011), 한편 aAPAs는 예상되는 외부교란과 연관성이 있는 힘들에 대항하여 작용하는 힘의 움직임과 순수한 힘을 발생시키는 움직임을 수반하는 자세반응이다.

예상하려면 다가오는 외부교란에 대한 예측을 필요로 하고 이것은 내부 모델이 움직임 경험을 통해 발생하고 과제를 수행하는 동안에 사용될 중추신경계에 저장된다는 것을 의미하며 예상이 가능한 핵심 요인은 학습에 기초한다(Massion et al 2004).

연구에서는 APAs는 예측한 외보교란의 방향 및 속도와 같은 국소적 움직임의 특정한 특징에 맞춰진다는 것을 보여주고 있다(Berg & Strang 2012). 게다가, 외부교란을 예측할 수 없는 경우, APAs는 감소하여, 예를 들어, 넘어짐을 방지하기 위해 발을 내디딜 때와 같이 더 큰 되먹임 전략으로 이어진다. 전위(이동)가 아주 갑작스럽게 일어나 발이 자유롭게 움직인다면, APAs가 항상 존재하는 것은 아니다(Santos & Aruin 2009; Santos & Aruin 2008). 또한 건강한 실험대상자의 자세가 불안정한 상태에서, 중추신경계는 강력한 APAs를 활성화시키는 것을 주저할지도 모르는데, 그 이유는 APAs 자체가 균형에 대한 외부교란을 야기할지도 모르기 때문이다. 따라서 중추신경계는 취약하고 불안정한 상태를 또 다른 외부교란의 원천에 노출되는 것을 피하려고 시도할 것이다(Yiou et al 2012).

■ 보호반응/보호전략

두 번째 유형의 조정은 균형에 대한 실제의 외부교란을 처리하며 보호반응 또는 보상반응(보상 자세조정〔CPAs〕)이라 일컬어진다(Santos & Aruin 2009). 이들 반응은 외부교란 후의 신체를 안정화시키는 근육의 협응된 활성화이고(Ting et al 2009), 단순한 반사가 아니라 근육의 공동의 활성화이며, 따라서 전략이기도 하다(Kandel et al 2013). CPAs는 일반적으로 예측할 수 없고 감각 되먹임에 의해서 시작된다(Alexandrov et al 2005). 각각의 보호전략은 다양한 근육 패턴을 활성화시키고 적절한 방향으로 자세 안정성을 제공한다.

선 자세에서 인간은 신체를 평형으로 되돌리기 위해 세 가지 주된 유형의 보호전략을 사용한다. 두 가지 전략은 발을 제자리에 유지하는 것이고(발의 제자리 전략이라 부른다) 세 번째 보호전략은 발의 내디딤 또는 팔 뻗기를 통해 지지기저면을 변화시키는 것이다(Horak 1987; Horak 2006). 후자는 또한 지지기저면을 변화시키는 전략이라 일컬어진다.

발의 제자리 전략 :

- 발목관절 전략은 선 자세에서의 신체 흔들림에 대항하고 먼쪽에서 몸쪽으로의 활성화에 기초하고 있다(Horak & Nashner 1986; Rothwell & Lennon 1994; Shumway-Cook & Woollacott 2006).
- 엉덩관절 전략은 하부몸통, 골반 및 엉덩관절과 관련된 근육조직을 먼저 활성화한다(즉, 머리-꼬리 쪽의〔몸쪽에서 먼쪽으로의〕 동원 순서). 많은 상황에서 균형이 위협받지 않을 때, 중력선이 지지기저면 내에 있다 해도 발의 내디딤이 일어난다(Maki & Mclleoy 1997; Shumway-Cook & Woollacott 2006).

지지기저면을 변화시키는 전략 :

- 빠르게 한발 내딛기와 팔 뻗기 움직임은 평형을 회복하기 위해 중요하다. 이들 보호반응은 수의적인 팔다리 움직임보다 훨씬 빠르고 갑작스런 예측할 수 없는 균형에 대한 외부교란에 의해서 유발된 질량중심(COM) 움직임을 감소하는 데 매우 효과적일 수 있다(Maki & Mcllroy 2006). 이러한 상황에서 발 내딛기는 반응적이지만 계획 요소와 전략은 대부분 존재한다. 우리는 균형을 회복할 것 같은 방향으로 발을 놓는다. 그러나 이동운동을 시작하려고 발을 내디딜 때, 우리는 미리 계획을 세워 피드포워드 전략을 시작한다. 더 강력한 인지요소가 현재 존재하기 때문에 이것은 보호반응이 아니다.
- 선 자세 또는 보행 중에 균형 장애를 회복시키기 위한 보호반응은 다리에 국한되지 않는다. 오히려 전신반응이 자주 관찰된다(Marigold & Misiaszek 2009). 이들 반응은 몸통의 근육활동 안정화는 물론 협응된 다리와 팔의 반응으로서 나타난다(Marigold & Misiaszek 2009). 발 내딛기가 불가능하거나 부적절하다면 보호반응으로서 팔이 동원된다. 몇 가지 계획 요소가 흔히 존재한다. 우리는 팔이 넘어짐에서 우리를 가장 적절하게 구하거나 넘어짐을 줄여주는 곳에 팔을 위치시킨다. 예를 들어, 계단을 내려가거나 버스에 서 있는 동안에 미끄러질 때 균형을 유지하기 위해 난간을 잡는다(Marigold & Misiaszek 2009).

자세조절의 초기의 이론은 보상전략을 고정 지지 즉, 발목관절 전략에서부터 증가하는 외부교란 진폭을 수반하는 엉덩관절 반응까지 발전시키는 것으로 보았으며, 단지 질량중심(CoM)이 지지기저면(BoS) 밖으로 강제로 오게 하는 매우 큰 외부교란에 대한 지지기저면을 변화시키는 반응만을 수반하였다. 그러나 지지기저면을 변화시키는 반응이 더 작은 규모의 외부교란에서도 선택된다는 것이 현재 알려져 있다(Mcllroy & Maki 1996).

인간은 보통 전위가 일어날 때 다양한 전략을 사용할 수 있다. 적절한 자세조절반응 전략을 선택하는 능력은 복잡하고 통합하는 감각운동 과정을 반영한다. 효율적인 인간의 자세조절은 중력선과 지지기저면과 관련된 신체 질량중심의 위치는 물론 신체 전체의 형상(신체도식)에 대한 정확한 지식을 갖고 있는지에 달려 있다(Bouisset & Zattara 1981). 따라서 사용되는 전략은 상황에 따라 달라진다. 근육 활성화의 순서는 필요성과 가능성에 관해서 변화하고 전략의 선택은 이전의 경험, 습관화, 기대 및 공포에 따라 달라진다(Ting 2007). 반응도 또한 발에 따라서 달라진다. 즉, 전위가 발생할 때 발이 자유롭게 움직이거나 정지 상태를 유지할 수 있는지, 지지기저면이 발보다 작거나 큰지, 전위가 어떻게 주어지는지, 그리고 연구 참여자가 정지 상태를 유지하도록 지시를 받거나 움직이는 것이 허용되는지에 따라 달라진다. 뇌졸중이 있는 환자에서의 지지전략의 변화에 관한 연구에서는 발 내디딤 반응은 장애물이 발을 내딛는 것을 방해할 때조차도 "이환되지 않은 다리(비마비측 다리)"가 우세하다(Lakhani et al 2011; Mansfield et al 2012). 게다가, 가장 이환된(마비된) 다리를 사용하여 발을 내디딜 때, 뇌졸중 환자는 발을 들어 올리는 데 시간 지체가 있고 지면과의 클리어런스(clearance)가 좋지 않으며, 몇 번이나 발을 내디딜 필요가 있거나 발 내딛기를 할 수 없는 경우도 있다(Lakhani et al 2011; Martinez et al 2013). 마비측 다리를 사용하는 것이 향상되는 것은 균형회복이 잘 되는 것과 연관성이 있다(Mansfield et al 2013; Mansfield et al 2012). 파킨슨병(PD)을 가진 환자에서의 균형 연구에서는 동결보행, 발 내딛기 반응의 속도와 보폭길이의 감소를 보여주고 있다(Jacobs & Horak 2007; Smith et al 2012).

선행적 자세조정(APAs)과 보상 자세조정(CPAs)사이의 관계를 보여주고 있다. Santos와 동료들(2010)은 보상 자세조정에 대한 선행적 자세조정의 역할을 연구하여 자세조절의 선행적 기전과 보상 기전 사이에 상호작용이 존재한다는 것을 보여주었다. 이 연구 결과는 또한 균형 장애가 있는 사람의 재활에서 선행적 자세조정의 사용을 최적화하는 것이 중요하다는 것을 시사하고 있다.

자세조절 기전의 기원에 기여하는 신경기전

The Neural Mechanisms Contributing to the Origin of Postural Control Mechanisms

균형과 움직임의 협응이 어떻게 달성되는지는 아직도 잘 이해되지 않고 있다. 그러나 중추신경계에서의 몇몇 신경세포 네트워크가 이 협응에 기여하고 있다고 알려져 있다. 척수영역, 소뇌, 바닥핵 및 뇌줄기는 균형에 있어서 매우 중요하다(Jacobs & Horak 2007; Deliagina et al 2008).

대뇌겉질은 아마도 겉질척수로를 통해 자세반응에 직접적으로 영향을 미치고 뇌줄기와의 소통을 통해 자세반응에 간접적으로 영향을 미치기도 하며 그 결과로서 과제 특이성의 사전 선택과 균형 위협에 대한 적절한 자세반응을 위한 속도와 유연성 모두를 제공함으로써 자세반응에 영향을 미친다(Jacobs & Horak 2007). 행동실험에서는 지금 막 발생하려고 하는 자세 교란의 규모에 대한 정보를 받고 있는 건강한 실험대상자는 이 정보에 관해서 자세반응의 크기조정을 하거나 수정한다는 것을 보여주고 있으며, 이것은 피드포워드 적응이 대뇌겉질의 관여를 필요로 한다는 것을 입증하고 있다(Papegaaij et al 2014). 보충운동영역(SMA)은 선행적 자세조정의 발생에 관여하는 것으로 생각된다(Jacobs et al 2009). 또한 주의, 암산, 지남력 및 기억과 같은 실행기능의 저하는 균형을 교란하여 자세조절에 대뇌겉질 회로가 관여한다는 것도 보여주고 있다(Jacobs & Horak 2007). 바닥핵은 상황 특이적 자세반응의 선택과 실행을 자동화하기 위해 대뇌겉질과 뇌줄기 사이의 "중개자" 역할을 할 가능성이 높다(Takakusaki et al 2004). 이것은 과제의 실제의 필요성에 따라 균형 전략을 바꿀 가능성을 제공해준다. 게다가, 바닥핵은 아마도 예측 불가능한 것의 처리와 복잡한 자세과제의 가장 종요한 요소를 우선하는 능력을 포함하는 자세조절의 인지적 특성과 연관성이 있는 것 같다(Visser & Bloem 2005).

소뇌는 직립자세를 조절하는 데 중요한 역할을 하며 진행 중인 움직임에 대한 자세조절을 조정하는 데 관여한다(Massion et al 1999). 그것은 복잡한 운동 프로그램 동안 또는 팔다리 움직임에 대한 자세조절을 결합하는 과정에서 몸통과 팔다리 움직임의 조정을 피드포워드하는 데 기여한다(Thach & Bastian 2004; Gramsbergen 2005).

고양이와 인간을 대상으로 한 몇몇 연구에서는 자세조절 기전의 기원에 기여하는 신경 기전을 조사하였다(Massion 1992; Schepens & Drew 2004; Schepens & Drew 2003). 두 가지 서로 다른 중추기구 모델이 제안되었다(Robert et al 2007).

1. 선행적 자세조정과 수의적 움직임이 공통명령(common command)을 공유하는 단일과정 조절(Aruin & Latach 1996).
2. 선행적 자세조정과 수의적 움직임이 병렬명령(parallel command)을 통해 독립적으로 조절되는 병렬과정 조절(Massion et al 1999; Schepens et

al 2006; Schepens & Drew 2004; Tagliabue et al 2009).

자세조절과 움직임 가설 사이의 병렬관계는 겉질과 그물체 사이의 연결에 의해서 정당화될 수 있다. 몇몇 연구에서는 피드포워드 자세조정을 위한 신경명령이 뇌줄기의 다리뇌숨뇌 그물체(PMRF)에서 확인될 수 있다는 것을 보여주고 있다(Schepens & Drew 2004; Schepens et al 2006; Schepens et al 2008). Schepens와 Drew(2004) 및 Schepens et al(2006)은 이 영역의 신경세포는 서 있는 고양이에서 팔 뻗기 움직임을 하는 동안에 pAPAs, aAPAs 또는 둘 모두에서 발화한다는 것을 보여주고 있다. 그들은 자세반응을 시작하고 팔 뻗기 움직임을 만들어내기 위한 PMRF 내의 독립된 채널을 발견하였다. 따라서 이 연구는 이중과정(dual-process) 조절을 뒷받침하고 있다.

자세조절의 기능

The Function of Postural Control

자세조절의 두 가지 주된 기능적 목표는 자세 지남력(postural orientation)과 자세 평형(postural equilibrium)이다(Horak 2006).

자세 지남력

자세 지남력은 신체를 환경 변수에 적응시켜 다양한 신체부위를 정렬시키는 능력이다. 인간의 자세는 과제와 움직임 목표에 따라서 여러 가지 기준 틀에 능동적으로 적응될 수 있다. 자세지남력은 감각정보의 해석에 기초하고 있다. 기준 틀은 시각적, 몸감각적 또는 안뜰적이거나(Horak 2006), 또는 기억으로부터 추정된 기준 위치와 같은 환경에 대한 신체 지남력의 내부 표현일 수 있다(Popovic & Sinkjær 2008).

신체 지남력에는 다음의 것이 수반된다.

- 신체분절 사이의 적절한 정렬을 유지하는 능력.
- 환경과의 적절한 관계를 유지하는 능력.
- 중력에 대항하는 수직 지남력(방향성)을 확립할 필요성.
- 지각과 행동을 위한 기준 틀을 만들어내는 것.

자세조절을 유지하기 위해 필요한 정보는 우리 자신의 신체에 대한 지각, 공간 지남력(방향성) 및 내부 모델에 중요하다(Brodal 2004). 내부 모델은 계단을 내려가는 것 또는 공간에 있는 무언가에 팔을 뻗는 것과 같은 특정 활동에 필요한 저장된 정보이다(제1장 소뇌를 참조할 것). 겉질에 있는 신경 네트워크는 서로 다른 감각양식을 협응시키고 이들에 의미를 부여한다. 따라서 자세조절은 우리의 주변세계와 관해서 지각과 행동을 위한 기준 틀을 만들어낸다(Brodal 2004).

지지기저면과 중력과 관련된 개인의 자세 지남력은 접근 가능하고 효과적인 움직임 전략을 결정한다(van der Fits et al 1998). 몸통의 지남력(방향성)은 아마도 신체의 가장 조절된 변수의 하나인데 그 이유는 몸통의 지남력이 팔다리의 위치결정에 영향을 미칠 것이기 때문이다(Popovic & Sinkjær 2008).

정중선은 임상적으로 자주 사용되는 용어이다. 이것은 정확하게 정의하기 어려운 폭넓은 용어이다. 정중선은 신체분절과 정렬의 상호작용과 관련이 있으며 신체도식과 같은 신체와 지각의 양쪽 요인을 포함하고 있다. 우리는 우리의 환경을 탐색하여 이에 적응하며 행동에는 지각, 균형 및 움직임을 필요로 한다. 우리는 환경에 적응하기 위해 공간에서의 우리 신체를 지각해야 한다. 정중선 조절이라는 용어는 균형을 잡는 능력과 경험의 양쪽을 가리킨다. 정중선의 지각(즉, 수직성)은 균형조절과 환경과의 상호작용에 중요하다. 직립자세인 인간에서 주관적 수직(SV)이라고도 불리는 수직의 지각은 지구와 완벽하게 수직으로 정렬되어 있다. 이것은 업데이트된 내부 모델을 필요로 한다(Barbieri et al 2008). 수직성의 이 내부 표현은 시각, 청각, 몸감각 및 안뜰감각 입력을 포함하는 다감각 요소로 구성된다(Mittelstaedt 1996; Mittelstaedt 1992). 주관적 수직을 평가하기 위한 다양한 양식이 있는데, 그것은 시각 수직(VV), 촉각 수직(HV) 및 자세 수직(PV)이고 후자는 균형 장애를 설명하는 데 가장 관련성이 있다. Mittelstaedt(1992)가 언급한 것처럼, 주관적 PV는 먼저 몸통에 있는 내장 중력수용체로부터의 정보에 의해서 결정되고 그 다음에 몸감각 정보에 의해서 결정된다.

■ 자세 안정성

평형은 안정성(선가속도 및 각가속도 양쪽 모두에 대한 저항)이라 정의될지도 모르며 따라서 자세 안정성이라 일컬어진다. 자세 안정성은 자세 안정성의 자기 시작 및 외부적으로 유발된 교란이 있는 동안에 지지기저면에 대한 질량중심을 안정화시키는 감각운동 전략의 조정을 포함한다(Horak 2006).

몇몇 활동은 안정성을 극한까지 내몰수도 있기에, 지지기저면의 변화(예, 한 발작 내딛다)를 필요로 한다. 일부 과제는 안정성 한계를 유지하기보다는 목표를 달성하는 데 초점을 맞춘다(예, 넘어짐 그 자체는 가능한 한 조절되면서 공을 잡기 위해 자기 자신의 몸을 내던지는 축구 골키퍼). 안정성은 힘이 서로 균형을 이루거나 서로 동등해지는 결과이다. 인간의 움직임에서 안정성은 항상 동적이다(즉, 움직임은 분절을 안정화시키는 데에도 일어난다). 동적인 안정성은 순간마다 동적인 평형을 보장한다(즉, 동적인 안정성은 과제가 시작에서부터 끝까지 효율적으로 수행되는 것을 가능케 한다)(Bouisset & Do 2008). 우리가 가만히 서 있을 때조차도 신체를 통해 분절 조정이 있다(즉, 선 자세의 안정성은 동적이다). 위치를 유지하는 능력은 신경근육 활동의 지속적인 조정을 필요로 한다. 안정성은 신체부위 사이의 움직임을 가능케 한다. 물체에 팔을 뻗어 닿기 위해 신체는 안정화되고 머물러 있어야 하고, 그 다음에 필요하다면 팔을 더 뻗기 위해 움직인다. 우리가 팔을 뻗을 때, 손이 팔의 실제의 움직임을 시작하고 한편, 피드포워드 기전(선행적 자세조정)은 신체를 안정화시킨다. 걷는 동안의 안정성(동적인 안정성)은 외부교란 또는 내부조절 오류의 존재에 관계없이 기능적 이동운동을 유지하는 능력을 가리킨다(Hilfiker et al 2013).

걷는 동안의 자세 안정성을 조절하는 것은 직립 선 자세를 유지하는 것보다 더 복잡하다(Winter 1995). 앞쪽으로의 이동운동을 하는 동안에 엉덩관절과 골반의 신경근육 활성화는 우리가 공간에서 앞으로 나아갈 때 동시에 이들 분절의 안정성을 유지해야 하고 엉덩관절은 회전하고 굽힘에서 폄으로 변화한다. 우리가 유각기에 도달하면 그 활동은 변화한다. 근육긴장이 줄어들어 자유로운 유각을 가능케 한다(**그림 2.1**).

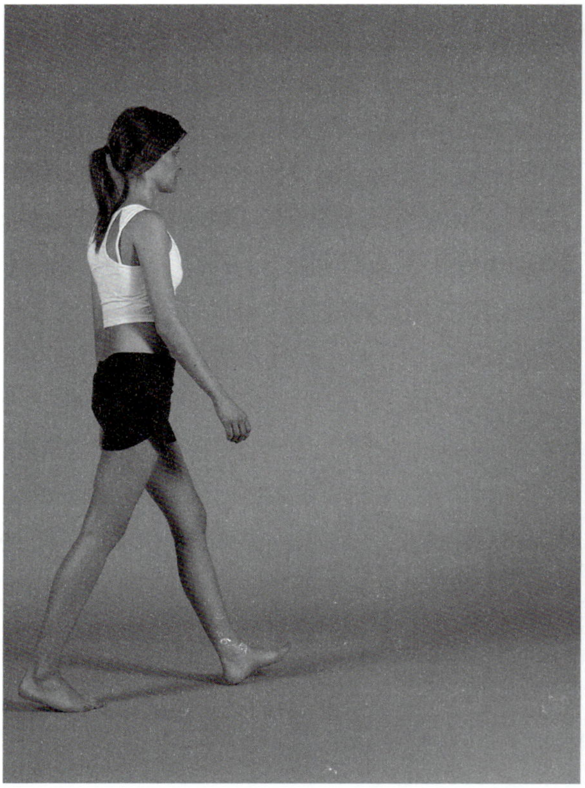

그림 2.1 이동운동(보행) 동안에 안정성 영역이 달라진다.

안정성 영역은 기능만이 아니라 움직임의 모든 단계에 따라 끊임없이 변화한다. 따라서 안정성이 움직임에서 필수적인 것과 마찬가지로 이동성은 안정성에서 필수적이다. 몸통은 팔다리의 움직임을 안정시킬지 모르고 팔다리는 몸통의 움직임을 안정시킬지도 모른다. 상부 몸통은 골반 이동성을 안정시킬지도 모르고 골반영역은 몸통 움직임을 안정시킬지도 모른다. 오른쪽은 왼쪽 상반신의 움직임을 안정시킬지도 모른다. 신체의 먼쪽에서 조차도 아래팔은 손의 움직임을 안정시킴에 틀림없고, 팔목은 손가락의 움직임을 안정시킨다. 다리와 발에서도 마찬가지이다. 움직임이 진전됨에 따라 안정된 기준영역은 적응하여 변화한다.

자세조절을 위한 다중감각 통합

Multisensoy Integration for Postural Control

자세 의존적 자세 활성화를 만들어내기 위해 중추신경계는 먼저 그 환경과 관련된 신체의 현 상황을 확립해야 한다. 이것을 완수하기 위해 인간은 다중감각 기준인 중력(안뜰계), 환경과의 접촉(몸감각계), 신체위치의 고유감각 신호(Mergner et al 2003), 및 환경(시각)에서의 신체와 물체 사이의 관계를 사용한다(Horak et al 1997). 이들 3개 시스템 모두를 통합하는 것은 균형 유지를 가능케 한다(Marigold et al 2004). 감각정보는 적절한 운동반응으로 전환되어 균형조절의 예측적 및 반응적 측면을 모두 보장한다. 인간의 자세조절은 많은 서로 다른 조건하에서 적응 가능하고 안정되어야 하며, 이것은 다중감각 자극의 가중치 조정(re-weighting) 과정을 필요로 한다. 감각 가중치 조정은 중추신경계가 다른 이용 가능한 감각정보에 더 민감해지는 동안 부정확하거나 약한 감각정보를 억제하는 능력이다(Pesma et al 2012). 시각, 안뜰 및 몸감각 입력은 환경 또는 신경계 조건이 변화함에 따라 직립자세를 유지하기 위해 역동적으로 가중치가 조정된다(Logan et al 2014). 이 예를 들기 위해, 연구에서는 지지기저면이 견고하고 채광이 잘 된 환경에서 건강한 사람은 직립 선 자세를 유지하기 위해 몸감각(70%), 시각(10%) 및 안뜰(20%) 정보에 의존한다는 것을 보여주고 있다(Peterka 2002). 그러나 고정된 면에서부터 경사진 면으로 바뀌면, 인간은 감각 가중치를 몸감각 단서에서부터 안뜰 단서로 이동시킨다(Peterka 2002). 따라서 감각통합이 온전한 경우, 한 유형의 감각입력의 가중치는 또 다른 감각 채널로부터의 정보의 감소 또는 결여를 보상하기 위해 증가한다. 따라서 신경학적으로 건강한 인간은 안뜰 및 몸감각 입력으로부터 제공된 정보가 어두운 환경에서 필요한 자세요구를 유도하기 위해 갱신될 것이기 때문에 시각이 박탈되는 동안(예를 들어, 밝은 환경에서부터 어두운 환경으로 이동할 때) 균형을 상실하지 않는다. 다양한 유형의 감각정보에 대한 진행 중인 가중치 조정은 효율적이고 유연성 있는 상황 의존적인 자세조절에 필요하다(Bonan et al 2013). 중추신경계는 주어진 상황에서 가장 중요하다고 추정되는 감각정보의 유형을 선택하고 신뢰성이 낮다고 상정되는 정보는 무시한다. 가변 입력을 가진 소스는 무시되는 경향이 있다(Brodal 2004). 감각결손은 잘 알려진 많은 신경학적 장애의 결과이며, 대부분의 뇌졸중 환자는 그들의 자세를 조절하기 위해 과도하게 시각정보에 의존한다는 것을 알게 되었고(Bonan et al 2006; Yelnik et al 2006), 이것은 또한 파킨슨병 환자에서도 보여주고 있다(Brady et al 2012). 이 행동은 환자가 부적절한 경우에도, 또한 정상적인 안뜰 또는 몸감각 기능에 관계없이 시각정보에 의존하게 한다(Yelnik et al 2006). 시각정보에 과도하게 의존하여 결과적으로 균형조절이 빈약한 다중감각 통합의 감소가 일어난다는 것을 뇌졸중 후의 만성기(1년 이상) 동안(Bonan et al 2004)과 파킨슨병의 후기 단계(Keijsers et al 2005)에서 보여주고 있다. 감각 가중치를 조정하는 능력은 병적 상태에서의 균형조절 회복과 관련해서 매우 중요하다(Bonan et al 2013). 연구에서는 감각통합이 특정 다중감각 훈련 프로그램 후에 개선할 수 있고 뇌졸중 후 6개월 이상이 되는 뇌졸중 실험대상자는 물론 신경학적으로 손상이 없는 고령자에서의 자세 안정성에 긍정적인 영향을 미칠 수 있다는 것을 보여주고 있다(Bayouk et al 2006).

적절한 자세반응을 선택하기 위해 신경계는 신체부위 상호간의 위치와 외부세계의 표현에 대한 신체부위의 위치를 판단할 수 있어야 한다. 이것은 신체배치의 내부 모델과 공간에서의 그 방향성 즉, 신체도식(제1장 조)에 의해서 달성된다. 신체도식은 행동과 관련된 모든 정보를 포함하고 움직임을 통해 끊임없이 업데이트된다. 신체도식은 서로 관련된 신체분절의 위치를 우리에게 알려주는 뇌에서의 하나의 신체 표현이고 또한 팔다리 분절의 길이와 근육 길이도 고려한다(Gandevia et al 2002). 따라서 신체도식은 지각적 분석과 운동행동을 위한 공간(환경)의 탐사를 위한 기반을 제공한다. 이런 이유로 신체도식에 기초하여 적절한 반응이 발생하고 자세근육 공동작용은 자세를 유지하기 위한 적절한 머리, 눈, 몸통 및 팔다리의 움직임을 수행하기 위해 활성화된다(Horak 1997; Horak 1987; Kandel et al 2013). 우리는 균형과 움직임에 대한 신체도식을 만들어내고 끊임없이 업데이트하기 위해 모든 감각양식으로부터의 상세한 정보를 필요로 한다. 따라서 하나 이상의 양식의 감소는 신체도식을 극단적으로 손상시킨다(Blouin et al 1993).

감각정보의 몇 가지 양식이 중추신경계의 자세조절에 이용 가능하다. 시각정보는 공간에 있는 물체의 방향성을 확립하고 움직임을 알아내는 데 기여한다. 시각과 자세조절 사이에는 밀접한 관계가 있다. 시각과 자세 사이의 가장 간단한 관련성은 사람들에게 눈을 감도록 요청함으로써 입증되었으며 그 결과로서 자세 흔들림이 증가한다. 시각 단서는 환경정보는 물론 자세요구에 대한 피드포워드 정보와 자기 자신의 신체 움직임의 되먹임 정보 양쪽을 통해 자세에 영향을 미친다. 예를 들어, 선 자세에서 시각은 자기 움직임에 대한 정보를 제공하여 움직임을 감지하고 환경과 관련해서 머리와 신체의 전위를 모니터한다. 이것은 수직으로부터의 일탈을 바로잡는 조정을 가능케 한다. 자세조절에서 중심시야와 주변시야의 기능적 역할은 중심시야보다 주변시야가 가만히 서 있는 자세의 조절에 더 크게 기여한다는 것을 나타내고 있다(Berencsi et al 2005). 이동운동(보행) 동안에, 시각은 피드포워드 계획을 통해 신경근육 활동수준을 설정하는 데 중요하다(Wade & Jones 1997). 또한 시각은 어떤 목적지를 향한 진행과 장애물 회피(Logan et al 2010) 및 적절하다면 방향과 속도의 변경을 야기하는 우리 주변 환경에 대한 정보의 수집에 중요한 예측적 역할을 갖고 있다. 시각은 정상적인 환경 하에서는 발의 배치를 인도하지 않는다. 지형이 고르지 못하거나 까다로우면 시각은 더 관여하게 되지만, 지면에 대한 발의 실제적인 적응과 조정에는 역할을 하지 않는다. 사람이 버스, 기차나 배, 또는 불안정한 바위 위에서와 같이 이동하는(움직이는) 바닥 위에 서 있을 때, 지표면 및 발과 관련된 중력선의 성질에 관한 대량의 정보가 발로부터 중추신경계로 전달된다. 자세 긴장은 상황과 목표에 맞춰 자동적으로 조정된다. 이 적응은 감각 시스템을 통해 받은 정보 즉, 되먹임에 반응한다. 활동(중력과의 상호작용)은 피드포워드와 되먹임 사이의 계속적인 상호작용을 필요로 한다.

근육, 관절 및 피부수용기에 의해서 제공된 몸감각정보는 머리, 몸통 및 공간에서의 팔다리 위치를 중추신경계에 전달한다. 안뜰계는 공간에서의 머리 움직임, 특히 회전과 수평이동의 감지에 기여한다. 안뜰은 움직이지 않을 때에도 활동하여 중력의 당김을 감지하고 따라서 지구의 수직성을 결정한다. 안뜰정보는 동적인 과제를 수행하는 동안에 머리 안정화에 역할을 하며 이것에 의해서 성공적인 응시 조절(gaze control)이 달성되고(Pozzo et al 1990), 자세반응이 일어날 수 있는 머리를 위한 안정된 기준 틀을 제공한다(Pozzo et al 1995).

자세조절을 위해 중요한 마지막 감각계는 내부기관에 있는 중력수용체(graviceptor) 시스템이다(Mittelstaedt 1996; Vaitl et al 2002; Trousselard et al 2004; Clément et al 2014). 중력수용체는 중력에 관해서 중량 예를 들어, 창자(intestine)와 콩팥 내에서 이동하는 액체 중량의 전위를 감지하는 특수화된 감각수용기이다. 중력수용체는 중력에 대항하기 위해 각 관절에서 가해진 힘의 벡터(vector)를 모니터할지도 모르며, 이 정보는 수직축의 내부표현에 기여한다(Mittelstaedt 1996). 연구에서는 중력수용체를 중력에 관해서 신체 방향성을 감지하기 위한 인간의 별개의 신경전도로라 주장하고 있다(Karnath & Dieterich 2006).

■ 가벼운 접촉에 의한 단서

"촉각(haptic sense)"이라는 용어는 1995년에 Jeka와 Lackner에 의해서 도입되었다. 촉각은 물건을 만지거나 조작하는 동안 손과 손가락의 피부, 근육 및 관절에 있는 기계수용기로부터의 피부 및 운동감각 정보와 관련이 있다. Jeka와 Lackner(1994, 1995)는 그들의 선구적인 연구에서는 직립자세의 조절에서 안정된 지지표면 상의 집게손가락 끝의 가벼운 접촉에 의해서 제공되는 추가된 촉각정보의 중요한 역할을 보여주었다. 가벼운 접촉에 의한 단서는 100g 미만의 접촉하는 힘으로 물건을 만짐으로써 얻어지는 손가락 끝으로부터의 몸감각 정보이다(Boonsinsujh et al 2011). 이 원저

작물 이후 몇몇 연구에서는 사람이 딱딱하고 움직이지 않는 물건을 만지고 있을 때 몸의 흔들림 방향에 대한 감각 단서가 중추신경계에 주어지며, 이것은 가해진 힘이 커다란 생체역학적인 지지를 제공하기에는 불충분한 경우조차도 서 있는 상태에서 자세 안정성을 개선한다는 것을 입증하고 있다(Jeka 1997; Franzén et al 2011; Lackner & DiZio 2005; Boonsinsujh et al 2009). 가벼운 접촉은 커다란 생체역학적인 지지를 제공하지 않기 때문에 자세 흔들림의 변화는 자세조절을 위한 추가적인 공간 기준 틀을 제공하는 몸감각 정보의 중추신경 통합에 기인하고 있다(Jeka 1997; Jeka & Lackner 1994; Jeka & Lackner 1995). Franzén과 동료들(2011)은 그들의 연구에서 손으로부터의 가벼운 접촉에 의한 단서가 축 방향 긴장(엉덩관절 및 몸통)의 커다란 변화를 야기한다는 것을 보여주고 있다. 저자들은 이것이 축 방향의 근육긴장이 증가하여 자세 흔들림의 감소로 이어지는 것에 의한 추가적인 기준 시스템의 제공에 기인한다는 것을 시사하고 있다. 이것은 가벼운 접촉으로부터 얻는 이득은 주로 몸통조절의 증가에 있다는 것을 시사한 Creath와 동료들(2008)에 의해서 뒷받침되고 있다. 가벼운 접촉에 의한 단서가 건강한 사람들과 당뇨병성 신경병증, 소뇌질환, 파킨슨병, 다발성경화증, 뇌졸중 및 안뜰장애로 인한 자세조절 기능장애를 가진 사람들의 양쪽에서 자세 흔들림을 감소시킨다는 것을 보여주고 있다(Lackner & DiZio 2005; Boonsinsujh et al 2009; Kanekar et al 2013; Baldan et al 2014).

자세조절과 생체역학적 상태

Postural Control and Biomechanical Conditions

Horak(2006)에 따르면, 지지기저면의 크기와 질이 균형에 대한 가장 중요한 생체역학적인 제약이라 하고 있다. 선 자세에서 발은 지면과 접촉하는 유일한 직접적인 정보 소스이고, 따라서 모든 체중부하 과제에서 중요한 역할을 수행한다. 따라서 발 구조의 변화와 근력, 가동범위, 통증, 또는 발의 조절에서의 어떠한 장애도 균형조절에 영향을 미친다(Horak 2006) (**그림 2.2**). 발은 균형조절 하에서 활동적이고 유연한 구조이고 매우 작은 교란에도 민감하다(Wright et al 2012). 100개 이상의 근육, 힘줄 및 인대, 26개의 뼈 그리고 33개의 관절을 가진 발 특히, 발의 아치(arch)는 다른 기능 중에서도 균형조절의 중요한 역할을 위해서 발달되어 있다(Wright et al 2012). 고령자의 균형조절에 대한 연구에서는 발목 유연성, 발가락 바닥쪽굽힘근 근력 및 바다쪽 감각이 선 자세 균형조절의 중요하고 독립적인 예측인자라는 것을 시사하고 있고(Menz et al 2005), 발과 발목에 가해진 도수조작은 균형 문제가 있는 환자를 대상으로 할 때 다른 치료양식을 확대하는데 유익할지도 모른다는 가설을 세웠다(Wassinger et al 2014).

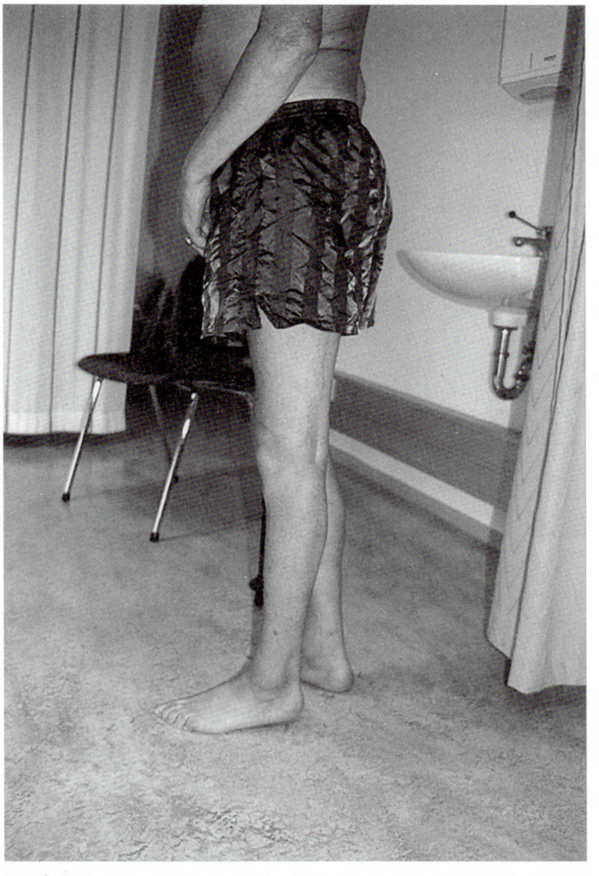

그림 2.2 선 자세에서 발의 적응능력이 감소하여 있다. 왼쪽무릎이 젖혀지고(과다 폄) 왼쪽 엉덩관절이 굽혀져 있다. 보행에서 중력중심의 뒤쪽 전위를 야기하는 왼발 위 신체의 앞쪽 움직임의 감소가 있고 이것은 전위 되먹임과 결과적으로 왼팔의 연합반응으로 이어진다.

인간에서의 자세조절은 다리의 항중력근은 물론 몸통과 목 근육의 효율적인 기능에 상당히 좌우된다(Gramsbergen 2005). 근력저하는 이용 가능한 자세조절 기전에 영향을 주어 자세반응을 근약증이 있는 부위에서 벗어나 이동시킬지도 모른다. 예를 들어, 발목관절 주위의 근약증은 선 자세의 불균형을 교정하기 위해 큰 보상적 엉덩관절 및 몸통 동작을 야기할지도 모르며(Horak 1987), 근력저하, 특히 다리의 근력저하는 넘어짐에 대한 가장 중요한 위험인자의 하나라는 것을 보여주고 있다(Orr 2010; Horlings et al 2009). 지지기저면 위의 다양한 신체분절의 정렬은 중력에 대항하여 신체를 지지하고 자세를 조절하는 데 효과적일 것인 움직임 전략의 유형을 결정하는 데 필요한 노력에 영향을 미친다(Woollacott & Crenna 2008). 이것은 함께 작용하는 근육 사이의 변경된 길이–장력관계에 인한 것일지도 모르며, 이것은 자세조절에 필요한 근육 공동작용의 정상적인 기능을 방해할지도 모른다. 예를 들어, 엉덩관절과 발목관절에서 최적의 자세전략을 위해 중요한 2개의 근육인 큰볼기근과 앞정강근은 몇몇 공통 자세장애에서 약하거나 또는 "활동이 불충분한" 것이 발견되었다(Daubney & Culham 1999). 이들 근육이 너무 약하여 외부교란에 적절하게 반응할 수 없고 필요한 움직임을 수정하지 못한다면 균형은 감소할지도 모른다.

몸통조절

Trunk Control

몸통조절은 신체를 중력에 대항하여 직립으로 유지하고 다양한 기능적 움직임을 위해 체중이동을 조정하며 이것에 의해 질량중심이 자세조정 동안에 지지기저면 내에 유지됨으로써 몸통 구획의 선택적 움직임을 수행하는 근육의 능력이다.

다양한 신체부위는 몸통이 중심으로서 역할을 하는 발에 눈을 접속시키는(Massion 1992) 기능적인 운동학적 연쇄에 함께 연결된다(Borghuis et al 2008). 따라서 몸통 조절은 자세조절의 필수적인 요소이며(Borghuis et al 2008; Dickstein et al 2004; Karatas et al 2004; Kibler et al 2006) 복잡하고 시시각각 변화하는 동적인 신경근육 기능이다.

몸통은 신체질량의 절반 이상을 구성하고 신체의 나머지 부분에 크게 영향을 미친다(Kang & Dingwell 2009). 신체의 중심부(core)는 몸통의 근골격 부위, 골반, 엉덩관절 및 몸쪽 다리로 구성된다(Kibler et al 2006). 복부근육, 특히 가로막(횡격막) 위, 골반바닥 아래 및 등 근육과 함께 배가로근은 자세 안정성에 기여한다(Ebenbichler et al 2001). 몸통과 골반 근육은 기능적 활동에서 몸통의 동적 안정성을 담당한다(Kibler et al 2006; Borghuis et al 2008). 몸통과 골반 분절은 인간의 기능적 움직임에서 서로 연결되고 상호의존적이며 그 이유는 등과 복부의 대부분의 심부근육 및 표재근육은 몸통을 골반과 척주에 부착시키기 때문이다. 몸통 조절은 중요하고 복잡하다. 따라서 이 부위의 정확한 기능장애 진단을 위해 주의 깊은 임상평가가 필요하다.

중심부 안정성의 정의를 "골반 위 몸통의 위치와 동작을 조절하는 능력"으로 제한하는 것은(Kibler et al 2006) 몸통 안정성과 움직임을 위한 중요한 전제 조건으로서의 지지기저면을 간과하는 것처럼 생각된다. 따라서 몸통조절은 안정성과 이동성의 동시적인 조절을 망라하는 지지기저면과 관련하여 골반/엉덩관절은 물론 골반 위 몸통의 선택적 조절로 이해되고 있다. 다음의 논의에서 몸통 조절이라는 용어는 몸통조절과 중심부 안정성의 양쪽을 다룬다.

인간의 몸통은 양쪽 척주위 입력을 받고(Carr et al 1994), 팔다리가 움직이는 동안 몸통 양쪽의 근육에 대한 자세의 역할이 있다는 것을 보여주고 있다(Dickstein et al 2004). 선행적 자세조정(APAs)은 팔다리 움직임에 앞서고 이에 수반되며 먼쪽 이동성을 위한 몸쪽 안정성을 제공하여(Borghuis et al 2008; Dickstein et al 2004; Ebenbichler et al 2001; Kibler et al 2006; Massion 1992) 자세 불안정을 최소화하고 팔다리가 소망하는 움직임을 수행하는 것을 가능케 하기 위해 몸통을 적응시킨다(Borghuis et al 2008).

하부몸통 자세근육(축성근육, 척주세움근 및 배곧은

근)은 몸통 자세조절을 유지하는 데 더 관여하고, 반면 상부몸통은 움직이는 다리에 의해서 초래된 불안정을 해소하는 데 더 관여한다(Dickstein et al 2004). 적절한 근육의 동원과 타이밍은 지구력과 근력 단독보다도 더 몸통 조절에 매우 중요하다(Borghuis et al 2008). 몸통근육 동시 활성화의 적당한 수준은 과제 수행능력을 위한 안정성과 이동성 사이의 최적 및 복잡한 균형을 위해 충분한 안정성을 제공할 필요가 있다(Borghuis et al 2008). 몸통에 가해진 3차원의 힘을 조절하기 위해 중추신경계는 아마도 척주 근육조직의 개별 영역을 구별하여 활성화할 것이다. Park과 동료들(2014)에 의한 최근의 연구결과에서는 몸통 근육의 활성화가 운동단위의 크기(Henneman의 크기 원리)보다는 근육의 기계적 이점(안정성을 위해 근육이 어떻게 토크를 만들어낼 수 있는가)에 기초하고 있는 것처럼 생각된다. 따라서 몸통 조절의 회복은 더 복잡한 기능적 능력을 위한 전제조건인 것처럼 생각된다.

자세조절과 인지

Postural Control and Cognition

자세조절은 아마도 이전에 생각했던 것보다 덜 자동적이지만 인간의 움직임에서 가장 자동적인(무의식적인) 활동에 해당된다(Massion 1994; Massion 1992; Mulder et al 1996). 인간의 운동조절과 감정은 크게 관련성이 있고 상반되게 밀접한 연관성을 갖고 있다는 심리학과 신경생리학 양쪽의 연구로부터의 증거가 점점 늘어나고 있다. 따라서 인지과정과 균형조절 사이에는 강력한 상호작용이 있는 것처럼 생각된다(Teasdale & Simoneau 2001; Niedenthal 2007; Yogev-Seligmann et al 2012). 일상생활활동에서의 자세조절은 적어도 하나 이상의 동시적인 과제가 수행되는 동안, 예를 들어, 이야기하면서 서 있는 동안 일어난다. 이것은 이중과제 자세조절이라 일컬어진다. 이중과제는 인지 유형의 과제와 자세성 도전 사이의 인지 자원을 나누는 것을 포함한다. 모든 상황에서 자세 안정성을 유지하는 능력은 일정 수준의 주의가 요구되고 균형 요구의 증가와 더불어 주의요구가 증가한다는 것을 최근의 연구에서 보여주고 있다(Hunter & Hoffman 2001). 인지와 균형을 동시에 요구하면 고령자에서 넘어지는 경향이 증가한다(Brown et al 1999). 이중과제에도 마찬가지의 관계를 보여준다(Mulder et al 1996). 게다가, 인지과제와 균형과제의 조합은 그것에 공간 요소가 포함되는 경우 인지과제의 해결이 어려워진다(Bodal 2004). 넘어짐에 대한 공포 및 균형에 대한 낮은 자신감과 같은 심리학적 요인은 자세조절의 적응 변화를 유발할지도 모른다는 것을 최근의 연구에서 보여주고 있다(Yiou et al 2012).

균형조절에서 겉질 네트워크가 관여한다는 추가적인 증거는 주의력, 암산, 지남력 및 기억과 같은 실행 기능의 장애가 균형조절을 방해한다는 것이다(Yakobs & Horak 2007).

자세 긴장

Postural Tone

다음의 절에서 자세 긴장 또는 긴장이라는 용어는 중추신경계가 자세 활동의 유지를 위한 많은 근육집단을 활성화한다는 것을 강조하기 위해 근육긴장 대신에 사용된다. Shumway-Cook 및 Woollacott(2011)는 자세 긴장을 항중력 근육에서의 활동수준 증가(즉, 중력에 대항하여 신체를 지지하는 배경에 있는 긴장성 근육의 활성화)로서 묘사하고 Ivanenko와 동료들(2013)은 자세 긴장을 "신체 축 전체를 따라 특정 패턴으로 되어 있는 무의식적이고 낮은 진폭, 오래 지속되는 근육 긴장"으로서 정의하고 있다. 자세 긴장의 기능은 중력에 대항하여 평형을 유지하기 위해 적절한 관절 토크를 제공하는 것이다(Ting et al 2009). 모든 움직임 전, 움직이는 동안, 및 움직인 후에 자세긴장의 조정이 연속적으로 이루어진다. 긴장 수준을 바꾸는 데 가장 중요한 요인은 근육수축이다(Brodal 2010). 몸의 축 방향 근육에서의 자세 긴장과 이에 대한 기능적 관련성을 고찰해보자. 이들 근육은 골반, 가슴우리(흉곽), 척주, 팔이음뼈 및 머리와 같은 몇몇 구조와 관련된 부착부(insert)가 있는 광범위한 해부학적 기시부(origin)를 갖고 있다. 몇몇 몸의 축 방향 근육은 길게 뻗어 있고 복수의 부착부를 갖고 있다. 몸의 축 방향 근육의 내림(하행성) 조절은 겉질과 겉질밑 구조에서 시작된다. 뇌줄기로부터의 양쪽 및 같은 쪽 내림전도로는 이들이 척수사이신경세포 및 운동신경세포를 편측성 및 양측성으로 신경지배하기 때문에 이들 근육에 대한 조절의 중요한 소스를 제공한다(Gurfinkel et al 2006). 몸의 축(몸통)은 몸의 모든 부위를 함께 연결시키기 때문에 자세 안정성과 조절된 이동성은 몸의 축 방향 근육의 끊임없는 활동을 필요로 한다. 따라서 다양한 내림 구조물로부터의 몸의 축 방향 긴장성 활동은 신체 모든 부위의 동작을 고려해야 한다. 움직임의 협응을 위해서는 몸의 축 방향의 긴장성 조정이 필수적이다(Hasan 2005).

자세 긴장은 활동을 위한 자동적인(무의식적인) 배경을 제공하고 시시각각으로 변화할지도 모른다. 그것은 중력의 영향을 견딜 만큼 충분이 높을 필요가 있고 동시에 작은 움직임을 통해 동적 적응이 가능할 만큼 충분히 낮을 필요가 있다. 따라서 자세 긴장의 적절한 수준의 조절은 중력이 인체와 지지기저면에 미치는 영향과 관련되어 있다(Reine et al 2009). 지지기저면(BoS)은 신체와 환경 사이의 접촉부위 즉, 선 자세에서의 발, 앉은 자세에서의 넓적다리, 볼기부위 또는 등(의자에 등받이가 있는 경우)이고 손과 물체 사이의 접촉부위이다. 지지기저면의 질, 그 크기, 재질, 질감, 부드러움, 온도, 그리고 지지기저면과 중력중심 사이의 거리는 모두 자세 긴장의 설정과 운동반응에서 중요한 요인이다. 우리는 쉬기 위해 눕고 활동적이기를 원할 때 앉고 서고 또는 걷는다. 정상적인 움직임에서 자세 긴장은 넓은 스펙트럼을 갖고 있다. 일반적으로 지지기저면이 크고 중력중심이 낮은 이완하여 바로 누운 자세에서 자세 긴장이 가장 낮다. 우리가 전화를 받기 위해 침대에서 벌떡 일어날 때처럼 밀리초(1/1000초)로 변화할지도 모른다. 정상적인 일상생활활동에서 반대쪽 발꿈치로 체중을 이동하기 직전인 입각기의 발끝 떼기(toe-off)에서 자세 긴장은 가장 높아진다. 인간은 자세 시스템에서의 활동을 필요에 따라 그리고 경험과 연습을 통해 분류할지도 모른다. 발끝으로 춤을 추는 발레 댄서와 줄타기 곡예사는 일상생활활동에 필요한 것보다 훨씬 높은 수준으로 자세 활동을 하는 예이다. 긴장은 중력에 대항해서 활동을 유지하고 지속하기 위한 필요성이 가장 높은 신체부위에서 가장 높고 지지기저면과 중력의 영향과 관련해서 변화한다. 자세긴장에는 개인차가 있다. 자연발생적으로 긴장수준이 높은 사람이 있는가하면 긴장이 낮은 사람도 있다. 건강한 사람에서 왜 근육긴장의 분포가 다른지에 대한 설명이 가능한 몇 가지가 있다. 심리학적인 요인이 그 역할을 할지도 모른다. 불안해하는 사람들은 느긋한 사람들보다 긴장이 높다. 게다가, 다양한 신체의 축 방향 분절의 질량이 수직으로 정렬되어 있지 않기 때문에 신체는 구조적으로 안정성을 최적화하도록 설계되어 있지 않다(Wright & Horak 2007). 머리의 질량중심은 목의 앞에 위치하며 따라서 목의 근육은 머리가 앞으로 넘어지는 것을 방지하도록 활동해야 한다. 질량중심이 척주와 엉덩관절 앞에 있는 몸통에 대해서도 똑 같이 적용된다. 굽힌 자세에서 몸통과 머리가 앞으로 굽혀짐에 따라 윗몸의 질량중심은 등과 엉덩관절의 폄근이 최적의 것보다 더 큰 토크에 대항할 것을 필요로 한다(Wright & Horak 2007).

중력은 움직이지 않는 상태에 있든, 활동 중이든 언제나 신체에 작용한다. 다양한 근육에서의 활동수준은 중력과 지지기저면에 대한 신체와 팔다리의 방향성, 신체분절 사이의 상대적인 관계, 수행될 활동, 환경 그리고 환경에 좌우된다.

침대에서 몸 구르기, 자세변환, 책의 페이지 넘기기, 침대의 조명을 끄기 위해 팔 뻗기, 일어나 앉으려고 머리를 움직이기 시작하기, 옷 입기, 욕실 동작, 먹기 위해 포크를 들어올리기, 편지쓰기, 버스를 뒤쫓아 가기, 또는 산에서 걷기와 같은 모든 일상생활활동은 중력과 관련시키거나 대항할 필요가 있다. 근골격계는 관계를 변화시키는 동안 활동을 수정하도록 끊임없이 적응하고 있다. 옥외에서 날씨나 바람의 상태조차도 우리 신체에 작용하여 자세조정이 요구된다.

건강한 사람에 관해서 인위적인 것처럼 보일지도 모르는 서술(description)이 임상상황에서는 논리적으로

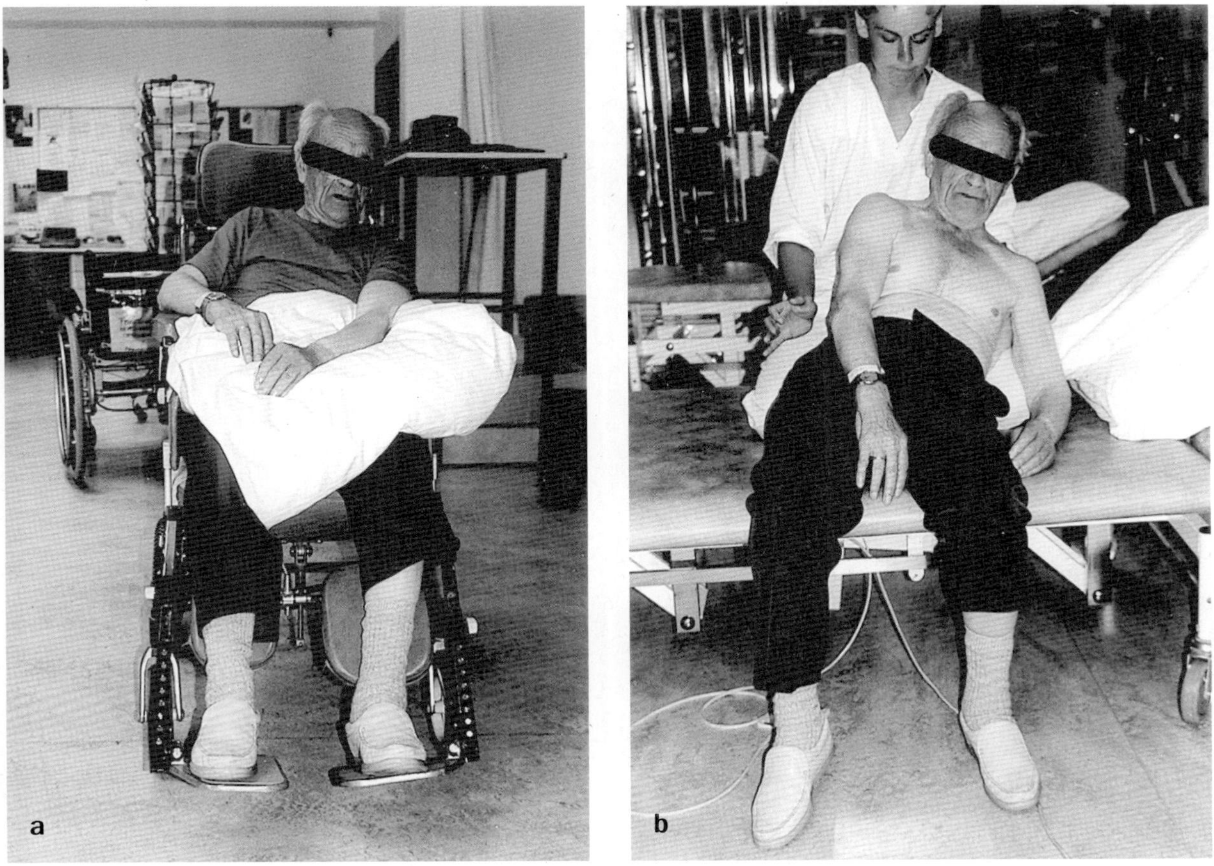

그림 2.3 환자는 급성 뇌졸중을 앓고 있다. **(a)** 그는 마치 넘어지거나 오른팔로 자기 자신을 밀어 올리는 것처럼 보인다. 그는 자세 긴장과 균형이 매우 낮다. 그는 똑바로 몸을 가누지 못하고 중력과 상호작용할 수 없다. **(b)** 그는 자기 자신을 당겨 올리려고 머리, 목 및 몸통의 오른쪽 굽힘근 활동을 증가시킴으로써 보상한다. 바닥과 발판을 밀어붙이는 것처럼 보이는 **(a)** 와 **(b)** 양쪽의 오른발에 주목하기 바란다. 왼쪽에서는 거의 활동이 없다.

보일지도 모른다. 항중력은 신경학적으로 손상된 사람의 치료에서 사용되는 용어이다. 자연스럽고 직립인 자세를 취할 수 없는 것은 자세긴장의 습관적인 분포에 대한 방해로서 생각될지도 모른다(Ivanenko et al 2013). 급성 뇌졸중 후, 척수 손상, 또는 다발성경화증(MS)의 재발 등, 많은 환자가 극심하게 낮은 자세긴장으로 고통 받아(**그림 2.3 a, b**) 항중력 활동을 활성화하거나 지속할 수 없으며, 따라서 움직임에 대한 문제를 갖고 있다.

그러나 이들 요인은 모두가 중요한 것은 아니며 반듯이 누운 자세에서 항상 자세긴장이 낮은 것은 아니다. 대부분의 사람들은 치과용 의자에서의 상황을 인식할 것이다. 여러분이 불안해하고 겁을 먹으면 여러분의 자세 긴장은 높아진다. 이런 상황에서 접촉면에 적응하는 것은 부적절하며, 의자에 의지하는 대신에 근육긴장을 통해 의자 위의 공중에 매달려 있는 느낌을 가질지도 모른다. 사람이 너무 조용히 의자에 불편하게 앉아 자세를 조정 또는 바꿀 수 없다면 자세긴장은 증가할지도 모른다.

환경과 상호작용을 하려면 끊임없는 긴장 조정, 정렬, 균형 및 움직임을 필요로 한다. 이 상호작용은 말초 수용기로부터의 정보를 받아서 지각하고 이 정보에 대응하여 적응하고 조정하는 능력에 크게 좌우된다. 지지기저면의 상태에 대한 초기 평가는 지지기저면(BoS), 즉 – (발바닥), 볼기부위 및 손으로부터의 촉각에 기초한다. 우리는 촉각에 의해서 지지상태를 평가한다. 우리의 다음의 계산은 관성(inertia)에 대한 것이다. 촉각 영역의 추정치가 작을수록 관성을 극복하는 것은 더 어렵다. 신체와 지지기저면 사이의 관계는 다양한 환경과 활동에 대한 긴장 조정을 위한 기반이다. 긴장은 그것이 이완하는 것이든, 움직임을 시작하는 것이든, 균형을 잡는 것이든 또는 기능적 활동을 수행하는 것이든가에 관계없이 실제 활동에 최적일 필요가 있다.

> 기능적인 상황에서 신체와 지지기저면 사이의 감각운동 및 지각의 상호작용은 지지기저면의 크기 보다도 자세 긴장 수준을 위해 더 중요하다.

인간의 발은 다양한 기능 수행을 가능케 하는 매우 복잡한 구조물이다. 발은 정밀한 능동적 조절이 가능한 유연하고 적응성이 있는 신체분절이다(Wright et al 2012; Zelik et al 2014). 다양한 기능에서의 발 근육의 조절 특이성은 손의 미세운동조절을 연상시키는 것으로 묘사된다(Zelik et al 2014). 서 있는 동안, 발은 우리의 지지기저면을 제공하고 반면에 초기 발꿈치 접지(heel strike)와 바닥 밀치기(push-off) 단계에서 발은 안정되어 있어야 한다. 입각중기에서 발은 지면에 적응하기 위해 움직임이 자유로워야 한다. 발은 신체와 환경 사이에서 직접 정보를 전달하며 지지기저면에 적응하고 대응해야 하며 균형과 움직임이 최적으로 되기 위해 부적절한 긴장(밀기 또는 끌어당기기)으로 지지기저면에 대응해서는 안 된다.

발은 우리의 지지기저면이고 기반이다. 발은 지지기저면(고르지 않음, 질감, 딱딱함, 방향, 경사 및 체중의 분포)에 대해서 발이 수집한 정보를 중추신경계에 전달하는 감각기관이다. 발의 구조는 걷고 달리는 동안에 어느 회전 요소가 발과 다리에서 이용 가능한지를 알아낸다(Nawoczenski et al 1998)(즉, 움직임의 패턴). 발은 탄성 에너지를 저장하고 방출하는 용수철 같은 특성을 갖고 있다(McKeon et al 2014). 이것은 발의 구조, 특히 발의 아치(arch)의 발달로 인해서 가능한 것이며 이 아치는 걷거나 달리는 동안에 일그러진다. 이 변형은 발의 내재근과 외재근의 수축으로부터는 물론 수동조직(발바닥근막 및 인대)의 신장으로부터 발생한다(McKenzie 1955). 이들 수동 및 능동 구조물로부터의 감각정보는 움직임과 자세를 조절하기 위해 사용된다(McKeon et al 2014). McKeon과 동료들(2014)은 중심부 안정성(core stability)의 개념은 또한 발의 아치까지 이어질지도 모른다고 제안하고 있다. 그들은 발의 중심부 시스템(core system)에는 정적인 활동과 동적인 활동 모두에서 변화하는 요구에 부응하기 위해 관련되는 감각입력 및 기능적 안정성을 제공하는 상호작용하는 하위 시스템이 포함된다고 주장하고 있다(McKeon et al 2014). 허리뼈골반의 중심부(core)와 비교할만한 발의 아치는 속근육(local muscle)과 겉근육(global muscle)의 양쪽에 의해서 조절된다. 국소안정화근육군(local stabilizer)은 발의 내재근이고 겉근육은 종아리에서 시작하여 발에 부착하는 근육이다. 걷는 동안에 내재근은 아치 변형의 정도와 속도를 조절하고 있다. 이 조절이 없으면 발은 불안정해지고 정렬이 불량해져 발의 비정상 움직임을 야기한다(McKeon et al 2014).

발의 정렬과 신경근육 활동은 신체 나머지 부분의 정렬과 신경근육 활동에 상당한 영향을 미친다(Neely 1998; Core et al 2005)(**그림 2.2**). Thornquist(1985)는 발의 부하와 긴장상태가 우리가 움직이는 방식에 영향을 미치고 우리에게 이용 가능한 움직임을 상당한 정도로 좌우한다고 언급하고 있다. 그녀는 우리의 지지기반, 신체와 심리적 요인 및 환경 사이의 관계를 묘사하기 위해 상호작용, 균형 및 상호 의존성이라는 단어를 사용한다(Thornquist 1985). 그러나 몸쪽의 정렬과 신경근육 활동의 변화도 또한 발이 균형기관으로서 기능하는 능력에 영향을 미칠 것이다.

상반 신경지배(reciprocal innervation)는 실제 활동에 적절한 것 이상의 노력을 수반하지 않으면서 효율적이고 조화롭고 율동적이며 원활한 움직임을 위한 근육 활동의 협응이다(Bobath 1990; Edwards 1996). 모든 복잡한 움직임은 외력(중력, 관성 및 관련된 구조의 수동적, 생체역학적 특성)과 작용근, 대항근 및 공동근 집단의 다양한 운동단위에서의 장력-길이 관계 변화

사이의 세밀하게 분류된 상호작용의 결과이다. 상반신경지배는 근육작용을 조정하고 균형을 유지하며, 우리는 이것을 Sahrmann(1992, 2002)이 근육균형(제1장, 신경근육 시스템을 참조할 것)이라 부르는 것과 동일한 것이라 이해하고 있다. 상반신경지배는 근육사이의 조화로운 상호 작용으로 묘사되고 있다(즉, 움직임의 선택적 조절로 이어지는 원심성 근육과 구심성 근육 사이의 협응). 상반신경지배에는 다음의 것이 수반된다.

- 근육에서의 운동단위의 차별 활성화.
- 관절을 에워싸는 서로 다른 근육(작용근, 대항근 및 공동근)의 협응(즉, 원심성 근육과 구심성 근육의 상호작용).
- 서로 다른 신체부위의 협응(신경근육 활동을 통한 신체 좌우, 몸쪽 및 먼쪽 부위).

신경생리학적으로, 동원원리는 상반신경지배의 중요한 요소이다. 활동에 관여하는 운동단위는 시냅스이전 억제를 통해 연속적으로 동원되고 수정된다(제1장, 시냅스이전 억제 참조할 것). 상반신경지배는 정상적인 움직임에서의 안정성, 선택성 및 협응을 위한 기반이다.

> 안정성이 움직임을 위해 필수적인 것과 마찬가지로 이동성은 안정성을 위해 필수적이다.

선택적 움직임
Selective Movement

선택적 움직임은 하나의 관절 또는 다른 분절에 관하여 신체부위의 조절되고 특유의 협응된 움직임으로서 이해되고 있다. 선택적 움직임은 상반신경지배에 기초하여 정확하게 분류된 신경근육 활동의 결과이다. 안정성과 선택성은 양쪽 모두 구심성 및 원심성 작용에서의 작용근, 대항근 및 공동근의 적절한 가동범위, 근육길이, 정렬 및 협응에 좌우된다. 원심성 근육활동은 능동적인 신경생리학적 과정의 결과이다. 상반신경지배는 다음의 것을 할 수 있는 능력으로 이어진다.

- 자세조정을 위한 근육활동에 자동적으로 적응한다.
- 선택적 움직임을 위해 안정된다.
- 타이밍과 방향의 정확성을 위해 작용근과 공동근 및 대항근의 활성화 및 상호작용을 분류한다.

움직임의 패턴은 사람마다, 눈앞의 과제 및 상황에 따라 달라지는 선택적 움직임의 순서이다(**그림 2.4 a, b 참조**). 움직임은 근력과 주변영역의 영향(예로서, 중력, 마찰, 관절의 반응력) 사이의 동적인 상호작용의 출력이며 그 패턴, 전위 및 국소해부학적인 면에서 서술될 수 있다(Mulder et al 1995). 운동 시스템은 적절한 시간에 적절한 힘으로 작용근을 수축시켜야 하며 실제 기능에서 작용근에 필요한 대항근, 공동근 및 자세근육의 수축 패턴을 구성해야 한다. 근육에 동원된 근육섬유와 운동단위의 수는 기능 및 과제와 관련하여 동원되는 다른 근육에 따라 달라진다. 골격근의 해부학적 구조는 서로 다른 신체부위 사이의 협응과 회전을 강화한다. 근육은 근육섬유의 해부학적 형태와 배치, 그 기능, 그리고 상호간의 서로 다른 근육부위의 구조(정렬) 및 그 부착부에 따라 다양한 정도로 회전을 야기한다. 예를 들어, 아킬레스힘줄은 발꿈치뼈에 부착하기 전에 90° 회전하고 있고, 큰가슴근은 위팔뼈에 부착하기 전에 180° 회전하고 있다.

회전은 정상적인 움직임의 필수 요소이며, 예를 들어, 근육 촉진(palpation) 또는 힘줄의 두드림(tapping)과 비교하여 높아진 고유감각 되먹임을 중추신경계에 제공한다. 인간은 시상면, 이마면 및 가로면(또는 수평면)을 따라 움직이며, 이것은 회전을 통해 조합된다. 모든 체중이동과 움직임은 회전요소를 필요로 한다. 우리는 회전을 통한 신체분절 사이의 상호작용에 의해 야기된 대칭과 비대칭 사이에서 변화한다. 회전은 움직임 패턴의 무한한 변화에서 굽힘근과 폄근 요소를 분류하여 조합하는 능력에 기초하고 있으며, 유연성과 탄성을 제공한다. 예를 들어, 위팔과 아래팔 사이 및 넓적다리와 종아리 사이의 회전은 그 몸쪽 분절과 관련해서 그리고 몸통 회전을 통해 섬세한 운동 활동과 먼쪽 정교성에서부터 조잡한 잡기 및 이동운동(보행)까지의 어느 것이든 가능케 하는 기능적 다양성을 야기한다.

움직임의 기본 패턴은 팔 뻗기(reach)와 잡기(grasp) 그리고 입각(stance)과 유각(swing)이다. 이들 패턴은

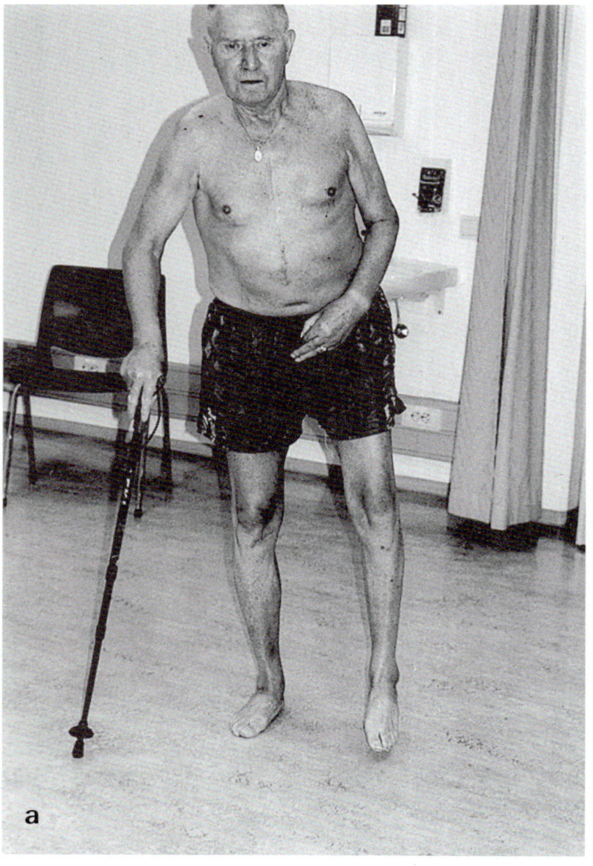

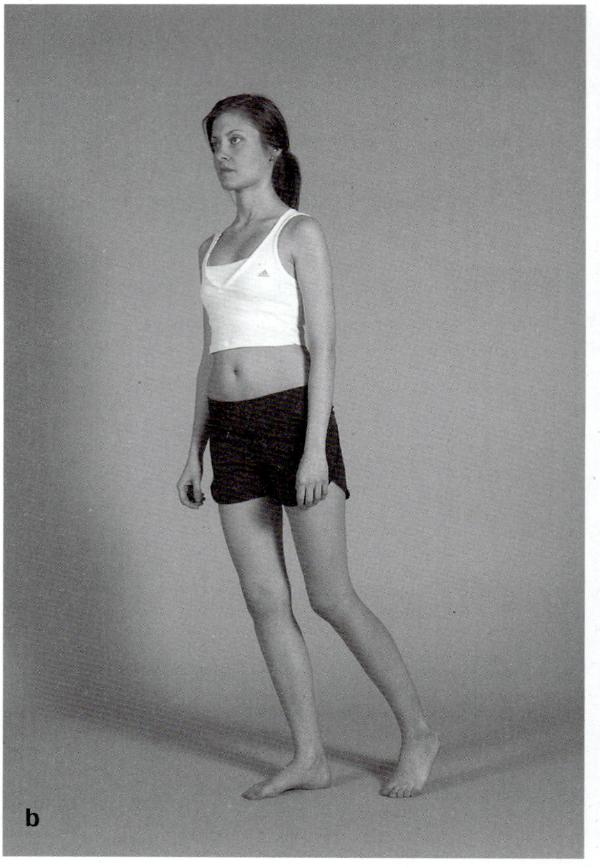

그림 2.4 두 그림에서 움직임 패턴을 비교하고 있다. **(a)** 환자의 중력중심은 오른쪽 다리의 오른쪽에 있어 그는 지팡이를 능동적으로 내리누르고 있다. 따라서 그의 오른쪽 굽힙근 활동은 그의 오른쪽에 의해서 왼쪽을 앞쪽으로 들어 올리는 것처럼 보이는 것과 동시에 증가한다. 일반적으로 신체분절 사이의 가동성과 상호작용의 감소가 있으나, 특히 몸쪽으로 그러하다. 그의 팔과 다리의 움직임 패턴은 정형적이다. 그의 왼쪽 다리 회전은 다리를 앞쪽으로 휘두르기 위해 변화하지 않는다. 발의 등쪽굽힘이 감소하여 있다. 이것은 그의 장딴지근의 뻣뻣함(강직) 또는 등쪽굽힘근의 약화 또는 등쪽굽힘의 활성화를 무효화하는 전체 다리의 정렬불량의 어느 것인가에 의해서 야기될 수 있다. **(b)** 건강하고 젊은 여성이 왼쪽다리를 앞쪽으로 내딛고 있다. 입각 쪽 다리가 펴져 있는 것과 신체분절 사이의 상호작용에 주목하기 바란다. 유각 쪽에서는 움직임의 패턴이 입각기 활동(더 많은 폄근/벌림근/가쪽회전 활동)에서부터 다리를 앞쪽으로 흔들기 위한 회전을 통해 같은 활동이 상실되는 것으로 변화한다. 왼쪽 등쪽굽힘은 바닥과의 클리어런스를 보장한다.

과제와 환경에 따라 무한으로 달라진다. 팔 뻗기와 입각은 양쪽 모두가 주로 폄, 바깥쪽 회전 및 벌림(외전)의 요소에 의해서 지배되는 패턴이다. 잡기와 유각은 흔히 바깥쪽 회전과 모음(내전)의 요소를 수반하고 더 많은 굽힘근 요소를 그 패턴에 갖고 있다. 팔이 옆에 있을 때 손은 처음에 굽힘/모음/바깥쪽 회전을 통해 입으로 가져가지고 어깨의 단계적인 안쪽회전, 팔꿈치의 굽힘 및 아래팔의 뒤침(회외)으로 바뀐다. 이 패턴은 우리들의 모든 활동에서 교체되고 달라진다. 어깨높이 위에 있는 어떤 것에 팔을 뻗을 필요가 있다면 우리는 우리 자신을 더 폄의 위치에 둔다. 섬세한 눈–손 협응이 요구되는 활동을 수행할 때 우리는 흔히 원심성 몸통 폄근 활동에 기초하여 더 굽힌 자세로 앉는 것을 선택한다. 정상적인 자세긴장과 정상적인 상반신경지배는 사람이 그 상황에 가장 적절한 그들 자신의 배경에 있는 신경근육 활동을 선택할 수 있게 한다.

정상적인 인간의 움직임과 균형조절에서 부터의 일탈

신경학적 환자는 그들의 질병, 병변, 장애정도 및 능

력 장애의 측면에서 이질적이다. 그들은 각 개인의 특징을 보여준다. 2명의 환자에서 같은 위치와 같은 크기의 병변이 서로 다르게 나타난다. 환자는 그들의 신체와 정신을 형성한 서로 다른 인격, 재능 및 경험을 갖고 있다. 어떤 환자는 당뇨병, 심장문제와 같은 다른 의료 진단도 내려질지 모른다. 어떤 환자는 다양한 이유로 전신 상태가 좋지 않을지도 모른다. 치료의 목적은 이 이질성(heterogeneity)에 유념하면서 환자의 잠재력을 가능한 한 많이 높이는 것이다. 많은 환자는 병변 이전과 같은 정도의 기능에 도달하지 못할 것이고 그들의 환경 내에서 기능적일 수 있도록 보상해야 할 것이다. 임상적으로 자세조절의 감소는 중추신경계 병변을 가진 많은 환자로서 주된 문제의 하나인 것처럼 생각된다. 생체역학적인 요소, 감각입력, 운동 전략은 물론 통합과 가중치 조정(reweighting), 인지처리, 그리고 수직성의 지각은 모두가 다양한 환자에서 다양한 정도로 균형을 조절하는 데 기여한다. 수의적 움직임을 위한 기초로서의 안정된 기준 틀이 상실되면 반응하는 속도와 능력의 저하는 물론 균형문제, 근육집단 사이의 협응과 상호작용의 감소를 야기한다. 자세조절은 팔다리의 움직임을 길항적으로 안정화시킨다. 사람이 공중에 팔을 뻗을 때 신체가 안정성을 유지하지 못하면 신체가 팔과 함께 움직여 사람은 불안정해진다. 결과적으로 사람이 다양한 운동과제를 해결하는 방법을 선택하는 것이 제한되며, 이것은 다시 사람이 자립하고 일상 활동을 완전히 익히는 능력을 감소시킬지도 모른다. 자세조절과 정확하고 목표지향적인 움직임은 중추신경계에서 분리된 현상이 아니다. 이들은 협응하여 상황에 기초한 환경에서 운동과제의 성공적인 달성을 가능케 한다. 자세조절은 분절적 전위와 중력과의 상호작용을 필요로 한다. 따라서 치료사는 환자가 예를 들어, 척주의 분절적 가동성을 갖도록 보장해줘야 한다.

뇌졸중이 있는 환자는 침대에서 몸 구르기, 일어나 앉기/눕기, 앉은 자세에서 일어나 선 자세가 되기, 선 자세의 유지 및 걷기와 같은 많은 활동에서 기능적 능력에 영향을 주는 불충분한 몸통조절을 나타내어 보여주는 경향이 있다(**그림 2.5**). 마비쪽 얕은 가쪽 몸통근육(넓은등근, 배곧은근 및 배바깥빗근)의 예측성 활동 장애는 일상 활동을 수행하는 능력에 영향을 미친다는 것을 알게 되었다(Dickstein et al 2004). 선행적 자세조정(APAs) 장애도 또한 노화, 비정형 발달 그리고 신경학적 장애와 같은 여러 가지 상태를 나타내어 보여주고 있다(Aruin & Almeida 1997; Inglin & Woollacott 1988; Latash et al 1995; Slijper et al 2002).

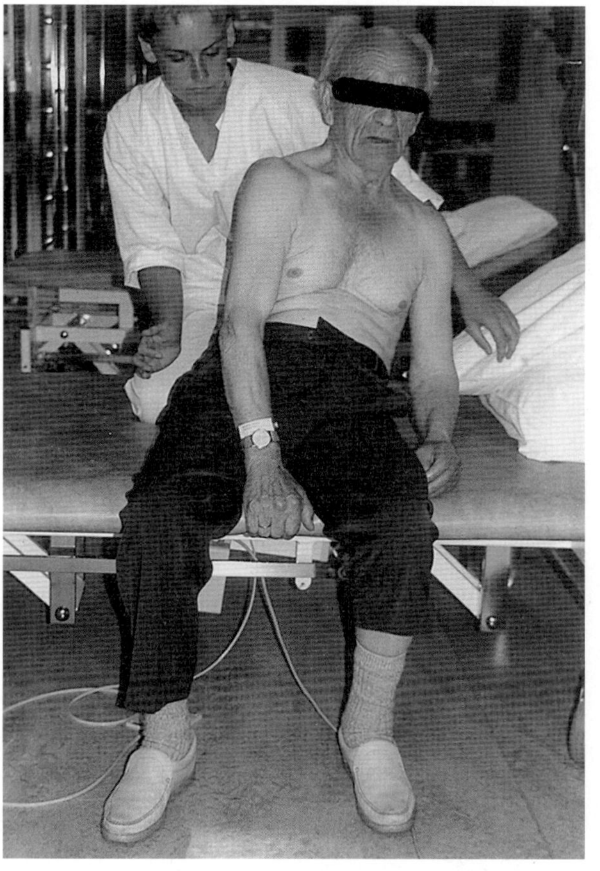

그림 2.5 이 환자는 급성 뇌졸중의 결과로서 균형의 감소를 보여주고 있다. 그는 몸통에 긴장의 감소가 있고 3개 면(시상면, 이마면, 가로면) 모두에서 신체분절 사이의 움직임의 상호작용이 결여되어 있다.

환자는 뇌졸중 후 몸통 위치감각의 변화(Ryerson et al 2008)와 무시(neglect)의 존재 하에서 몸통에 대한 촉각자극의 잘못된 국재화를 보여주었다(Rousseaux et al 2013). 몇몇 연구에서는 몸통 근력의 감소가 있다는 것을 보여주고 있고(Dickstein et al 2004; Karatas et al 2004; Pereira et al 2014; Pereira et al 2010;

Winzeler-Merçay & Mudie 2002), 근력은 버그 균형 척도로 측정했을 때 분명히 균형과 상관관계가 있다는 것이 판명되었다(Karatas et al 2004). 마비측 척주세움근의 활성화 증가가 있다는 것도 언급되고 있다(Dickstein et al 2004; Winzeler-Merçay & Mudie 2002).

뇌졸중이 있는 환자가 머리-꼬리 패턴 대신에 머리와 몸통을 동시에 움직이는 앉은 자세에서의 머리와 몸통 회전을 위한 동원 패턴의 변화가 있다는 것이 보고되고 있다(Verheyden et al 2011). 가슴우리(흉곽)와 골반 사이의 분절적 회전의 결손은 좋지 못한 자세조절과 보행능력과 연관성이 있다는 것이 판명되었다(Hacmon et al 2012).

뇌졸중 후 조기단계(Genthon et al 2007; Van Nes et al 2008) 및 만성단계(Perlmutter et al 2010) 양쪽에서 체위기록법(posturography)에 의한 직립 앉은 자세 검사가 시행되었다. 대조군과 비교해서 환자에서는 큰 흔들림과 큰 전위가 있다는 것을 알게 되었다(Genthon et al 2007; Perlmutter et al 2010). 대조군과 비교해서 환자에서는 불안정한 지지기저면 위에서 안정성을 유지하기 위해 시각(vision)에 크게 의존한다는 것을 알게 되었다(Van Nes et al 2008). 이들 연구는 뇌졸중 후 환자는 항상 몸통조절 장애를 겪는다는 것을 보여주고 있다. 몸통 조절은 앉은 자세 균형을 위해 필수적이기 때문에 몸통 장애는 아마도 먼쪽 정밀성에 영향을 주는 팔이음뼈(shoulder girdle)의 정렬, 안정성 및 움직임의 변화로 인해서 팔과 손의 사용(예를 들어, 옷 입기와 팔 뻗기)을 수반하는 기능적 활동에도 영향을 미칠지 모른다. Robertson 등(2012)은 오른손잡이 환자의 왼쪽 대뇌반구 뇌졸중에서 양쪽 팔이음뼈내밀기(protraction)의 감소가 있다는 것을 발견하였다. 오른쪽 대뇌반구 뇌졸중에서는 팔이음뼈 내밀기의 감소가 왼쪽 팔이음뼈에 대해서만 발견되었으며, 이것은 두 대뇌반구의 역할이 다르다는 것을 시사하고 있다. 그들은 또한 뇌졸중 후 비마비측 손의 정교성이 감소하였다는 것을 발견하였다. 이것은 병변과 같은 쪽의 관여에 관한 증거가 증가함으로써 뒷받침되고 있다(Sousa et al 2013). 실제로, 겉질 중간대뇌동맥 영역의 한쪽 병변 후 반대쪽 팔다리의 움직임 시행을 관장하는 교차섬유만이 아니라 겉질 그물 네트워크에서도 손상이 일어날 수 있으며, 이것은 그물체척수로의 기능에 영향을 미치고 따라서 병변과 같은 쪽 자세근육의 근육활동을 방해할지도 모른다. 특히, 몸통 조절은 주로 같은 쪽으로 투사하는 내림 배쪽안쪽 시스템(descending ventromedial system)에 의해서 본질적으로 조정된다(Stapley et al 2008; Schepens & Drew 2004).

장애에 더하여 보상전략은 기능적 활동에서 몸통의 자세 역할에 영향을 미치는 것처럼 보인다. 팔 뻗기와 같은 움직임 기술이 손상되면 몇몇 저자에 의해서 서술되어 있는 것처럼 몸통은 굽힘 및/또는 회전의 증가를 수반하는 보상전략을 나타낼지도 모른다(Robertson & Roby-Brami 2011; Reisman & Scholz 2006; Roby-Brami et al 2003; Michaelsen et al 2006; Thielman 2013; van Kordelaar et al 2012; Woodbury et al 2009). 경험적으로, 일부 환자들은 걷는 동안에 가장 장애가 있는 다리를 앞으로 휘두르기 위해 몸통을 사용하여 골반을 들어 올리고 회전함으로써(엉덩관절 치켜 올리기, 휘돌림) 다리 움직임의 선택성의 결손을 보상하는 것처럼 보인다(**그림 2.4 a** 참조). 팔다리를 움직이기 위해 보상적 몸통활동을 사용한다는 것은 어쩌면 환자의 기능적 능력 장애를 증가시키는 몸통 불안정성의 2차적 근원이라는 것을 의미한다.

앞서 말한 연구에서는 몸통조절의 기능장애는 뇌졸중 후의 상당히 큰 문제라는 것을 보여주고 있다. 그러나 몸통조절의 기능장애는 다발성경화증, 불완전 척수손상, 외상성 뇌손상 및 파킨슨병과 같은 다른 신경학적 장애에서도 볼 수 있다.

보상
Compensation

Shumway-Cook와 Woollacott(2006)는 보상을 행동 대체(behavioral substitution) 즉, 과제를 완성하기 위해 채택되는 대체 가능한 행동전략이라 정의하고 있다. 보상과 보상전략이라는 두 가지 용어가 같은 의미로 인식되고 있다.

상위 운동신경세포 병변 후의 급성기에는 흔히 겉보기에 중증의 불완전마비 또는 마비가 관찰된다. 이 단계에서 중추신경계는 취약하다(제1장의 중추신경계 손상 후의 재편성과 이에 따른 결과를 참조할 것). 신경영양물질의 농도가 증가하여 새로운 접속의 형성을 촉진한다. 우리는 실행함으로써 학습하고 환자의 중추신경계는 우선은 적절하게 보일지도 모르는 새로운 전략을 신속하게 학습한다. 환자가 실행하도록 자극받거나 또는 간병인, 자기 자신, 또는 환경에 의해서 다소 독립적으로 관리할 필요가 있는 것은 중추신경계의 새로운 접속의 형성을 촉진한다. 많은 환자는 그렇게 하는 데 필요한 자세나 움직임을 조절함이 없이 일상생활 활동에서 자립을 완전히 익힐 필요가 있다. 첫 며칠간 침대 곁에 혼자 앉아있는 환자는 안전하게 시행하기 위한 자세조절이 부족한 경우 보상하도록 촉구된다.

보상이 목표달성으로 이어진다면 개선을 위한 추진력은 멈출지도 모른다. 뇌는 목표에 도달하는 데 관여하는 과정이 아니라 즉각적인 성공과 보상을 지향하고 있다. 보상전략은 이 단계(급성기)와 관련이 있고 적절한 것으로서 학습된다. Held(1987)는 이것을 다음과 같이 서술하고 있다. "다시 말해서, 보상의 발생이 가능해진다면 회복하기 위한 부분적으로 손상된 시스템에 대한 자극이 분명히 없고 행동대체가 일어날 것이다." 이것은 더 적절한 접속과 경합하는 비정상 접속을 형성하는 반응성 시냅스 생성(새로운 시냅스 형성 및 곁발아)에 의해서 설명될지도 모른다. 따라서 보상은 병변 후 잔존하여 있는 신경기능을 제한할지도 모른다.

임상 경험은 치료가 손상된 중추신경계의 재구축 과정에 영향을 미칠지도 모른다는 이론을 뒷받침하고 있다(제1장의 3 운동학습과 가소성을 참조할 것). 중추신경계는 초기 쇼크 후 매우 빨리 회복하고 일부 기능은 잔존하여 있을지도 모른다. 부종과 반음영 구역(penumbralzone)이 수축하여 순환이 개선됨에 따라 신경세포는 다시 작동하기 시작하고 일부 기능은 회복된다. 이것은 자연회복이라 불린다. 환자가 급성기에 보상전략을 사용하는 것을 학습한다면 이들은 더 이상 필요가 없을지도 모른다. 그러나 중추신경계가 이들 전략을 급성기에 적절한 것으로서 경험한다면 이들은 확립되어 변화하는 것이 어려울지도 모른다. 전략은 흔히 균형과 움직임 조절이 넘어짐이나 불안감을 예방하는 데 부적절하기 때문에 균형을 맞출 필요성에 기초하여 개발될 것이다. 따라서 보상전략에는 흔히 팔로 고정하는 것, 물건을 잡아서 유지하는 것, 뇌졸중에서 가장 적게 침해된 쪽(비마비측)으로의 체중이동, 몸통의 굽힘 또는 엉덩관절의 굽힘/모음(내전) 또는 바닥에서 발 떼기(pushing off the floor)가 포함된다. 이 전략 개발은 다음과 같이 설명될 것이다(Edwards 1996); 즉, 자세긴장 감소와 근약증은 물론 협응을 위한 기초로서의 상반신경지배의 상실은 환자의 균형과 움직임의 질에 부정적으로 영향을 미칠 것이다. 자세 안정성과 방향성은 감소되고 따라서 움직임 조절도 감소된다. 중추신경계의 주된 목표는 사람의 안정성을 보장하는 것이다. 이와 같이 하여 이용 가능한 대체전략이 동원되고 강화된다. 동원순서(Henneman의 동원원리)와 활동의 감각운동 구성은 균형 장애에 대한 반응으로서 변경된다. 말초수용체를 통한 움직임 실행의 중추신경계에 대한 되먹임은 움직임이 다르다는 것으로 인해서, 그리고 감각운동 활동의 변화된 통합과 조정 즉, 이전의 반응, 건강한 시스템으로부터의 되먹임 및 정상적인 움직임 레퍼토리로 인해서 달라질 것이다.

따라서 다음의 움직임과 미래의 움직임의 실행(즉, 선행적 자세조절)을 위한 기초는 달라질 것이다. 중추신경계 병변 후 환자는 균형조절의 상실 또는 감소를 보상하기 위한 전략을 바꾼다. 많은 환자가 몸감각 수용체로부터의 정보의 통합을 무시하는 것처럼 보이는 인지적 및 시각적 전략을 개발한다. 즉, 그들은 더 이상 그들의 신체정보에 귀를 기울이지 않는다.

움직임은 느려지고 환자는 머리를 앞으로 쑥 내밀고 시각정보를 높이기 위해 내려다본다(머리와 목의 정렬의 이 변화는 안뜰계에 영향을 미칠 것이다). 인지전략과 시각에 대한 의존도가 높아짐에 따라 환자가 산만해지거나 사람들이 주의를 끌면 점점 더 넘어지기 쉬워진다. Mulder 등(1996)은 균형 개선을 위해서 인지조정의 감소, 시각에 대한 의존도 감소 및 감각운동 적응 증가라는 세 가지 방법을 제안하고 있다. 우리가 균형을 잡는 능력을 갖고 있을 때 우리는 좀처럼 그것을 생각하지 않는다. 우리가 그 능력을 갖고 있지 않다면 항상 그것을 생각한다. 중추신경계 병변은 균형과 자세조절에 대한 자동적으로 조정된 배경 조절에서부터 균형에 대한 인식 및 인지적 조정으로 이동하게 된다. 환자가 채택하는 균형전략은 구조, 경험, 인격 및 병변의 결과에 따라 달라진다.

> 부적절한 보상전략 즉, 대체행동 전략은 중추신경계 병변이 있는 환자의 균형과 선택적 운동조절의 발달을 지연시키거나 방해할지도 모른다.

임상 예

균형은 중력과의 상호작용을 통해 발달한다. 우리는 선 자세, 앉은 자세, 선 자세에서 발 내딛기 및 걷기에서 자세조절을 발달시키기 위해 중력에 노출되어야 한다. Asberg(1989)는 대조군 환자와 비교하여 뇌졸중을 가진 환자에서 조기에 그리고 정기적으로(입원 후 12일 동안 매일) 선 자세에 있게 한 후 기립성 혈압의 개선, 일상생활 활동의 개선 및 중증의 기능장애 및 제한의 감소가 있다는 것을 발견하였다. 이들 집단사이의 차이는 유의미하였고 다른 치료중재는 이들 차이를 설명할 수 없었다. 이와 동시에 조기에 혼자 서는 것이 이 차이를 초래한다는 것이 입증되고 있지 않지만 Asberg는 치료중재로서 조기의 선 자세를 권장하고 있다. Jakobs 등(1985)은 시험 참여자가 누운 자세와 비교하여 이완하여 선 자세에서 몸통 방향성의 지각(몸통 위치감각)이 유의미하게 개선된다는 것을 발견하였다.

이들 연구는 기능 개선과 환자의 자기 신체지각 양쪽을 위한 조기 선 자세의 중요성을 뒷받침하고 있다.

선 자세는 몸통 위치감각과 전반적인 기능을 개선하는 것처럼 생각된다.

일반적으로 엉덩관절과 골반은 반대쪽 다리의 유각을 위한 입각기에서 안정화된다. 이 안정성은 역동적이다. 골반과 엉덩관절은 상호간에, 몸통과 지지기저면에 대해서 움직여 중력중심이 움직임의 방향으로 이동하는 것을 가능케 한다. 안정성은 이 움직임을 통해 입각쪽 다리 위로 유지된다. 신경근육 안정성은 선택적 움직임 조절의 전제조건이다.

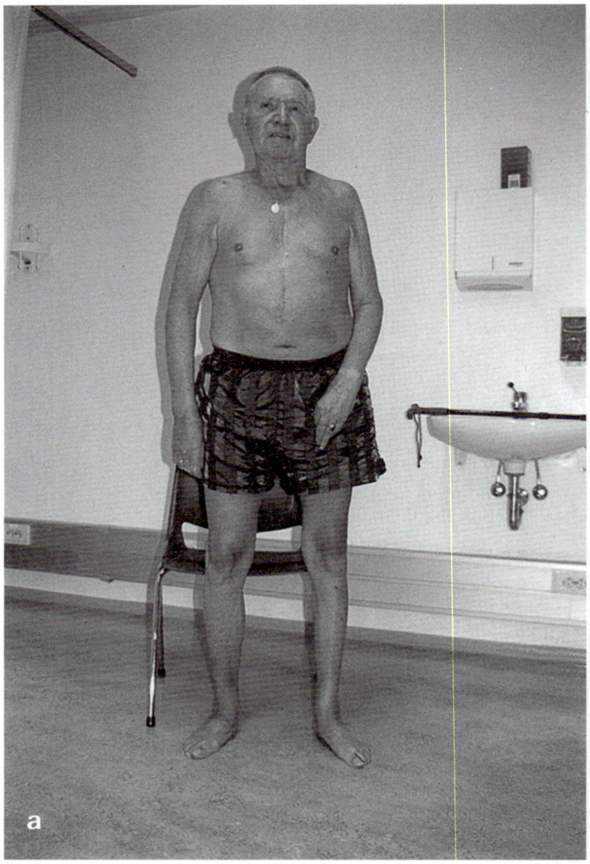

그림 2.6 (a) 환자는 다양한 방법으로 보상한다. 이 환자의 오른쪽 어깨는 안쪽으로 회전하고 오른쪽 몸통은 가쪽으로 굽혀져 있으며, 왼쪽 팔이음뼈와 골반은 뒤로 당겨져 있고 왼쪽 다리는 골반과 함께 후퇴하여 있어 겉보기에 바깥쪽으로 회전하고 모아져(내전하여) 있는 것처럼 보인다. 왼팔은 팔이음뼈와 함께 후퇴하여 있으나 눈에 띄게 안쪽으로 회전하고 팔꿈치 및 아래팔의 굽힘/엎침(회내)과 함께 모아진다(내전한다). 오른쪽 엉덩관절과 무릎은 굽혀지고 있다. 안정성과 움직임 조절은 양쪽에서 감소하지만(**그림 2.4** a 도 참조할 것) 왼쪽에서 더 감소하고 마비측에서 가장 감소된다. 선 자세와 보행의 양쪽에서 그의 체중은 오른쪽으로 이동한다. (계속)

임상진료에서 치료사는 적절한 안정성과 움직임의 동원이 감소 또는 변화된 환자를 만날 것이다. 많은 환자는 몸통조절(코어 안정성)의 감소와 골반 및 엉덩관절의 불안정성을 갖고 있다. 안정성 감소 또는 몸통 굽힘 증가는 안정성에 필요한 엉덩관절 폄의 활성화를 방지하는 것처럼 보인다. 동시에 골반과 엉덩관절 위의 안정성 감소는 몸통 안정성에 부정적인 영향을 줄지도

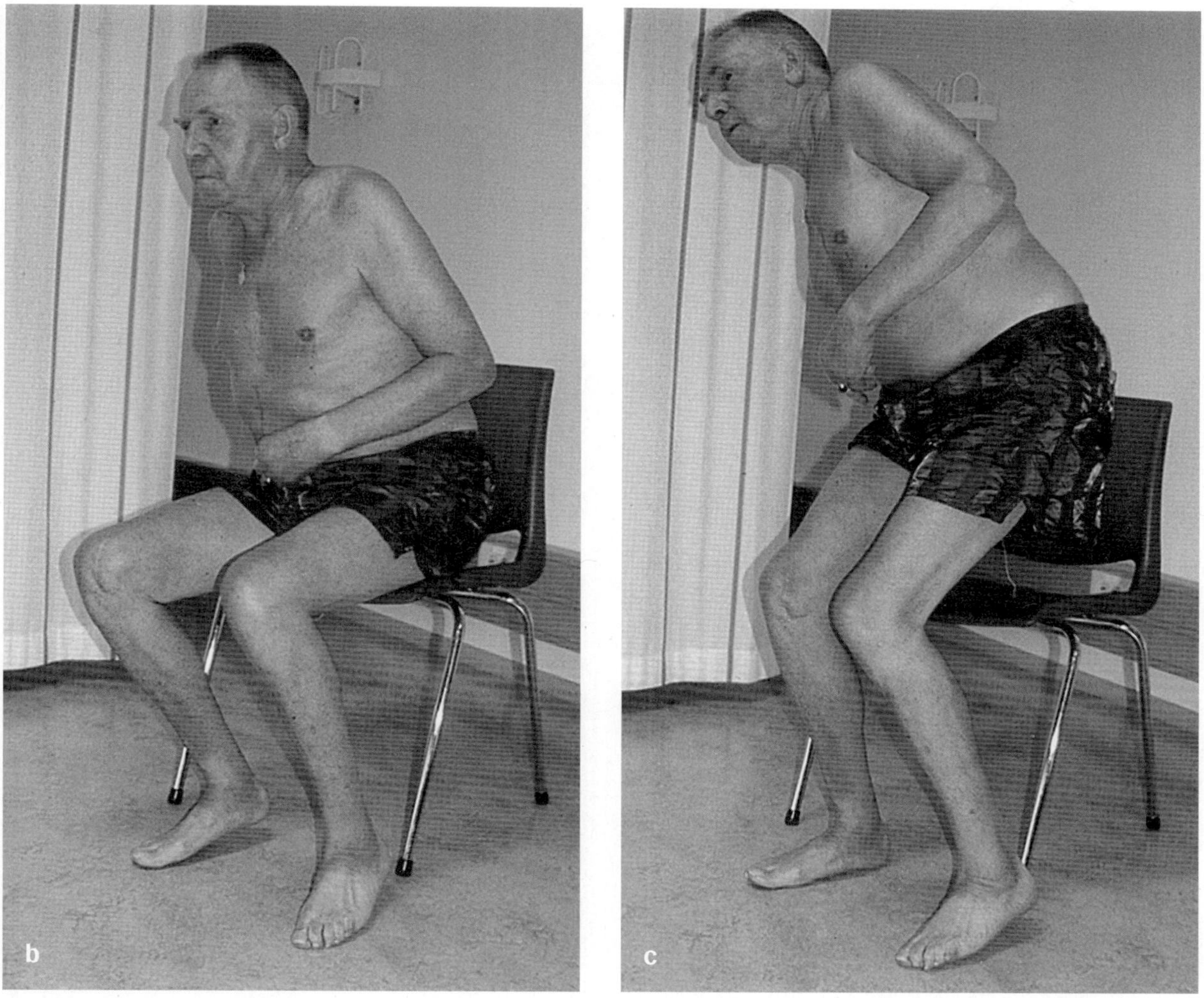

그림 2.6 (계속) **(b, c)** 이 환자가 앉은 자세에서 일어설 때 많은 노력을 기울인다. 얼굴 표정과 팔의 연합반응에 주목하기 바란다. 환자가 단시간 동안 서 있을 때 연합반응이 적은 그림 2.6a와 비교하기 바란다. 선 자세에의 이동에는 신체분절과 지지기저면 사이의 상호작용이 요구된다. 이 환자는 일반적으로 거의 이동성이 없고 그의 왼발은 지지기저면에 적응하지 못하고 있다. 따라서 왼쪽으로의 체중이동은 불가능하다. 선 자세로의 추진 토크는 먼쪽에서부터 몸쪽으로 시작되어야 한다. 그러나 앞발이 내번되어 있으면 종아리세갈래근을 발화시킬 수 없다. 그는 그의 오른쪽을 통해 밀어올림으로써 보상해야 한다. 그는 30년 전에 두 번의 뇌졸중이 있었다. 그는 대부분의 활동을 해내고 능동적으로 활동에 참여한다. 그러나 그에게는 많은 노력을 필요로 하고, 그는 피로해지며 나이가 들면서 더 피로해진다.

모른다. 선 자세에서의 체중이동은 발목관절의 압축을 증가시켜 발을 변형시킬지도 모른다. 그 결과, 정렬은 먼쪽으로 변경되고 몸쪽으로 신경근육 활동의 동원을 더욱 약화시킨다.

환자는 다양한 방법으로 보상한다. 예를 들어, 비마비측 또는 신체부위로 체중을 이동한다(**그림 2.6 a**), 지지를 위해 환경을 이용한다, 팔의 지지와 보호반응을 강화한다, 자기 신체 내로 고정한다, 활동을 몸쪽으로 더 동원한다. – 즉, 발목관절 전략에서 엉덩관절 전략으로 이동한다, 등이다(Maki et al 2000; Reine et al 2009) (**그림 2.6 b, c**). 무한한 가능성이 있다. 많은 환자는 입각쪽 다리의 안정성 감소 때문에 발을 내디딜 수 없다. 그들은 자신의 전략을 팔 쪽에 더 가깝게 이동시킨다(**그림 2.6** 참조). 환자는 어깨의 모음(내전), 안쪽으로의 회전에 의한 고정, 몸통의 굽힘 활동의 증가, 굽힘/모음의 증가에 의한 고정, 엉덩관절의 압축 등 다

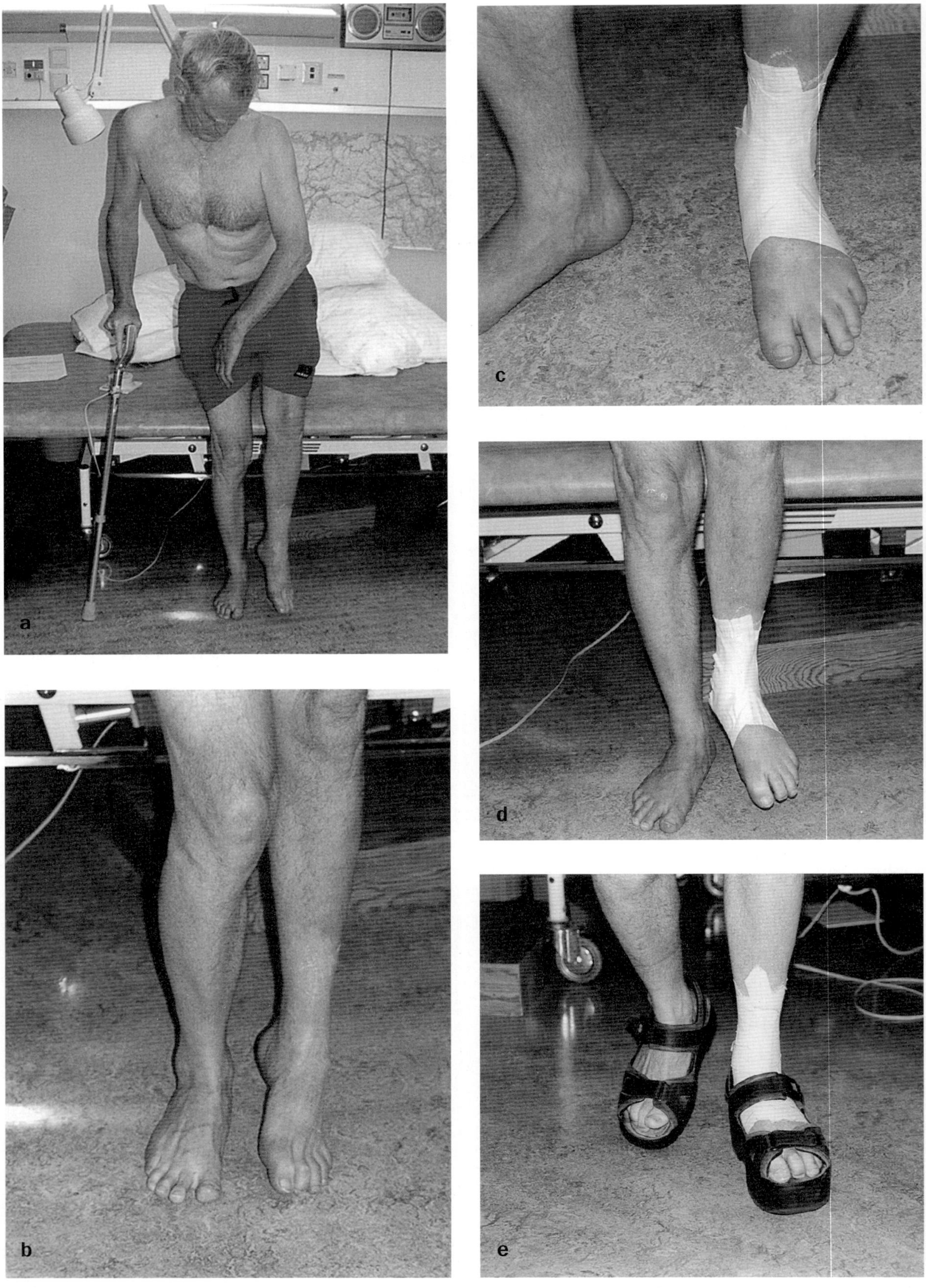

양한 방법으로 팔의 부목(arm support)을 사용한다. 자유로운 선 자세 유지, 체중이동 및 보행을 유지하는 데 필요한 선택적 안정성을 위한 근육 상호작용과 근육 균형은 방해를 받고 발 내딛기 전략은 적절한 항중력 활동 및 피드포워드 조절의 결여로 인해서 조기에 사용되는 일이 많다(Raine et al 2009).

임상적으로, 유각기를 가능케 하는 입각기의 몸통, 골반 및 엉덩관절 활동을 촉진하기 위해 2~3명의 치료사가 함께 일할 필요가 있을지도 모른다. 적절하고 이용 가능하다면, 체중지지 장치가 있는 트레드밀은 입각기와 유각기 사이의 촉진과 율동적 상호작용을 용이하게 할 뿐만 아니라 개인의 중추패턴 발생을 촉진하기 위한 올바른 속도를 찾는 데 도움이 될지도 모른다(제1장의 2, 척수 : 중추패턴 발생기와 이동운동(보행) : 임상 관련성을 참조할 것). 최적의 속도는 개인에 따라 매우 다르다. 신경학적 장애를 가진 사람의 재활은 전신의 협응을 이끌어내는 것을 목표로 하는 훈련 원리를 사용함으로써 이득을 얻을지도 모른다. 때로는 보조기구 또는 부목이 발목을 안정화시키는 데 적절할지도 모른다. 발꿈치 접지(heel-strike)와 발꿈치 떼기(heel-off)는 환자의 중추신경계에 단계 변화의 신호를 보내는 데 중요한 것처럼 보인다. 따라서 가능하다면, 발꿈치가 몸감각 정보와 체중 정보를 자유로이 받아서 전달해야 한다. 따라서 발목을 안쪽과 가쪽으로 안정화시키는 보조기구 또는 테이핑(taping)은 전환기간 동안에 유용할지도 모른다(**그림 2.7 a–f**).

파킨슨병 환자에서 초기증상의 하나는 굽은 자세와 회전의 결여이다(Vaugoyeau et al 2006). 초기 운동증상의 하나는 몸통의 근육기능 감소이며 이것은 자세조절의 저하를 야기한다(Bridgewater & Sharpe 1998; Wright et al 2007; Hubble et al 2014). 굽힘은 몸통의 앞쪽 기울기(구부정해짐)와 중력중심의 전위를 야기하여 환자가 앞으로 넘어지는 경향이 일어난다. 실제로 Wright와 동료들(2007)에 의해서 수행된 연구에서는 엉덩관절 대 몸통 토크 비율이 파킨슨병 실험대상자에서 증가한다는 것을 나타내어 보여주었으며 이 연구 결과는 엉덩관절에서의 긴장 증가는 파킨슨병에서의

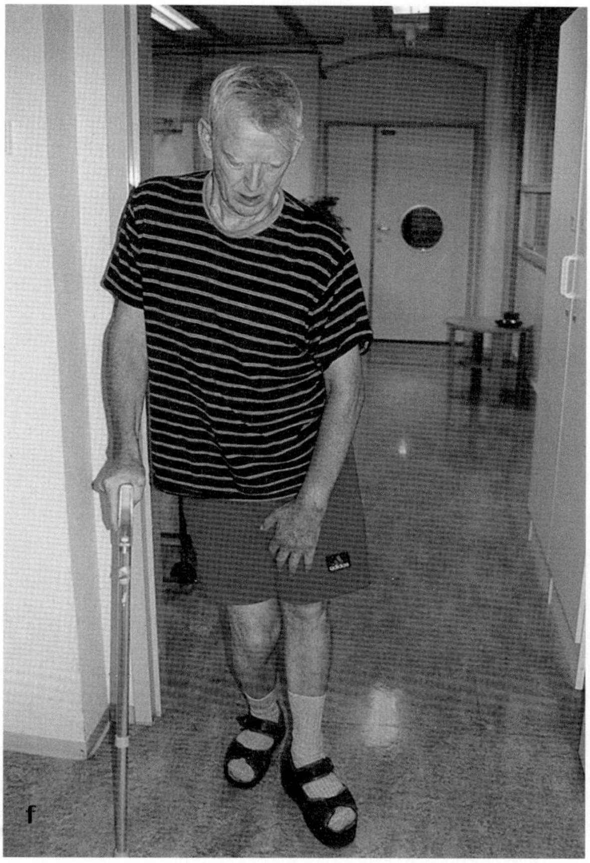

그림 2.7 (a–f) 이 뇌졸중 환자는 선천성 엉덩관절 형성이상을 갖고 있으며 다리 길이에 7㎝의 차이가 있고 왼쪽 다리가 짧다. 그는 항상 왼쪽 발끝으로 걸었고 균형 또는 움직임 문제도 기능 또는 참여에 제한도 지각하지 못하였다. 무엇보다도 특히 그와 아내는 춤을 많이 추곤 하였다. 그러다가 그는 뇌졸중을 겪게 되고 왼쪽에 마비와 운동행위상실증(motor apraxia)이 초래되었다. 그는 왼쪽에 많은 불안정성을 가졌고 엉덩관절, 무릎관절 또는 발목관절의 안정성 또는 수의적 움직임이 없었다. 발목관절 안정성 증가를 돕기 위해 발목관절에 테이핑을 하여 몸쪽 안정성을 더 동원하였다. 정렬의 차이에 주목하고 따라서 **(a–f)** 에서 더 적절한 신경근육 안정성을 동원하는 능력에 주목하기 바란다. (주) : 테이핑은 장기적인 해결책이 아니다. 테이핑은 피부 문제를 야기할지도 모르며 환자와 간병인이 테이프를 붙이는 것이 어렵다. 그 후 환자는 스포츠 붕대를 받았고 이 붕대는 먼쪽으로 적절한 안정성을 제공하였다.

구부정한 자세에 대한 하나의 보상이라는 것을 시사하고 있다. 환자는 발을 질질 끄는 보행 그리고 종종걸음으로 곱드러지는 보행을 갖고 있어 그들 자신의 중력중심을 뒤쫓는 것처럼 보인다. 일부 환자는 바닥쪽굽힘을 통해 발을 바닥으로 누름으로써 중력중심을 되돌리려

는 시도로 보상전략을 새운다. Bridgewater와 Sharpe(1998)는 등쪽굽힘이 감소된 것으로 판명된 다른 연구를 언급하고 있다. 발에서 밀어내는 것과 결합된 몸통굽힘과 강직은 환자가 이동성을 상실케 하고 바닥쪽굽힘 수축이 일어날지도 모른다. 파킨슨병 환자는 움직임의 전체적인 표현에서 경직된 것처럼 보인다. 선택적 폄의 촉진과 함께 척주, 팔이음뼈 및 목의 가동성을 개선하면 흔히 회전이 자연스럽게 회복된다. 발과 다리 근육은 이동성을 위한 적절한 길이로 유지되어야 한다. 먼쪽(말단부분) 이동성의 개선을 통해 환자는 몸감각 정보와 공간 및 지지기저면에 관하여 자기 신체의 방향성을 수신하고 지각할 수 있을 것이다. 이들 중재는 환자가 자기 자세를 조정하는 능력을 향상시키고 그렇게 함으로써 균형을 개선할지도 모른다.

수직성의 내부 모델은 자세조절 시스템이 제대로 기능하기 위해 필요하다(Massion 1992; Massion 1994). 일부 뇌졸중 환자는 비마비측 팔다리(뇌 손상과 같은 쪽 병변)를 통해 정중선에서부터 밀어내는 경향을 나타내는 것처럼 보인다. 이 증후군에는 자세편측무시(postural hemineglect)(Schädler & Kool 2001), 푸셔증후군(Pusher syndrome)(Davies 2003), 반대방향으로 밀기(contraversive pushing)(Karnath et al 2000) 등, 많은 이름이 붙여져 있다. 이것은 증후군의 복잡한 조합이고 몇몇 연구에서는 푸셔증후군이 비록 오른쪽 대뇌 병변 후에 더 자주 일어나지만 양쪽 대뇌반구에 병변이 있는 환자에서 일어날 수 있고(Abe et al 2012), 그것이 무시와는 완전히 다르다는(비록 일부 환자는 푸셔증후군과 무시의 양쪽을 갖고 있지만) 것을 보여주고 있다(Karnath et al 2000; Pérennou et al 2000). 푸셔증후군과 기타 신경생리학적 결손을 나타내는 환자 사이에서의 높은 유병률은 푸셔증후군의 발생과 어떤 직접적인 관계가 있기보다는 뇌졸중으로 유발된 손상에 대한 특정 뇌 영역의 취약성 증가에 기인하는 것이라 시사되고 있다(Santos-Pontelli 2011). 푸셔증후군은 주로 뇌졸중 환자에서 보고되고 있다. 그러나 뇌졸중이 아닌 상태에서도 기술되고 있다(Santos-Pontelli 2011). 영상연구(imaging study)에서는 이러한 행동을 보이는 환자에서 전형적으로 영향을 받는 뇌 구조로서 뒤가쪽 시상을 시사하고 있다. 그러나 섬겉질(insular cortex) 및 중심뒤이랑(postcentral gyrus)과 같은 다른 겉질 영역 및 겉질밑 영역도 어쩌면 푸셔증후군의 병태생리학과 관계되는 구조로서 강조되고 있다(Ticini et al 2009).Karnath와 Dieterich(2006)는 위관자 영역, 대뇌 섬, 및 관자마루 접합부가 공간 방향성과 관련하여 안뜰 정보도 또한 처리되는 다중감각 영역을 형성한다고 주장하고 있다. 이들 영역은 주변 공간에서 오는 안뜰, 청각 및 시각 정보를 통합하여 다중 양식의 공간 표현을 형성하고 따라서 이 증후군의 병태생리학에 관여하게 될지도 모른다.

푸셔증후군의 기저에 있는 기전은 자세 반응성 행동(즉, 밀기/고정하기)으로 이어지는 중력과 관련된 신체 자세에 대한 환자의 지각의 기능부전과 연관성이 있다. 그럼에도 불구하고 직립한 신체 자세의 방해된 지각과는 대조적으로, 푸셔증후군을 가진 뇌졸중 환자는 거의 방해받지 않는 시각 및 안뜰 입력의 처리를 보여주며, 따라서 비정상적인 미로신경 기능은 푸셔 환자에서 중추 장애는 아닌 것처럼 생각된다(즉, 푸셔의 기원은 대뇌반구 뇌졸중을 가진 환자에서 안뜰인 것처럼 보이지 않는다)(Pérennou et al 2000; Pontelli et al 2005; Barra & Pérennou 2013). 이것은 중력 방향성의 지각 및 직립한 신체자세의 조절(즉, 내수용수용체/몸통 중력 수용 시스템과는 별개의 시스템의 존재)에 대한 인간에서의 별개의 신경전도로가 있다는 가설을 뒷받침한다.

앞에서 논의된 것처럼, 정상적인 자세기능은 부분적으로 시각 정보, 고유감각 정보 및 안뜰감각 정보를 통합하는 자세조절 시스템의 능력에 좌우된다. 수직성은 다양한 감각양식을 통해 지각될 수 있다(자세 방향성도 참조할 것).

- 주관적 자세 수직(SPV)은 안뜰 기능을 위한 하나의 민감한 방향 특이적 방향성이며, 이것은 몸통(몸통 중력) 의존성 시스템에 있는 감각기관으로부터의 입력을 받는다.
- 주관적 시각 수직(SVV)은 시각, 고유감각 및 안뜰 입력에 좌우되는 시각적으로 지각되는 수직

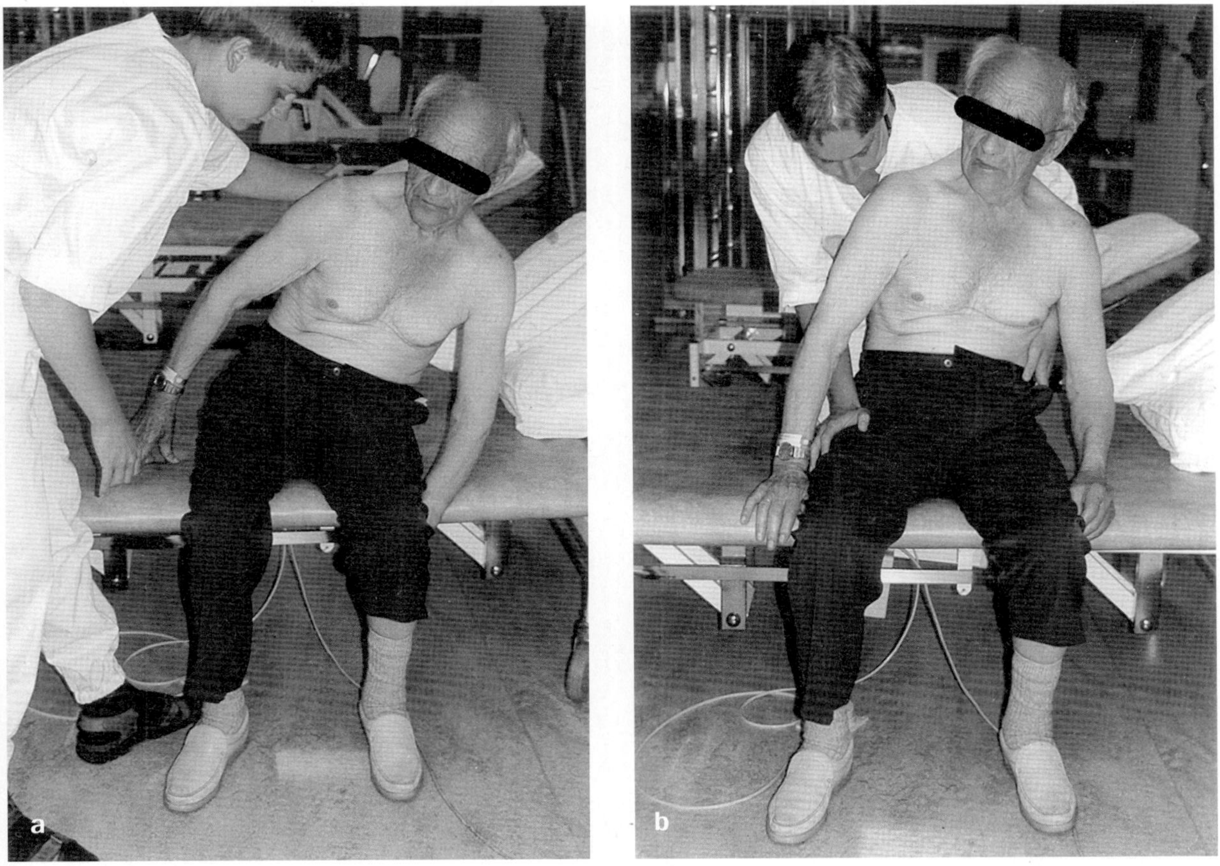

그림 2.8 환자는 자기 오른팔과 다리로 밀고 있다. **(a)** 오른쪽 전체에 심한 옆굽힘이 있으며, 골반은 오른쪽으로 올라가 있다. 지지기저면과 신체분절 사이의 상호작용은 방해되어 있다. 그는 정렬이 불량하여 정중선에서 벗어나 있다. **(b)** 치료사는 환자가 지지기저면에 대한골반의 정렬이 개선되도록 손으로 만지고 있다. 환자는 적게 밀고 있지만 아직도 상부몸통과 머리의 정렬불량이 관찰된다.

감각이다.

- 축각 수직.

중력에 관해서 정상적인 신체 방향성을 위한 전제조건인 수직에 대한 정상적인 자세 지각은 위마루엽(즉, 1차 몸감각 겉질 및 시상)을 중심으로 하는 신경회로의 완전성을 필요로 한다(Pérennou et al 2008). 뒤시상(posterior thalamus)은 안뜰전도로의 중계(전달) 구조이며(Pérennou et al 2008; Lopez & Blanke 2011), 이것은 또한 본질적으로 직립 신체자세의 조절에 관여하는 것으로 추정된다.

Pérennou와 동료들(2008)은 밀기(pushing)란 환자가 그들의 직립자세를 잘못된 수직성의기준에 맞추도록 유도하는 하나의 자세행동이라 제안하고 있다. 그러므로 푸셔증후군 환자는 그들의 균형을 조절하기 위해 자세반응을 하고 그래서 그들의 직립자세를 뇌졸중의 반대쪽으로 기운 수직성 기준과 적극적으로 정렬시킨다.

임상적으로 푸셔증후군 환자는 흔히 초기에 비교적 짧은 시간동안 이환된 쪽이 완전히 마비가 된다. 밀기 장애의 중증정도는 환자에 따라 다르다. 가장 중증인 상태에서 환자는 보조 없이는 앉아 있는 것조차 불가능하고, 한편 경증인 환자는 특히 어려운 환경일 때만 균형을 상실할지도 모른다. 그들은 왼쪽으로 (보통) 넘어지고 그들의 눈은 세상을 오른쪽으로 비스듬히 지각한다. 몸통과 목의 오른쪽을 통해 굽힘근 활동이 증가하여 있고, 한편 오른쪽 팔과 다리를 사용하여 오른쪽으로부터 밀어젖히며 왼쪽의 활동은 거의 없다(**그림 2.8 a, b**).

어떤 지각의 문제가 푸셔증후군 환자에서 자주 관찰되었다.

- 시각무시 : 일부 환자는 마비측으로부터의 시각정보를 지각하지 못하는 것 같다.
- 청각무시 : 일부 환자는 마비측으로부터 들은 것을 지각하지 못하는 것 같다.
- 마비측 신체의 무시 : 환자는 마비측의 지각 감소가 있고 이쪽으로부터의 정보를 통합하지 못한다. 그러나 앞에서 언급한 것처럼 이 증후군은 흔히 처음에 이완마비를 수반한다. 따라서 받거나 통합할 몸감각 정보는 거의 없다.
- 자기 자신의 신체 및 신체와 환경 사이의 관계의 양쪽에 관련된 공간 문제.
- 감각지각의 감소 : 그러나 두 반신을 따로따로 검사할 경우, 환자는 정상적인 감각을 가질지도 모른다. 흔히, 치료사는 환자가 감각에 대한 양쪽 동시 지각이 심하게 손상되어 있다는 것을 발견한다.
- 정중선에 대한 변경된 지각 : 환자는 비마비측으로의 넘어짐을 두려워한다.
- 기타의 지각 및 인지의 문제 : 일어날지도 모르는 신체상의 문제는 다음의 것을 포함한다.
- 자세조절의 감소 : 특히 같은 쪽의 몸통 조절이 감소된다.
- 반맹(hemianopia) : 환자는 마비측에 대한 시야가 좁아질지도 모른다.
- 많은 환자에서 빨리 회복될 것 같은 초기 마비. 그들은 마비측에서 비교적 양호한 선택적 움직임을 가질지도 모르지만, 심한 정중선의 지남력(방향감각) 장애 때문에 그것을 사용할 수 없다.
- 체중이동의 감소, 좌우사이의 상호작용 감소.
- 밀거나 고정하기 위해 비마비측 팔다리의 사용. 오른쪽 대뇌반구의 뇌졸중이 있는 환자에서 머리, 목 및 몸통은 오른쪽 옆으로 굽혀지고 머리는 흔히 오른쪽으로 회전한다. 보호반응과 전략의 사용(인식된 오른쪽으로의 넘어짐을 피하기 위해 오른쪽으로부터 미는 것)의 증가는 3개 면(이마면, 시상면, 수평면) 모두에서 좌우의 상호작용을 억제하는 것처럼 보인다.

이 증후군이 성공적으로 치료되지 않으면 환자는 마비측 전체에 심한 굽힘/뒤당김(retractor) 활동이 나타나며 모든 기능을 전적으로 간병인에게 의존하게 된다. 그들은 비마비측의 부적절한 사용을 나타내어 보여주고 움직임 패턴을 바꾸는 그들의 능력은 감소한다. 흔히, 간병인과 치료사는 환자의 정렬과 지지기저면에 대한 관계를 교정하려고 시도할 때 환자의 심한 저항을 경험한다. 좌우 양쪽의 문제가 있을지도 모르며 문제는 의자와 침대에서의 자세잡기만이 아니라 균형과 이동을 필요로 하는 모든 실행상황에서 일어난다.

치료는 정중선 조절의 회복을 목표로 하고 있다. 다음의 요인은 평가에 중요하다.

- 특히 병변과 같은 쪽의 환자 몸통의 안정성.
- 마비측에서의 환자의 의식과 활동.
- 미는 쪽의 보상 활동. 치료 목표에는 다음의 것이 포함된다.
- 3개 면(이마면, 시상면, 수평면) 모두에서의 신체 분절, 특히 몸통, 팔이음뼈 및 골반 사이의 움직임 상호작용을 회복하는 것.
- 정중선 방향성과 자세조절을 증가시키기 위한 신체 양쪽 사이의 통합을 개선하는 것.
- 구축된 손의 정위반응(CHOR)을 통해 지남력을 증가시키기 위해 먼쪽 감각운동 통합을 개선하고 촉진하는 것.

뇌졸중 환자의 24시간 관리는 항상 매우 중요하며 푸셔 행동을 나타내는 경우보다는 더 중요하지 않다. 환자의 자세잡기는 지극히 중요하다. 푸셔증후군이 있는 환자는 적절히 지지되었을 때는 밀지 않은 것 같으며(Karnath et al 2000), 따라서 침대에서의 적절한 앉기와 자세잡기는 초기단계부터 중요하다. 신체 관리에서의 문제는 푸셔 증후군이 있는 환자가 그들의 자세와 시각적 직립에 대한 정확한 정보를 받지 못하게 할지도 모른다. 따라서 중력 수직의 자세 대치성과 시각 및 몸감각 정보와 같은 신뢰할 수 있고 유효한 단서에 의해서 제공되는 정확하고 신뢰할 수 있고 일관된 정보를 환자에게 제공하는 것은 중요하다. 치료 상황에서 지각은 일치할 필요가 있다. 자세의 수직성은 내부에서 오는 것이기 때문에 수직 방향성은 몸통 중력 시스템의 자극을 위한 골반과 복강내압의 조화가 필요하다. 따라서 복압을 증가시켜 그것에 의해서 몸통의 중력수용 시스템을 자극하기 위해 몸통과 복강 내용물을 정중선으로 모으기 위해 폭이 넓은 붕대 또는 벨트를 사용하는 것과 병용하여 시각은 제거될지도 모른다(환자가 눈앞이 안보이거나 시각이 오른쪽으로 차단된다). 오른쪽으로 눕거나 앉은 자세 또는 선 자세에서 오른쪽을 지지하는 것은 마비(대부분 왼쪽)측을 통해 몸감각 정보를 증가시키기 위해 왼쪽을 더 이용 가능하게 만들지도 모른다.

일부 환자는 바닥쪽굽힘과 내번을 통해 바닥을 밀치는 과민한 발이 된다. 그들은 앞발에 신장(stretch), 접촉 또는 체중부하에 대한 1차 과민증을 경험할지도 모르며, 또는 이 반응은 몸쪽 영역이 너무 약하거나 불안정하여 체중을 선택적으로 옮길 수 없을 때 걷기 위해 그 위에 설 수 있도록 다리를 뻣뻣하게 하기 위한 증력에 대한 하나의 반응으로서 나타날지도 모른다. 반응의 격렬한 정도는 다양한 환자와 다양한 상황에 따라 다르다. 체중부하에서의 발에 대한 압력, 접촉 또는 신장은 발에 관해서 정강뼈의 뒤쪽으로의 전이를 수반한 바닥쪽굽힘을 야기한다. 이 패턴은 다양한 내번을 수반한 바닥쪽굽힘(무릎의 기계적 젖힘〔hyperextension〕을 야기하고 보통 엉덩관절에서 굽힘근 요소와 결합되어 있다(즉, 다양한 굽힘, 모음, 안쪽회전). 무릎의 기계적 젖힘(과다폄)은 체중부하 동안에 바닥쪽으로 굽혀진 발과 굽혀진 엉덩관절 사이의 중간에 끼인 결과이다. 이 반응에서 넙다리네갈래근은 거의 활동하지 않는다. 발, 발목관절, 무릎관절 및 엉덩관절의 협응장애는 균형에 부정적으로 영향을 주고 움직임의 상호작용 및 변화를 감소시킨다.

굽힘근 움츠림은 과민성 발 또는 민감한(짧은) 엉덩관절 굽힘근(굽힘근 반사 구심성 섬유)의 어느 것인가에 의해서 야기될지도 모르며 따라서 먼쪽 또는 몸쪽 시작의 어느 것인가에 의해서 야기될지도 모른다.

- 발을 통한 체중이동은 발 안의 연부조직 신장을 야기한다. 경우에 따라서는 기도된 체중부하에서의 초기 신장은 바닥으로부터 발이 움츠러들게 한다. 이 패턴은 중증정도와 회전요소에 따라 다르지만 보통 발의 내번과 엉덩관절 및 무릎관절의 굽힘을 야기한다.
- 움츠림 반응은 또한 환자가 앉은 자세에서 선 자세로 일어서기 시작할 때 하나의 반응으로서 흔히 시작되는 엉덩관절 굽힘근에 대한 신장에 의해서 야기될지도 모른다. 엉덩관절 굽힘근의 신장은 엉덩관절의 신경근육 회전요소에 따라 다양한 내번 또는 외번을 수반하는 발의 등쪽굽힘과 조합된 엉덩관절 및 무릎관절의 굽힘을 야기한다.
- 이들 두 반응은 골반을 뒤로 당기고 따라서 겉보기에 굽혀진 엉덩관절의 벌림(외전)과 바깥쪽 회전을 시킨다. 겉보기의 벌림은 실제로 엉덩관절이 정말로 벌림 또는 바깥쪽 회전이 되지 않고 엉덩관절을 동반하는 뒤당김에서 골반을 뒤쪽으로 당긴 결과이다.

앞서 언급한 일탈의 모두는 정상적인 체중이동, 균형 및 이동(transfer)을 방해한다. 치료는 과민성, 발의 부동성, 그리고 환자의 자세조절을 개선하기 위한 근육길이와 유연성 향상 등 장애를 목표로 하고 있다. 자세조절 특히, 다양한 상황에서 안정성 구성요소의 개선에는 단계적 체중부하와 다양한 체중부하 활동에서 발 위의 다양한 능동적 움직임을 통해 다음에 열거하는 모든 것을 활동으로 만들어내는 것이 포함된다. 앉은 자세에서 한 발 또는 두 발로 서는 것, 조절된 선 자세에서 앉은 자세가 되는 것, 선 자세와 선 자세에서 발을 내딛는 것, 다양한 방향으로 발을 내딛는 것, 한쪽다리로 서 있는 것, 높은 곳에서 내려오는 것, 한쪽 다리 또는 양쪽 다리 위에 앉아 있는 것, 계단 등등이다. 발, 무릎관절, 및 엉덩관절 사이의 역동적 상호작용의 회복은 환자가 균형을 잡고 움직이는 능력에 필수적이다.

2.2 치료중재 – 고찰 및 선택

Intervention - Consideration and Choices

치료사는 지속적인 평가와 임상추론에 근거하여 각각의 환자에게 적절하다고 생각되는 치료중재를 선택한다. 보바스 개념은 환자의 치료를 위한 해법과 방법을 제공하지 않는다.

> **정의**
> 보바스 개념은 중추신경계의 병변으로 인한 기능, 움직임 및 자세조절 장애를 자진 사람들의 평가와 치료에 대한 하나의 문제해결 접근법이다(IBITA, Theoretical Assumptions 2007. www.ibita.org).

치료는 각 환자에 맞춰서 시행되고 반응에 기초하고 있다. 따라서 치료중재는 환자 각개인, 그들의 감각운동장애, 그들의 지각적 및 인지적 자원과 문제, 그들이 개발한 적응적 보상전략, 환경, 그리고 목표 또는 과제에 따라 달라진다. 모든 치료중재가 비록 장애 지향적 일지라도, 치료를 가능한 한 기능적으로 되게 하고 이월 효과(carry-over effect)를 가능한 한 강력하게 하기 위한 활동을 통합할 필요가 있다. 동기부여는 학습에 중요한 요소이다. 치료에는 다음의 것이 포함된다.

- 운동조절의 재획득.
- 운동학습.
- 학습과 이월(carryover)을 강화하기 위한 여러 학문분야에 걸친 접근법.
- 추가적인 운동학습이 가능하지 않다고 생각될 때 보상전략을 사용하는 것(보조기구와 장구의 사용이 포함될지도 모른다).
- 합병증을 예방하거나 최소화하는 관리전략.

자세 설정

Postural Sets

자세는 2개 이상의 신체분절(예로서, 몸통과 다리, 상체와 하체) 사이의 기하학적 관계라 정의할 수 있다. 전신의 자세를 정의하는 완전한 기하학은 신체와 환경 사이의 관계(예를 들어, 지지기저면에 대한 신체의 관련성)를 고려해야 한다(Nashner 1982). Berta Bobath는 자세 설정을 "의도한 움직임과 함께 변화하는 (사실은 그들이 그것에 선행할지도 모르는)" "자세의 적응"이라 서술하고 있다(Bobath 1990). 신체분절은 생체역학과 신경근육의 관계를 갖고 있으며, 이것은 개인의 체격, 움직임 및 환경과의 실제 관계의 기반이자 결과이다. 이 관계는 활동하는 동안에 끊임없이 변화한다. 신경근육 활동과 생체역학적 요인은 영향을 주고 서로 영향을 받는다. 회전 구성요소 또는 관절 움직임 방향의 변화를 통한 환경과의 관계 변화와 생체역학적 관계 변화는 움직임 또는 과제의 목표가 동일하게 유지된다 해도 신경근육 활동의 적응을 필요로 한다. 신경근육 활동은 사람이 움직임을 시작한 위치(예를 들어, 낮고 부드러운 쿠션 위에 앉은 자세에서 일어서는 것, 또는 높은 좌석에서 내려오는 것)에 따라 달라진다. 사람이 앉은 자세 또는 선 자세에서 팔꿈치를 굽힐 때, 위팔두갈래근이 주작용근이다. 팔을 공중으로 뻗고 반듯이 누운 자세에서 시행하는 또는 앉은 자세 또는 선 자세에서 어깨 높이 위로 팔을 유지하여 시행하는 동일한 움직임에는 주작용근 및 작용근으로서의 위팔세갈래근으로부터의 더 원심성 조절을 필요로 한다.

생체역학적 관계는 지지기저면에 대한 중력의 변화하는 관계에 수반해서 변화하기 때문에 골반경사운동을 수행하기 위해 필요한 신경근육 활동은 다양한 위치에서 변화한다. 따라서 신경근육 활동은 앉은 자세에서, 앉은 자세에서 선 자세로 이동할 때, 선 자세에서, 앉은 자세에서 누운 자세가 될 때, 그리고 누운 자세에서 다르다. 움직임 분석은 환자가 기능을 하고 있는 신경근육 활동을 동원하는 것에 관한 가설을 세우기 위한 활동의 각 단계 동안의 움직임에 대한 상세한 분석이다. 이 분석은 지각 및 인지기능의 평가를 포함하는 환자의 수행 분석과 더불어 임상추론의 기반이다.

> 자세 설정은 어떤 정해진 시간에서의 신체분절의 상호관계를 말한다.
> 움직임은 자세 설정의 끊임없는 변화로서 묘사될지도 모른다.

움직임 또는 활동에 대한 연속사진을 촬영하면 각 사진의 하나의 자세 설정을 나타낸다. 자세 설정의 분석은 다음의 정보를 제공해준다.

- 중력의 영향
- 지지기저면과의 관계
- 정렬
- 움직임의 패턴
- 신경근육 활동

기본자세를 분석하는 경향이 있으나 인간은 자세 내와 자세 사이에서 움직인다. 기본자세란 앉은 자세, 선 자세, 발을 내딛어 선 자세, 반듯이 누운 자세 또는 엎드려 누운 자세이며 발 내딛어 선 자세와 체중분포까지도 포함하는 경우 대칭과 비대칭을 수반한다. 자세 설정은 기본자세 및 자세사이 이동 내의 모든 다양한 변화이다.

자세 조절과 자세 설정 사이에는 상호관계가 있다. 기능적 활동에서의 자세 설정에 대한 분석은 임상의가 정렬의 실제적이고 단계적인 변화를 관찰하여 움직임을 만들어내는 신경근육 활성화에 관한 가설을 세우는 것을 가능케 한다. 선택된 중재는 이 가설을 뒷받침하거나 하지 않을지도 모른다. 환자의 자세조절이 개선되지 않는다면 이 중재 또는 가설이 잘못된 것일지도 몰라 재고되어야 한다. 임상의는 이 중재를 환자의 반응과 필요로 하는 움직임에 지속적으로 적응시켜야 한다.

자세 설정은 또한 환자의 능력에 맞는 필요조건을 적응시키고 조정하기 위해 치료에서 사용된다. 전체 과제의 개별 구성요소는 기능적 활동의 수행에 이들을 통합하기 전에 몇몇 자세 설정에서 훈련될 수 있다(Raine et al 2009). 자세 설정의 선택은 환자의 균형조절과 지지저면에 대한 관계에 따라 달라지며, 따라서 목표 활동 또는 과제의 선택에 따라 달라진다. 자세조절이 부족한 환자, 또는 비대칭으로 굽고, 정렬이 불량하며 긴장이 비정상적으로 분포된 환자는 환경과 상호 작용을 하거나 또는 환경에 대응하는 더 적절한 활동을 동원할 수 없을 것이다. Shumway-Cook과 Woollacott(2006)는 선 자세에서의 이상적인 정렬을 다음과 같이 기술하고 있다. "몸통 근육만이 아니라 몸 전체의 근육은 정지하여 서 있는 동안 좁게 제한된 수직위치로 신체를 유지하기 위해 긴장성으로 활동한다. 일단 중력중심이 이상적인 정렬에 의해서 규정된 좁은 범위 밖으로 이동하면 안정된 자세를 회복하기 위해 더 많은 근육의 노력을 필요로 한다". 어떤 자세 설정에서 최적의 또는 이상적인 정렬은 안정성을 유지하기 위해 필요한 것 이상으로 노력할 필요가 없게 한다. 부적절한 정렬 또는 정렬 불량은 부적절한 신경근육 동원 패턴을 유지할지도 모르며 이 때문에 환자가 환경에 대한 반응에 적응하는 것을 방해할지도 모른다. Sahrmann(1992)은 정상적인 신경근육 상호작용, 근육의 균형 또는 적응적인 근육활동은 양호한 정렬을 촉진하고 양호한 정렬은 정상적이고 적응적인 신경근육 활동을 촉진한다고 언급하고 있다.

> 하나의 자세 설정에서의 선택적 움직임은 다양한 자세 설정에서의 다양한 신경근육 활동을 필요로 한다.
> 생체역학적 정렬이 변화함에 따라 신경근육 활동도 변화한다.

기본자세와 자세설정의 분석

Analysis of Basic Postures and Postural Sets

치료하는 동안, 치료사는 구체적이고 비판적이며, 선별적이어야 하고 환자의 문제와 관련하여 적절한 자세 설정을 사용할 필요가 있다. 다음의 것은 자세 설정의 선택에서 필수적인 요소이다.

- 신경근육 활동의 적절한 동원을 위해 환자의 자세를 바꾸는 것이 얼마나 쉽거나 어려운가?
- 하나의 자세에서 또 다른 자세로 단계적으로 옮겨감에 있어서 자세 설정을 바꾸는 것이 얼마나 쉽거나 어려운가?
- 얼마만큼의 노력이 필요한가?
- 어떤 운동 전략이 촉진되는가?

- 환자가 조절을 상실하거나 강화하는가에 관계없이, 환자는 하나의 자세에서 또 다른 자세로 이동하는 것을 회복하였다.

우리는 일상생활활동에서 하나의 자세설정에서부터 또 다른 자세설정으로 끊임없이 옮겨간다. 우리는 또 다른 일을 하기 위해 좀처럼 한 자세에 머무르지 않는다. 치료는 환자가 정적인 활동이 아니라 움직임의 조절을 회복하도록 촉진함으로써 이것을 반영해야 한다. 치료의 기능적 중요성은 학습에 필수적이다.

치료중재로서 선택된 자세 설정은 성공과 동기부여를 높이거나 촉진하기 위해 환자의 특정 문제에 맞도록 조절되어야 한다. 장점과 단점, 변화의 가능성, 환자가 자세 설정 안팎으로 이동하는(움직이는) 것이 얼마나 쉬운지 어려운지를 그 시점에서의 환자의 움직임 조절을 감안하여 고려해야 한다. 균형과 움직임은 많은 근육집단의 상호작용과 작용근, 대항근 및 공동근으로서의 이들의 원심성/구심성 작용에서 비롯된다. 다양한 활동의 모든 단계에 있는 모든 근육의 활동을 분석하는 것은 불가능하며, 이들 변화를 언어적으로 묘사하는 것은 불가능하다. 다음의 절에서는 선 자세, 앉은 자세, 반듯이 누운 자세 및 옆으로 누운 자세의 주된 특징 또는 질을 분석한다. 어떤 다른 자세는 같은 방법으로 분석될지도 모른다.

■ 선 자세

인간의 선 자세 조절은 비교적 복잡하지 않은 과제로 생각될 수 있다. 그러나 직립하여 선 자세를 유지하는 것은 좁은 지지기저면과 질량중심의 높은 수직위치로 인해서 약간 복잡하다. 인간의 선 자세는 지지기저면 위의 질량중심을 유지하기 위해 전신에 분포된 근육의 활동을 필요로 한다. 이들 근육이 나타내는 자세 기능(즉, 중력에 대항해서 직립 자세를 유지하는 데 기여하는) 때문에 이들 근육은 흔히 항중력 근육이라 일컬어진다(Shumway-Cook & Woollacott 2006). 발은 정지 상태로 서 있는 동안에 움직이지 않기 때문에 피부의 발바닥 기계수용기 및 발목 주위의 활동으로부터의 정보는 지지기저면 내의 이상적인 위치에 질량중심을 유지하는 데 중요한 역할을 수행한다(Fitzpatrick et al 1994). 선 자세에서 장딴지근육은 끊임없이 활동한다(Loram et al 2011). 앞뒤 방향으로의 질량중심 조절을 위해 발목관절 바닥쪽굽힘근(가자미근 및 안쪽장딴지근)과 발목관절 등쪽굽힘근(예를 들어, 앞정강근)이 기여하며(Winter 1995), 안가쪽 방향으로는 발목관절 내번근육, 발목관절 외번근육 및 엉덩관절벌림근의 활동이 중요하다(Winter 1995). 인간은 중력의 법칙을 따르는 세계에 존재한다. 이런 이유로 정지하여(조용히) 서 있을 때 조차도 우리는 중력 때문에 무너지는 것을 방지하기 위해 직립을 유지하도록 작용해야 한다(Shumway-Cook & Woollacott 2006). 지면을 향한 질량중심의 수직 투사는 중력중심(center of gravity; COG)이라 불린다(Winter 1995). 생체역학과 관련해서 인체와 지면 사이의 힘은 지면반발력(ground reaction force; GRFs)이다(Winter 1995). 발밑 지면반발력 모두의 벡터 합(vector sum)은 압력중심(COP)을 산출하는 데 사용된다(Winter 1995). Winter(1995)는 압력중심을 "수직 지면반발력 벡터의 점 위치(point location)"라 정의하고 그것은 지면과 접촉하고 있는 영역 표면 위의 모든 압력의 가중평균을 보여주고 있다. 발목근육은 선 자세에서 압력중심을 주로 조절하고 있기 때문에 압력중심의 위치는 각각의 발목근육의 집단적 노력의 효과이다(Winter 1995). 따라서 바닥쪽굽힘근의 활동을 증가시키면 압력중심이 앞쪽으로 움직이고, 발목 내번근육의 활동을 증가시키면 압력중심이 가쪽으로 움직일 것이다. 인간이 정상적으로 서 있도록 요구받을 때, 인간은 완전히 정지 상태에 있는 것은 아니다. 즉, 자세 흔들림이라 일컬어지는 적은 양의 신체 움직임이 관찰될 수 있다. 이들 움직임은 전·후·좌·우로의 움직임이다. 자세 흔들림은 시상면에서의 발목 바닥쪽굽힘근 및 등쪽굽힘근에서 만들어진 토크에 의해서 주로 조절되고 이마면에서는 엉덩관절 하중/비하중 기전에 의해서 조절된다(King et al 2012).

자세조절은 발밑에 있는 힘판(force plate)으로 측정된 압력중심의 움직임을 기록하는 것에 의해서 조사할 수 있다. 흔들림 영역은 자세조절 시스템의 효과성과 관련이 있다. 따라서 자세 흔들림은 신체에 작용하는 불안정한 힘과 균형 상실을 방지하기 위한 자세조절 시스템에 의한 동작 사이의 상관관계를 나타낸다(Murnaghan 2013; Mauer & Peterka 2005). 이러한 이유로, 고령 및 병리(예를 들어, 뇌졸중, 파킨슨병, 말초신경병증)와 같은 요인과 관련된 감각, 운동 기능 또는 중추신경계 기능의 변화에 의해서 야기된 균형 장애는 자세 흔들림의 특성 변화(즉, 자세 흔들림의 증가 = 균형의 감소)에 반영될 것이다(Pavol 2005).

지면반발력(GRF)은 수직면, 앞뒤면 및 안쪽-가쪽면의 힘을 나타내는 3요소 벡터이다. 각 요소는 움직임의 다양한 특성(예를 들어, 수직요소는 주로 신체의 수직 가속도에 의해서 만들어진다)을 측정한다. 지면반발력은 지면 위 신체로부터의 하중을 반영하는 발밑에 분포된 압력의 결과이다. 지면반발력 측정은 신경근육 장애를 진단하는 데 사용될 수 있고 환자 다리사이 비대칭의 정량화된 측정치를 제공한다. 건강한 인간에서 지면반발력 크기는 양쪽 다리에 대해서 동일하다. 즉, 건강한 실험대상자는 다리사이 체중분포가 대칭이 되는 자세를 유지하고 근육은 양쪽 발에 대해서 동일한 활동을 수행할 수 있다. 많은 신경학적 환자는 편마비측에 대한 지면반발력 활동이 부족하고 비마비측에 대한 지면반발력 활동은 과도하다(**그림 2.6 a** 참조). 연구에서는 건강한 사람에서 서 있는 동안에 신체에 가해진 큰 하중은 평근 자세반응의 크기를 증가시킨다는 것을 보여주고 있다(Dietz 1992). 따라서 지면반발력은 다리의 전체 펴근 패턴에 영향을 미치고 이것은 골반의 선택적 움직임을 가능케 한다. 골반 움직임의 선택성 없이는 최적의 코어 안정성을 가질 수 없으며 이것은 다시 어깨뼈 설정과 목 안정성에 영향을 미칠지도 모른다.

다양한 신경학적 장애에 속발하는 반신불완전마비를 가진 많은 환자가 비마비측 다리를 통하기보다는 마비측 다리를 통해 적은 체중부하(즉, 하중)를 보여주고 있으며(**그림 2.6 a** 참조), 이것을 문헌에서는 체중부하 비대칭(weight-bearing asymmetry ; WBA)이라 언급하고 있다. WBA는 신체기하학의 변화만이 아니라 다리의 하중 변화와 연관성이 있다. Kamphuis와 동료들(2013)은 그들의 논문에서 "뇌졸중 후 WBA는 압력중심의 팔다리사이 동기화의 부족만이 아니라 자세 흔들림의 증가와 연관성이 있다"라 결론을 내렸다. 이에 더해서, Aruin(2006)은 신체 비대칭이 선행적 자세조정(APAs)에 미치는 영향을 보여주었다. 실험대상자는 다리 회전의 반대쪽에 선행적 자세조정이 증가하는 것으로 이어지는 신체의 비대칭을 유도하면서 바깥쪽으로 회전한 한쪽 다리로 서 있었다. 따라서 Aruin은 신체 비대칭이 있을 때에는 중추신경계가 추가적인 기계적 제약의 영향을 보상하기 위해 신체의 반대쪽에 있는 근육을 활성화시키는 전략을 선택할지도 모른다고 제안하였다. 어느 하나의 다리를 향한 체중이동을 시작하고 조절하는 능력은 걷기, 걸으면서 회전하기, 팔 뻗기와 같은 일부 과제에 필수적이다. 마비측 다리에 하중을 싣는 능력은 기능적 과제의 수행과 관련이 있다는 것을 보여주고 있다. Lee 등(1997)은 앉은 자세에서 선 자세가 될 때 체중을 마비측 다리에 싣지 않는 뇌졸중 환자는 기능자립척도(Functional Independence Measure ; FIM)의 이동성 득점이 낮다는 것을 보여주었다. Cheng 등(1998)은 앉은 자세에서 선 자세가 되는 과제 동안의 비대칭 체중부하는 뇌졸중 환자에서 넘어짐의 원인이 되는 것으로 생각된다고 보고하였다(**그림 2.6 b, c** 참조). 현대의 보바스 개념에서 치료목표는 "2개의 동일한 다리"를 획득하는 것이며, 따라서 어느 다리로나 보행을 시작할 수 있는 것은 과제 및 환경제약에 좌우된다. 능동적이고 효율적인 서 있는 다리는 흔들기를 위한 운동에너지를 만들어낼 것이다(즉, 여러분이 한쪽 다리로 더 오랜 동안 그리고 더 잘 서 있으면 같은 다리에서 더 효율적인 흔들기[유각]를 만들어낼 것이다). 보바스 개념 실행가(practitioner)는 최적의 서 있는 자세 정렬이 다리의 더 나은 하중을 촉진하고 따라서 운동에너지를 더 잘 저장할 수 있는 능력을 증진시키며, 이것이 능동적 체중부하를 가능케 하고 그래서 최적의 감각 되먹임을 통해 신체도식을 업데이트할 수 있다고 믿고 있다. 또한 최적의 정렬은 필요가 있는 과제에 필요한 근육을 효율적으로 활성화하는 능력에 기여를 한다.

인간은 좀처럼 선 자세를 위해서 서지 않는다. 더 정확히 말하면, 우리는 목표 지향적 과제를 달성하기 위해 선다. 우리는 보행을 시작하기 위해, 팔로 무언가에 뻗어 닿기 위해, 또는 앉기 위해 선다. 움직이지 않는 선 자세에서 보행으로 바꾸는 것은 일련의 근육 활성화(APAs)를 수반하고 그래서 지면반발력에 변화가 일어난다. 이 일련의 활동은 신체를 앞쪽으로 그리고 한쪽 다리로 서 있는 다리를 향해 추진하는 데 필요한 힘과 모멘트를 만들어낸다.

선 자세에서의 안정성 한계

안정성 한계는 사람이 균형을 상실하거나 발을 내딛거나 또는 잡는 일이 없이 중력중심을 의도적으로 이동시키고 주어진 방향으로 신체를 기울일 수 있는 최대 거리로서 묘사될 수 있다(Melzer et al 2009). 선 자세에서의 팔 뻗기 또는 선 자세로부터 몸을 굽히는 것 같은 움직임의 계획과 시행은 개개인의 안정성 한계에 좌우된다. Shumway-Cook와 Woollacott(2006)는 지각된 안정성 한계를 사람이 균형을 상실하거나 발을 내딛지 않고 움직일 수 있는 거리라 정의하고 있다.

서 있는 기본자세는 몸통, 머리와 목, 그리고 다리의 폄(extension)으로 특징지어진다. 이 선택적 폄은 몸통 근육의 상호작용, 코어 안정성 그리고 다리의 균형 잡힌 근육활동에 기초하고 있다. 사람이 능동적으로 서 있고 지지기저면이 비교적 작다면 자세 긴장이 비교적 높다. 어깨는 약간 돌출하여 있으나 비교적 이완되어 있고 팔은 옆으로 매달려 있다(**그림 2.9**). 팔의 회전은 개인, 특히 몸통과 팔이음뼈의 생체역학적 정렬과 신경근육 활성화에 좌우된다.

등뼈(흉추)와 팔이음뼈 폄의 증가는 팔을 더욱 더 바깥쪽회전을 시키고 한편, 능동적인 돌출과 굽힘은 안쪽회전을 강화시킬지 모른다. 선 자세는 일반적으로 폄의 진행을 촉진한다. 환자는 중력에 노출되어 있으며 이것은 정렬이 양호하다면 자세 긴장과 자세 조절을 강화한다.

이점

다양한 서 있는 자세 설정이 있다. 환자가 자신의 운동조절을 안전하게 탐색할 수 있도록 다양한 발의 위치를 사용하거나, 옆쪽 또는 앞쪽에서 뒤에 있는 이동식 또는 고정식 지지대를 사용한다. 이들 모든 변화는 신경근육 적응을 야기한다. 팔을 놓는 위치는 신체의 긴장 분포에 영향을 준다. 팔을 90° 위로 놓는 경우, 몸통의 폄이 상당히 촉진된다. 팔은 다양한 위치와 다양한 높이로 놓을 수 있다(**그림 2.10, 그림 2.11, 그림 2.12, 그림 2.13**).

활동적인 팔은 자세 활동을 촉진하고 한편, 팔의 지지대를 사용하면 그것이 어떻게 사용되는지에 따라서 자세조절을 바꾸거나 무색하게 할지도 모른다(Jeka 1997; Jeka & Lackner 1994; Slipjer et al 2002). 서 있는 자세 설정은 발을 평행으로 하여 서는 것에서 발을 내딛어 서는 것까지 다양할지도 모르며 이리하여 체중이동을 강화하고 입각에서 유각으로의 변화를 통해 다양한 방향으로 접근할 수 있다. 엉덩관절 회전의 변화에는 신경근육 활동의 변화를 필요로 한다. 입각 쪽 다리의 생리학적 바깥쪽 회전은 벌림(외전)과 폄을 촉진하고 따라서 안정성을 촉진한다. 엉덩관절 폄/벌림/바깥쪽 회전의 "제거(let go)" 또는 원심성 활성화는 유각기의 시작을 촉진한다. 환자가 일정 수준의 자세조절을 갖고 이 상황에서 안전하다고 느끼며 그 가능성을 탐구하고자 하는 경우, 먼쪽 및 몸쪽의 양쪽에서 치료적 처치와 정렬의 교정을 위한 양호한 기회가 있다. 무릎을 충분하고 적절하게 지지하는 것, 예를 들어, 환자가 촉진과 관계없이 몸통 조절 또는 골반 움직임을 경험하고 발전시키는 것은 중요하다. 다양한 높이, 환자와 관련된 다양한 위치(옆, 뒤, 대각선, 앞)에 놓인 받침대를 사용하는 것은 앉은 자세와 선 자세 사이의 변화와 능동적 탐색을 가능케 한다. 게다가, 이것은 알맞은 선 자세와 자유도의 감소를 가능케 한다(**그림 2.14 a-d**).

환자는 원심성 조절의 변화를 경험하고 탐색하여 다양한 방향으로의 움직임을 단계적으로 변화시키는 것이 용이해진다. 원심성 근육활동은 근력과 더 다양한

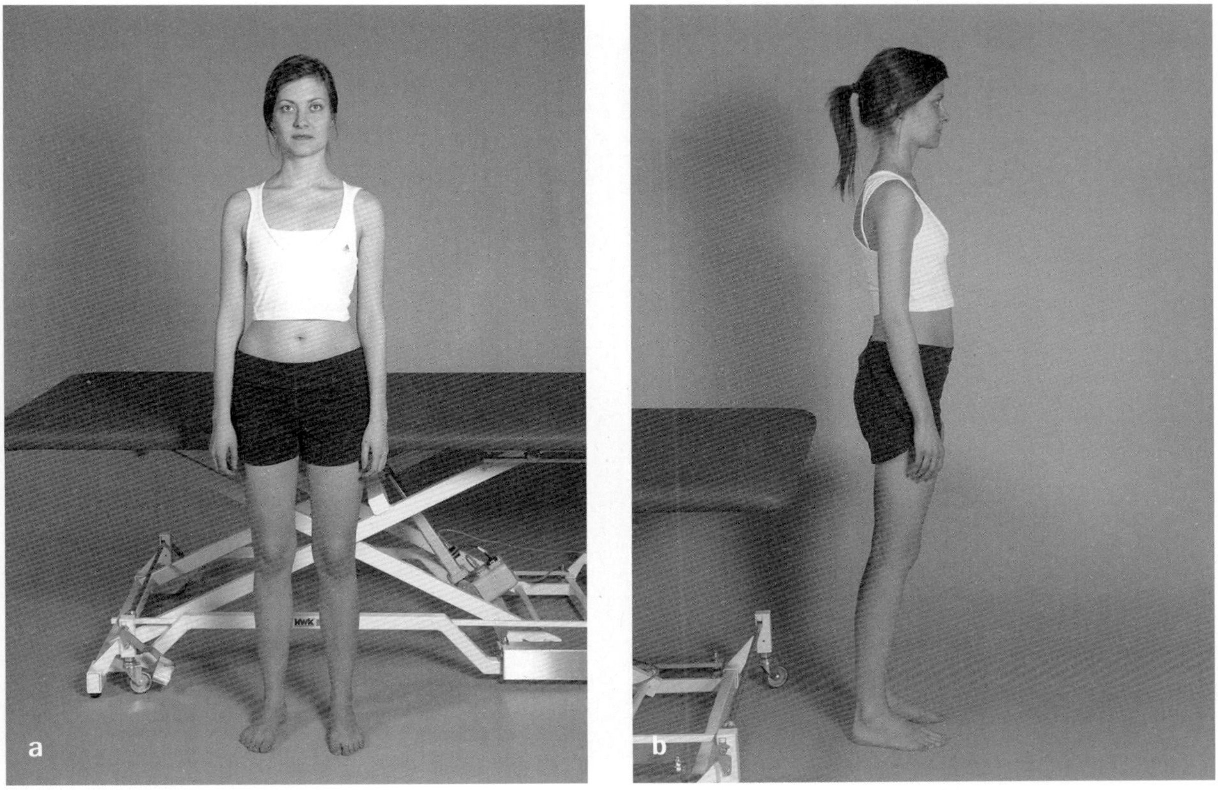

그림 2.9 (a, b) 기본적인 선 자세

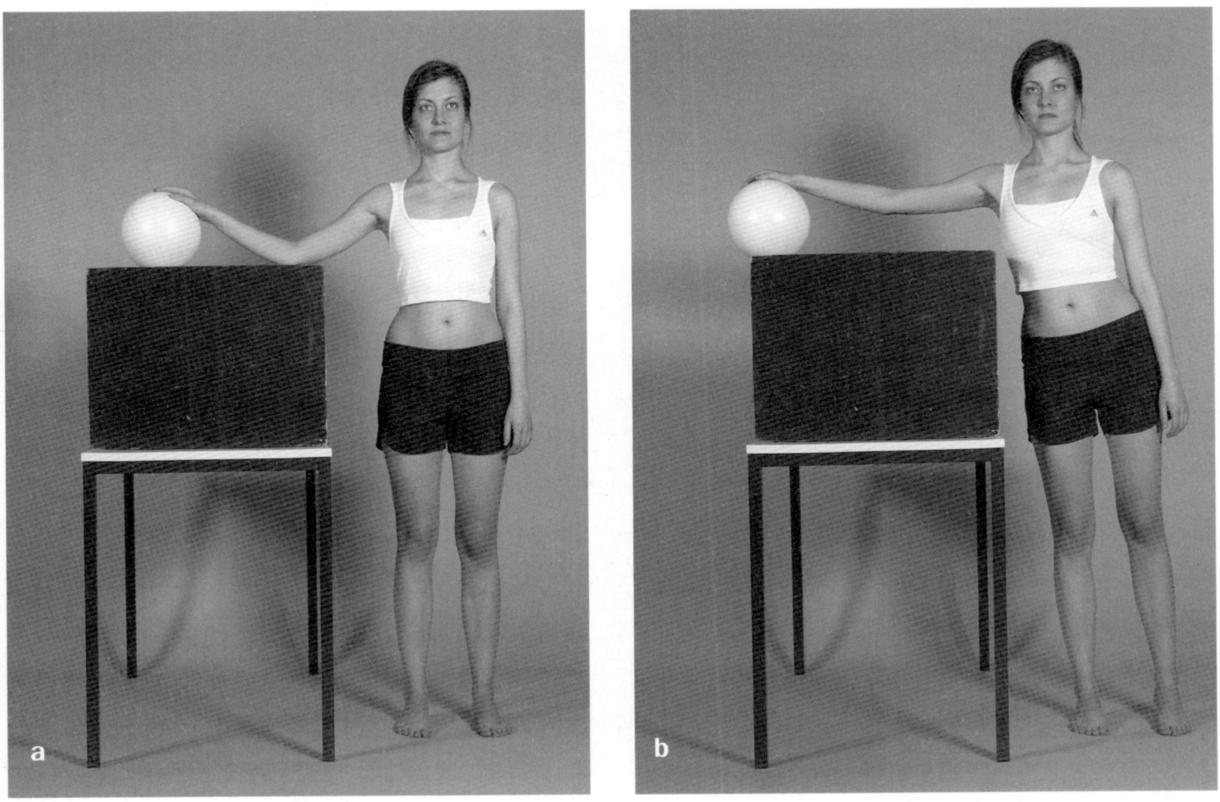

그림 2.10 (a, b) 모델이 공을 굴림에 따라 어깨 높이에서 팔이 벌어지는(외전하는) 가쪽 체중이동을 하고 있다. 모델이 공을 꽉 누르지 않는다면, 평과 안정성을 위한 요구가 체중부하 쪽으로 증가한다.

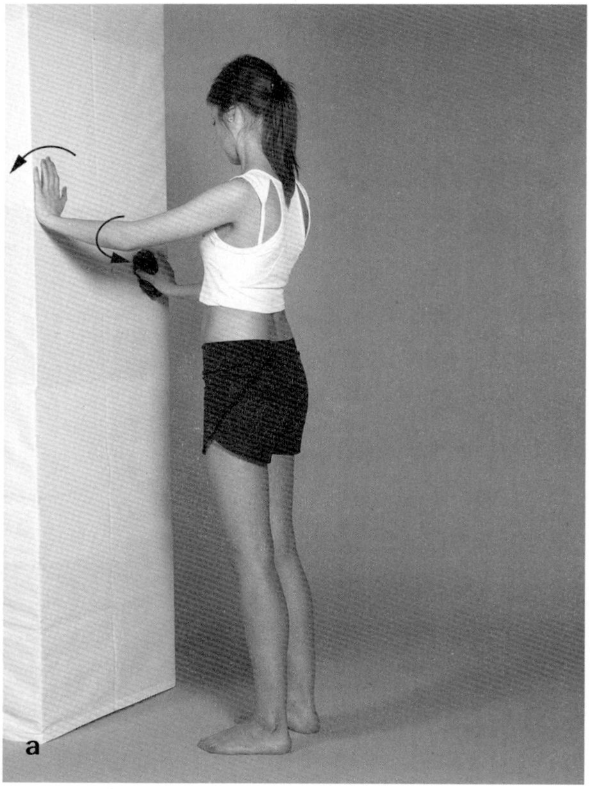

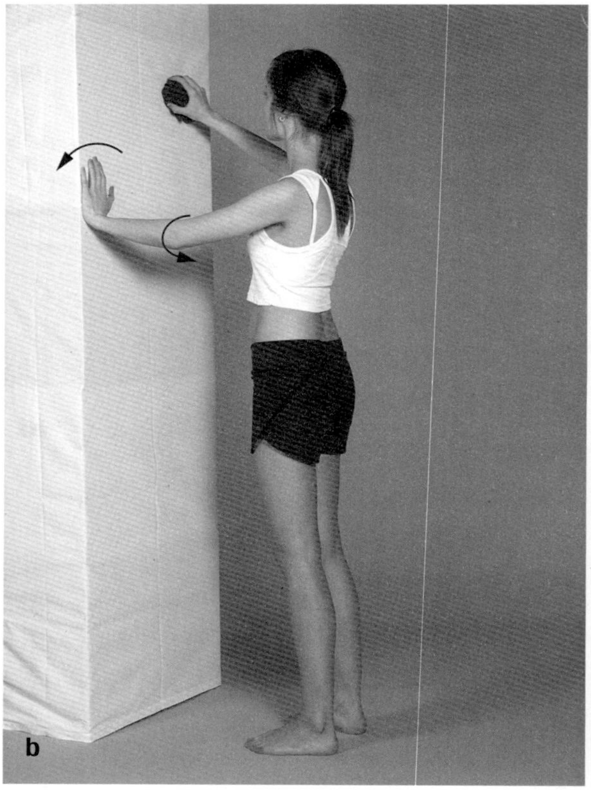

그림 2.11 벽을 이용하는 것은 구축된 손의 정위반응(CHOR)을 만들어내기 위해 손을 놓는 것을 촉진한다. CHOR는 손이 그 기능적 역할을 가능케 하는 표면에 대한 손의 마찰접촉이다(Porter & Lemmon 1995; Raine et al 2009). CHOR를 사용하는 것은 체축의 긴장을 높이기 위한 "물건에 가볍게 접촉하는 것"(Franzé et al 2011), 정중선 정위, 팔다리 지지, 및 팔다리 부하(Raine et al 2009)를 촉진할 수 있다. 모델은 자세설정을 유지하고 동시에 움직이기 위해 몸과 팔 양쪽을 안정시켜야 한다. **(a)** 팔꿈치의 폄 및 돌출과 조합하여 팔과 손이 더 바깥쪽으로 회전하는 것은 자세조절의 일부로서 복부의 활성화를 촉진한다. 자세조절의 개선은 어깨와 팔을 통한 안정성을 촉진한다. **(b)** 자세조절의 개선과 왼팔의 안정성은 오른팔의 기능을 위한 자유로운 움직임을 촉진한다.

일 및 기능적 활동으로의 일반화(이월)를 개선시키는 것으로 보인다(Patten et al 2004). 근력훈련은 척수에 있는 운동신경세포에 상당한 시냅스생성을 촉진하고 경직(Pandyan et al 2005에 의해 정의된 것 같은 경직)에 나쁜 영향을 미치는 것 같다(제1장의 4중추신경계 병변 후의 재구성과 그것에 의한 결과 참조). Patten et al (2004)은 과제 특이적 훈련과 조합된 기술훈련은 활동 의존성 대뇌겉질 재구성을 개선한다고 언급하고 있다. 따라서 목표로 삼아야 할 필요가 있는 치료에는 근력훈련의 특정 측면이 포함되며, 이 조합이 환자의 기능을 개선할 것처럼 보이기 때문에 상황에 기초하고 있다.

서 있는 자세설정을 사용하는 것은 흔히 환자에게 동기를 부여한다. 이 환자는 신체와 공간 사이의 관계를 지향하고 있고 이것은 지각을 개선한다. 서 있는 것은 기능적(**그림 2.15 a–d**)일 뿐만 아니라 혈압, 순환, 폐기능 및 창자와 비뇨기 기능의 기립성 조절(orthostatic control)을 개선한다.

불리한 점

몇몇 환자는 매우 낮은 자세긴장을 갖고 있고 중력과 상호작용을 하고 직립자세를 활성화하는 것이 불가능하다. 환자가 가기 스스로를 지지하거나 외부 지지물에 기대거나 꽉 누르면 그녀는 부적절한 능동적 굽힘 요소를 동원할지도 모르며 이것은 중력과의 상호작용 및 자세조절 획득을 더 없앨지도 모른다. 그녀가 불안감을

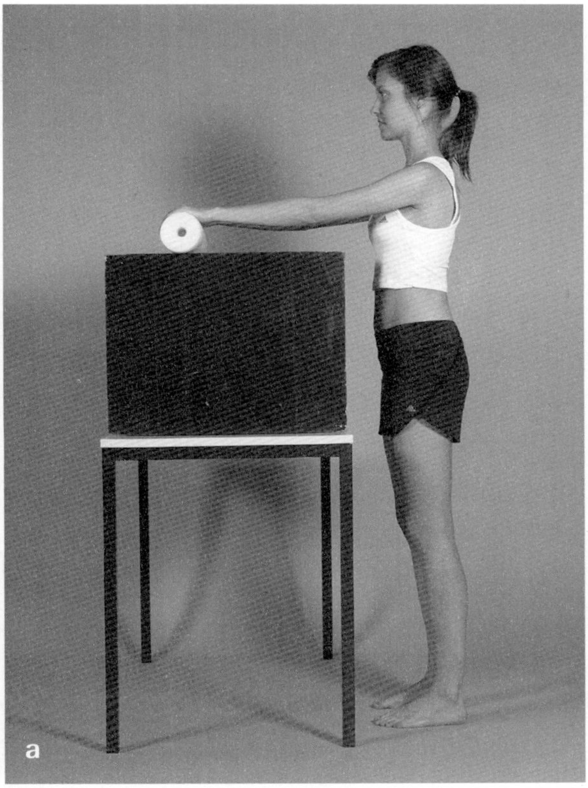

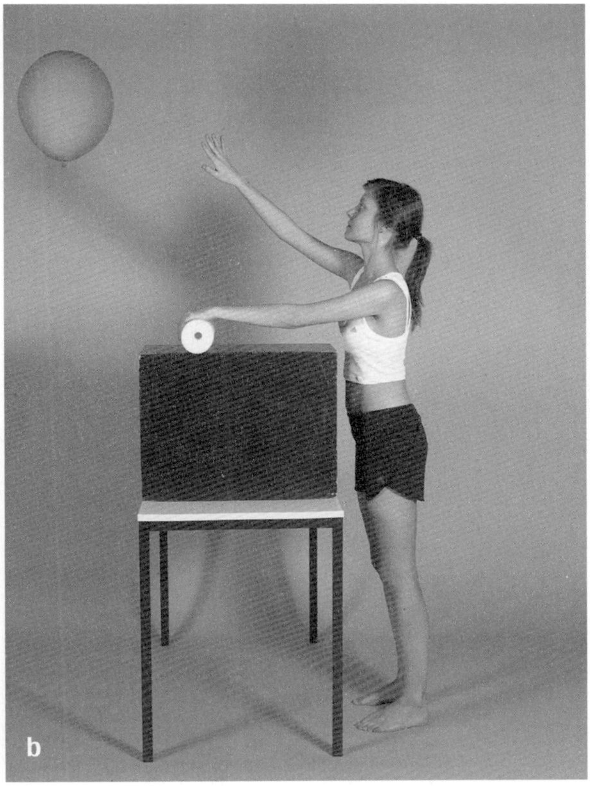

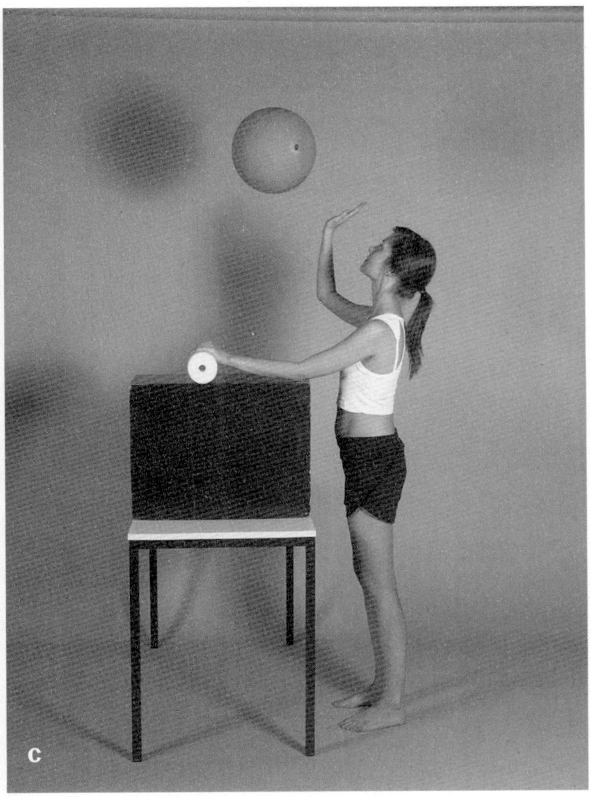

그림 2.12 **(a)** 선 자세에서의 동적 과제를 실행하는 것은 자세 안정성에 대한 기능적 도전이며 안정성 한계를 탐색할 수 있게 한다. 팔다리가 앞으로 움직이고 있을 때 예상되는 교란에 대항하여 몸통을 펴고 되돌리는 것을 유지하는 능력에는 몸통의 앞뒤 근육의 활동을 필요로 한다. 팔이 활동하고 있을 때 자세의 안정성과 방향성에 대한 요구가 한층 더 커진다. 선 자세에서 어떤 물체에 팔을 뻗는 것과 조합할 때, 과제수행에 기여하는 중요한 요소는 자세를 안정시키기 위한 선행적 자세조정(APAs)이다. 선행적 자세조정과 수의적인 팔의 움직임은 성공적인 과제 달성을 위해 통합될 필요가 있는 다양하지만 병렬의 내림 신경전도로에 의해서 조절되는 것으로 생각된다. 가능하다면, 팔 뻗기 훈련은 선택된 과제 요구라는 상황 내에서 수행되어야 한다 **(b, c)**. 팔이 활동하고 있을 때, 자세조절에 대한 요구가 한층 더 커진다.

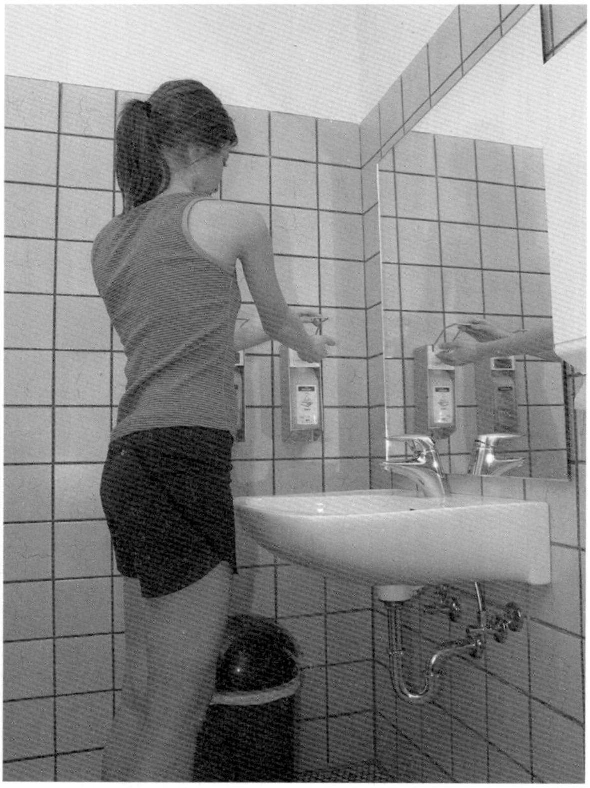

그림 2.13 운동조절 연구에서는 상동 행동(homologous actions)에서 동시에 움직일 때, 두 대뇌반구에 고유한 신경 상호 작용 패턴이 있다는 것을 보여주고 있다. 이 결합은 마비된 팔의 기능 회복을 촉진할지도 모른다. 훈련하는 동안 양손의 협동하는 행동은 보바스 개념에서 항상 중요한 요소이었다. 그러나 두 팔이 과제를 완료하기 위해 협력하지만, 물비누 통 아래에서 한 손을 안정시키고 다른 손으로 조작하는 것과 같은 아주 다른 활동을 필요로 하는 별도의 기능을 가지고 있다는 사실에 주의를 기울이는 경우가 흔히 있다.

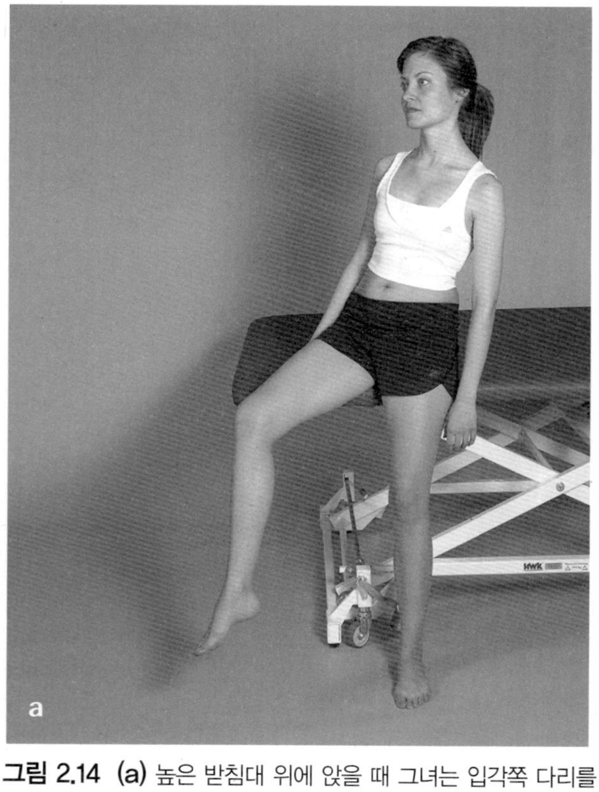

a

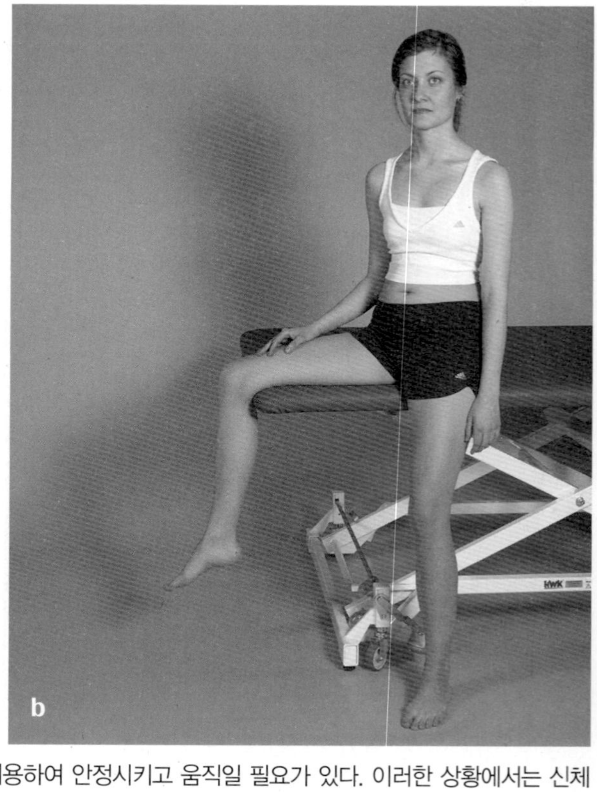

b

그림 2.14 **(a)** 높은 받침대 위에 앉을 때 그녀는 입각쪽 다리를 이용하여 안정시키고 움직일 필요가 있다. 이러한 상황에서는 신체 분절을 서로 정렬시키기 위해서만이 아니라 골반을 받침대 위로 올리기 위한 체중을 지지하는 엉덩관절의 벌림(외전) 및 바깥쪽 회전을 위해 특정의 필요성이 있다. **(b)** 회전 요소는 선 자세에서 앉은 자세 그리고 앉은 자세에서 선 자세가 되는 양쪽에서의 자세조절, 균형 및 움직임 요구를 바꾸기 위해 달라질지도 모른다(계속).

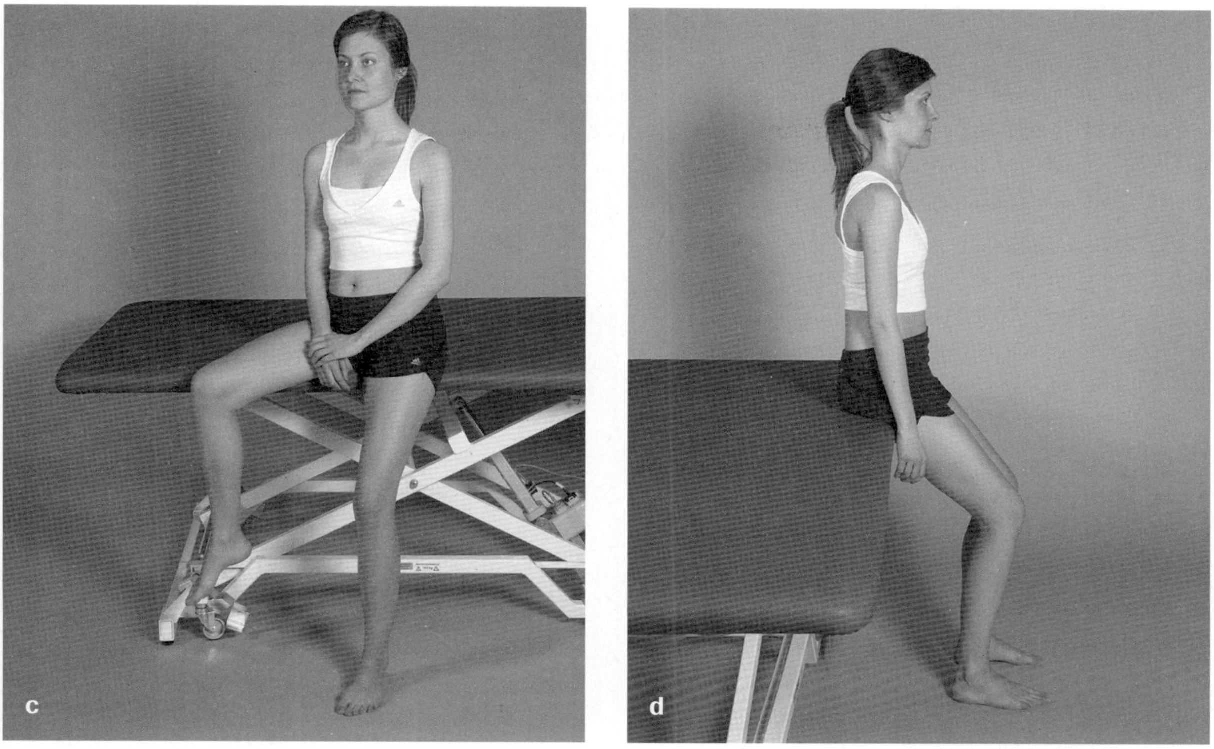

그림 2.14 (계속)**(c)** 높은 앉은 자세 설정. 이 자세는 양호한 골반 가동성(즉, 엉덩관절과 허리뼈와 관련되는 골반의 움직임)을 필요로 하고 선 자세에서 앉은 자세로, 앉은 자세에서 선 자세로(섰다 앉았다 하기) 옮겨가기를 촉진한다. **(d)** 섰다 앉았다 하기는 선 자세, 추진력 및 팔 뻗기를 위해 기본이 되는 폄근 연쇄를 강화하기 위한 중재이다. 그 목적은 높은 받침대에서부터 다리로 섰다 앉았다 하기 과제에서 안뜰척수로계 및 겉질그물척수로계 사이의 균형 잡힌 활동을 자극하는 것이다. 이것은 이동운동(보행)을 위한 다리의 효율적인 폄근 패턴을 강화하기 위해 한쪽다리 선 자세를 촉진하는 데 사용되며 그것은 선 자세에서의 팔 뻗기를 위한 개선된 자세 기반을 제공할지도 모른다.

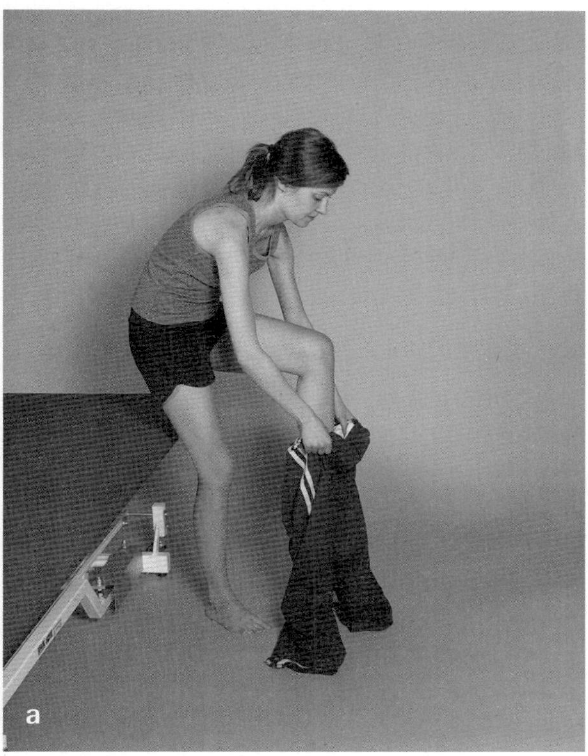

그림 2.15 적절한 자세조절은 선 자세에서 기능적 팔의 움직임을 가능케 한다. **(a)** 선 자세에서의 옷 입기는 정상이다. 이 모델은 왼쪽 다리를 바지 속에 넣는 것과 동시에 한쪽 다리로 자세를 안정시키는 능력이 요구되는 그녀의 오른쪽 다리 위로 균형을 잡고 있다. 이것은 문제해결과 작은 지지기저면 위에서의 전위(이동)에 대한 끊임없는 적응이 요구되는 복잡한 지각, 인지 및 감각 활동이다(계속).

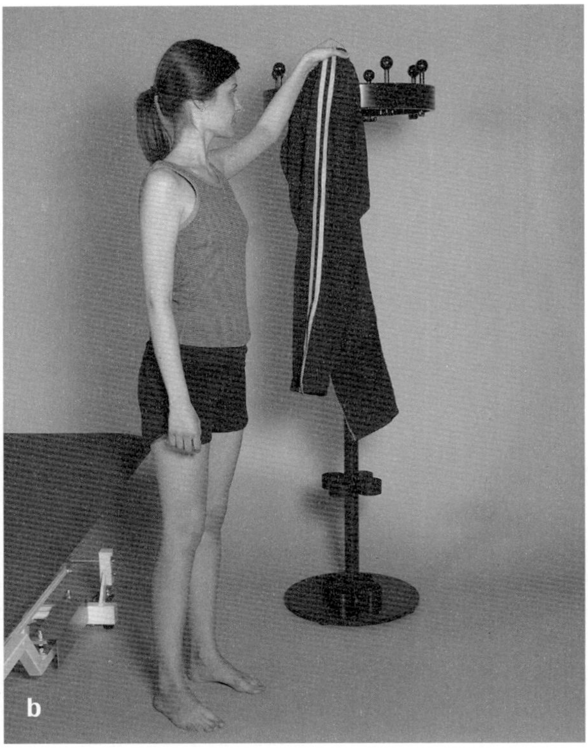

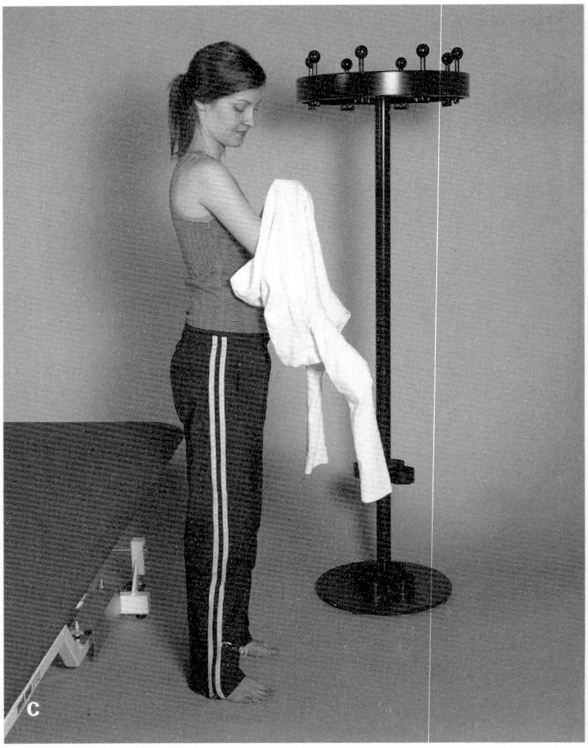

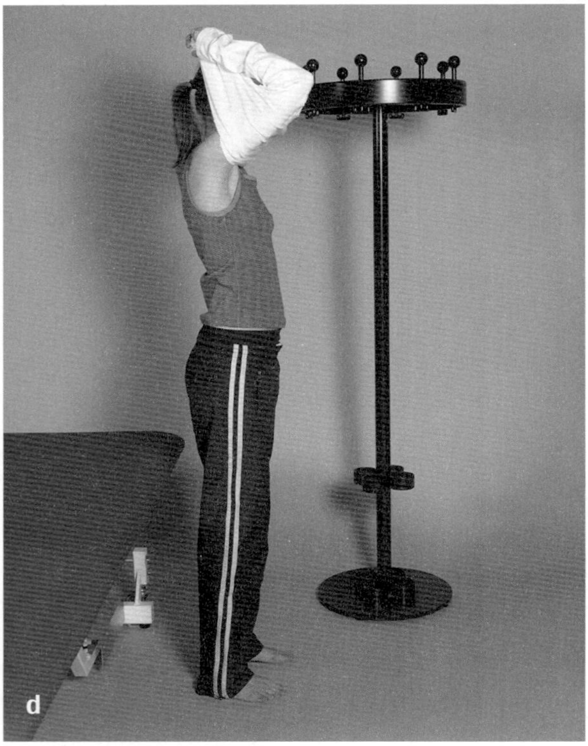

그림 2.15 (계속) **(b)** 이 모델은 어깨 높이 위에 있는 옷걸이에 스웨터를 걸고 있다. 그녀는 반드시 옷걸이(hook)를 찾아내야 하며 활동, 체중이동을 해결하고 동시에 그녀의 자세 안정성을 유지하여 스웨터를 옷걸이에 들어 올리는 데 팔을 자유롭게 사용할 수 있게 한다. 팔의 움직임에 앞서 몸통과 다리에서 동적인 변화가 일어나 신체를 안정화시키는 데 도움을 준다. 옷걸이는 팔이 도달하는 위치에 있기 때문에 몸통은 팔과 함께 움직이지 않는다. 몸통은 팔 단독으로는 팔이 목표물에 도달하지 않는 것 같은 방법으로 놓여 있어야만 움직인다. **(c)** 모델이 그녀의 스웨터를 입을 때 손과 팔을 소매 안으로 능동적으로 뻗음으로써 움직임을 유도한다. 어깨뼈의 안정성은 팔 뻗기를 위한 안정적인 기준이고 최적의 팔 기능을 위한 전제조건이다. **(d)** 스웨터가 머리 위로 감에 따라 시야는 가려져서 자세조절을 위해 몸각각 입력의 통합에 더 가중치를 준다. 자세조절을 유지하기 위한 감각운동 적응의 필요성이 더 증가한다. 신체분절은 분절 상호간에 정렬한다.

느끼면 굽힘근 전략이 증가할지도 모른다. 선 자세 설정에는 환자의 자세 활성화를 위한 환경을 촉진하기 위해 2명의 치료사 또는 보조자의 도움을 필요로 할지도 모른다. 기립대(standing frame) 또는 유사한 장치를 사용하는 것은 경우에 따라서는 적절할지도 모른다. 환자가 자세긴장과 그녀의 지지기저면(BOS)인 발 위에서의 활동을 촉진하기 위해서는 환자를 90°의 수직 정렬로 완전히 직립 자세로 둘 필요가 있다는 것에 주목하기 바란다.

■ 앉은 자세

지지가 없는 앉은 자세는 선 자세와 비교하여 감각수준 및 생체역학적 수준에서 다르다. 감각수준에서는 엉덩이와 넓적다리로부터의 몸감각 정보가 대신에 통합되기 때문에 발로부터의 몸감각 정보는 다리의 위치에 별로 기여하지 않는다. 선 자세와 비교하여 생체역학적 수준에서 생체역학적 제약의 감소가 있다. 즉, 조절되어야 할 관절 수의 감소가 있고, 지지기저면의 증가가 있으며, 질량중심이 낮아진다. 앉은 자세는 주로 몸통 근육에 의해서 조절되고(Genthon et al 2007), 지지되지 않는 앉은 자세는 몸통 자세 안정성을 필요로 하며 이것은 그의 모든 ADL에 필요하다(Perlmutter et al 2010). 앉은 자세와 선 자세 사이의 이동, 보행 및 등등에서 몸통 조절이 중요하기 때문에 앉은 자세의 복원은 자립 기능을 회복하기 위한 결정요인인 것 같다(Hsieh et al 2002; Geurts et al 2005).

기본적인 지지를 받지 않는 직립하여 앉은 자세는 복부근육 활동과 균형을 잡은 몸통의 폄과 폄에서의 머리와 목의 정렬에 의해서 특징지어진다. 엉덩관절은 생체역학적으로 굽힘 자세에 있으나 앉은 자세에서의 안정성은 굽힘과 균형을 잡은 폄/벌림/바깥쪽 회전의 신경근육 활성화의 상호작용에 따라 달라진다. 넓적다리는 받침대 위에 얹혀 있고 몸통의 기준(reference)으로서의 역할을 수행한다. 엉덩관절 회전의 구성요소는 변화할지 모르지만 안정성을 위한 기반으로서의 최적의 신경근육 활동은 안쪽으로의 회전보다는 바깥쪽으로의

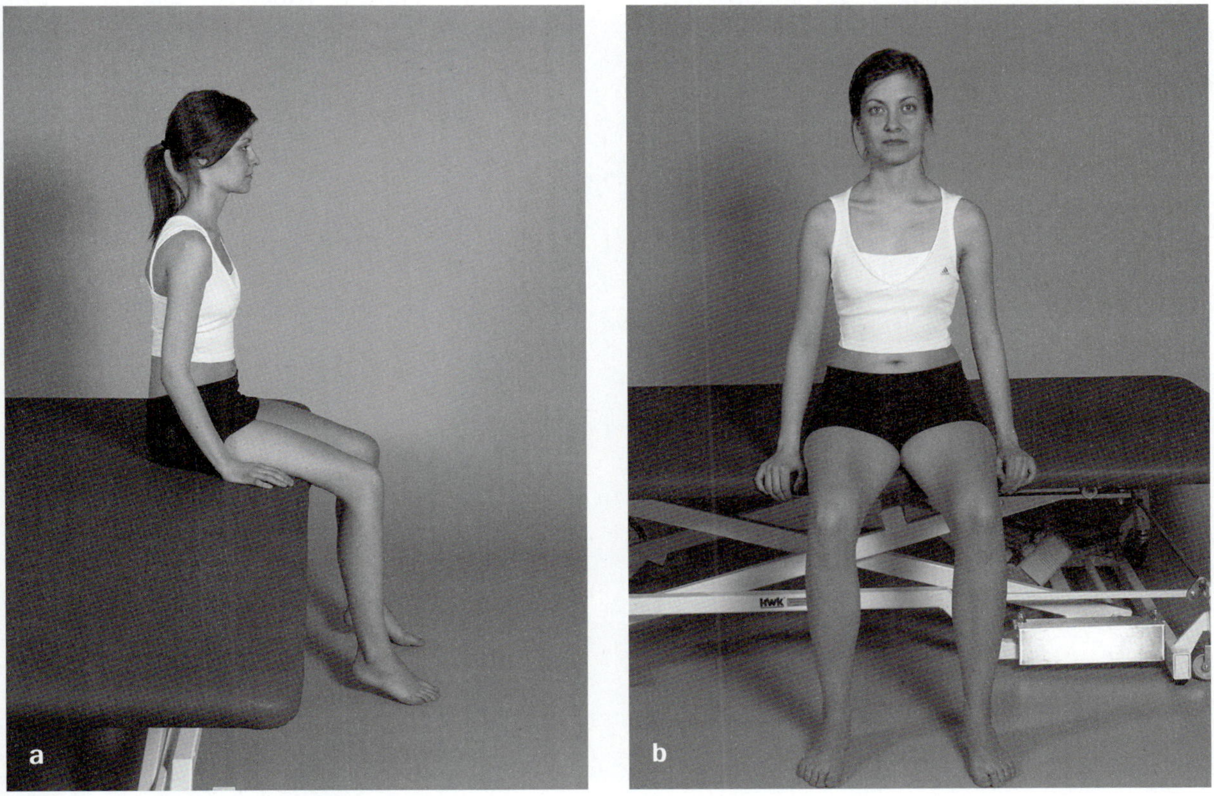

그림 2.16 (a, b) 중간위치 허리뼈전만과 똑바른 등뼈를 수반한 기본적인 똑바른(직립) 앉은 자세.

회전에 유리하게 작용한다(**그림 2.16 a, b**).

팔이 활동하지 않을 때는 모음(adduction) 상태로 있다. 회전 요소는 흉부, 머리, 목 및 팔이음뼈의 신경근육 및 생체역학적 관계에 의해 결정된다. 앉은 자세는 많은 활동을 위한 기능적인 자세이고 치료사에게 양호한 대처 기회와 변화를 제공한다(**그림 2.17**).

앉은 자세에서의 안정성은 몸통근육의 동시 활성화를 필요로 하고 우리가 어떻게 앉는가는 몸통근육 활동에 영향을 준다(O'Sullivan et al 2006; O'Sullivan et al 2002). O'Sullivan과 동료들(2006)은 통증이 없는 집단에서 두 가지 앉은 자세 즉, 똑바르게 앉은 자세와 앞으로 구부정한 앉은 자세 사이의 운동학 및 근육활동의 차이를 확인하고 측정하였다. 그들은 똑바른(직립하여) 앉은 자세, 특히 골반의 앞쪽 회전, 중간위치 허리뼈 전만 및 등뼈의 이완을 수반한 "허리골반(lumbo-pelvic)" 직립하여 앉은 자세는 허리뼈 표재 뭇갈래근의 활성화와 등뼈세움근의 동시 이완을 보장하는 데 매우 중요하다고 결론지었다. 깊은 몸통 안정화 근육의 활성화는 앞으로 구부정한 앉은 자세에서 감소하였다. Caneiro와 동료들(2010)은 앉은 자세가 목가슴근육 활동과 머리/목 자세에 미치는 영향을 조사하기 위해 세 가지 서로 다른 앉은 자세 즉, 허리골반 자세, 가슴직립 자세 및 앞으로 구부정한 자세로 둔 건강한 실험대상자를 검토하였다. 앞으로 구부정한 앉은 자세는 목가슴근육 활동의 유의미한 증가뿐만 아니라, 머리의 큰 앞쪽으로의 전이를 수반하는 가슴 굽힘과 머리/목 굽힘의 증가와 연관성이 있다는 것이 판명되었다. 저자들은 머리/목 자세 및 목 근육에서의 운동 활동에 대한 다양한 앉은 자세 사이에 명백한 관련성이 있다고 결론을 내렸다. 이들의 결과는 머리와 목 영역의 자세 활성화에서 골반허리뼈와 등허리뼈가 수행하는 역할을 뒷받침하고 있다. 이것은 Griffin(2014)에 의해서 지지되고 있는데 그는 다음과 같이 언급하고 있다. "편마비 어깨복합체를 다룰 때 평가해야 할 첫째 부분은 몸통의 정렬이다. 허리뼈 폄과 등뼈 폄에 뒤이은 골반 앞쪽 경사의 최적의 정렬은 머리, 목 및 팔다리의 모든 움직임의 생체역학적 기반을 제공한다"(Griffin 2014). 따라서 앉은 자세, 그리고 이에 따른 몸통 근육의 활동은 팔을 훈련할 때의 대처에 중요하다. 분절적 움직임과 등뼈의 자세는 어깨뼈 움직임과 가슴에 대한 어깨뼈 위치에 중요하고 정상적인 어깨뼈와 등뼈 움직임은 오목위팔관절을 위한 최적의 역학(mechanics)을 가능케 한다(Crosbie et al 2008)(**그림 2.18 a, b**).

팔 운동을 하는 동안에 어깨뼈의 조절은 정상적인 어깨 기능의 중요한 요소이다(Ludewig & Reynolds 2009). 어깨 복합체는 몇몇 관절로 구성된 운동연쇄(kinetic chain)의 일부라는 것이 고려되어야 한다. 어깨가슴관절(scapulothoracic joint)의 안정성은 어깨뼈주위근육의 협응된 활동에 따라 달라진다. 어깨근육은 효율적인 오목위팔관절 움직임이 일어날 수 있도록 관절오목을 동적으로 배치해야 한다. 어깨근육의 근약증 또는 기능부전이 존재할 때, 정상적인 어깨뼈 배치와 역학은 바뀌게 될지 모른다. 게다가 가슴우리 움직임의 제한은 어깨뼈 위치와 움직임에 미치는 영향으로 인한 팔 움직임의 기능적 제한과 연관성이 있다(Crosbie et al 2008). 그 이유는 등뼈(thoracic spine)가 팔 올림의 운동학적 순서(kinematic sequence)에서 핵심적인 연결을 형성하기 때문이다. 실제의 앉은 자세가 추가적인 중재에 기초하고 있을지도 모르는 최적의 몸통 활동을 강화하는지 억제하는지의 여부(예를 들어, 앉은 자세에서 선 자세로 이동할 때 또는 팔의 활동을 촉진할 때)를 고려하는 것은 매우 중요하다. Falla와 동료들(2007)은 앞으로 구부정한 자세에서부터 중간위치 허리골반 자세로의 앉은 자세의 구두지시에 의한 또는 촉진된 교정을 하는 동안에 깊은목굽힘근과 허리뼈뭇갈래근의 활성화를 비교하였다. 그들은 깊은목굽힘근과 허리뼈뭇갈래근의 활동은 자세 교정이 구두지시를 통해 하는 것보다 치료사(손으로 움직이는)에 의해서 촉진될 때 유의미하게 컸다는 것을 입증하였다. 이것은 불충분한 앉은 자세를 교정하기 위해 촉진법을 사용하는 것과 관련하여 임상적 의미를 갖고 있다.

앉은 자세는 신경학적 환자에서 팔 뻗기 활동을 위한 자세 설정에 흔히 사용된다. 건강한 실험대상자에서 팔 뻗기는 팔 움직임에 앞서 몸통에서 발생되는 선행적

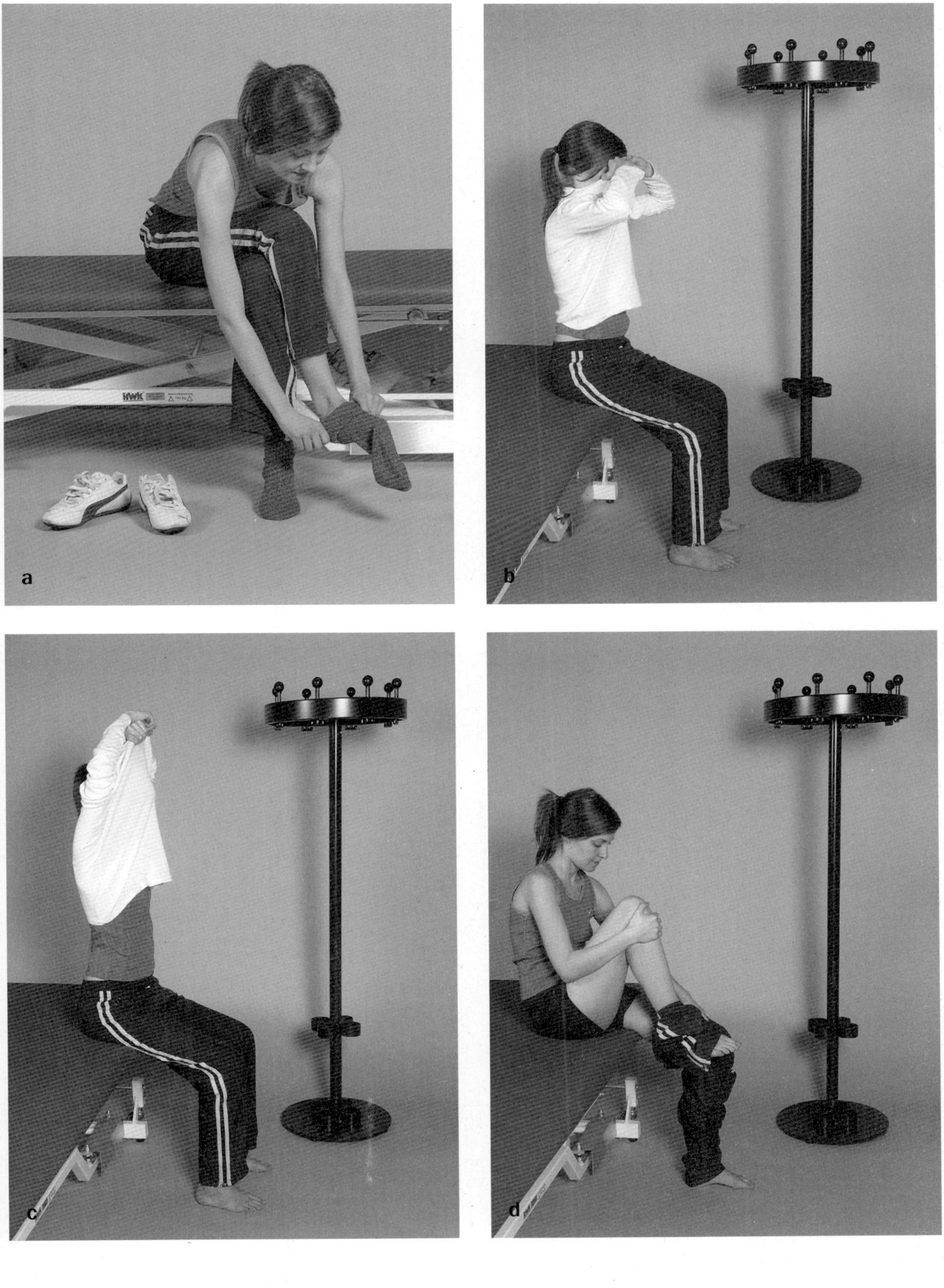

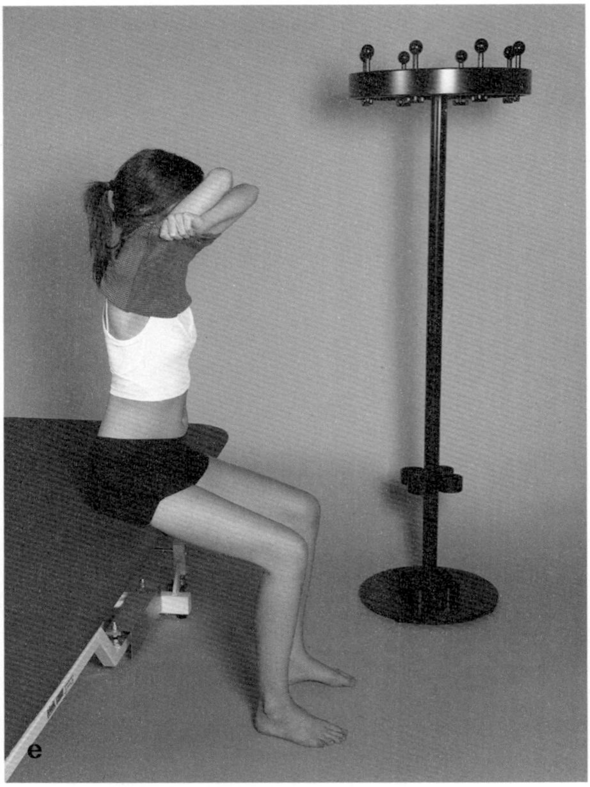

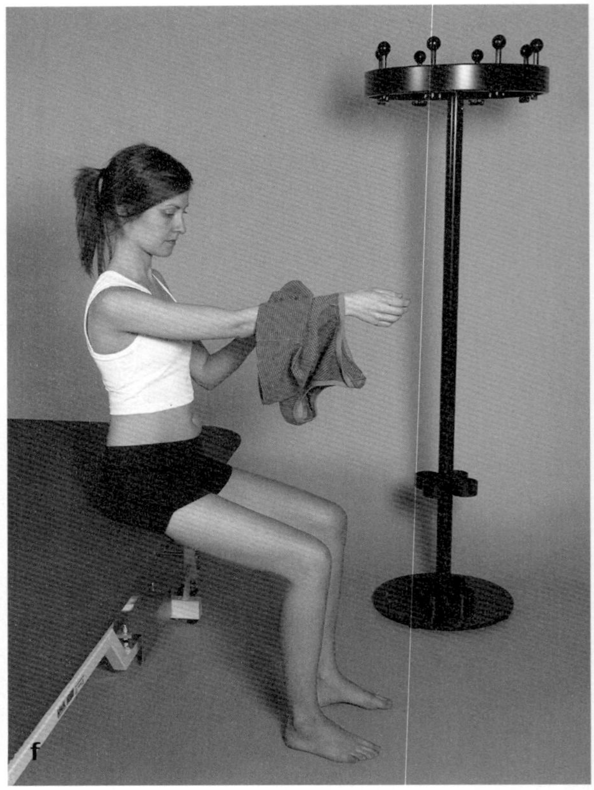

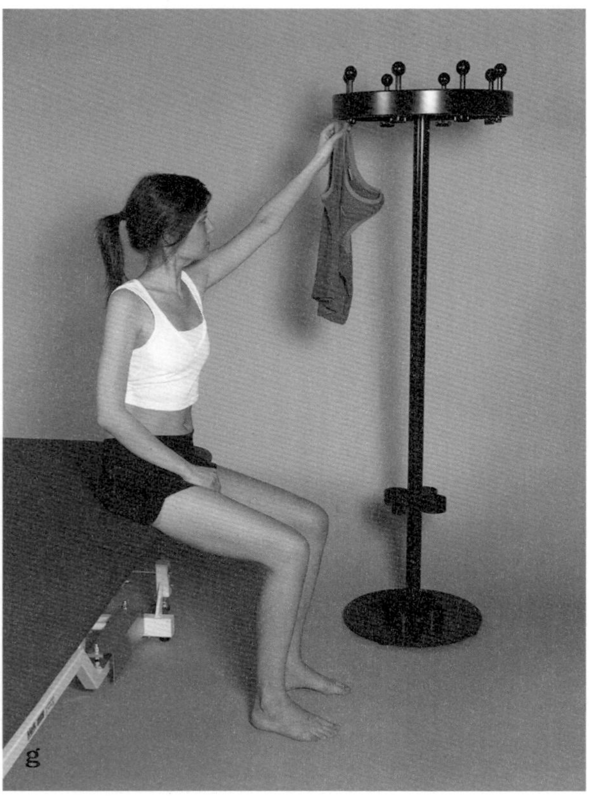

그림 2.17 (a–g) 앉은 자세에서의 옷 벗기. 균형, 움직임, 체중이동, 회전, 신체분절 사이의 정렬 모두가 앉은 자세에서의 옷 입기 또는 옷 벗기를 위한 필수적인 요소이다. 몸통 근육은 신체의 직립을 유지하고 체중이동을 조정하며 끊임없는 중력에 대항하는 움직임을 조절하는 주요 근육이다. 이 과제에서 몸쪽 안정화가 결여되면 팔다리에 깊이 영향을 주어 양말을 신거나 벗기 위해 팔이 발가락에 도달할 수 없거나 팔을 의복 안팎으로 쉽게 이동시킬 수 없다. 스웨터와 T셔츠를 벗을 때 팔이 펴지는 것에 주목하기 바란다 **(c, e, f)**. 안정된 몸통으로 인해서 팔은 자유롭고 따라서 의복 안팎으로 쉽게 이동할지도 모른다. 몸통의 몸쪽 안정성은 먼쪽 팔다리 이동성의 전제조건이다.

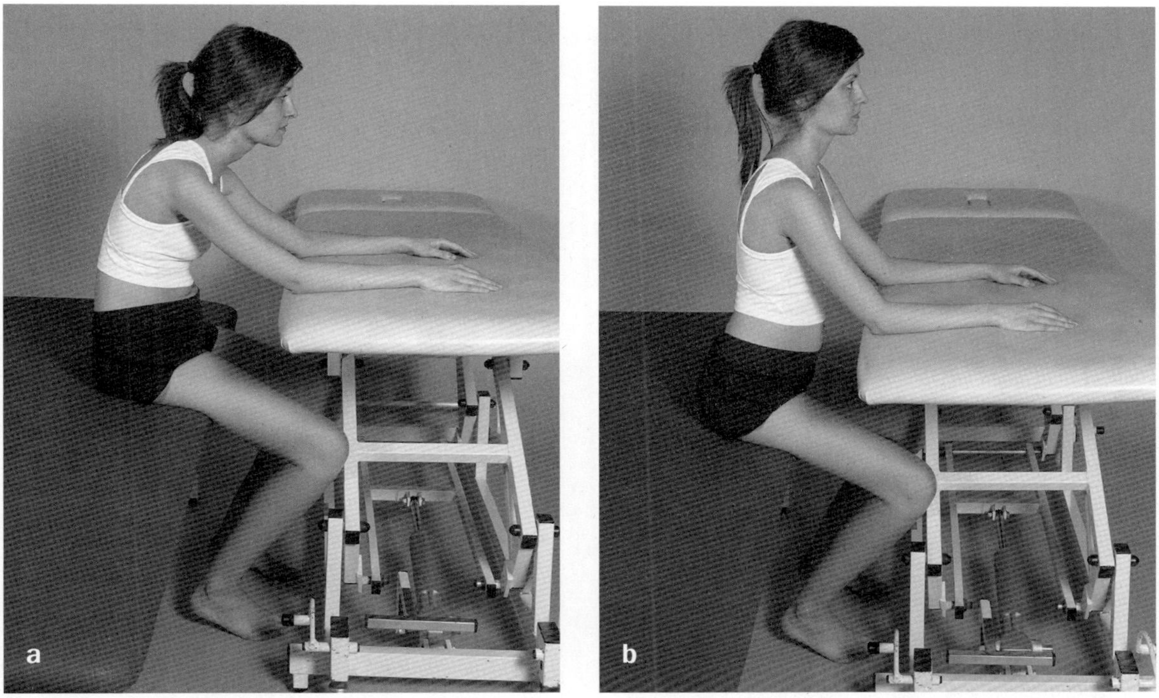

그림 2.18 (a, b) 다양한 앉은 자세가 머리/목의 자세와 목, 몸통 및 어깨뼈의 운동 활동에 미치는 분명한 영향이 있다. 앉은 자세, 나아가서는 몸통근육 활동은 팔의 기능을 훈련하기 위해 앉은 자세 설정을 사용할 때, 식사하기 위한 양호한 자세를 용이하게 할 때, 또는 다리의 근력훈련을 할 때 고려하는 것은 중요하다.

자세조정(APAs)으로 이어지며, 이것에 의해서 몸통의 굽힘근 모멘트와 방향성이 조절된다(Cirstea & Levin 2000; Lee et al 2009). 그러나 뇌졸중 후의 실험대상자는 앉은 자세에서 팔 뻗기 움직임을 수행하는 동안 몸통 전위의 증가와 양 방향으로의 APAs의 지연을 나타내어 보여준다(Pereira et al 2014). 몸통을 수반하는 보상적 팔 뻗기 전략은 몸통 조절에 기초한 팔 뻗기 전략과 비교하여 다른 과제로 일반화하는 것이 융통성이 없고 어려움이 있다는 것을 보여주고 있다(Thielman 2013). 팔 뻗기를 연습하는 동안 몸통 제한을 사용하여 앞쪽으로의 몸통 굽힘을 제한하면 어깨뼈 돌출 증가와 팔꿉관절에서의 가동범위 증가 및 몸통 움직임의 감소를 포함하는 팔 궤적이 더 정상적인 움직임 패턴으로 개선된다는 것을 보여주고 있다(Thielman 2013; Michaelsen et al 2001; Michaelsen et al 2006).

완벽한 신체분절 정렬과 자세조절은 앉은 자세에서의 과제 연습을 시작하기 위한 필수적인 요건이 아니라는 것에 주목하는 것은 중요하다. 치료에서 과제 지향적 활동을 사용하는 것은 자립한 자세조절을 필요로 하지 않는다. 그러나, 환자의 자세조절이 저하하여 있다면 적절한 외부지지를 제공하기 위해 환경에 적응하는 것은 중요하다. 이와 같이 하여 환자는 자세조절과 선택적 움직임을 순차적으로 개선할지도 모르는 과제 연습을 수행할 수 있을지도 모른다(Graham et al 2009). 그러나 신체분절 정렬과 자세조절에 주의를 돌리는 것은 환자가 복잡한 운동과제를 수행하는 능력과 효율성을 개선할지도 모른다(Raine et al 2009).

이점

앉은 자세 설정(**그림 2.19**)은 치료사가 촉진하기를 원하는 신경근육 활동 즉, 똑바르게 앉은 자세, 비스듬히 앉은 자세, 다소 회전하여 앉은 자세, 뒤쪽 또는 앞쪽으로 기울인 자세, 높은 앉은 자세 또는 낮은 앉은 자세, 좌석 깊숙이 앉은 자세 또는 좌석 모서리에 앉은 자세, 다양한 지지기저면(침대, 받침대, 다양한 의자, 등받이 없는 의자)에 앉은 자세, 다양한 질감과 딱딱함, 또는

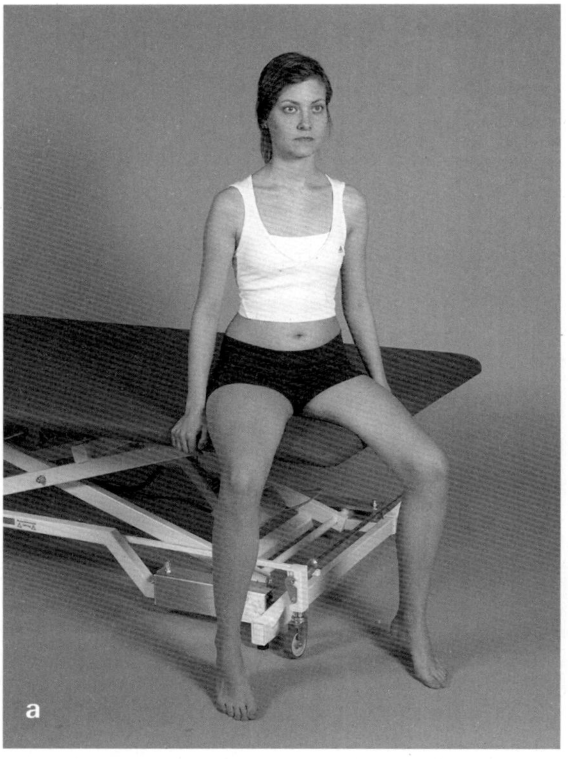

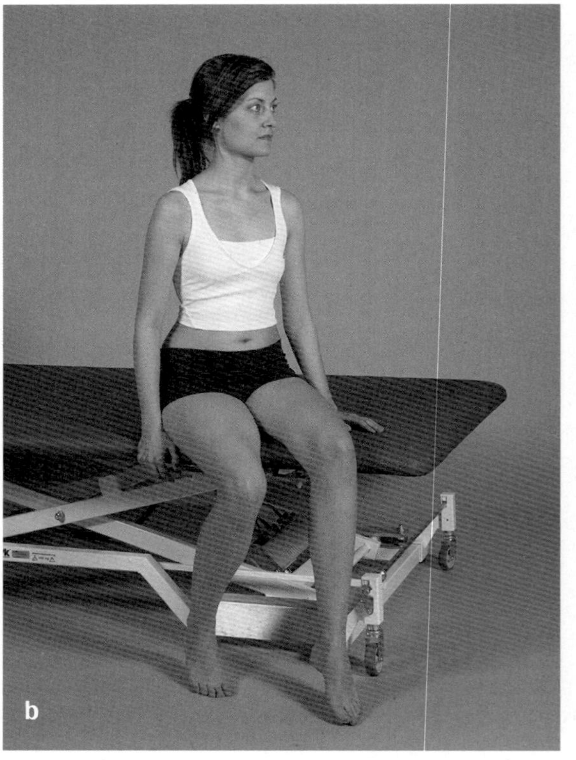

그림 2.19 (a) 엉덩관절 모음(내전) 증가는 엉덩관절과 골반의 안정성 및 움직임의 동원에서 흔히 있는 문제이다. 강화된 엉덩관절의 벌림(외전)과 바깥쪽 회전은 직립자세와 자세조절을 더 용이하게 하며, 그래서 신체분절 사이의 상호작용을 용이하게 한다. **(b)** 더 크고 더 넓은 지지기저면은 몸쪽 신체분절의 더 많은 움직임을 가능케 한다. 회전을 수반하는 변화는 체중부하 영역, 따라서 안정성 요건을 변화시킨다.

바닥에 앉은 자세에 따라 무한히 변화한다.

앉은 자세 설정은 과제와 관련하여 다양하다. 환자의 다음 움직임이 어디로 그리고 어느 방향으로 진행하는지(즉, 진전하는 활동의 방향), 따라서 어느 신경근육 활동이 필요한지를 결정한다(**그림 2.20 a, b**).

팔의 위치, 자세 및 활동이 몸통의 신경근육 활동에 영향을 미친다. 보통은 한쪽 팔의 활동은 몸통 양쪽의 APAs 증가를 필요로 한다(Lee et al 2009). 먼저 반대쪽 몸통이 pAPA로서 작용하고 다음으로 같은 쪽 몸통이 aAPA로서 증가한다. 예를 들어, 왼쪽 어깨의 활성화는 강화된 오른쪽 몸통 항중력 활동을 촉진한다.

팔 지지대(arm support)의 사용은 팔 지지대가 어떻게 사용되는가에 따라 서 있을 때의 발 또는 앉은 자세에서의 엉덩이 및 넓적다리 대신에 지지대 및 지지하는 팔에 대한 평형반응의 기준을 재조정함으로써 환자의 자세조절을 감소시킬지도 모른다(Jeka & Lackner 1994; Jeka 1997). 어깨관절이 90° 이상으로 바깥쪽 회전할 때 팔은 몸통의 폄과 자세의 활성화를 촉진한다. 환자가 팔의 무게를 지탱하여 이동할 수 있다면 자세 안정성과 근력은 몸과 팔 전체에 걸쳐서 강화된다. 예를 들어, 이것은 높은 찬장에 큰 접시를 올려놓거나 옷걸이에 외투를 걸 때 필요하다(**그림 2.21**). 안정된 팔에 수반하는 몸의 움직임 또는 안정된 몸통에 수반하는 팔의 움직임은 안정성과 움직임 사이의 상호 작용을 촉진하며, 이것은 자세조절을 촉진한다.

앉은 자세 설정은 치료의 다양한 단계를 통해 달라지기 쉽다. 즉, 실천적인 중재를 동원하는 것에서부터 동일한 치료에서 환자가 스스로 움직이도록 활동을 촉진하는 것까지 다양하다. 앉은 자세 설정은 환자가 수행할 실제 기능에 대한 신경근육 활동을 최적화하도록 조절된다. 예를 들어, 더 폄근 우위의 자세설정이고 일어서거나 또는 초기의 팔과 손 기능을 활성화하고/자극하

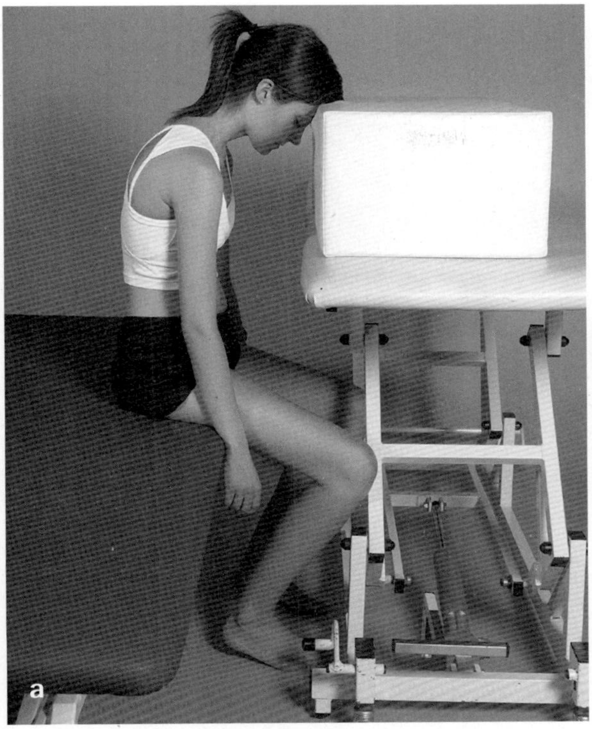

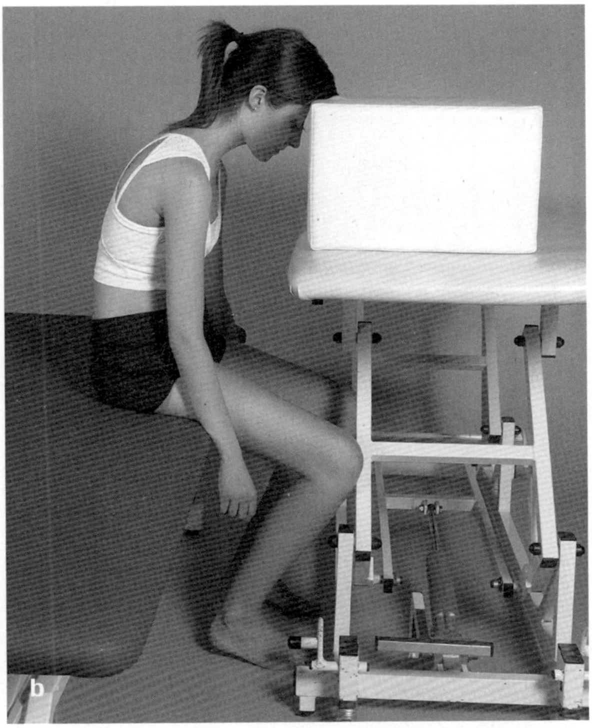

그림 2.20 **(a)** 앞으로 구부정한 앉은 자세는 머리와 목을 안정화시키고 신체분절 자세 활성화 사이의 상호작용을 용이하게 하기 위한 양호한 자세설정이다. 이것은 어깨뼈를 평가하고 어깨뼈 설정을 활성화하며 흉곽의 선택적 움직임을 촉진하기 위한 양호한 자세설정이다. **(b)** 임상상황에서 환자의 능동적 자세를 용이하게 하고 환자가 근육긴장을 낮춰서 지지대에 기대지 않도록 하는 것이 중요한데, 이것은 이 자세설정을 사용하는 목적이 부정될지도 모르기 때문이다.

고/촉진하기 위한 자세 조절에 더 촉진적인 높은 자세(high sitting)를 사용하는 것이다. 앉은 자세 설정은 다음의 것을 위해 사용된다.

- 몸통 및 지지기저면과 관련해서 골반을 동원하고 활성화시킨다.
- 엉덩관절 안정성과 복부근육 활동의 요소를 촉진하기 위해 분절적 허리의 폄을 촉진하며, 이것은 자세조절과 자유로운 팔을 달성하는 데 도움이 된다.
- 어깨뼈 설정의 기반이 되는 등뼈의 분절적 폄을 촉진한다.
- 어깨뼈의 선택적 움직임과 어깨뼈 설정을 촉진하고 활성화한다.
- 머리 안정성과 정중선에의 방향부여를 촉진한다.
- 주시(gaze) 안정성을 촉진한다.
- 앉은 자세에서 번듯이 누운 자세로, 또는 앉은 자세에서 선 자세로의 변화와 움직임.
- 자세 활성화가 유지된다면 손의 소근육 운동 활동을 자극하고 촉진한다. 또는 자세조절을 촉진하기 위해 팔과 손을 사용한다.
- 이동과 선 자세에서 안정성 향상을 위한 준비로서 뻣뻣하거나 과민한 발 또는 단축된 엉덩관절 굽힘근 및 모음근에 접근하기 위해 뒤쪽으로 기대고 앉은 자세(**그림 2.22**).

불리한 점

앉은 자세의 큰 지지기저면으로 인해서 낮은 자세긴장을 나타내는 환자는 쉽사리 굽힌 자세로 빠져들어 굽힘으로 고정되기 시작할지도 모르는데 그 이유는 이것이 그 환자에게는 유일한 이용 가능한 전략일지도 모르기 때문이다. 이미 굽힘으로 고정된 사람은 더 한층 그렇게 굽도록 자극될지도 모른다. 짧은 근육은 짧은 근육을 강화한다.

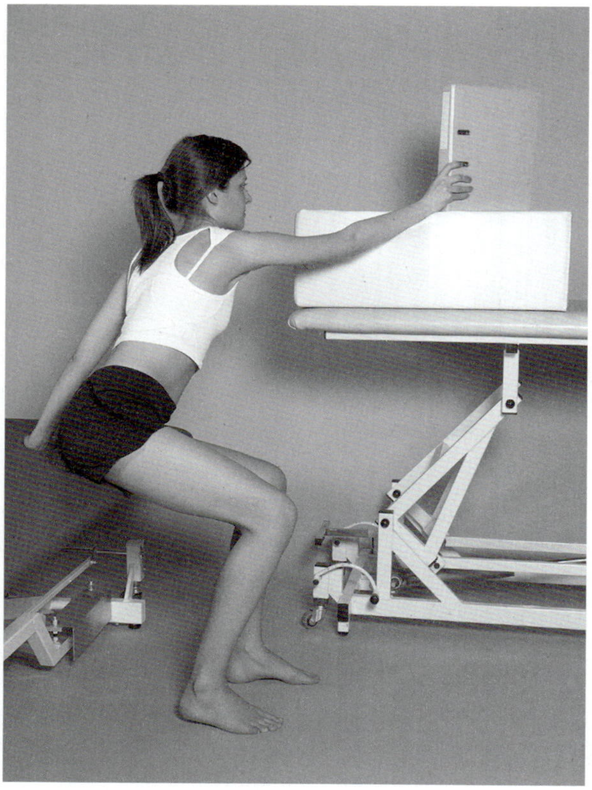

그림 2.21 이 모델은 그녀가 왼쪽에 있는 책을 오른손으로 가져오기 위해 체중을 이동하여 회전할 때 그녀의 왼팔과 손을 통해 안정화시킨다. 왼팔은 그녀의 지지기저면의 일부가 되어 그녀가 원래의 안정성 한계 밖 왼쪽으로 더 멀리 움직이는 것을 가능케 한다. 그녀는 그녀의 왼쪽을 이용하여 안정화시키고 왼쪽 팔과 관련하여 움직여야 한다. 그녀는 팔을 밀어붙이고 있는 것이 아니라 전체 팔을 펴고 있다는 것에 주목하기 바란다. 이리하여 팔은 그녀에게 동적인 지지를 제공한다. 그녀는 팔을 전후좌우로 움직여야 하고 양호한 이동성, 안정성 및 팔이음뼈 그리고 신체 분절 사이에서 협응이 있을 필요가 있다.

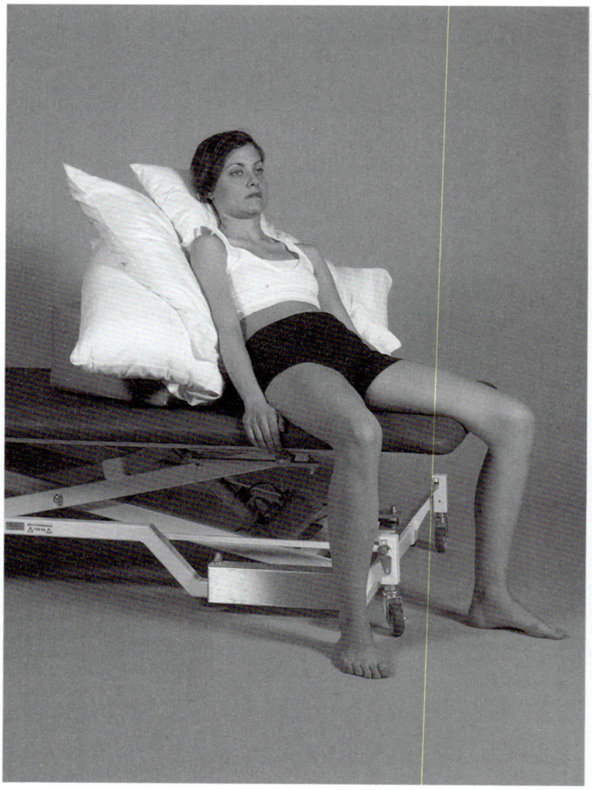

그림 2.22 뒤쪽으로 기대고 앉은 자세. 지지기저면에 대한 양호한 정렬을 획득하는 것의 중요성에 주목하기 바란다. 환자의 엉덩관절 굽힘근의 적응성에 따라 그 자세는 허리 폄근의 원심성 신장을 가능케 하기 위해 다소간에 등에서의 지지에 적합시켜야 할 것이다. 허리부분과 지지면 사이의 양호한 접촉은 자세를 조정하거나 또는 바로 앉기 위해 코어근육 조절을 위한 복부근육의 활성화를 용이하게 한다.

지지물을 사용하는 것은 그 지지물이 치료사와 환자에 의해서 어떻게 사용되는가에 따라 환자의 자세긴장에 영향을 미친다. 테이블, 받침대, 지팡이, 베개 또는 벽과 같은 지지물은 지기기저면을 증가시킨다. 환자가 지지물에 의지한다면 자세조절을 위한 필요성은 줄어든다. 환자가 지지물을 꽉 눌러 자기 스스로를 힘껏 지지하거나 지지기저면에 고정하면 굽힘근 활동이 증가한다. 그러나 환자와 치료사는 움직임을 위한 기준으로서 또는 무거운 팔의 무게를 줄여 자세조절을 촉진하기 위해 지지물을 사용할지도 모른다.

지지면의 재질은 촉진되는 신경근육 활동에 중요하다. 부드러운 좌석은 딱딱한 지지면보다도 특히 엉덩관절, 골반 및 하부몸통에 걸친 굽힘근/모음근/안쪽회전근 활동을 더 자극할지도 모른다. 높은 지지물(벽, 높은 지팡이, 높은 테이블, 높은 찬장)은 그것이 어떻게 사용되는가에 따라서 낮은 지지물보다도 폄근 활동을 더 촉진한다.

■ 반듯이 누운 자세

여러분이 어떻게 서 있는가는 여러분이 어떻게 "선 자세를 중단할"(즉, 앉을) 수 있는가를 좌우한다. 이것은 여러분의 앉는 방법을 더 좌우할 것이고 이것에 의해서 앉은 자세에서의 자세와 움직임을 선택적으로 활성화하는 능력이 좌우된다. 따라서 반듯이 누운 자세 설정을 만들어내려면 선 자세 중단을 촉진하는 것으로 시작해야 한다. 선 자세를 중단하는 것은 환자가 하나의 연속적인 움직임으로 선 자세에서 앉은 자세가 되는 하나의 치료적 촉진법이며 이것에 의해서 환자는 코어 안정성을 증가시키고 선택적 움직임을 촉진하기 위해 다양한 움직임 측면을 능동적으로 조절한다.

선 자세 중단을 촉진하는 목적은 자세설정의 전환을 통해 앉아 있는 자세에서 효율적인 자세조절을 만들어내어 치료사와 환자가 앉은 자세에서의 활동으로 더 직접적으로 이동하거나 또는 예를 들어, 반듯이 누운 자세로 자세설정을 바꾸는 것을 가능케 하는 것이다.

반듯이 누운 자세에서 치료사는 서로에 관해서 몸통, 골반 및 다리뿐만 아니라 머리, 목, 팔이음뼈의 정렬을 평가해야 하는데 그 이유는 이들 부위의 어느 곳인가에서의 장애 또는 고정은 반듯이 누운 자세에서의 선택적 활동을 방해할 수 있기 때문이다.

반듯이 누운 자세 설정은 사람이 엉덩관절, 허리뼈, 목 및 팔이음뼈를 원심성으로 늘어나게 할 수 있다면 폄(extension)으로 특징지어진다. 지지기저면은 크고 중력중심은 낮으며 사람이 지지면과 관련시켜 근육긴장을 풀어준다면 자세 긴장은 낮을 것이다. 다리의 무게 또는 엉덩관절 굽힘근의 지속적인 긴장 때문에 골반이 앞쪽으로 경사지는 경향이 있으나, 사람이 엉덩관절 굽힘근과 허리폄근 양쪽을 원심적으로 신장할 수 있다면 그 사람은 지지기저면과 더 잘 접촉을 하여 안정과 활동의 양쪽을 위해 더 적절한 정렬을 갖게 될 것이다. 이 정렬로 팔다리는 약간 벌림(외전) 바깥쪽 회전, 폄을 나타내는 경향이 있다. 아래팔은 흔히 엎침(회내)을 하고 팔꿈치는 약간 굽게 되는데, 이것은 정상이다. 우리는 손바닥의 방향성을 통해 환경과 관련시키는 경향이 있다(**그림 2.23**).

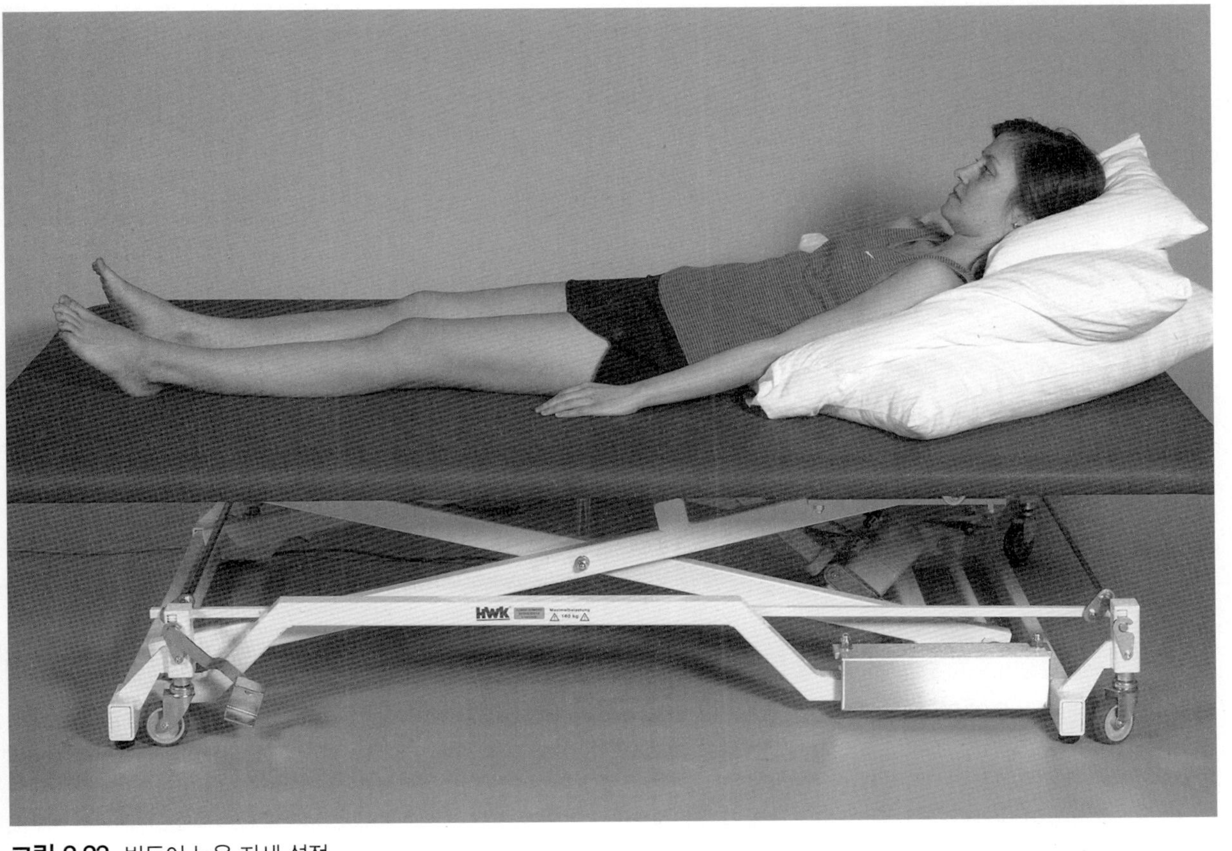

그림 2.23 반듯이 누운 자세 설정

이점

반듯이 누운 자세 설정은 다양한 방법으로 변화할지도 모른다. 즉, 양쪽 다리는 굽혀지고 발은 엉덩관절에서부터 서로 다른 거리에 놓일지도 모른다. 엉덩관절과 무릎관절 굽힘의 정도는 골반을 움직이는 것이 얼마나 어렵거나 쉬운가를 좌우한다. 팔이 엉덩관절 가까이에 놓인다면 골반 경사를 통한 발에의 체중이동은 생체역학적 관계로 인해서 촉진된다(**그림 2.24 a**). 교각자세 활동(bridging activity) 동안에 무릎이 발과 일치하도록 더 먼쪽으로 움직인다면 엉덩관절 폄과 자세 활성화는 강화될 것이다(**그림 2.24 b**).

발을 더 아래에 두어 엉덩관절에서 떨어진다면 생체역학적 정렬이 변화하고 골반의 동원과 자세활동을 더 어렵게 한다. 몸통 폄근의 원심성 신장을 강화하고 이로 인해 복부근육 활동을 촉진하기 위해 상반신이 베개로 지지될지도 모른다. 복부근육과 폄근 신경근육 활성화 사이의 상호작용은 선택적 골반 활동(엉덩관절과 허리뼈에 관해서), 가동성, 안정성을 위해 필수적이다.

일반적인 근육 불균형은 볼기근육, 몸쪽 뒤넙다리근 및 복부근육의 근약증이 있는 짧고 긴장성으로 활동적인 엉덩관절 굽힘근이며 결과적으로 허리뼈 전만의 증가를 수반하는 골반 앞경사를 야기한다. 엉덩관절 굽힘 요소는 환자가 원심성으로 등의 폄근을 신장하고 허리뼈가 평탄해질 수 있도록 치료되어야 하는데, 그 이유는 환자가 반듯이 누운 자세에서 움직임의 선택성을 달성하는 능력을 위해 중요한 요인이기 때문이다(Raine et al 2009). 반듯이 누운 자세 설정은 환자가 그 자세에 적응할 수 있다면 짧고 불활성인 근육의 특정 가동화에 적합할지도 모른다.

앉은 자세에서 반듯이 누운 자세로, 또는 반듯이 누운 자세에서 앉은 자세로 전환하는 다양한 단계는 안정성 및 움직임의 조절을 위해 신체분절 내 및 사이의 굽

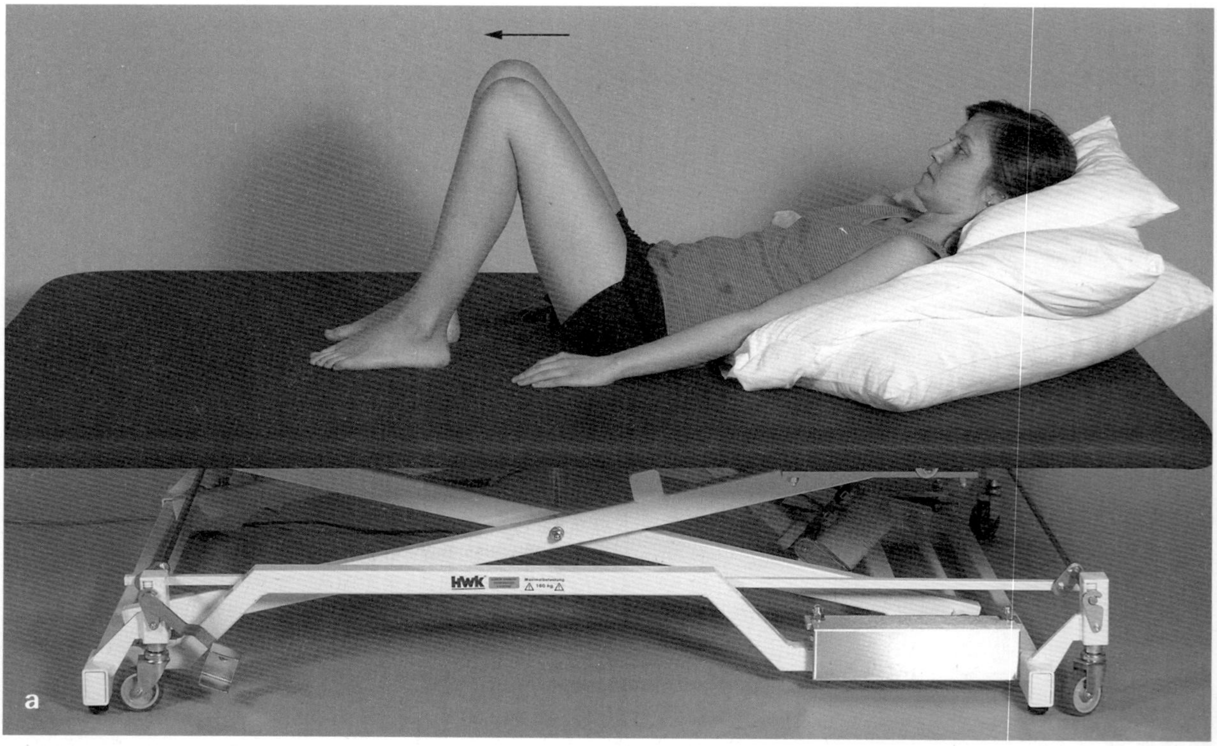

그림 2.24 반듯이 누운 자세 설정. 이 자세 설정에서 안정성을 달성하는 데 중요한 구부려 누운 자세(crook lying)란 다리가 능동적으로 구부린 자세로 "놓이는" 것이다. 따라서 엉덩관절 내 자세 안정성은 받침대(plinth)와 효율적으로 접촉한 발, 결과적으로 보행의 입각기에 기초한 상황의 발과 관련해서 달성될 수 있다. 이 자세 설정은 엉덩관절과 다리 내 자세 안정성의 촉진제로서 사용될 수 있다. 두 그림에서 발에 대한 무릎의 위치, 결과적으로 엉덩관절 폄과 복부근육 활성화에 주목하기 바란다. **(a)** 교각자세에서의 선택적 골반 경사의 기초가 되는 구부려 누운 자세의 발을 통한 앞쪽으로의 체중이동의 촉진(계속).

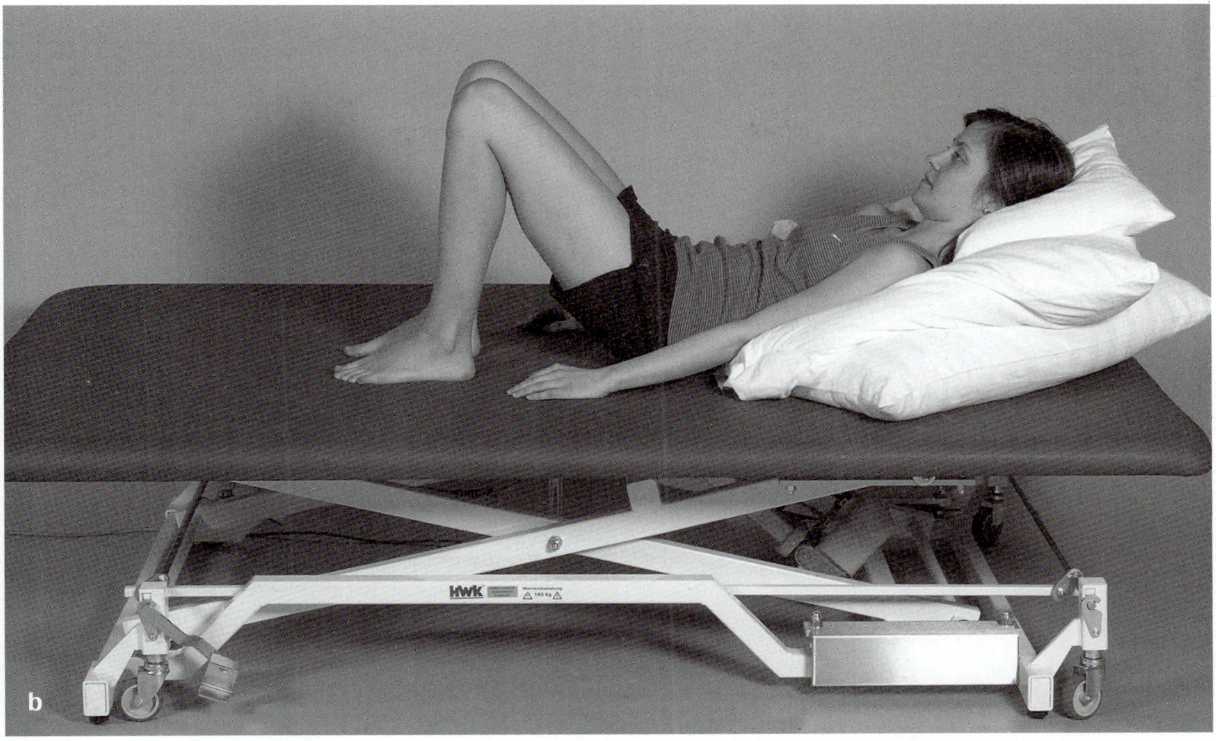

그림 2.24 (계속)**(b)** 선택적 골반 경사는 몸쪽 뒤넙다리근, 볼기근육 및 복부근육과 함께 발목관절 및 무릎관절의 안정성을 수반한다.

힘근, 폄근, 벌림근, 모음근 및 회전요소 사이의 단계적인 협응 및 상호작용을 촉진하기 위해 임상적으로 사용된다.

불리한 점

반듯이 누운 자세에서 자세 긴장은 기본적으로 낮다. 따라서 중력에 대항하는 활동의 시작은 어려울지도 모른다. 큰 접촉 면적이란 극복해야 할 많은 마찰과 관성의 요소가 있다는 것을 의미한다. 따라서 반듯이 누운 자세에서 활동적이기 위해서 그리고 반듯이 누운 자세에서 앉은 자세로 전환하기 위해서는 합리적인 자세 활성화 또는 이 활동의 촉진을 필요로 한다. 반듯이 누운 자세에서 앉은 자세로의 전환은 복잡하며 자립해서 수행되어야 할 굽힘근, 폄근, 벌림근, 모음근 및 회전요소의 단계적인 변화와 조합된 일정 수순의 자세조절을 필요로 한다. 동시에 환자는 중추신경계 병변 후 조기단계에서조차 흔히 보조 또는 자세 적응 없이 이것을 수행하는 것을 필요로 하며, 이것은 또한 다른 기능을 위한 보상전략의 선택을 하게 만들지도 모른다. 따라서 반듯이 누운 자세는 긴장이 매우 낮은 환자의 치료에서 첫 번째 선택지는 아닐지 모르지만, 더 많은 배경활동 가진 환자의 안정성, 움직임 및 근력의 특정 구성요소를 훈련하는 데 더 적절하게 사용될지도 모른다.

일부 환자에는 반듯이 누운 자세에서 긴장의 증가가 있다. 그들은 지지기저면에 적응하는 능력의 감소가 있을지도 모르며 불쾌감, 불안정감 또는 취약성을 느낄지도 모른다. 분절적 가동성과 신체분절 사이의 상호작용의 감소가 있는 사람도 있을지도 모르며 따라서 자세를 바꾸기 위해 능동적으로 움직이고 체중을 이동하는 능력이 저하하여 있을지도 모른다. 무게나 마찰은 움직임을 어렵게 하고 또한 치료사의 처리를 어렵게 한다.

■ 옆으로 누운 자세

옆으로 누운 자세는 체중부하 쪽을 통한 폄과 위쪽에 있는 더 많은 굽힘근 편중에 의해서 특징지어진다(**그림 2.25 a–c**). 안정성 요건은 지지기저면과의 상호작용 때문에 체중부하 쪽에서 가장 크다.

옆으로 누운 자세는 다음과 같은 보행의 구성요소

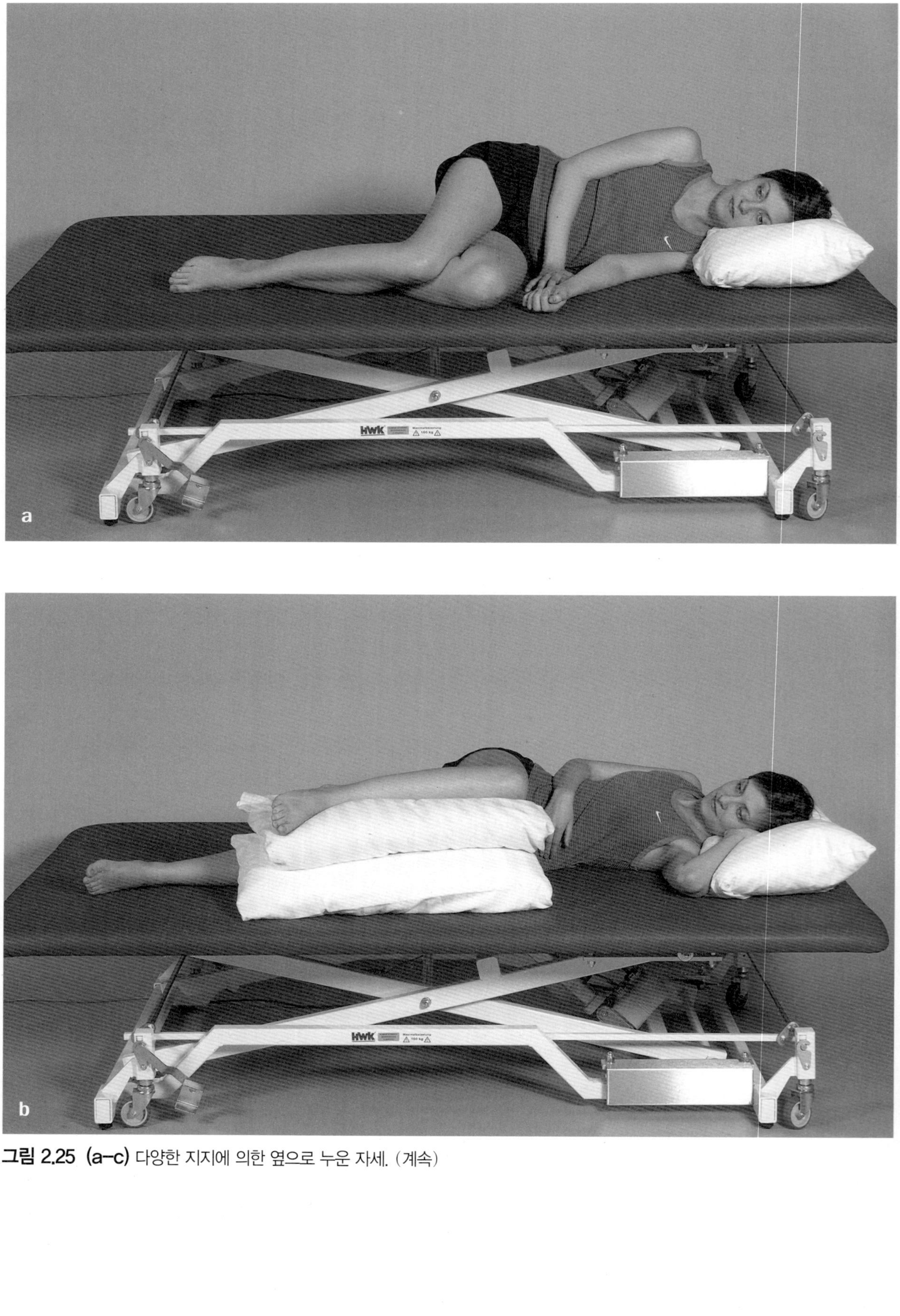

그림 2.25 (a–c) 다양한 지지에 의한 옆으로 누운 자세. (계속)

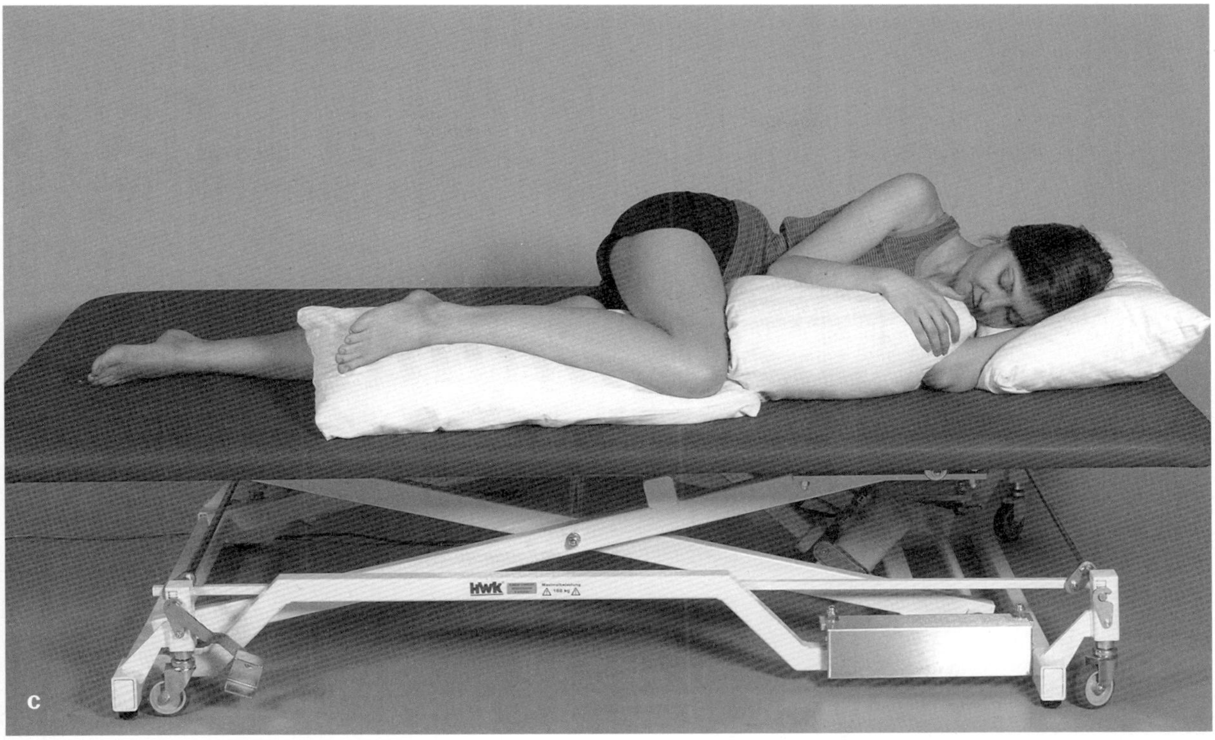

그림 2.25 (계속)(c) 다양한 지지에 의한 옆으로 누운 자세.

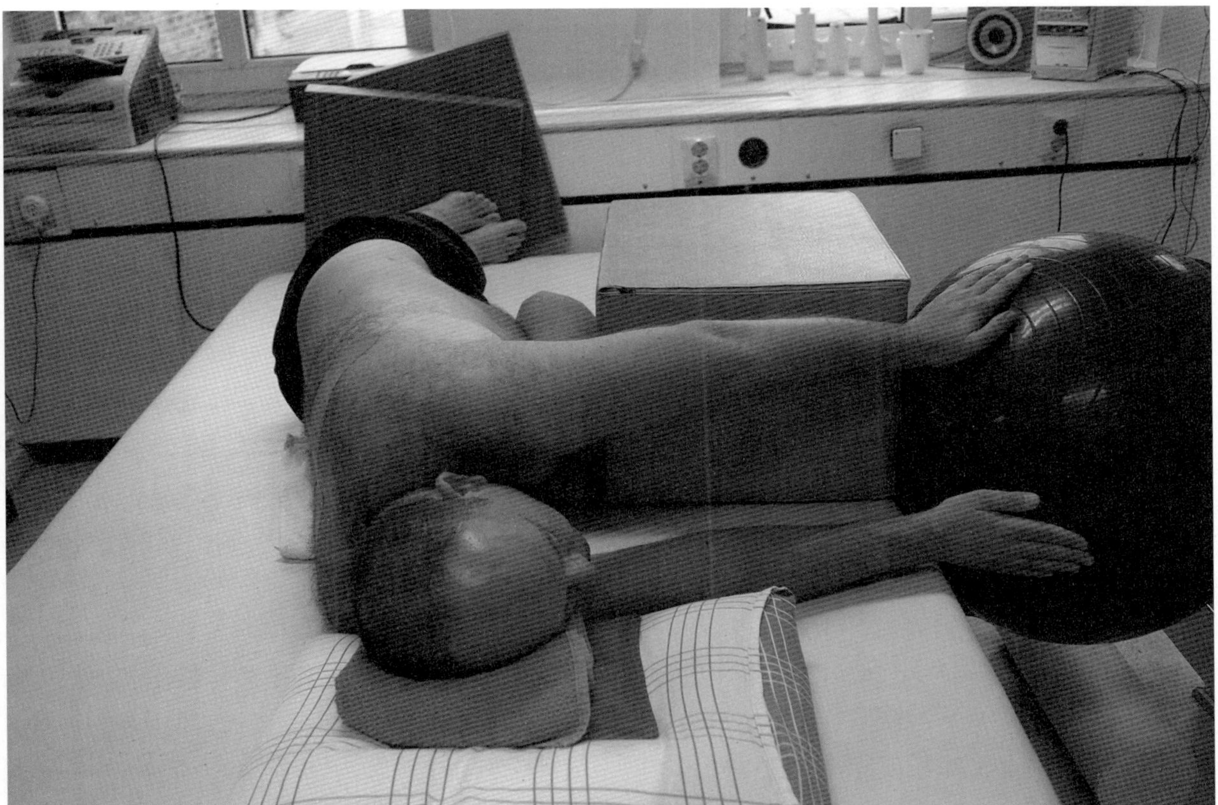

그림 2.26 옆으로 누운 자세는 예를 들어, 체중부하 쪽 다리와 몸통의 안정성 촉진에 의해서 보행의 특정 구성요소를 재훈련하기 위해 사용될지도 모른다. 발바닥쪽 압력정보로 다리(체중부하 쪽)의 안정된 정렬을 촉진하기 위해 감각정보를 전후사정과 관련짓는다. 그리고 몸통 안정성을 강화하기 위해 양쪽성 수축성 손의 정위반응을 사용한다.

(Raine et al 2009)를 재훈련하는 치료에서 사용될지도 모른다(**그림 2.26**).

- 체중부하 쪽 다리와 몸통의 안정성을 만들어낸다.
- 발에 대한 바닥쪽 압력정보를 통해 체중부하 쪽에 대한 안정된 정렬을 만들어내기 위해 옆으로 누운 자세에서의 감각정보를 전후 사정과 관련짓는다.
- 입각쪽 다리(체중부하, 가장 아래쪽)와 움직이는 (유각쪽) 다리(가장 위) 사이의 관계(보행에 기초한 상황이다)에 대한 인식을 촉진하기 위해 가장 위쪽 다리의 엉덩관절, 무릎관절 및 발을 선택적으로 활성화한다.

이점

옆으로 누운 자세 설정은 몸통 또는 팔다리 내 회전요소를 바꾸거나 안정성에 영향을 주는 베개를 많이 또는 적게 사용함으로써 달라질지도 모른다(**그림 2.25**). 옆으로 누운 자세 설정은 몸쪽 신체분절의 큰 가동성을 가능케 하고 자세 안정성과 근력을 강화하기 위해 위팔 또는 다리의 배치를 촉진한다. 뇌졸중으로 가장 이환된 쪽(마비측)으로 옆으로 누운 자세는 체중부하와 촉각 입력을 통해 이것을 자극하고 중심부위와 몸쪽 부위 양쪽의 자세활동을 촉진할지도 모른다. 뇌졸중에서 이환되지 않은 쪽(비마비측)으로 옆으로 누운 자세는 공간에서 이환된(마비측) 팔다리의 움직임을 위한 배경으로서 이쪽의 안정성을 개선할지도 모른다.

불리한 점

옆으로 누운 자세는 지지기반이 반듯이 누운 자세보다 중력중심이 약간 높으면서 길고 좁기 때문에 매우 불안정할지도 모른다. 따라서 이것은 치료에서 사용하기에는 어려운 자세 설정일지도 모른다. 지지기저면에 대한 적응이 부적절하면, 예를 들어, 환자가 지지하는 쪽을 원심적으로 신장시키는 능력이 저하하여 있다면, 맨 위에 있는 팔이음뼈는 매우 불안정할 것이다. 어깨뼈의 안정된 위치는 갈비사이근과 몸통근육의 활성화에 좌우된다. 이들 근육이 신장되거나 불활성화되면 어깨뼈는 몸통 위를 위쪽으로 미끄러져 팔의 선택적 두기를 위해서는 부적절한 정렬이 된다. 옆으로 누운 자세의 안정성은 단단하게 말은 타월을 바싹 그리고 환자 몸통의 매우 약간 아래에 뒤쪽과 앞쪽으로 놓고, 또한 위쪽 다리를 중립으로 안정화시키기 위해 베개를 사용함으로써 향상될지도 모른다.

핵심영역

Key Areas

움직임은 신경근육 활동을 통한 분절 내 정렬과 긴장분포만이 아니라 서로에 관해서 신체분절의 끊임없는 전위(displacement)를 야기한다. 이것은 관찰과 조작을 통해 분석된다(Taylor et al 1995). 일부 저자는 몇몇 신체분절을 핵심 점(key points)(조절의)이라 부르고 있다(Bobath 1990; Bader-Johansson 1991; Kidd et al 1992; Edwards 1996). 이 용어는 점(point)이 아니라 불절(segment), 부위(region), 또는 영역(area)을 가리키기 때문에 오해되기 쉽다. 핵심영역(key areas) 또는 기능단위가 더 정확한 명칭인데, 그 이유는 이들 영역은 나머지 신체와 상호작용을 함과 동시에 그 영역 자체의 활동을 갖고 있기 때문이다. 핵심영역에는 중심부분, 몸쪽 부분 및 먼쪽 부분이 있다.

중심 핵심영역

중심 핵심영역은 관절 그리고 머리/목, 팔이음뼈 및 골반에 근육 부착부를 가진 흉곽이다. 특히 중요한 것은 중간흉곽영역과 이 영역의 복장뼈와 근육에 그 갈비뼈 부착부를 가진 갈비뼈이다. 중심 핵심영역의 기능은 다른 무엇보다도 균형, 자세조절 그리고 팔다리 기능을 위한 안정된 기준이다. 이마면, 수평면 및 시상면의 3개 평면에서의 움직임은 체중이동, 좌우 사이의 상호작용 그리고 정중선을 팔다리와 교차시키는 능력을 가능케 한다.

몇몇 치료사는 머리와 목을 중심 핵심영역의 연장으로서 또는 몸쪽 핵심영역 그 자체로서 분류한다. 움직임에서 머리와 목의 기능(의사소통과 식사하기는 제외)은 많은 것을 포함한다. 그 기능의 중요한 측면은 우리 주변세계에 대한 방향설정, 눈에 대한 안정된 기준이 되는 것, 정보를 받아서 가능한 한 정확하게 정보를 인식하도록 눈을 수평으로 유지하는 것 그리고 균형을 가능한 한 강화하는 것이다.

몸쪽 핵심영역 : 팔이음뼈 및 다리이음뼈

- 팔이음뼈. Caillet(1980)은 팔이음뼈를 7개의 요소인 오목위팔관절, 위팔뼈 위의 연결(부리봉우리인대 : 부리돌기와 봉우리돌기가 함께 부리봉우리활을 형성하고 이것이 위팔뼈머리 위를 지지한다), 봉우리빗장관절, 복장빗장관절, 복장갈비관절, 갈비척주관절, 어깨뼈흉곽 부착부로 구성된다고 서술하고 있다. 팔이음뼈는 다른 신체분절과 분리해서 볼 수 없다. 몸통 근육조직을 경유하여 척주와 골반에의 부착부를 통해 팔이음뼈는 영향을 미치고 다리이음뼈, 몸통, 머리/목 및 팔다리의 정렬과 신경근육 활동에 의해서 영향을 받는다. 팔이음뼈의 기능은 팔과 손의 기능과 동시에 균형의 기능적 부분을 위한 가동성이면서도 안정된 기준(가동 안정성)이어야 하는 것이다.
- **다리이음뼈.** 골반은 허리뼈 따라서 몸통 그리고 엉덩관절과 관련하여 움직인다. 골반은 2개의 엉덩뼈와 엉치엉덩관절 및 두덩결합을 통해 연결된 엉치뼈를 구성한다. 이들 관절은 가동성이 없지만 응력(stress)과 변형(strain)을 전달하는 작은 회전요소를 허용한다. 골반은 위의 허리뼈와 아래의 어덩관절 사이를 움직인다. 따라서 핵심 영역으로서의 골반은 골반 단독이 아니라 그 몸쪽과 더 먼쪽과의 관계를 포함하는 골반이다. 기능적으로는 허리뼈와 엉덩관절을 가진 골반은 지지기저면을 향해서 아래로 작용하는 힘과 신체, 안정성 및 가동성(가동 안정성) 그리고 체중이동을 통해 위로 작용하는 이들 힘의 변환을 주로 담당한다.

먼쪽 핵심영역

손과 발은 신체가 환경과 상호작용을 할 수 있게 하는 많은 특정 감각수용체를 가진 가동성 있고 적응성이 있는 독립체이다.

- 손. 인간의 손은 엄지가 다른 손가락과 맞서는 능력이 있다는 점에서 독특하고 이로 인해 미세조정이 되고 단계로 나뉜 움직임에서부터 강력 쥐기까지 전체 범위의 움직임을 가능케 한다. 손 안에 있는 작은 근육의 많은 층이 움직임을 변화시키고 조정하는 회전요소를 바꾸는 것을 가능케 한다. 일부 영역은 기능에 따라 더 안정되어 있고 다른 영역은 더 가동성이 있다. 벌레근 쥐기(lumbrical grip)는 팔목의 폄(등쪽굽힘)에 기초하고 있고 팔 뻗기와 잡기의 기반이며 따라서 엄지와 다른 손가락 끝으로 집기(pinch grip)와 강력 쥐기(power grip)의 기반이 된다. 손의 기능은 환경을 탐색하는 것이다. 이것에는 접촉하고 느끼고 정보를 받는 것, 표현과 의미(손짓하기)를 강조하는 것, 물건을 손으로 조작하고 섬세한 운동기술을 수행하는 것, 뿐만 아니라 물건을 운반하고, 들어올리고, 움직이는 것, 밀기(예를 들어, 외바퀴 손수레)에서 몸을 펴는 것 등이 포함된다. 팔과 손은 필요에 따라 환경의 지지물을추구하여 균형을 잡는 역할을 갖고 있다.
- **발.** 발은 환경과 신체 사이 그리고 신체와 환경 사이의 힘을 전달한다. 발은 탄력이 있어 언덕이 많은 환경에서 걷거나 계단을 오르고, 달리고, 방향을 바꿀 때 탄력성을 제공한다. 발은 발끝서기의 힘에 의해서 팔 뻗기를 향상시킨다. 발가락은 뛰어다니고 방향을 바꾸는 데 중요하다. 발의 기능은 환경으로부터 그리고 환경에 대한 정보를 탐색하고 균형에 대한 지지기저면과 체중이동에 적응하는 것이다.

팔꿈치와 무릎은 몸쪽 핵심 영역 및 먼쪽 핵심 영역과 연계하여 팔과 다리 사이의 회전 변화를 통해 움직임 패턴의 변화를 가능케 한다. 이들 영역 내의 개별 요소의 총합은 과제의 다양성 요건을 충족하기 위해 엄청난 변화를 가능케 한다. 핵심 영역 사이의 상호작용은 균형, 체중이동 및 움직임을 동시에 가능케 한다. 따라서 단독으로 기능하는 신체분절은 없다.

많은 근육과 관절이 핵심영역에 집중하여 있다. 예를 들어, 손에만 19개의 뼈가 있다. 팔목과 아래팔이 결합되면 29개의 뼈가 존재한다. 20개 근육이 손에 내재하여 있고 위팔을 포함시키지 않고도 19개 근육이 아래팔에 있어 어떻게든 손에 작용한다. 중심 핵심영역은 갈비뼈, 복장뼈, 척추뼈와 깊은 근육, 얕은 근육으로 구성된다. 근육, 힘줄, 관절 및 피부의 특정 수용기가 어떤 활동 변화를 알아내어 중추신경계에 전달한다. 이것은 무수히 다양한 움직임, 안정성 및 조정을 가능케 한다. 임상경험에서는 하나의 핵심영역에 대한 처리(handling)가 다른 신체분절과 핵심영역의 긴장과 활동에 두 가지 방법으로 영향을 준다고 시사하고 있다. 즉, (1)피부, 관절 및 근육 부착부를 통해 직접적으로 그리고 간접적으로, (2)아마도 처리가 많은 특정 수용기와 중추신경계에 대한 정보의 전달 때문에, 말초수용기로부터의 모든 정보가 척수로 수렴되고 많은 사이신경세포가 이 정보를 척수 내의 많은 수준에 걸쳐서 전달하고 이리하여 뇌뿐만 아니라 비교적 넓은 영역에 걸쳐 정보가 확산된다.

> 많은 근육과 관절이 핵심영역에 집중된다. 따라서 고유감각 및 피부수용기는 중추신경계에 상당한 영향을 미친다.
> 핵심영역의 조절과 이들 사이의 상호 작용은 특히 균형, 움직임의 선택성, 환경과 과제에 대한 적응에 중요한 것처럼 보이고 따라서 기능에 중요한 것처럼 보인다.

근육 상호작용, 정렬 및 핵심영역 내와 사이의 가동성을 목적으로 한 치료는 안정성과 움직임 사이의 협응과 관계를 개선할지도 모른다. 결과적으로 환자는 균형과 선택성 그리고 일반적으로 신체에 대한 더 많은 조절을 경험할지도 모른다.

치료 상황에서 치료사는 어느 핵심영역(또는 영역)에 가장 기능부전이 있는가, 이 기능부전이 먼저 개별적으로 치료되어야 하는가, 또는 환자가 활동에서 핵심영역 사이에 상호 작용이 있다면 조절을 더 회복할 것인가를 평가해야 한다. 이 초점은 흔히 치료하는 동안에 달라진다. 이 선택은 개별 환자의 움직임 장애와 먼저 회복될 필요가 있는 기능과 직접적으로 관련성이 있어야 한다.

선택적 움직임과 기능적 활동

Selective Movement and Functional Activity

Berta Bobath는 움직임 패턴을 "기능을 위한 선택적 움직임의 연속(sequence)"으로 묘사하였다(Bobath 1990). 선택적 움직임은 자세조절 기전과 상호 의존적이고 상호 작용을 한다(Raine et al 2009). 중추신경계는 팔 뻗기와 같은 다관절 동작을 수행할 때 다른 관절에서의 동작으로부터 인접하는 관절에서의 상호 작용 토크(torque)의 영향을 조절할 필요가 있다. 이와 같이 하나의 관절에 토크를 만들어내는 능력은 다른 관절에서 만들어진 토크에 의해서 영향을 주고 영향을 받을 것이다(Mercier et al 2005). 따라서 선택적 움직임의 회복은 효율적인 자세조절, 정렬 및 기능을 위해서 필수적인 것이다(Raine 2007). 보바스 개념은 개인의 선택적 움직임 조절을 최대화하는 것에 초점을 맞추고 있다(Graham et al 2009). 이것은 활동 또는 기능의 특정 제한으로 이어지는 그 특정 개인에서 가장 중대한 장애를 확인하기 위한 움직임과 과제수행의 분석에 의해서 달성된다.

기능적 과제는 단기목표 또는 구성요소로 나뉠지도 모르며, 이것은 목표(과정)에 도달하기 위해 필요한 운동 활동(움직임 전략과 패턴, 선택적 움직임 및 신경근육 활동)으로 구성되며 수행되고 있는 환경과 관련되어야 한다(**표 2.1**).

신체 기능과 구조, 활동 및 참여 사이의 관계에 초점을 맞춘 연구는 많지 않다(WHO 2006). Normann (2004)은 치료사가 대부분의 치료시간을 관련된 활동에서의 신경근육 동원에 대한 환자의 조절 개선에 소비하였음에도 불구하고, 치료는 활동에서 식별(관찰)할 수 있는 변화를 보여주었고 환자는 자발적으로 참여의 개선을 보고하였다. 다발성경화증을 가진 2명의 환자에 대한 연구에서 Smedal 등(2006)은 다양한 활동과 연계하여 신체 기능과 구조에 초점을 맞추고 효과가 지속되는 훈련을 통해 활동을 재획득할 수 있다는 것을 실증하였다.

Brock 등(2011)은 뇌졸중 후 다양한 환경에서 보행하는 능력을 개선하기 위한 두 가지 물리치료 접근법의

표 2.1 기능적 과제의 구성요소: 선택적 운동조절, 움직임 패턴, 및 운동 활동에서부터 개인과 환경에 관한 움직임 목표까지의 요소.

기능적 목표	예를 들어, 옷을 입다, 몸단장을 하다, 책을 가져오다, 커피를 한잔 만들다, 욕실에 가다, 전화를 받으러 걸어가다, 또는 문을 열다. 확장된 목표는 쇼핑과 같은 도구적 일상생활활동(IADL)
↑	
운동 활동	예를 들어, 방향전환, 이동하기 위한 체중이동, 발 내딛기, 앉기 및 눕기
↑	
움직임 패턴	하나 이상의 분절 또는 관절에 걸친 움직임, 선택적 움직임의 우선순위 부여, 예를 들어, 팔 뻗기와 잡기 및 입각(stance)과 유각(swing)
↑	
선택적 조절	다른 부위에서의 안정성에 기초한 하나의 관절 또는 핵심 영역에 걸친 분리운동
↑	
신경근육 활동	과제를 위해 선택된 자세 설정에 좌우된다: 목표에 도달하기 위해 움직이는 데 필요한 신경근육 활동의 동원과 관련이 있다.

단기 효과를 비교하였다. 과제실행과 연계하여 보바스 개념에 기초한 중재(A집단)를 구조화된 과제 실행 단독(B집단)과 비교하였다. A집단의 참여자는 개인의 움직임 전략과 운동 기능장애의 기저에 있는 신경 및 신경근육의 결손과 치료에 대한 환자의 반응에 기초한 진행 중인 임상증상에 대한 상세한 평가에 기초하여 개별화된 중재를 받았다. 중재 B를 받는 참여자는 구조화된 과제 실행에 기초하여 물리치료에 착수하였다. 이 연구의 결과는 뇌졸중이 있는 사람의 보행속도 개선을 위해 보바스 개념에 기초한 중재(A집단)를 사용하는 것에 대한 단기간의 이점을 보여주었다.

임상사례

가쪽 및 앞뒤쪽 방향으로의 골반의 움직임(골반 경사)은 모든 체중이동과 이동(transfer)에 필수적이며 따라서 모든 기능적 활동에 통합된다. 골반 경사는 다양한 자세설정에서 그리고 한 자세에서 또 다른 자세에의 움직임을 통해 다양한 신경근육 활동을 필요로 한다. 예를 들어, 앉는 것, 침대에 누운 자세에서 자세를 바꾸는 것, 한 의자에서 다른 의자로 이동하는 것, 또는 욕실에서 자기 밑을 닦는 것 등이다(**그림 2.27 a–c**).

반듯이 누운 자세에서의 골반경사 조절은 반드시 앉은 자세에서부터 선 자세 또는 걷기에의 이동으로 자동적으로 이어지는 것은 아니다. 임상적 추론을 바탕으로 한 경우, 반듯이 누운 자세에서 골반경사에 대처할 필요가 있다. 예를 들어, 이용 가능한 실제의 범위를 개선하고, 신체부분의 인식과 신체도식의 업데이트를 위한 고유감각 정보를 강화할 필요가 있으며 그 다음에 골반경사는 반듯이 누운 자세에서 앉은 자세로의 이동을 통해 대처되고 촉진되는 것도 필요하다. 즉, 앉은 자세로 넘어갈 수 있기 위해 이동하여 이 기능에서의 다양한 자세 정렬을 조절한다. 선 자세에서 앉은 자세가 되고, 앉은 자세에서 선 자세가 되는 것에도 마찬가지로 적용된다. 안정성과 움직임 사이의 관계는 이동을 통해 변화하고 전체 움직임을 통해 촉진되고, 조절되고 회복되어야 한다. 다른 상황으로 넘어가면 서로 다른 정렬과 회전 구성요소 및 원심성 활동을 조절하기 위한 특정 학습을 통합하여 치료가 변화하는 경우에 강화될지도 모른다.

엉덩관절 벌림근은 이동운동(보행) 동안에 골반의 안정성을 위해 중요하다(Grimaldi 2011; Shumway-Cook & Woollacott 2006). 입각 쪽 다리의 엉덩관절 벌림근은 반대쪽 다리의 유각기 동안에 골반의 반대쪽으로의 처짐을 방지한다(즉, 기능적(생리학적) 가쪽 골반경사). 많은 환자는 발 내딛기 동안에 이 활동의 동

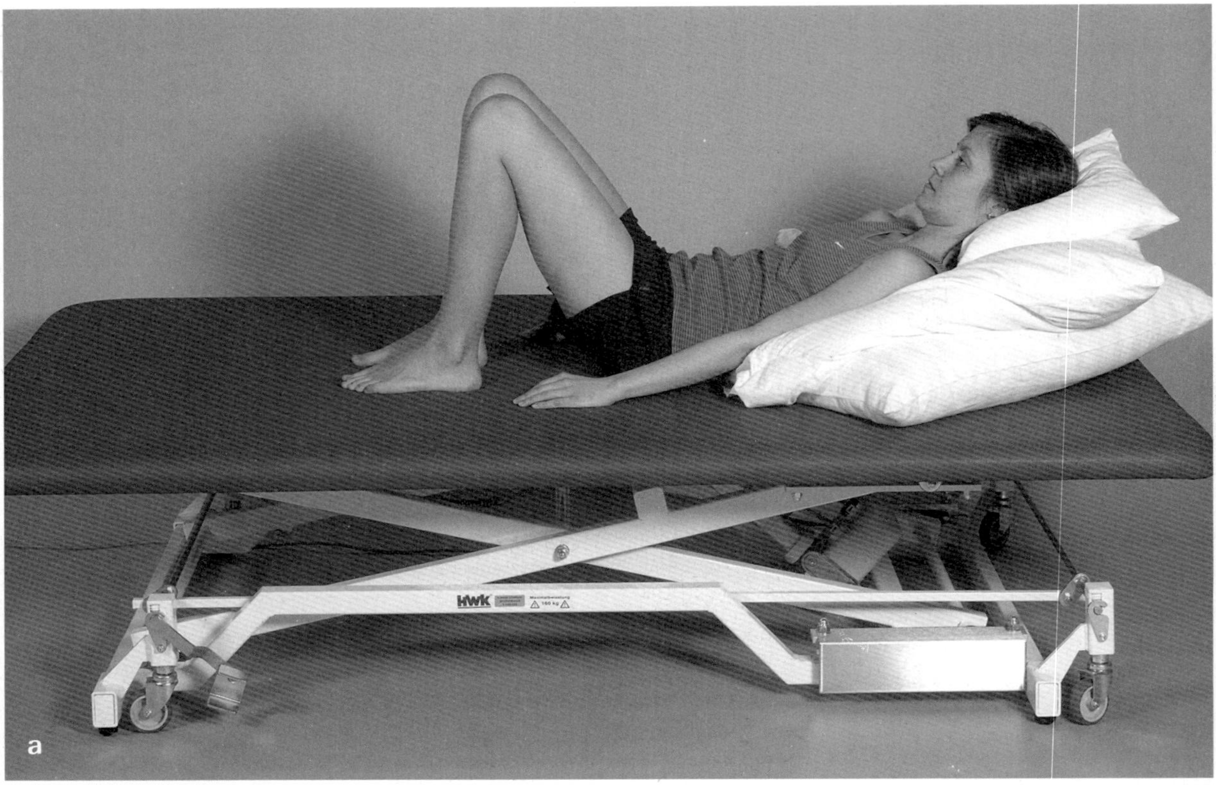

그림 2.27 중력과 지지기저면과 관련하여 골반의 다양한 정렬은 움직이기 위해 다양한 신경근육 활성화를 필요로 한다. **(a)** 반듯이 누운 자세에서의 골반경사이다. (계속)

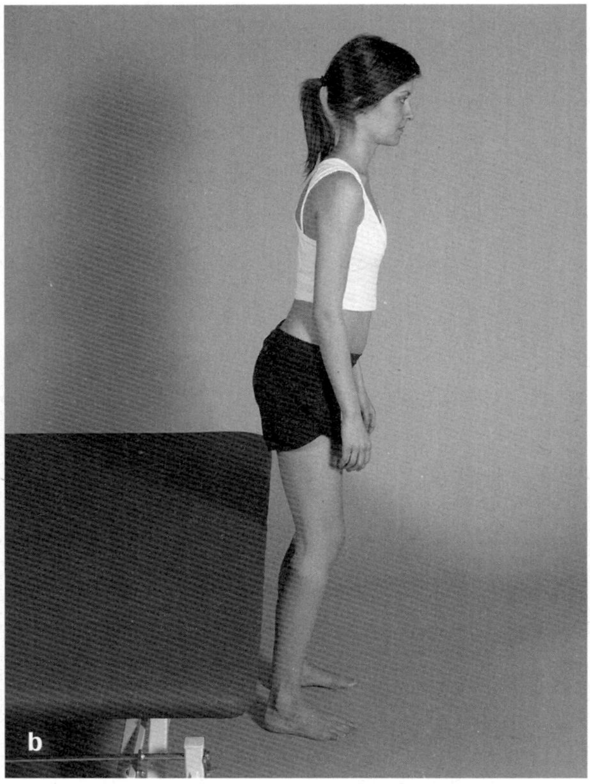

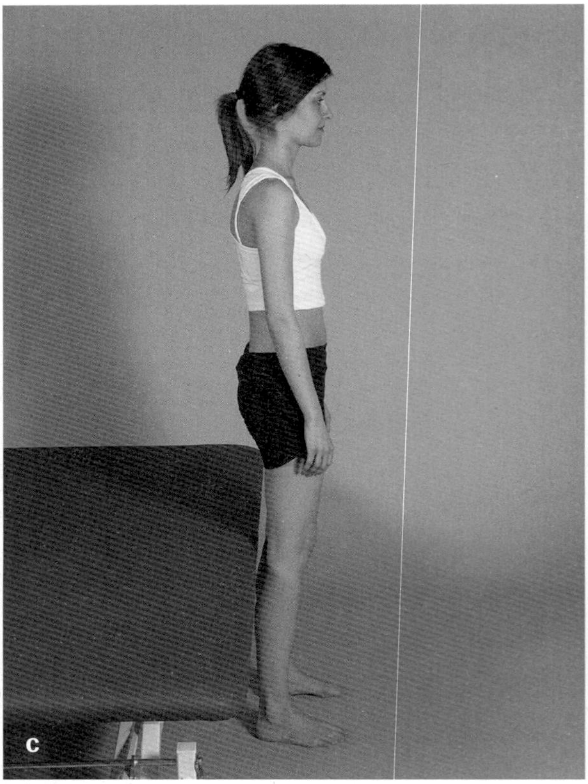

그림 2.27 (계속)**(b)** 앉은 자세에서 선 자세가 될 때의 골반 경사. **(c)** 선 자세에서의 골반 정렬.

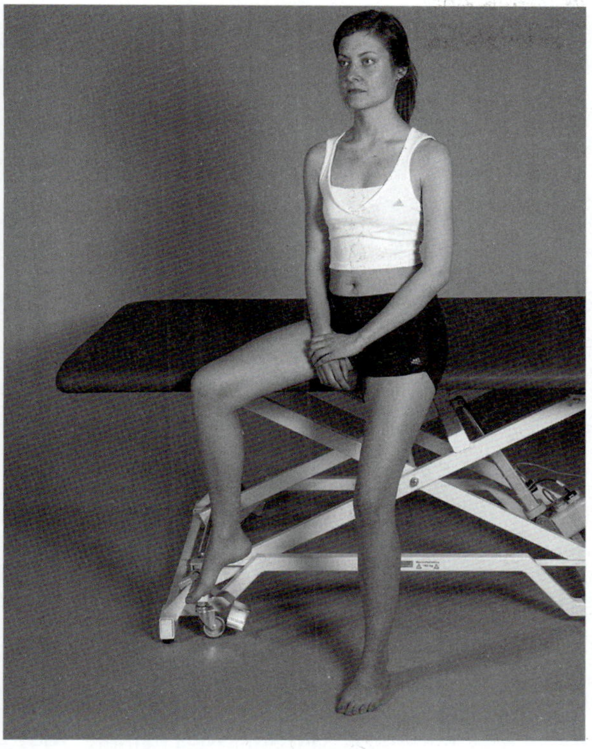

그림 2.28 비대칭으로 앉은 자세에서부터 한쪽 다리 선 자세로 내려와 설 때, 엉덩관절 벌림근을 촉진한다.

원이 감소되었고 따라서 이동(transfer) 또는 보행 동안에 불안정하다. 엉덩관절 벌림근이 다양한 방법으로 동원되고 촉진될지도 모른다. 즉, 옆쪽으로 발 내딛기, 높은 지지대 위에 비대칭으로 앉기(**그림 2.28**), 한 발을 내딛고 선 자세(step standing)에서부터 걷기, 또는 옆으로 누운 자세에서 특정 근력의 개선 등의 방법이다. 높은 지지대에서 내려오려면 입각 쪽 다리의 엉덩관절 벌림근 동원을 필요로 하고, 정렬이 적절하다면 보행을 위한 첫걸음을 촉진할지도 모른다. 이동운동(보행)은 발을 평행으로 하여 선 자세 또는 한 발을 내딛고 선 자세에서만이 아니라 많은 다양한 자세설정으로부터 시작되어 우리는 앞쪽, 뒤쪽으로 걷고 방향전환을 한다. 이들 모든 변화는 치료에 포함될 필요가 있다.

자동운동과 수의운동 사이의 관계
The Relationship between Automatic and Voluntary Movement

정보(information), 지각(perception) 및 인지(cognition)의 모두가 행동을 위해서 중요하다. Umphred(1991)는 일상적인 움직임 동안에 의식적으로 이러한 느낌을 의식하지 않더라도 동기부여, 도전, 성공은 인지적 요소라 언급하고 있다. 그녀는 또한 시각계와 안뜰계가 인지분석과 이전 경험의 회상에 중요한 역할을 수행하며 이러한 것들이 학습과 반자동 움직임으로 이어진다고 언급하고 있다. Whiting과 Vereijken(1993)은 중추신경계가 자기조직화하고 있으며, 인지적 주의 없이 환경요건에 대한 대응으로서 현 시점에서 그 운동과제를 해결하고 있다는 의견을 갖고 있다. 인지는 몇몇 단계로 나뉠 수 있을지도 모르는 과정이다.

- 과제에 맞서다.
- 문제의 조건과 구성요소를 사정하여 평가하다.
- 가능성 있는 많은 해법에서부터 하나의 해법을 선택하다.
- 문제를 해결하는 하나의 적절한 방법을 선택하다.
- 바람직한 선택을 사용하다.
- 작동단계(행동).
- 결과와 원래의 과제조건 사이의 비교.

움직임에서 인지의 역할은 명백하지만, 인지가 가장 관여하고 있는 수준은 과제의 요건에 따라 다르다. Luria와 Umphred는 움직임에 주의를 기울이는 것이 중요할 때 운동 전략의 계획에서 의식적인 사고(conscious thought)를 가질 것을 강조하고 있고, 한편 Whiting은 인지란 의식수준에 도달함이 없이 중추신경계 내에서 움직임을 의식하는 것이라 믿고 있다.

운동학습은 중추신경계가 건전하거나 손상되거나에 관계없이 동일한 중추신경계 과정을 필요로 하는 것처럼 생각된다(제1장 3 운동학습과 가소성 참조). 그 차이는 환자의 중추신경계가 정보를 받아서 그 정보를 처리하고 적절한 활동을 동원하는 능력에 있다. 모든 활동에는 인지의 요소가 있기 때문에 가장 자동적인 움직임(자세반응)과 최소한의 자동적인 움직임(의지적인 및 의식적인) 사이의 단계적인 전환이 있다. 이들 측면의 양쪽이 인지 요소를 갖고 있다 해도 의식적 사고(최소한으로 자동적)와 인식(더 자동적) 사이의 구별은 임상적으로 의미가 있다. 우리는 새로운 복잡한 과제를 학습할 때 정밀도를 개선하는 것을 허용하는 자세조절과 균형의 배경활동의 것보다도 더 정밀성이 요구된다는 것을 더 자각한다. 테니스를 치는 방법을 학습할 때 우리는 라켓의 손잡이, 공을 치는 스트로크의 방향 및 회전요소, 그리고 시공간적으로 공이 날아가는 방향으로부터의 시각적 되먹임을 의식적으로 자각한다. 우리의 의식적 사고(생각)는 신체의 모든 배경활동, 숙련된 움직임을 동시에 수행하기 위해 균형을 잡을 필요가 있는 실제적이고 즉각적인 적응과 조정에 관계되지 않는다. 우리는 성공하기 위해 필요한 과정보다도 목표에 도달하는 것에 더 관심이 있다. 기본적인 기술이 습득될 때 우리는 경험(즉, 움직임이 어떻게 느껴지는가)을 상기하기 위한 기억을 전개한다. 이러한 느낌은 예상되는 수행(이전의 경험)과 실제의 수행(즉, 지각)의 비교에 기초하고 있는 것처럼 보이며 성공한 느낌과 밀접하게 연관되어 있는 것처럼 보인다.

중추신경계는 이중 또는 동시적인 활동을 수행하는 능력을 갖고 있다(즉, 동시에 두 가지 이상의 것을 수행하는 능력을 갖고 있다). 번잡한 거리를 걷는 것, 등산할 때 하나의 바위에서 또 다른 바위로 건너뛰는 것, 쇼핑을 하는 것은 우리가 적절하게 움직여서 동작을 함에 따라 많은 다양한 유형의 정보를 동시에 받아 처리할 필요가 있다. 우리는 균형이 잡힌 상태에 있는 한, 목표, 우리주변에 있는 사람들, 복잡한 환경, 또는 우리주변에서 일어나는 일들을 인식한다. 우리는 보통 이야기하면서 걷기, 쇼핑 목록을 읽으면서 동시에 진열대에서 물건을 꺼내기 위해 돌아다니면서 쇼핑을 하는 것, 서 있으면서 옷을 입고 벗는 것, 몸에 비누칠을 하면서 샤워하는 것, 걸으면서 산수 계산을 하는 것 등, 두 가지 기능을 동시에 수행할 수 있다. 우리는 걷는 것에 주의를 집중하는 것이 아니라 동시 기능에 주의를 집중하는 것이다. 이것은 동시 활동 또는 이중과제라 불린다 (Mulder et al 1996). 그러나 많은 일상적이고 더 자동적인 활동은 의식적으로 인식되어 사람이 필요하다고 생각하면 집중적인 주의, 집중력 및 의지력을 통해 조절된다. 중추신경계는 상황에 따라 다양한 방법으로 과제의 문제해결을 한다.

신경학적 손상 후 또는, 예를 들어, 다리 절단 후에는 동시 활동 능력이 저하한다. 균형이 위협받을 때 넘어짐을 회피하기 위해 우리의 주의집중은 과제에서부터 벗어나 어떻게 균형이 보존할 수 있는가에 집중하게 된다. 많은 환자는 균형을 보존하기 위해 의식적으로 노력한다. 사람은 전화벨이 울리거나 주전자의 물이 끓거나 다른 사람들이 주변에서 움직이는 등으로 주의력이 방해받으면 넘어질 위험성에 처하게 되어 부상을 입을지도 모른다.

자세조절은 중추신경계의 가장 자동화된 기능 중의 하나이다(Mulder et al 1996; Mulder 1991; Dietz 1992; Massion 1992; Massion 1994; Horak 1997; Shumway-Cook & Woollacott 2006; Brodal 2010). 자세조절은 팔다리의 선택적 활동을 위한 기초이고 자세 안정성은 움직임 조절과 움직임에 변화를 주는 능력의 전제조건이다. 움직임과 자세 조절은 밀접하게 통합된다. 팔다리의 움직임은 수반되는 선행적 자세조정(aAPA) 이전과 준비를 위한 선행적 자세조정(pAPA) 동안의 양쪽과 움직임에 반응(되먹임)하여 자세 기전의 조정을 필요로 한다. 움직임과 중력중심의 위치는 동시에 조절되어야 하기 때문에 몸통 조절은 더 자동적이고 어린 시절 동안에 학습된다(Massion 1994). 손과 발은 환경과 더 직접적으로 상호 작용하고 정상적 움직임 조절의 최소한의 자동적 요소로서 분류된다. 움직임의 정밀성을 위한 각각의 손가락 움직임은 최소한으로 자동적이고 대부분 수의적이며, 반면에 팔과 신체의 자세조절과 마찬가지로 손과 팔목의 자세(posturing)는 대부분 자동적이고 덜 수의적이다.

기술의 예로서는 글씨쓰기, 공을 던지고 받기, 자전거 타기 및 자동차 운전이 있다. 이들의 모두는 적절한 자세 배경에 기초하고 있다. 기술은 학습됨에 따라 더 자동적으로 되고 점진적으로 주의를 덜 필요로 한다.

일상생활활동, 걷기, 팔 뻗기와 같은 많은 학습된 일상에 기초한 기본 과제는 의식적 사고 또는 주의를 거의 또는 전혀 필요로 하지 않는다. 과잉으로 학습된(overlearned)이라는 용어는 Mulder 등(1996)에 의해서 사용되었다.

> 보행, 팔 뻗기, 및 식사와 같은 매일의 활동은 일반적으로 주의와 노력을 거의 필요로 하지 않는 대부분이 자동적인 기능이다.

(과잉으로) 학습된 활동과 균형은 환경(즉, 경험)과의 활동 의존적 상호작용을 통해 개발된 중추신경계에서 구조적 상관관계(형태-기능; 제1장 3, 운동학습과 가소성 참조)를 갖고 있는 것처럼 보인다. 구조적(structural)이란 변경할 수 없다거나 고정되었다는 것과 동일한 의미가 아니다. 중추신경계는 정형적이거나 또는 융통성이 없는 것이 아니다. 변화하는 능력은 크고 운동 활동이 수행되고 있는 상황에 따라 달라진다. 초기 조절(반자동화된)에 대한 첫 시도(의지가 있는, 주의가 요구되는)에서부터 획득한 기술(자동화된)까지의 새로운 기술은 기능과 구조의 가소성 사이의 경계에 존재한다.

> 매일의 활동은 중추신경계 내에서 경험에 기초하여 구조적 상관관계를 갖고 있다.
> 활동의 표현은 개인, 목표 및 상황에 따라 달라진다.

예를 들어, 지지기저면이 변화하거나 움직이고 있을 때, 물체가 길을 막고 있을 때, 셔츠 단추가 작거나 단추 구멍이 너무 작을 때, 또는 신고 있는 양말이 비틀렸을 때 등과 같이 조정에 대한 요구가 커지는 상황에서 우리의 주의는 문제가 해결될 때까지 점점 더 과제에 초점이 맞춰진다. 일단 해결이 되면 활동의 진행은 다시 더 자동적으로 된다. 인지적 조절, 시각정보(눈과 손의 협응) 및 감각운동 적응은 모두 기술 획득, 특히 손의 기능에 중요하다. 점점 더 자동화된 움직임은 밀접하게 통합되어 있고 인간은 그 과제가 얼마나 쉽거나 어려운가, 또는 알려져 있는 것인가, 새로운 것인가에 따라서 이들 조절을 전환한다.

> 움직임의 자동적이고 수의적인 조절은 밀접하게 통합되고 기능적 기술과 균형의 기초를 형성한다.

보행은 인지적 요소와 더 자동적 요소의 양쪽을 갖고 있다. 보행의 시작; 템포(tempo)와 속도 및 방향의 변경; 장애물과 사람들에 대한 주의; 그리고 평탄하지 않음은 더 인지적 요소이다. 인지적 요소는 사용되는 실제의 운동 전략에 초점이 맞춰지지 않는다. 이들은 보행의 시작, 목표 및 환경에 대한 문제해결과 관계가 있다. 보행은 변화할 필요가 없는 도전받지 않는 환경에서 가장 자동적이다(제1장 2, 척수 : 중추패턴 발생기와 이동운동 참조). 첫걸음 후에 중력선이 조절된 방식으로 지지기저면 밖으로 오게 됨에 따라 발걸음은 더 자동적으로 뒤따르며 사람은 균형을 회복하려고 발을 내딛는다. 몸통은 앞쪽과 위쪽으로 움직이고 발이 뒤따른다(즉, 머리쪽에서 꼬리쪽으로의 활동의 동원).

보행은 우리가 원한다면 의식적으로 조절될지도 모른다. 여러분이 계속해서 읽기 전에 아래에 열거하는 지시에 따르기 바란다.

- 일어서시오.
- 발을 서로 평행으로 놓으시오.
- 오른쪽 엉덩관절과 무릎관절을 굽혀서 다리를 들어 올리고 다리를 뻗치시오.
- 발꿈치를 바닥에 내려놓으시오.
- 체중을 오른쪽 다리로 이동하고 오른쪽 무릎을 똑바르게 펴시오.
- 왼쪽 엉덩관절과 무릎관절을 굽히고 다리를 들어 올려 완전히 펴시오.
- 발꿈치를 바닥에 내려놓으시오.
- 체중을 왼쪽 다리로 이동하고 왼쪽 무릎을 똑바르게 펴시오.
- 오른쪽 엉덩관절과 무릎관절을 굽히고 오른쪽 다리를 앞뒤로 흔드시오.
- 발꿈치를 바닥에 내려놓으시오.

- 그 다음에 여러분 자리로 돌아가시오.

질문은 여러분이 자기 자리로 되돌아갔을 때와 마찬가지로 지시 하에 걸을 때 동일한 움직임 전략을 사용했습니까? 이다. 대체로 사람들은 큰 차이를 경험한다. 경험에 따르면, 일반적으로 힘들지 않은 보행을 하는 동안에 사용되는 것보다 구두지시 동안에 다른 전략이 사용된다는 것을 시사하고 있다. 첫걸음은 일반적으로 수의적이며, 목표는 물론 실제 움직임에 주의가 돌려지고 있다. 내부적으로 만들어지거나 또는 치료사에 의해서 외부적으로 만들어진 상세한 지시는 수의적으로 조절되지 않거나 또는 정상적인 상황에서 지시되지 않는 움직임 요소의 조절을 향해서 의식적으로 주의를 돌리는 것이 증가한다. 움직이도록 지시받았을 때 구성요소의 순서는 반전되는 것처럼 보인다(첫걸음 후). 다리는 신체와 관련해서 움직이고 중력의 선은 움직이는 다리의 뒤에 있다(보통 신체는 입각쪽 다리와 관련해서 움직인다). 유각(swinging leg)에서의 움직임 패턴은 정상적인 보행 시보다 유각쪽 엉덩관절의 굽힘 각도가 크고 더 조기에 굽혀진다는 특징이 있다. 이 예에서는 몸통은 다리 다음으로 움직인다. 즉, 꼬리쪽에서 머리쪽으로의 동원이 된다. 동원 순서는 재조직되어 굽힘근 활동이 증가하고 효율이 저하하며 시간이 더 걸리고 신체적 및 인지적 노력이 증가한다. 각각의 근육, 근육집단 또는 분리된 구성요소의 활동을 동원하기 위해 구두지시를 사용하는 것은 자동성에 우선하고 정상적인 기능과 비교하여 동원 순서를 바꿀지도 모른다.

자세조절은 안뜰, 몸감각 및 시각 정보에 기초하고 있다. 이들 정보 소스의 상대적 중요성의 가중치(weighting)는 실제 상황에 따라 달라진다. 중추신경계 병변이 있는 환자는 흔히 저하되고 부적절한 또는 제한된 선행적 자세조정(APAs)(피드포워드)을 갖고 있다(Pereira et al 2014; Krishnan et al 2012; Dickstein et al 2004; Mancini et al 20). Mulder 등(1996)은 중추신경계 병변 후의 개선을 조사하여 다음과 같이 언급하였다. "과거 5년에 걸쳐서 Nijmegen에서 수행된 작업에서부터 회복의 세 가지 원칙을 추출할 수 있었다: 즉, (a)인지 조절의 감소, (b)시각 의존성의 감소 그리고 (c)감각운동 적응성의 개선."

균형이 저하한 사람들은 도전받지 않는 보행과 같은 더 자동적인 기능을 하는 동안에도 시각과 주의에 더 의존하게 된다. 시각정보가 우위가 되면균형을 위해 동등하게 중요한다른 전달경로(몸각감계 및 안뜰계)를 통한 정보는 중추신경계에 의해서 무시될 위험성이 있다. 시각은 주의의 조정과 주의집중을 통한 인지조절과 밀접한 관계가 있다. 환자의 중추신경계는 신체로부터의 신호에 귀를 기울이는 것을 멈출지도 모르고 속도와 균형반응은 감소되며 신경근육 활동의 동원 순서는 재편성된다.

임상적으로 Mulder 등(1996)이 언급한 요인들은 환자가 약간의 균형조절을 갖고 있으나 지나치게 인지적으로 조정된다면 치료중재로서 사용될지도 모른다.

- 환자에게 인지 과제를 줌으로써 환자가 집중이 되지 않게 하고 공간 요소를 함유하는 정신 과제로 진행한다(예 : 환자 주택의 인테리어 또는 평면도를 상세히 묘사한다).
- 지각을 향상시키기 위해 환자가 눈을 감거나 투시가 안 되는 안경을 착용하도록 요청함으로써 "앞이 안 보이게 한다."
- 예를 들어, 특별히 환자의 발 구조를 움직이기 쉽게 하고 유연성과 근육길이를 개선하며, 정렬을 개선하고 이중과제 상호작용에 도움이 되는 기능적 과제와 조합된 점진적인 체중부하를 도입함으로써 환자의 감각운동 적응을 개선할 수 있다.

평가하는 동안에 치료사는 관찰과 조작을 통해 정보를 수집하고 왜 환자가 그와 같이 움직이는가에 대한 가설을 세운다. 치료사를 위한 추론과정은 어느 것이 환자의 주된 문제인지를 결정한다. 즉, 자세조절의 저하가 문제인지, 이동성의 장애인지를 판단한다. 치료가 진행됨에 따라 초점이 변화할지도 모른다. 자세조절이 가장 침해되었다면 더 자동적인 과정(즉, 균형을 유지하기 위해 특정 구두지시를 사용하지 않는다)을 통해 이것의 재획득을 촉진하는 것이 논리적인 것처럼 보일지도 모른다. 적절한 중재에는 팔다리 정렬과 근육기능이 최적화된 상태에서(개별 사례는 제4장을 참조) 특정 자세설정을 선택하는 것, 이중과제(공을 던지다, 공을 굴리다, 물이 든 잔을 움직이다)를 줌으로써 환자의 자세조절에 대한 비언어적 요구를 하는 것, 자유롭게 팔을 움직이게 하는 것(특히, 선 자세, 선 자세에서 앉은 자세로, 앉은 자세에서 어깨 높이 위로 팔을 지지하거나 빠르게 움직이게 하는 것) 등의 방법이 있다.

환자가 정상적인 인식과 결합된 일부 자세조절을 갖고 있기 때문에 문제를 해결할 수 있으나 선택적 움직임의 동원과 시작에 문제가 있는 경우 예를 들어, 관련된 기능적 과제를 한는 동안 더 최적의 정렬의 촉진과 결합된 구두지시를 사용하는 것 같은 다른 중재가 더 적절할지도 모른다. 일부 상황에서는 세부사항, 자극 및 촉진에 특정해서 초점이 맞춰진 주의는 환자의 의식(awareness)과 신체도식을 개선하여 과제 습득을 위한 준비로서 더 나은 움직임 조절로 이어질지도 모른다.

중추신경계 병변을 가진 많은 환자가 인지능력 그리고/또는 지각이 저하하여 있다. 중재는 환자의 능력, 즉, 환자가 가장 잘 반응하는 것에 적합하도록 해야 한다. 예를 들어, 부주의(inattention) 또는 무시(neglect)로 고생하고 있는 환자가 움직이고 있거나 자극을 받은 신체부위에 자발적으로 시선을 맞춘다면, 그것은 이 중재가 환자의 의식을 높이고 신체부위로부터의 정보를 통합할 가능성이 강화되어 환자의 신체도식을 개선한다는 것을 의미한다. 임상의가 각각 환자의 치료 중에 어떤 수준의 인지가 요구되는지를 결정하는 것은 중요하다. 구두지시는 문제 해결을 어떤 의식수준까지 끌어올리지만 이것은 반드시 적절한 것은 아니다. 환자는 어느 정도의 의식적 사고를 건강한 사람이 더 자동적일 수 있는 움직임과 활동으로 옮겨가야 하는가? 치료사는 언제 구두명령을 사용해야 하는가? 그리고 어떠한 유형의 명령을 사용해야 하는가? 심상(mental imagery)과 실행(practice)은 어떠한가? 이들 의문은 임상추론 과정과 관련이 있다.

> 임상 장면에서의 도전은 균형이 의식적 자발적 계획을 통해 회복될 수 있는지 또는 기능적 상황에서 더 자동적 수준으로 촉진될 수 있는지를 판단하는 것이다. 근육긴장, 근육동역학, 정렬 및 동원순서 양쪽의 경우에서 최적화되어야 한다.

조작

Handling

조작(handling)은 치료 상황에서 환자와 치료사 사이의 신체접촉을 가리키며 치료사가 손을 사용하는 것에 국한되지 않는다. 치료사는 조작이 환자의 균형과 움직임 자립의 발달에 미칠지도 모르는 영향에 관심을 갖고 있었다. 몇몇 전문가는 조작이 외부 지지로서의 역할을 할지도 모르기 때문에 조작은 환자 자신의 움직임 전략 개발을 방해할지도 모른다고 주장하고 있다. 보조기구, 부목, 보행보조기 또는 사람에 의한 보조와 같은 외부 지지는 환자가 중력과의 관계를 탐색하는 것을 멈추게 할지도 모른다.

임상경험은 적절한 조작을 강조하고 있다. 중요한 의문점은 조작이 환자가 자립을 재획득하고 재학습하는 과정에서 어떻게 그리고 왜 사용되는가이다. Jeka(1997)와 Jeka 및 Lackner(1994)는 외부 지지가 환자의 자세조절에 미치는 영향을 조사하였다. 연구자들은 시험참여자가 환경과 손가락 끝의 접촉을 하였을 때, 그들의 자세활동이 변화한다는 것을 발견하였다. 이들 시험에서 확고하게 세워놓은 금속막대에 손가락 끝을 접촉시키는 두 가지 서로 다른 방법을 사용하여 조사하였다. 그 방법은 (1)막대에 체중부하를 가하거나 막대에 기대는 방법과 (2)손가락 끝을 가볍게 대는 방법이다. 지지물에 체중부하를 가하거나 기대는 것은 참여자의 자세활동을 감소시켰다. 외부 지지를 사용하면, 예를 들어, 근육 활성화의 순서를 바꿈으로써 활동의 감각운동 재조직화를 야기한다. 참여자가 가볍게 접촉하기만 한다면 그들은 손가락 끝을 통해 정보를 받아 그들의 자세활동을 증가시킨다. 가벼운 손가락 끝 접촉을 하면 중추신경계에 시각 단독에 의한 것보다 더 많은 추가 정보를 제공한다. 환경에 접촉하는 것은 신체를 적응시켜(방향성을 부여하여) 신체와 공간사이의 관계에 대한 지각(perception)을 개선시킬지도 모른다. 그러나 자세 활동은 참여자가 어떠한 외부 지지도 사용하지 않았을 때 가장 컸다.

말초자극이 움직임에 미치는 영향이 척수손상(SCIs)이 있는 동물과 사람의 양쪽에서 조사되었다(Lynskey et al 2008; Guertin 2013; Ferguson et al 2012; Hubli & Dietz 2013). 훈련하는 동안에 움직임은 특정 운동과제를 위해 척수회로를 훈련하고 수정하도록 가능한 한 정상적으로 수행되는 것이 중요하다. 도수기법과 전기 자극 기법을 통한 말초자극을 증가시키는 것도 또한 척수손상 후 팔다리의 움직임을 개선한다는 것을 알게 되었다. Hubli와 Dietz(2013)에 따르면 "신경재활 접근법은 이동운동 패턴 발생을 촉진하기 위해 과제 특이적 감각 단서 사용을 최적화하는 것이어야 한다"는 것이다.

많은 다른 연구에서는 선 자세 조절(Meyer et al 2004; Kabounoudias et al 1998; Wang & Lin 2008; Maurer et al 2006), 이동운동(보행)(Rossignol et al 2006; Prochazka & Ellaway 2012), 팔 뻗기와 잡기(Mackay-Lyons 2002; Nowak et al 2004; Blouin et al 2014; Santello et al 2002), 및 자세조절(Morningstar et al 2005; Levin & Panturin 2011; Peterka 2002; Lockhart & Ting 2007)에 대한 몸감각 정보의 중요성을 강조하고 있다. Mackay-Lyons(2002)는 잠재적으로 구심성 되먹임을 위한 세 가지 서로 다른 역할이 있으며 이들 모두가 움직임을 내부 및 외부 환경에 적응시키는 것을 수반한다고 언급하고 있다.

그 역할은 (1)중추패턴발생기(CPG)의 활동, 특히 하중부하 근육을 수반하는 활동의 강화; (2)감각 되먹임은 운동출력이 위치, 움직임 방향 및 힘에 관해서 움직이는 신체부위의 생체역학적인 상태에 적절하다는 것을 확실히 하기 위해 정보를 제공하는 타이밍 기능. 그리고 (3)움직이는 신체부위의 적절한 생체역학적 상태가 달성될 때까지 움직임의 어떤 위상(phase)이 반드시 시작되지 않도록 하기 위해 율동적 움직임의 위상 변화를 촉진하는 것이다. 조작(handling)은 환자에게 몸감각 정보를 제공하고 이로 인해 그 정보가 어떻게 사용되는가에 따라 환자의 자세 발달 및 움직임 조절을 향상시키거나 촉진하거나 방해할지도 모른다.

피부는 우리의 가장 큰 감각기관이다. 피부, 근육조직, 힘줄 및 결합조직은 끊임없이 몸의 상태를 중추신경계에 전달하는 풍부한 특정 수용체를 갖고 있다. 조작을 하는 동안, 치료사의 손을 통하거나 다른 신체부위(어깨, 무릎관절, 엉덩관절 등)를 통하거나 하여 환자와 치료사 사이에 끊임없이 이어지는 정보가 흐른다. 피부와 근육조직을 통한 신체 접촉은 잘못 해석되어서는 안 되는 둘 사이의 밀접하고 강력한 의사소통으로 이어진다. 치료사는 조작을 통해 정보를 주기도 하고 받기도 한다. 환자가 움직이거나 또는 움직이도록 촉진될 때, 치료사는 환자가 반응하고 시작하고 움직이는 능력, 그리고 환자가 어떻게 움직이는가(즉, 국소적이고 전체적인 활동의 동원)에 대한 정보를 받는다. 치료사가 예를 들어, 환자의 골반을 앉은 자세에서 지지기저면에 더 적절하게 정렬시킴으로써 근육기능을 강화하기 위해 환자의 정렬을 국소적으로 최적화한다면, 치료사는 전반적으로 조작에 대한 환자의 반응을 평가할 수 있다.

치료사의 가장 중요한 평가도구 중에는 눈과 손의 두 가지가 있다. 조작의 가장 중요한 부분은 반응에 "귀를 기울이는" 것이다. 비유적으로 우리의 손은 모퉁이를 들러보는 것일지도 모른다. 입체 감각은 질감, 온도, 및 단단함에 대한 정보를 수집하여 그것이 무엇인지를 확인하기 위해 이 정보를 이전의 경험과 비교함으로써 촉각만을 통해 물체를 확인할 수 있다는 것을 의미한다(제1장 2. 몸감각계, 가쪽 억제, 촉각을 참조). 따라서 손은 듣고 보는 양쪽에 대한 능력을 갖고 있다. 치료사는 환자와의 상호작용을 위해 이 기술을 개선하고 확장할 필요가 있다. 손과 눈은 치료사에게 다음의 것에 대한 정보를 제공한다.

- 국소적 측면
  - 체중 분포
  - 정렬
  - 근육의 질. 이것은 긴장, 유연성, 탄력성, 활동

및 적응성에 대한 가설이 생기게 하거나 또는 활동에 대한 발상의 기반이 될지도 모른다.

– 이 영역에 있는 다른 연부조직의 질

– 피부의 질과 온도.

이 정보는 직접적, 국소적 접촉을 통해 받는다.

- 전체적 측면
  – 긴장 분포
  – 상반신경 지배 – 상호작용
  – 움직임 패턴.

치료사의 손은 환자 지지기저면의 일부를 형성한다. 환자가 앉은 자세인 경우, 치료사는 자기 손을 환자의 엉덩관절/골반 영역의 근육조직에 맞출지도 모른다. 치료사는 자기 손을 사용함으로써 환자를 다양한 방향 즉, 옆쪽, 앞쪽, 뒤쪽으로 온화하게 움직이고 회전요소를 도입하여 환자가 지지면(손)의 변화 및 상호간에 관련되는 신체분절의 움직임에 반응하여 자기 몸을 정렬시키는 능력을 평가할 수 있다. 치료사는 관찰하고 반응에 귀를 기울이고 평가하며 핵심영역의 특성과 핵심영역 사이의 상호작용에 대한 가설을 세운다.

접촉은 신체적으로 그리고 심리적으로/정서적으로 환 자에게 가장 강력하고 직접적인 영향을 미치는 것의 하나일 수 있다. 따라서 치료사는 그들의 환자에게 어떻게 조작을 도입하고 그들의 환자에게 어떠한 정보를 제공하는가에 세심한 주의를 기울여야 한다. 환자는 조작이 효과적이기 위해서는 조작을 받아들이고 이에 대응해야 한다. 치료사는 그들의 손짓과 몸짓을 통해 공감, 존중 및 배려에 영향을 주어야 한다. 조작의 사용은 임상추론, 문제분석, 가설 수립, 목표, 그리고 환자가 그 목표를 달성하는 것을 돕기 위해 어느 도구를 사용하는가에 기초하고 있다.

중추신경계 병변에 고통을 받고 있는 많은 환자는 불완전마비, 근약증, 몸감각 입력 및 지각의 변화 또는 감소 그리고 협응 및 정교성의 감소가 있으며, 과제 달성을 위한 양호한 정렬로 적절한 활동을 동원할 수 없다. 정렬 불량은 지지기저면, 다른 신체분절과 관련된 신체부위, 신체분절 내 또는 먼쪽과 몸쪽 분절사이와 관련이 있을지도 모른다. 환자가 적절한 근육활동을 촉진하거나 또는 적절한 근력을 활성화하는 정렬을 만들어낼 수 없다면, 조작은 이것을 촉진하기 위해 사용될지도 모른다. 더 양호한 정렬에서 강화된 몸감각 입력과 조합된 근육과 기타 연부조직에 대한 특정 가동화는 운동과제 수행능력을 개선할지도 모른다. 조작은 병변이 있기 전에 어떻게 움직이고 있었는가를 모방하고 그것에 의해서 경험에 대한 기억과 어떻게 느꼈는지를 환기시키는 것을 지향하여 환자에게 정보, 움직임에 대한 지각 및 신체도식을 강화하기 위한 특정 움직임 경험을 제공하는 데 사용된다. 조작은 환자가 인식 가능한 무언가의 느낌을 일으키게 하고 익숙한 움직임, 활동 및 기능과 관련이 있어야 한다.

치료적 조작은 동적이고 구체적이며 다양하다. 이것은 가동성이 있고(근육조직, 관절) 안정적이며 촉진적일지도 모른다. 치료에서 조작은 결코 정적이거나 정형적(판에 박힌)이어서는 안 되며, 마사지 또는 신장(stretching)과 같지는 않지만 양쪽(마사지 및 신장)의 구성요소를 갖고 있을지도 모른다. 작업치료사인 Christine Nelson은 Berta Bobath에 대해서 다음과 같이 말하고 있다. "나는 이제는 전문가가 되어 모든 조직에 가동성을 주는 기술을 그녀의 손에서 관찰하였다" (Schleikorn 1992).

조작은 교정하는, 지원하는, 유익한 정보를 주는, 유도하는 또는 자극하는 것일지도 모르며 또는 그것은 움직임을 필요로 할지도 모른다. 손은 신체 중에서 가장 가동성이 있는 부위이다. 손은 타고난 동적 안정성에 좌우되며, 움직임을 위한 안정된 기준영역(reference area)은 과제에 따라 달라진다. 예를 들어, 엄지두덩과 엄지 손허리뼈에서의 신경근육 활동; 벌레근 쥐기(lumbrical grip)에서와 같이 손목과 손허리손가락관절 위에서의 신경근육 활동; 정밀 쥐기(precision grip)에서의 엄지와 집게손가락의 정밀성을 위한 새끼두덩과 집게손가락의 신경근육 활동 또는 그 조합이다. 손가락은 손의 가동부위이고 손바닥은 더 자세적인 부위이다. 손바닥의 자세활동과 조정은 손가락을 다양하게 사용할 수 있게 한다. 치료사는 환자의 신경근육계가 더 적절하게 활동하도록 유도하기 위해 이들 특성을 찾아내어 활용할 필요가 있다. 손은 접촉영역에 맞추어 스스로 모양을 만들어 쾌적하면서도 자극이 되는 정보를 제공해야 한다.

조작은 치료사의 손을 통해서만 달성되는 것은 아니다. 치료사는 안정성과 움직임 사이의 관계 및 자세조절과 움직임 사이의 관계를 촉진하기 위해 환자와 접촉한 다른 신체부위를 사용하여 한 핵심영역에서의 안정성과 다른 영역에서의 움직임을 촉진할지도 모른다. 손은 동적인 지지물로서의 기능을 하고 자세 활성화를 필요로 하는 자세 설정의 안정성을 동원할지도 모른다. 손은 촉진되어야 할 영역의 기능을 모방해야 한다. 환자의 엉덩관절 안정성이 저하하여 있으면 조작은 벌림근과 폄근에 대한 활동에 영향을 주어야 한다.

> 치료사의 손은 접촉하고, 마찰을 만들어내고, 신장을 하고, 압박하여 근육 길이 및 긴장, 방향, 속도 및 범위에 대한 정보를 제공할지도 모른다. 치료사의 손은 장애와 기능적 목표에 따라 견인력을 만들어내고 압박 또는 회전시키며, 안정성 그리고/또는 가동성을 필요로 할지도 모른다. 정보는 희망하는 활동에 특이적이다.

치료도구로서 조작을 사용하는 목적은 기능적 상황에서 신경근육 활동을 동원하는 것이다. 임상적 경험은 움직임 조절은 물론 자세 활동 및 조절이 조작을 통해 개선될지도 모른다는 이론을 뒷받침하고 있다.

일부 환자는 조작을 받아들이지 않는다. 때때로, 지각장애로 인해서 그들은 주어진 정보를 이해하지 못하여 그것을 관련지을 수 없거나 또는 신체접촉을 싫어하고 그 접촉이 자기의 개인 공간을 침범하는 것으로 느낄지도 모른다. 그래서 조작은 최소한의 수준이어야 하고 왜 조작해야 하는지 – 예를 들어, 안전상의 이유 – 를 분명히 환자에게 알려야 한다. 긴장이 증가하거나 또는 치료사가 적절하고 의미가 있는 조작이라고 여기는 것에 대한 반응으로서의 긴장이 있다면, 그 목적에 반해서 작용한다. 이러한 일은 아주 드물지만 존중될 필요가 있다. 치료사가 전문가이고 공감적이며 모든 것을 설명하고 조심한다면, 대부분의 환자는 하나의 평가로서 그리고 치료도구로서의 조작을 잘 받아들인다.

■ 촉진

보바스 개념에서 치료사는 환자에게 더 최적의 움직임 또는 더 많은 움직임 레퍼토리의 가능성을 제공하는 각각 환자의 내부 기준계(internal reference system)를 재교육하기 위해 구심성 정보를 사용하는 것을 목적으로 한다. 보바스 개념에서 더 최적의 운동 활동을 가능케 하는 구심성 정보의 사용은 촉진(facilitation)이라 기술된다(Graham et al 2009).

Berta Bobath는 촉진은 "용이하게 하는 것"을 의미한다고 언급하였으나 치료에서는 이것은 또한 "가능하게 하는 것"을 의미하며 실제로 움직임이 일어나도록 하는 것을 필요로 한다(Schleichkorn 1992) (**표 2.2**). 촉진은 중추신경계에서의 다양한 신체 표현을 만들어내는 것에 관한 것이다. 촉진은 예를 들어, 신체도식을 유지 또는 업데이트하기 위해 감각정보를 제공하는 도수에 의한 자극을 포함한다. 주어진 촉진은 과제와 관련이 있다. 치료사의 목적은 움직이는 동안에 정상적으로 경험한 적절한 감각정보를 환자에게 제공하는 것이다.

표 2.2 촉진의 과정

• 가능하게 하다. ↓	(재정렬, 정보)	
• 필요로 하게 하다. ↓	(요구)	(촉진)
• 일어나게 하다.	(활동)	(촉진)

> 촉진은 "용이하게 하는 것"을 의미한다. 치료사의 목적은 환자 자신의 활동이 동원되기 때문에 환자가 움직임을 용이하게 느끼도록 하는 방식으로 환자를 조작하는 것이다. 이러한 상황에서 촉진은 근육에 대한 가벼운 두드림(tapping)의 사용 또는 얼음을 사용한 자극과 같은 수동적 움직임 또는 수동적 기법을 의미하는 것으로 해석되어서는 안 된다.

움직임과 활동을 가능하게 하는 것

이것을 달성하기 위해 신경근육 활동과 생체역학적 관계는 가능한 한 실제 움직임을 위해 최적이어야 한다. 이 과정에서 치료사는 환자의 기저에 있는 장애를 개선하기 위해 노력한다. 치료의 이 단계는 촉진을 준비하고 이 장의 초기에 언급한 모든 요소들을 포함한다. 이들 요소는 자세설정의 선택, 핵심영역, 기능적 활동의 선택적 구성요소, 자동적 활동과 수의적 활동 사이의 관계, 그리고 조작이다.

중추신경계 병변을 가진 사람은 움직임의 범위와 유연성의 범위에 영향을 주는 이차적 근육 및 생체역학적 변화를 일으키고, 이로 인해 환자가 균형을 유지하고, 이동하고, 걷고 그리고 활동적이고 자유로운 팔다리를 갖는 능력에 영향을 미칠지도 모른다. 근육조직은 가소성이 있어 사용되는 방법에 따라 그에 적응한다. 다음의 것을 포함하는 많은 요인이 근육 기능에 영향을 미친다.

- 긴장.
- 자세잡기.
- 중추신경계 및 말초신경계로부터 근육에 주는 정보.
- 사용의 변경 또는 비사용.
- 정렬의 변경.
- 순환.
- 결합조직의 적응(구축 또는 탄성의 증가/과다 가동성).

"단축된 근육은 길어진 협동근(synergists)보다 더 용이하게 동원되고 결과적으로 더 강해진다." (Sahrmann 1992). 단축된 근육은 그 이유가 점탄성, 관성, 긴장, 활성화, 자세잡기, 구축 때문이든, 또는 원심적으로 길게 늘어지는 능력의 저하 때문이든 활동하는 동안에 먼저 동원되는 것처럼 보인다. 조작은 이들 요인을 개선하려고 한다.

많은 물리치료사가 경직(spasticity)/연합반응/긴장 증가의 억제라는 용어를 사용한다. 억제란 신경생리학적 과정을 말하며(제1장 억제 – 중추신경계 활동의 조정을 참조할 것) 움직임 또는 움직임 조정과 관련해서 사용해서는 안 된다. 치료의 목적은 근육 활성화의 협응을 개선하기 위해 중추신경계의 흥분과 억제 사이의 더 균형 잡힌 상호작용을 재획득하는 것에 있다. 억제는 억제성 신경전달물질을 방출하기 위해 흥분을 필요로 하는 하나의 능동적 신경생리학적 과정이다. 낮은 긴장을 나타내는 근육은 원심적으로 길어지는 능력이 저하한다. 임상경험에서는 근육에 대한 특정 조작이 근육 기능의 가동성, 유연성, 수축 및 원심성 활동에 영향을 미치고 강화할지도 모른다는 것을 시사하고 있다. 조작은 하나의 근육이 그 허용범위 끝까지 신장되는 고전적 신장(stretching)이 아니라 치료가 신경 활성화를 높이는 촉진과 조합된 그 근육 자체의 내재적 기능을 목적으로 하는 것이다. 환자가 능동적으로 근육길이를 늘이는 것 같은 원심성 조절은 이것의 필수적인 요소이다. 이러한 형태의 가동화는 항상 움직임과 조합되어 있고 근육의 특이적 가동화라 불린다. 치료는 정렬의 수정과 조합되어 있고 기능적 움직임으로 유도된다.

임상 예

신경학적 기능부전으로 고통을 받고 있는 환자가 많은 시간을 앉은 자세에서 보내고 있다.

앉은 자세는 넓적다리가 모음(adduction)과 안쪽회전 방향으로 말려들어가게 할지도 모른다. 엉덩관절의 모음근, 안쪽회전근, 및 굽힘근의 단축이 일어날 위험성이 있다(**그림 2.29**). 따라서 선 자세와 보행을 위해 이동하는 동안 골반을 안정시키는 벌림근과 폄근을 동원하는 것은 제한될지도 모른다. 치료 중에 정렬을 개선하고 근육 균형과 안정성을 위한 근육 활동을 촉진하기 위해 단축된 구조를 동원하는 것이 필요할지도 모른다.

같은 치료 세션에서 가동범위, 정렬 및 근육길이가 개선됨에 따라 다음 단계로의 전환이 일어난다.

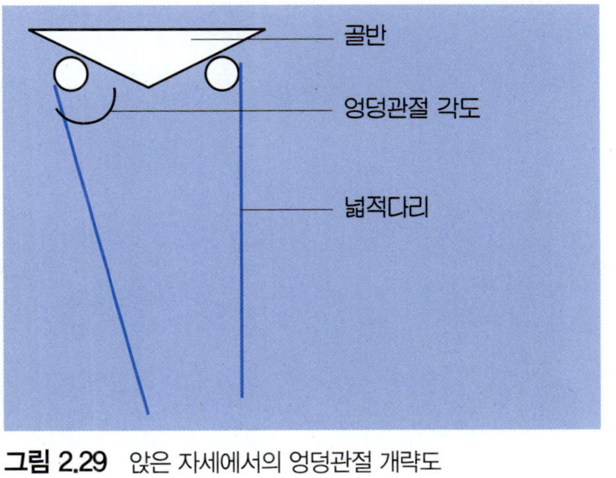

그림 2.29 앉은 자세에서의 엉덩관절 개략도

움직임과 활동을 필요하게 하는 것

치료는 활동단계로 들어가는데, 이것은 환자가 활동 연습을 시작한다는 것을 의미한다. 환자는 동원된 근육의 조절과 촉진된 이들의 활성화를 필요로 하는 자세 설정으로 배치될지도 모른다. 중추신경계는 활동하도록 요구받는다. 치료사의 손은 반응을 얻기 위해 핵심 영역을 촉진하고 활동을 자극한다. 상황은 환자가 넘어짐을 두려워하지 않고 움직이고 반응할 수 있도록 구조화된다. 환자가 떠맡기 시작함에 따라 점진적으로 손을 떼는 것이 목적이지만, 치료사는 시간적 및 공간적 가중(summation)의 신경생리학적 과정을 촉진함으로써 활동을 위한 적절한 수준의 반응을 높이기 위해 입력할 필요가 있을지도 모른다.

움직임이 가능할 때, 환자는 예를 들어, 서 있는 동안 한발 내딛기의 시작을 필요로 하는 체중이동을 통해 전위됨으로써 활동 중에 가능성을 탐색하도록 요구받는다. 치료사는 유각기 동안 반대쪽(입각쪽) 다리를 자유롭게 하기 위해 엉덩관절을 안정시키는 데에 활동적이도록 환자의 근육을 유도하기 위해 손을 사용한다. 근육 기능과 정렬이 촉진되고 핵심영역 사이의 상호작용도 촉진된다. 움직임이 용이해지도록 환자 자신의 활성화를 높이기 위해 조작은 발두기, 타이밍 그리고 정보의 전달에서 특이적일 필요가 있다. 치료적 조작은 압박, 견인, 접촉 또는 움직이기 위한 자극을 통해 안정성, 이동성 및 회전 구성요소의 촉진이 포함될지도 모른다. 치료사의 두 손은 서로 다른 입력을 제공해야 한다.

촉진은 환자를 보조하고 자극하여 활동을 수행하도록 하는 것과 그 활동을 자기 자신의 것으로 만드는 능력 사이의 교각 역할을 하는 것이다. 두기(placing)는 촉진에 대한 하나의 반응이다. 그것은 부과된 움직임에 자동적으로 적응하고 자기 자신의 활동에 의해서 어떤 움직임을 지지하는 능력이다. 두기는 강화된 고유감각 및 몸감각 자극에 대한 개인의반응에 기초하여 움직임의 어떤 단계에서의 자동적이고 능동적인 조절이다 (Bobath 1990) (**그림 2.30**). 두기는 압박, 신연(distraction), 회전, 움직임 및 접촉을 통해 자극을 받으며,

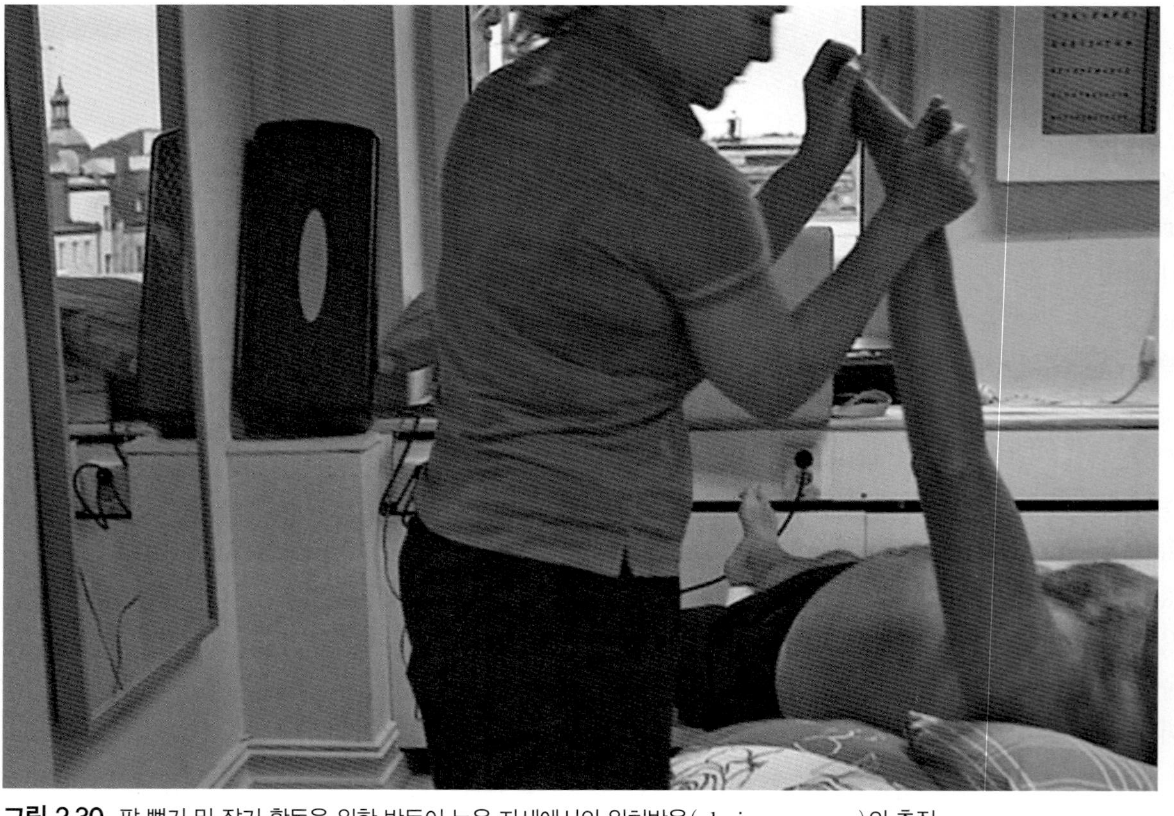

그림 2.30 팔 뻗기 및 잡기 활동을 위한 반듯이 누운 자세에서의 위치반응(placing response)의 촉진.

그것은 신체도식에서의 팔다리(특히, 팔의 길이) 위치에 대한 고유감각 직관적 지식을 개선한다. 결과적으로 환자는 더 능동적으로 움직일지도 모른다. 치료사가 환자에게 하나의 팔을 공간에 유지하도록 요청한다면 대뇌겉질 피드포워드의 결과 일어나는 반응, 즉, 수의 운동을 요구하고 있는 것이다.

그것이 일어나도록 내버려두자 (Let it happen)

이것은 환자가 자기 자신의 활동을 통해, 예를 들어, 한발 내디딤으로써 도전에 반응하는 것을 가능케 할 때이다. 환자가 활동을 하지 않음으로 인해서 자기 다리를 움직일 수 없다면 또 다른 치료사가 먼쪽 부위의 활동을 보조하거나 촉진할지도 모른다. 중요한 요인에는 리듬, 템포 및 활성화 순서가 있다.

촉진은 치료사가 손을 떼거나 입력을 상당히 줄일 때 일어나고 있다(관련된 근육에는 아직도 근약증이 있을지도 모른다). 손을 떼기 위한 적절한 때를 인식하는 것이 중요하다. 이것은 치료의 매우 어려운 부분이다. 목적은 환자가 조절을 떠맡을 수 있도록 손을 떼는 것이다. 환자는 자립을 회복하기 위해 중재 없이 움직임을 시작할 수 있어야 한다. 치료사는 간헐적인 정보, 예를 들어, 안정성을 촉진하기 위한 간헐적 가벼운 압박을 주기 위해 손을 사용함으로써 환자가 떠맡을 준비가 되어있을 때를 느끼고 관찰할지도 모른다. 필요한 한 손 대기(hands-on)와 손 떼기(hands-off) 사이에는 끊임없는 상호작용이 있다. 환자가 조절을 떠맡을 때, 치료사는 손을 떼거나 손에 의해서 제공된 입력을 제거한다. 환자는 재획득한 조절을 실험하도록 요청받는다. 환자는 회복된 조절을 실험해보도록 권장된다. 치료사는 환자가 조절하거나 또는 그 반응을 높이고 강화하기로 되어있는 곳을 상기시키기 위한 간헐적 자극을 줄지도 모른다. 손을 너무 많이 대거나 손을 정적으로 사용하는 것은 환자가 수동적으로 되게 할지도 모른다.

> 치료는 장애에 대처하는 것과 활동을 촉진하는 것, 움직임을 가능케 하는 것, 조절을 요구하는 것 및 행동을 독려하는 것 사이의 지속적인 상호작용을 필요로 한다. 가능케 하다 → 필요로 하게 하다 → 그것이 일어나게 내버려두다.

가능케 하다 → 필요로 하게 하다 → 그것이 일어나게 내버려두다, 의 이 3단계는 치료에서 밀접하게 통합된다. 치료사는 환자가 활성화하고 조절하도록 요구받기 전에 정렬과 근육 기능이 정상화되는 것을 기다리거나 기대하지 않는다. 환자가 어떤 수준의 조절을 획득하자마자 새로운 가능성은 기능면에서 운동 활동의 더 적절한 동원을 통해 환자 자신의 경험을 촉진하기 위해 기능적인 상황에 사용되어야 한다.

> 조작의 목적은 치료사의 손을 뗄 수 있도록 환자가 더 활동적으로 될 수 있게 하는 것이다.

치료사는 환자가 조절을 회복하는 것을 돕기 위해 몇몇 서로 다른 도구를 사용할지도 모른다. Berta Bobath가 환자를 촉진하기 위해 사용한 다양한 도구와 환경 중에는 큰 공이 있었다. 이것들은 머지않아 보바스 공으로 알려지게 되었다. Berta Bobath는 이러한 것을 좋아하지 않았고 언젠가 일본인 의사가 한 출판물에 "보바스 공(Bobath ball)"을 사용하도록 허가해 줄 것을 나에게 요청한 일이 있었다. 이것은 보바스 공이 아니라 하나의 비치볼(beach ball)이다. 보바스 공이란 그 위에서 여러분이 무엇을 하는가이다(Schleichkorn 1992). 훗날 그녀는 그 공이 어떻게 사용되었는가에 대해서 염려를 표명하였다. "그러나 그녀는 여전히 사람들이 특정 목적을 달성하기 위한 또 다른 도구가 아니라그 공을 오용하고 과다사용하며 그것을 그녀의 치료에 너무 밀접하게 연관시키고 있다는 매우 타당한 우려를 갖고 있다(Schleichkorn 1992).

임상 예 발 내딛기를 촉진하다

이동운동(보행)을 하는 동안에 입각 쪽 다리가 유각이 되고 유각 쪽 다리가 입각이 되는 단계(phase) 변화 중에 끊임없는 활동의 변화가 있다. 특히 골반, 엉덩관절 및 다리와 관련된 신경근육 활동은 입각기 동안의 안정성에서부터 이 활동이 같은 쪽 다리의 유각을 가능케 하는 것까지 지속적으로 변화한다(**그림 2.31**).

평지 위를 앞으로 걸어갈 때, 유각의 시작은 다음의 것을 포함하는 몇 가지 요인에 따라 달라진다.

- 반대쪽 다리(즉, 입각)의 안정성에 크게 좌우되는 자세조절.
- 같은 쪽의 유각에 앞선 입각의 질.
- 속도, 추진력, 움직임 – 모멘텀의 방향.
- 관성을 이겨내는 능력.
- 입각을 만들어내는 데 관여하는 폄근과 다른 근육의 길이를 원심적으로 늘이는 능력.
- 유각 쪽 다리의 움직임에 대응하는 몸통 안정성.
- 선택적 움직임, 가속, 감속.

중력과 앞쪽으로의 모멘텀(forward momentum)은 유각을 보조하며 이 부문의 유각기 동안에 다리의 주된 신경근육 활동은 일반적으로 원심성이다. 다리는 걸을 때 구심성 굽힘을 통해 의식적으로 그리고 능동적으로 들려 올리지 않는다. 가장 인지적인 부분은 첫 발걸음과 의도(목적)이다. 즉, 뒤따르는 발걸음은 더 자동적

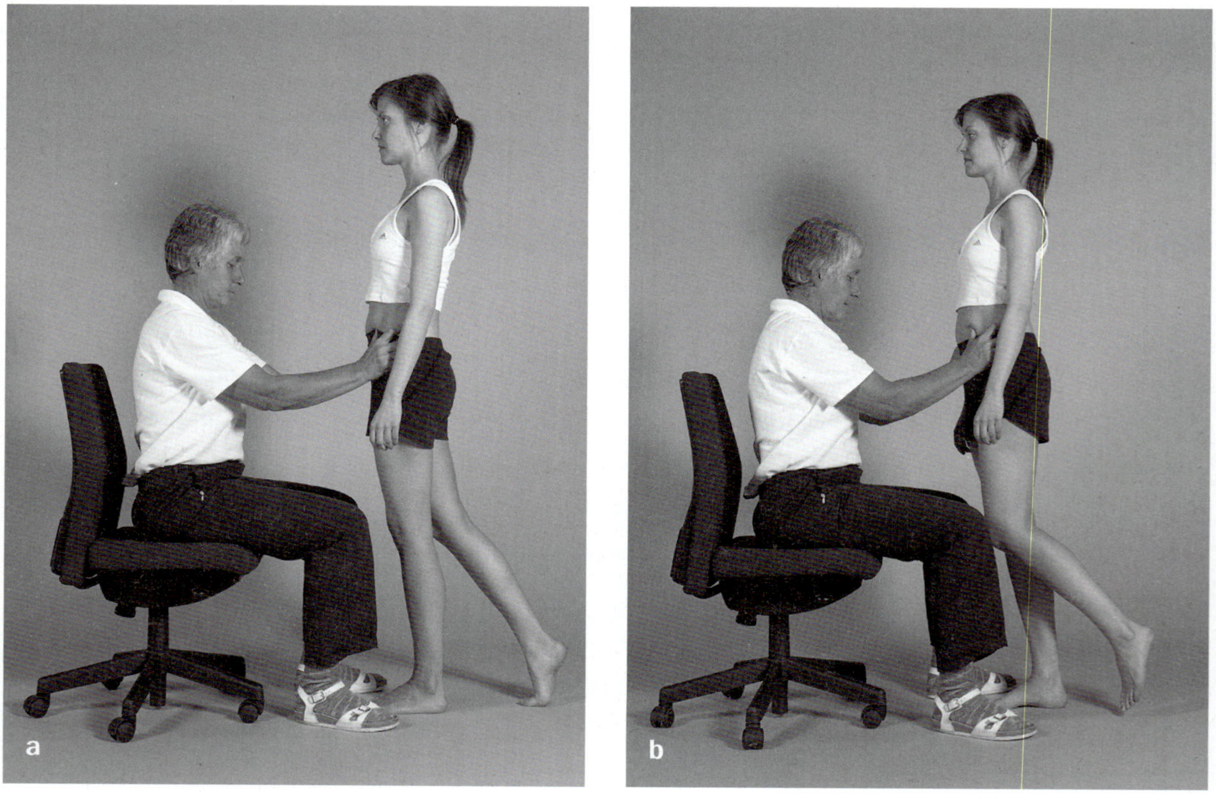

그림 2.31 (a–g) 발 내딛기를 촉진하는 동안에 치료사는 그녀(모델)가 환자의 방식이 아니라는 것을 확실히 해야 한다. 몸쪽 및 중심 핵심영역은 작고 계속해서 변화하고 적응하고 있다. **(a, b)** 모델의 엉덩관절과 골반을 촉진하고 있다. 치료사의 손은 보통 이 상황에서 서 있는 다리 위로 골반을 안정화시키는 근육의 활동을 모방해야 한다. 입각기(stance phase)에서 골반은 엉덩관절의 폄을 통해 엉덩관절과 관련시켜 움직인다. 치료사는 체중이동이 일어난다고 생각되는 순간에 골반과 관련하여 엉덩관절의 움직임을 용이하게 할 수 있도록 입각 쪽 다리 위로 들어 올려서 고도를 높이기 위해 작은 입력과 함께 근육조직의 가벼운 압박을 통해 안정성을 촉진한다. 치료사는 환자가 유각쪽 다리를 자유롭게 할 수 있도록 안정성과 자세조절을 강화하기 위해 입각쪽 다리에 초점을 맞추고 있다. 치료사의 손은 변화하고 있다. 유각쪽 다리는 엉덩관절 폄근의 길이를 원심적으로 늘이도록 촉진될지도 모른다. 동시에 환자의 중력중심은 발을 계속해서 내딛는 것이 필요해지도록 움직임의 방향으로 약간 전위된다(계속).

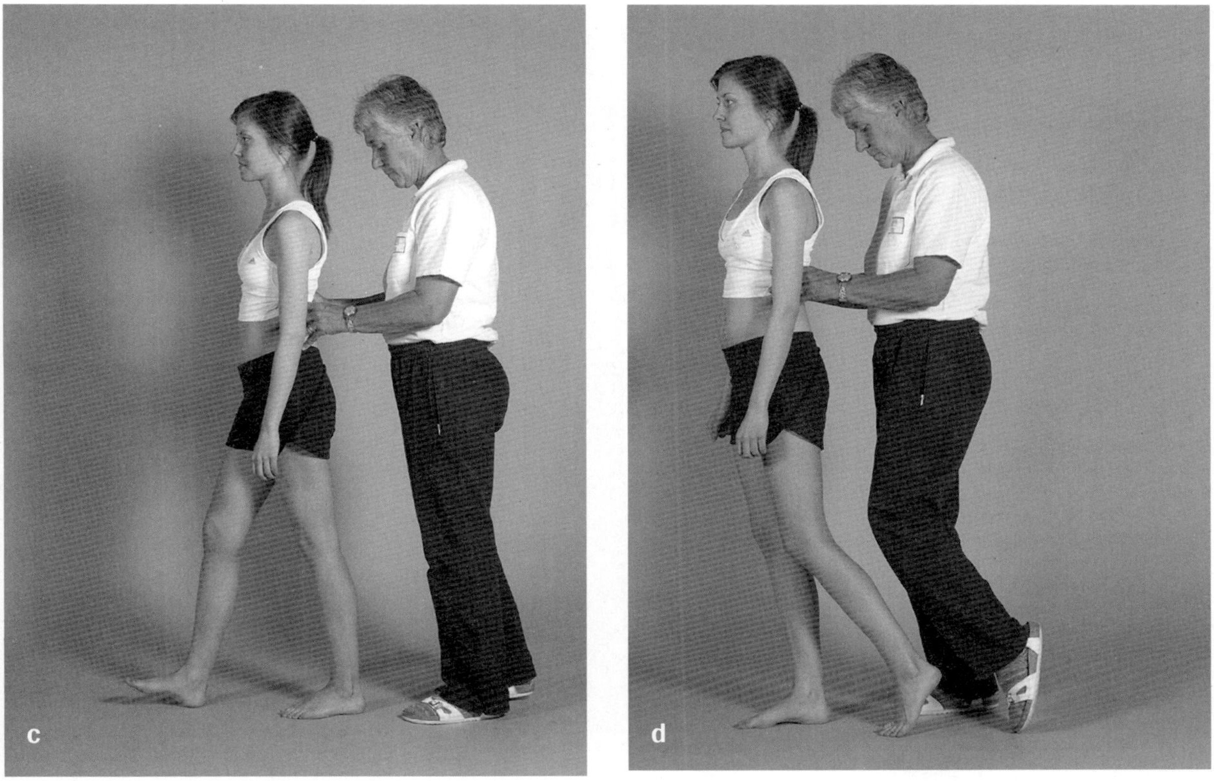

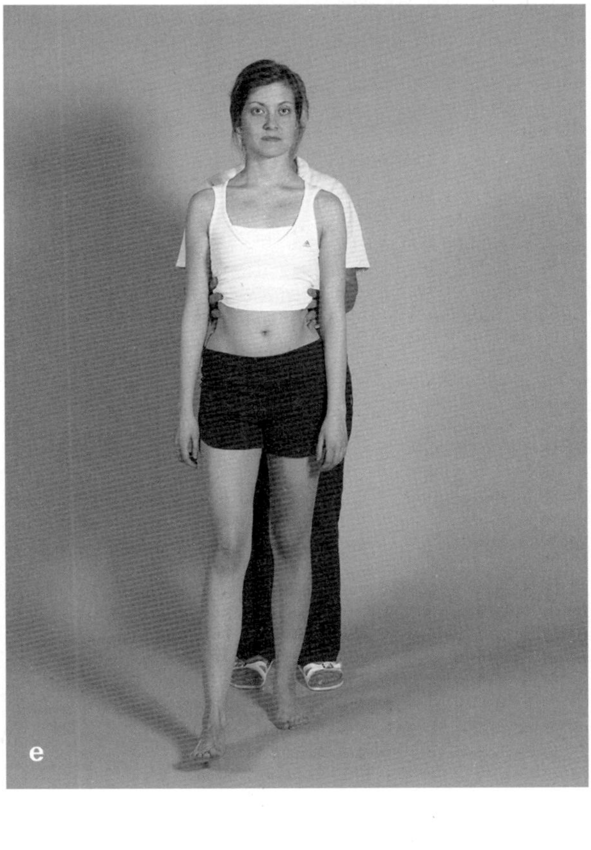

그림 2.31 (a–g) (계속) **(c, d)** 중심 핵심영역을 통한 발 내딛기의 촉진. 치료사는 유각쪽 다리를 자유롭게 하기 위해 흉곽이 양쪽으로 안정됨과 동시에 체중부하 쪽의 폄을 촉진한다. 중력중심은 패턴 발생을 촉진하기 위해 움직임의 방향으로 전위된다. 촉진은 환자의 내부 리듬과 템포를 모방할 필요가 있다. **(e)** 골반과 엉덩관절을 통해 방향전환을 촉진한다. 근육조직으로의 약간의 압박을 통한 폄과 골반의 유각쪽의 약간의 회전과 함께 입각쪽 다리를 들어 올려 높이를 얻기 위한 작은 입력은 움직임의 방향전환을 촉진한다. 유각쪽 다리가 입각쪽 다리를 지나 발꿈치 접지(heel–strike)에 접근하자마자 치료사는 발꿈치 접지가 가능해지도록 입각쪽 다리의 촉진을 멈추어 발이 바닥에 닿도록 한다. 이렇게 함으로써 유각쪽 다리는 다시 입각쪽 다리가 될 준비가 된다.

이다. Bussel 등(1996)은 발을 내딛고 걸으려고 시도하는 하반신마비 환자를 연구하여 굽힘근 반사가 걷보기에 중추패턴 발생을 억제한다는 것을 발견하였다. 이것은 다른 중추신경계 병변(다발성경화증, 뇌졸중)을 가진 환자의 임상경험과 잘 적합하며 너무 일찍 일어나거나 너무 능동적으로 일어나는 유각의 시작이 입각쪽 다리를 불안정하게 만드는 것처럼 보인다. 이것은 몇 가지 요인에 의해 발생할 수 있다.

- 중추신경계 병변이 있는 많은 환자가 매일 몇 시간 동안이나 앉아 있기 때문에 그들의 엉덩관절 굽힘근은 짧아지고 신장(stretching)에 과민해지거나 또는 상 전이(phase transition)가 막 일어나려고 할 때 입각기의 마지막 부분에 원심적으로 길어지는 능력을 상실할지도 모른다. 초기의 육각기는 이 경우에는 반사반응으로서 더 시작될 것이다.
- 보행에 어려움이 있는 환자는 흔히 유각기를 시작하기 위해 다리를 들어 올리는 것에 더 집착하는 것처럼 보인다. 이 전략은 동원순서를 반전시키는 것은 물론 보행의 인지적 측면을 증가시킨다. 일반적으로 중추신경계는 유각기를 시작하는 것보다 입각기를 지속시키는 것에 더 관여하고 있다. 우리는 걸을 수 있도록 서 있는 다리를 갖고 있어야 한다.

이들 두 가지 예에서 치료가 매우 어려울 것이다. 첫 번째 시나리오에서 치료사는 굽힘근을 탈감각화(de-

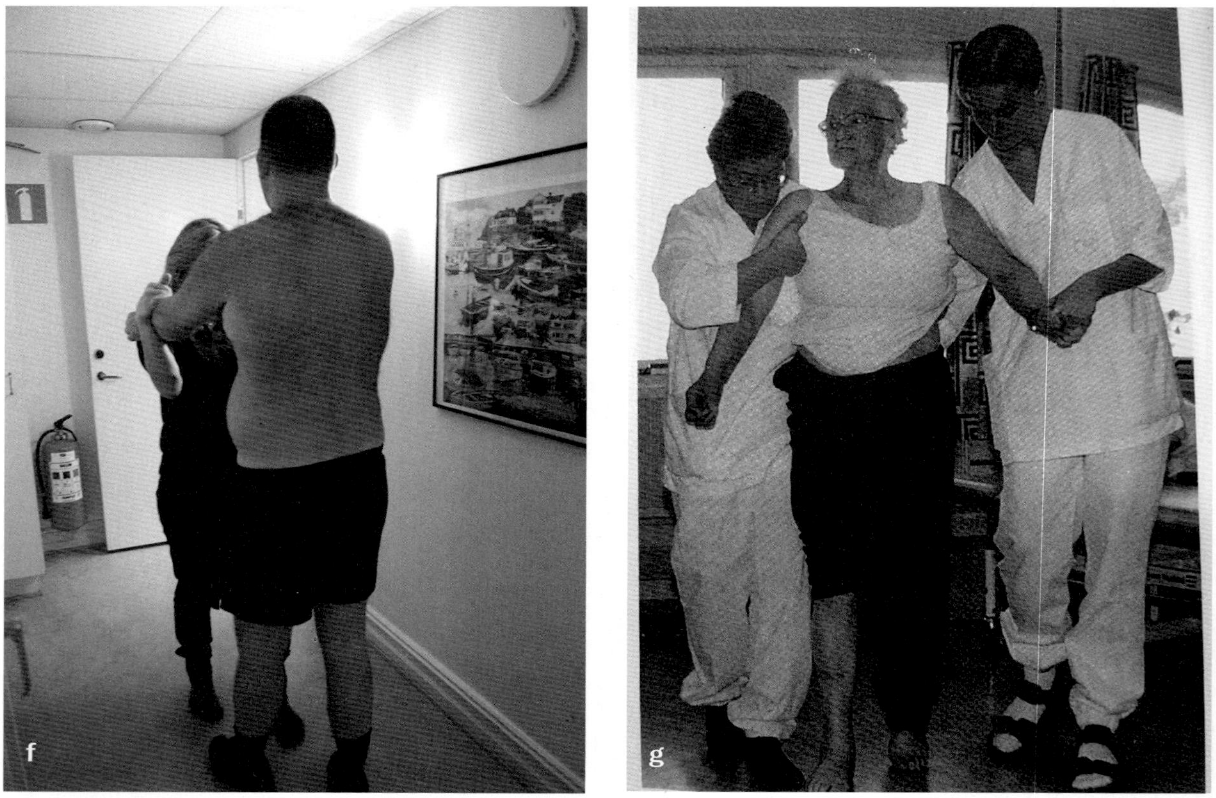

그림 2.31 (a–g) (계속) **(f)** 치료사는 다리의 율동적인 자동 움직임이 용이해지도록 팔을 통해 몸통의 폄과 상호간의 팔 뻗기를 촉진한다. 최근의 연구에서는 인간이 보행하는 동안에 다리와 팔 근육 활성화가 결합된다는 것을 시사하고 있다(Sylos-Labini et al 2014). 보행하는 동안에 팔과 다리 근육의 운동신경세포를 공동으로 흥분시키는 중추운동 프로그램은 척수신경세포의 네트워크에 의해서 만들어질지도 모른다. 이 이론에 기초하여 연구에서는 다리의 자동적이고 번갈아 하는 움직임이 팔의 움직임에 의해서 시작될지도 모른다(Solopova et al 2015; Massaad et al 2014). 따라서 이동운동 과제를 하는 동안 능동적인 팔의 움직임에 의한 다리근육 활동의 촉진은 보행 재활 중에 유익할지도 모른다. **(g)** 치료사는 몸통의 안정성을 강화하기 위해 몸통 폄이 용이해지도록 양팔을 어깨에서부터 바깥쪽 회전이 되게 한다. 그녀는 자신의 몸의 방향설정을 하고 몸쪽 핵심영역의 정렬을 달성하도록 보조를 받는다. 저하된 자세 조절의 보상일지도 모르는 양손의 쥐기에 주목하기 바란다.

sensitize)하기 위해 단축된(강직 또는 수축된) 조직을 가동화하고 이동운동 구성요소와 이동운동 양식(patterning)의 재학습에 뒤따르는 환자의 원심성 활동 조절을 촉진할 필요가 있다. 두 번째 예에서 환자는 너무 일찍 다리를 들어 올리는 것을 의식적으로 잊어버려야 하고 유각을 준비하기 위해 양쪽 다리(한 번에 한쪽 다리)에 양호한 입각을 획득하는 것에 초점을 맞추는 것을 학습해야 하며, 그리고 발의 먼쪽 활성화를 학습해야 한다. 유각을 진전시키기 위해 발가락을 들어 올리는 지면에서 발가락 떼기(toe-off)를 하고 그 다음에 중추패턴 발생기(CPG)를 획득하기 위해 각각의 리듬을 통해 촉진된다. 비교적 빠른 속도에서의 트레드밀 훈련은 이 환자가 증가된 인지조절을 제거하는 데 유용할지도 모른다.

경험상으로는 뇌졸중 후 초기단계에서와 같이 중증의 신경학적 결손이 있어 가장 이환된 쪽(마비측)의 의지적 통제가 거의 없는 환자에서조차 발 내딛기를 촉진할 수 있다는 것을 시사하고 있다(**그림 2.32**). 자세조절과 움직임의 패턴을 촉진하기 위해 보행의 기억과 중추패턴발생기(CPG)를 유지하도록 조기의 발 내딛기의 촉진이 강력히 권장되고 있다. 환자는 양호한 정렬을 통해 그리고 입각 초기에 초점을 맞춰 촉진되어야 한다. 환자를 조기에 발 대딛기 리듬과 보조를 맞추게 하는 것은 반대쪽 다리의 반응성 전후로의 흔들기가 촉진될지도 모르며, 이것은 가장 이환된 쪽(마비측)의 더 강력한 지각 및 신체도식의 기초를 제공하고 서로 다른 상황에서 의지적 통제(volitional control)를 가능케 한다. 이것이 일어나기 위한 전제조건은 다음의 것을 포함하는 것처럼 생각된다.

- 중력에 대항하여 직립을 유지하기 위한 보조와 촉진(가능하게 한다).
- 발 위 및 발을 지나는 체중이동을 가능케 하는 가동성 있는 발(가능하게 한다).
- 적절한 근육활동을 강화하기 위한 정렬의 최적화(가능하게 한다).
- 불안정화 직전에 입각쪽 다리 위의 선택적 엉덩관절 안정성의 촉진(가능하게 하다 → 필요하게 만든다).
- 움직임 방향으로의 환자 중력중심의 불안정화(필요하게 만들다 → 일어나게 내버려둔다).
- 발 내딛기를 허용한다(일어나게 내버려둔다).
- 환자 자신의 개별 리듬에 가능한 한 가까이하여 인지적 무효화(cognitive override) 없이(일어나게 내버려둔다) 율동적 교환을 촉진한다(일어나게 내버려둔다). 발 내딛기가 너무 느리거나 너무 빠르면 환자의 중추패턴발생기(CPG) 활동은 촉진되지 않을지도 모른다.

뇌졸중 후 신체의 좌우 중간부부에서의 상호작용 감

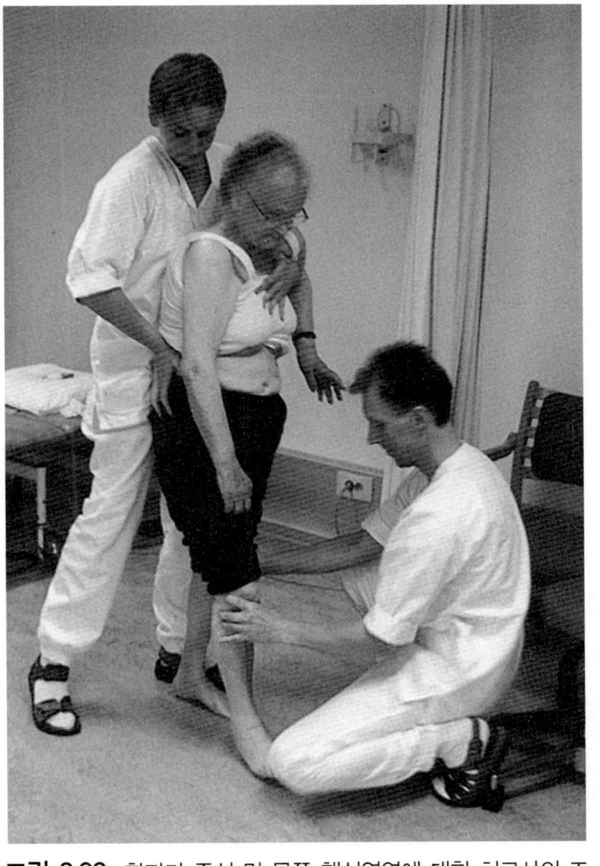

그림 2.32 환자가 중심 및 몸쪽 핵심영역에 대한 치료사의 조작을 통해 자세 활성화를 달성하고 직립 자세를 유지하도록 보조를 받고 있다. 이 때 그녀(환자)는 마비측의 안정성과 또는 선택성이 없어 보조원이 먼저 그녀의 입각기를 촉진하고 그 다음에 유각으로의 전환을 촉진하고 있다. 여기서 문제가 되는 것은 중추패턴발생기 활동을 촉진하기 위해 율동적 활성화와 위상전이(phase transition ; 입각 또는 유각으로부터의 단계 전환)를 위한 타이밍을 협응하는 것이다.

소는 일반적으로 자세조절 및 비마비측의 입각 활동(stance activity)에 크게 부정적인 영향을 미친다. 환자는 체중이동 그리고 비마비측 다리의 안정화 및 균형잡기에 문제가 있으며 이것은 마비측 유각의 획득에 영향을 미치는 것처럼 생각된다. 입각 활동이 감소되면 환자는 양쪽 다리로 체중지지를 해야 하고 유각의 해제(release of swing)도 불가능할지도 모른다. 환자는 독립해서 CPG 활동을 획득하기 위해 자세조절과 안정성을 회복하도록 양쪽의 입각기에 대처할 필요가 있다.

능동적 움직임; 학습된 불사용; 무시; 수동적 움직임

"운동 활동은 감각의 도구이다"(Brodal, personal communication; 1998). 두 가지 측면이 운동조절을 위해 특히 중요한 것처럼 생각된다. 즉, (1)특정 움직임과 행동을 수행하기 위해 그것이 어떻게 느껴지는지와 (2)그 결과에 대한 기억이다. "과제는 변화를 가져오는 움직임으로부터의 감각이 '그것이 어떻게 느껴지는지'에 대한 기억과 일치하도록 조정에 의해 수행되고 수정된다"(Brooks 1986). Berta Bobath(1990)는 또한 "마치 정상적인 사람처럼 편마비 환자는 움직임을 학습하는 것이 아니라, 움직임을 어떻게 느끼는가에 대한 '감각'을 학습하는 것이다"라 말하였다.

말초신경계(PNS)는 뇌 병변 또는 척수손상(SCI) 후에도 아직 무손상이다. 중추신경계(CNS)는 모든 몸감각 정보를 받으며, 이것은 어느 정도 척수에 통합되고 척수소뇌로는 척수에서부터 소뇌로 직접 가는 근육방추, 힘줄기관 및 피부의 기계수용기로부터의 정보를 전달한다(Brodal 2010). 이 전도로는 감각에 대한 의식적 지각이 없어도 움직임에 대해서 소뇌에 전달할 수 있다. 따라서 중추신경계는 비록 환자가 감각의 지각이 심하게 저하하여 있다 해도 아직도 "느끼고 있다". 감각결손은 상행성 시스템(ascending system)의 병변, 지각결손, 또는 학습된 불사용으로 인한 것일지도 모른다.

능동적 움직임

움직임은 특정 수용기와 시각만이 아니라 결과의 정보로부터 신체에서 중추신경계로 보내는 되먹임을 만들어낸다. 능동적 움직임은 중추신경계 내에 정보의 다양성을 야기한다. 길이-긴장 관계의 변화, 그리고 피부, 연부조직 및 관절의 수용기는 중추신경계에 정보를 전달하기 위해 활성화된다. 이 정보는 우리에게 무언가 느끼는 것을 제공하고 따라서 지각을 하게 된다. 탐색행동, 예를 들어, 우리와 가까이 있는 환경 및 우리 자신의 신체에 접촉하기 위해 손을 사용하는 것은 환경과 신체 그 자체와 관련해서 신체에 대한 지각을 촉진한다. Shumway-Cook와 Woollacott(2006)에 따르면, "지각은 마치 행동이 지각에 필수적인 것처럼 지각은 행동에 필수적이다"라 하고 있다. 이들 저자들은 지각을 감각인상(sensory impression)을 심리학적으로 의미 있는 정보로 통합하는 것이라 정의하고 있다. 움직일 수 없는 환자는 그들 자신의 신체로부터의 정보를 거의 받지 못하여 그들 자신의 신체를 통해 그들의 주위환경을 탐색할 수 없다. 결과적으로 지각은 방해될지도 모른다. 움직임이 개선되면 지각이 개선될지도 모르고, 지각이 개선되면 움직임 조절에 긍정적인 영향을 미칠지도 모른다.

Yekutiel과 Guttman(1993)은 마비측 손의 감각이 저하한 뇌졸중 환자가 2년 이상의 뇌졸중 후 체계적인 훈련 프로그램을 받은 임상실험을 기술하고 있다. 환자는 자신의 가정에서 각 세션마다 45분, 주 3회의 치료를 6주간 받았다. 환자는 자기 자신의 팔을 만져보고 마비된 엄지손가락을 찾아내어 마비측 손에 놓인 다양한 물건을 식별하고 보조자로부터의 도움을 끌어내어야 했다(문서상으로 보조를 받는다). 대조집단과 비교하여 그들은 모든 감각검사에 대해서 유의미한 개선을 보여주었다. 일부 환자는 그들이 일상 활동에서 손을 사용하도록 권장되지 않았음에도 불구하고 기능적 개선을 경험하였다. 이 연구에서는 감각자극의 경험, 감각의 지각 및 운동기능 사이의 밀접한 관계를 입증하였다.

학습된 불사용

학습된 불사용(nonuse/disuse)은 손의 경우와 같이 운동조절이 저하하면 환자가 손을 사용하지 않는 것으로 이어지는 상태와 연관성이 있다. 환자는 그들이 동원할 수 있는 것을 사용한다. 이런 이유로 불사용은 움직임의 조건 억제(conditioned suppression)를 수반하는 하나의 학습현상이다(Taub et al 2014). 기능을 하는 신체부위는 기능을 하지 않는 신체부위의 감각 또는 움직임 상실을 보상할지도 모른다. 뇌졸중 환자는 비마비측 손의 사용을 증가시킴으로써 보상하는 것을 빨리 학습한다. 마비측 손이 사용되지 않는다면 자극을 받지 않아 충격이 중추신경계에 거의 전달되지 않을 것이고 따라서 팔은 자극되지 않아 점진적으로 더 수동적으로 된다(Taub & Uswatt 2006). 중추신경계에 대한 입력 상실은 겉질 표현영역의 감소로 이어질지도 모른다. 이런 이유로 "사용하지 않으면 잃는다"라는 관용구(phrase)가 있다. 이 임상적인 현상은 뇌졸중 후 단시간에 일어나는 병변 후 가소성과 직접 연결된다(Oujamaa et al 2009). 뇌졸중 환자에 대한 연구에서는 이환된(마비된) 팔을 표현하는 1차 감각겉질(SI)과 1차 운동겉질(MI)의 양쪽에서 영역의 감소가 있다는 것을 보여주고 있다(Liepert et al 2000). 동시에, 비마비측 팔다리가 주로 사용되고 그 신체부위에 대한 운동표현은 그 크기가 커진다. 학습된 불사용은 또한 신경학적 손상 후 더 부정적인 과정과 관련이 있을지도 모르는데, 그 이유는 그것이 대뇌반구 불균형의 원인이 되는 요인일지도 모르기 때문이다(Takeuchi & Izumi 2012).

이러한 일은 팔이 자극을 경험하지 않기 때문에 환자가 2차 연부조직 변화와 학습된 불사용이 일어나기 쉽게 한다(Ada & Canning 1990). Nudo & Wise 등(1996)은 병변 후 재활훈련이 없으면 이환된(마비된) 신체부위의 기능적 표현과 관련하여 점진적인 영역 상실을 야기할지도 모른다고 언급하고 있다. "1차 운동결손에 더하여 2차적 억제의 기전은 이것이 중추 무시(central neglect) 또는 학습된 불사용으로 인한 것인지 여부에 관계없이 정도의 차이는 있어도 뇌졸중 환자의 마비측 손의 불사용에 관계된다"(Yekuteil & Guttman 1993).

> 능동적 움직임은 중추신경계에 다양한 정보를 제공한다.
> 능동적 움직임은 지각에 필수적이다.

■ 무시

무시는 신체부위 또는 공간에 대한 부주의로서 설명되며, "이 기능상실이 감각 또는 운동 결함의 원인이 될 수 없는 경우 뇌 병변 반대쪽에 나타난 새롭거나 의미 있는 자극에 대한 보고, 대응 또는 방향설정 기능의 상실"로서 정의될 수 있다(Heilman & Valenstein 2003). 이 정의는 무시의 기전을 확인하는 것이 아니라 이 기능장애가 오로지 감각 또는 운동제한에 기인하는 것이 아니라는 것을 제안하는 것이다(Bowen et al 2013). 임상적으로 무시는 사실상 매우 이질적인 것이다. 그것은 감각양식(즉, 시각, 청각 또는 촉각 무시), 공간 참조(즉, 자기중심적[보는 사람에 기초한] 대 타인 중심적[물체에 기초한]) 그리고 공간영역(즉, 주변 사람[도달거리 내] 대 개인 외적인 것[도달거리를 넘어서는]에서 다르다(Nijboer et al 2013). 무시는 중추신경계 병변이 있는 환자에서, 가장 흔히는 오른쪽 편마비성 뇌졸중이 있는 사람에서 관찰될지도 모른다. 따라서 다음에서는 마비측을 설명하기 위해 왼쪽이 사용될 것이다. 무시가 있는 환자에서는 다중감각 입력의 잘못된 처리가 있는 것처럼 보인다(Himmelbach & Karnath 2003). 일부 연구에서는 무시의 다중감각 본질을 조사하고 고유감각-운동감각 자극(Eskes et al 2003), 시각자극(Harvey et al 2003) 및 몸감각 입력(Lafosse et al 2003)과 같은 다양한 감각자극을 사용함으로써 무시증후군이 감소한다는 것을 입증하였다. Robertson과 Eglin 등(1993)은 무시 치료의 가장 중요한 측면은 무시 영역에서 마비측 팔다리의 능동적 움직임을 회복시키는 것인 것처럼 생각된다. 무시(Lin 1996), 감각(Yekuteil & Guttman 1993) 및 운동기능(Feys et al 1998; Sunderland et al 1992)에 관한 일부 연구에서는 능동적인 움직임이 무시를 개선한다는 것을 입증하였다. 감각자극 및 집중치료는 무시, 감각 및 운동기능을 개선한다. 운동 활동의 증가와 각성의 증가는 긍정적인 되먹임에 의해서 강화된다. 방의 왼쪽

부분(무시의 영역)에 있는 왼팔의 활성화가 마치 가쪽 인식(lateral awareness)과 공간 표현을 바꾸는 것처럼 보인다(Robertson et al 1998). 경험은 무시로 고통 받는 환자의 치료에서 한쪽에 맞춘 초점 및 왼쪽의 자극이 무시영역에 대한 환자의 인식(즉, 지각)을 향상시킨다는 것을 뒷받침하고 있다. 근육과 연부조직의 특정 가동화 및 자극, 정렬의 수정, 환자의 얼굴과 신체 또는 환자가 흥미를 느끼는 물체와 접촉하는 것에 의한 손의 자극, 그리고 환자의 자세조절 촉진을 통해 무시 쪽에 대한 환자의 집중과 지각이 강화될지도 모른다. 임상적으로 집중적인 고유감각 및 촉각 자극은 긍정적인 영향을 미치는 것처럼 보인다.

치료 중의 진행은 상호작용의 증가와 오른쪽과 왼쪽 사이의 상호작용에 의해서 표시된다.

쟁반을 운반하는 것 또는 한 손을 다른 쪽 손의 활동을 지원하기 위해 사용하는 것(예로서, 물병을 여는 것, 한 조각의 빵을 자르는 것, 먹기 위해 포도 한 알을 떼어 내는 동안 포도송이를 잡고 있는 것)과 같은 양손 동시 활동은 환자가 거의 도움 없이 좌우 사이에서 초점을 이동할 수 있게 되면 도입될지도 모른다. 환자가 양손 활동 중에 저기 왼팔을 "잊어버린다면" 초점은 다시 왼쪽으로 되돌아가야 한다. 치료사는 자극의 양쪽 동시처리를 용이하게 하기 위해 환자가 주의를 유지하는 것을 강조해야 한다. 오른쪽과 왼쪽 사이의 율동적 상호작용은 긍정적인 영향을 미칠지도 모른다. 따라서 일부 환자에서, 이동운동(보행)을 촉진하는 것은 신체의 좌우 절반 사이의 상호작용을 촉진하고 그렇게 함으로써 지각을 촉진할지도 모른다.

치료사는 끊임없이 환자의 반응을 평가하여 인식을 잘 하지 못하면 전략을 바꿀 필요가 있다.

> 집중적인 감각자극을 통한 능동적 움직임의 촉진은 무시를 개선하는 것처럼 생각된다. 환자의 인식은 능동적인 움직임 중에 증가한다.

임상상황에서 환자가 중증의 운동 장애도 또한 갖고 있다면 몸감각 및 지각 결손의 정도와 상대적인 존재를 검사하고 평가하는 것은 불가능하다. 일정 시기에 걸친 서로 다른 상황에서의 환자에 대한 관찰만이 아니라 감각(서로 다른 물체의 대조 감각), 지각 및 움직임의 촉진에 중점을 둔 치료를 통해서만 더 정확한 가설을 세울 수 있다.

■ 수동적 움직임

환자가 어떤 활동을 시작할 수 없는 경우, 움직이게 함으로써 환자에게 움직임의 감각과 경험을 제공하고, 그렇게 함으로써 다음의 것을 달성하는 것이 중요하다.

- 불사용이 진행되는 것을 회피한다.
- 신체부위에 대한 의식을 만들어낸다 –신체부위를 움직여 자극하면 중추신경계에 얼마간 전달된다.
- 환자에게 움직임의 느낌과 상호작용의 느낌을 준다.
- 움직임, 가동범위, 순환을 유지한다.
- 운동학습을 강화한다.

몇몇 연구에서는 팔의 수동적 움직임에 뒤따르는 뇌 활동을 조사하였다(Lindberg et al 2004; Maé et al 2008). 이들 연구에서는 반대쪽 감각운동 겉질, 운동앞 겉질, 보충운동영역, 아래마루엽 겉질과 같은 영역에서의 활동을 보여주었다(Loubinoux et al 2003; Tombari et al 2004). 이와 같이 수동적 움직임에 의한 감각자극은 운동학습에서도 유익할지도 모른다. Wong과 동료들(2012)은 팔의 수동적 움직임은 운동학습의 규모를 증가시킨다는 것을 나타내어 보여주었다.

치료사는 신체부위를 수동적으로 움직여야 할 경우에도 활동을 촉진하고 자극하는 것을 목표로 하고 있다. 수동적 움직임을 사용하는 것의 배후에 있는 논리적 근거는 뇌 내의 감각표현을 유지하거나 증가시키기 위해 그 과제의 상황에 적합한 감각입력의 패턴을 전달하는 것이며, 이것에 의해서 운동 시스템은 운동출력의 규범적 패턴을 재확립하는 것이 촉진된다. 움직임 또는 움직임의 느낌에 대한 환자의 주의가 치료 중에 자연스럽게 개선되지 않는다면 환자는 움직임의 심상(mental image)을 만들어 내거나 또는 움직임 또는 활동이 어떻게 해결되거나 사용되었는지를 느끼도록 촉진될지도 모른다. 심상은 운동과제를 마음속으로 연습하는 것(mental practice)이다(Ietswaart et al 2011). 신경학적 재활에서의 심상은 뇌의 운동영역을 활성화하고 뇌 가소성을 강화하는 것으로 생각된다. 심상은 움직임이 실제로 수행될 때 활성화되는 뇌의 같은 영역을 활성화 시킴으로써 중추신경계에서의 연결을 강화하거나 유지할지도 모른다.(Decety 1996). 그러나 실험대상자가 서로 다른 신체적 과제를 정신적으로 강화하고 있었다는 Dijkerman과 동료들(2004)에 의해서 시행된 연구는 마음속으로 연습하는 것이 훈련된 과제에만 개선을 주었다는 것을 입증하였다. 이런 이유로 마음속으로 연습하는 것은 최근에 사용된 운동표현만을 다시 활성화할지도 모르며, 이와 같이 하여 신체적 연습의 효과를 증가시키고 지속 가능하게 한다. 이것은 임상적 사용에 영향을 준다. 마음속으로 연습하는 것은 환자가 신체적으로 연습한 움직임 패턴을 통합하는 데만 효과적일지도 모른다.

혼수상태의 환자에서는 비록 대부분의 정보가 고유감각계와 촉각계를 통해 전달될 필요가 있다 해도 언어정보가 입력을 강화할지도 모른다. 중추신경계 병변이 있는 환자에서 말초신경계와 척수는 온전하다. 조작은 환자의 중추신경계가 가능한 한 입력에 귀를 기울여 반응하게 만드는 것을 목적으로 하고 있으며, 따라서 실제로는 수동적이 아니다. 수동적 움직임은 또한 순환, 근육 길이 및 가동범위에 중요하며, 이것은 환자 자신의 활동 전개를 가능케 할지도 모른다.

수동적 움직임은 환자가 그들 자신의 움직임을 시작할 수 없는 경우에 중요하다.
수동적 움직임은 활동을 자극하려 하고 환자의 주의를 필요로 한다.
수동적 움직임을 통한 조작은 환자의 중추신경계가 가능한 입력에 귀를 기울여 반응하게 만드는 것을 목적으로 하고 있으며, 따라서 실제로는 수동적이 아니다.

임상 예

언젠가 환자가 나에게 움직임은 마음의 표현이라고 말하였다. 환자는 근육위축가쪽경화증(amyotrophic lateral sclerosis)이 있어 완전히 마비상태였다. 환자가 스스로 움직일 수 없을 때, 환자 자신의 신체 지각은 변화하고 약화된다. 부어오르고 뻣뻣하여 활동하지(사용하지) 않는 손을 가진 환자는 감각입력에서의 대조 감각이 감소하여 있다. 환자가 자기 손에 대해 받는 정보는 활동하지 않는 체중에 대한 것이고 때로는 통증과 결합되어 있다. 일부의 사람은 손에 저림을 느끼고 한편 다른 사람들은 비록 그들이 고전적 감각검사에 긍정적으로 반응할 수 있는 경우에도 전혀 손을 느낄 수 없다. 치료사는 이전에 활동적일 때 움직였던 것과 같이 손을 움직이기 위해 가동성과 움직임에 대한 느낌을 되살릴 필요가 있다. 근육과 관절의 특이적 가동화, 촉각자극, 환자 자신의 신체부위 및 다양한 물체에 맞춘 손의 모양 만들기는 신체의 한 부위로서의 손의 지각을 강화할지도 모른다. 이와 같이 더 능동적인 움직임을 위한 전제조건 중의 일부가 달성된다.

연합반응의 조절

Control of Associated Reactions

연합반응과 연합 움직임은 제1장 4항 중추신경계 병변 후의 재구성과 이에 따른 결과에서 논의되었다. 연합반응은 중추신경계 병리학에서 잘 알려진 현상이다. 연합반응은 중추신경계가 새로운 접속을 하고 그 사용에 따라서 강화하거나 약화시키는 학습의 활동 의존적 과정의 결과로 볼 수 있다. 개인과 이들 환경 사이의 상호작용은 행동과 중추신경계의 과정 및 기능을 알려준다. 연합반응은 안정성 또는 움직임 장애에 대한 반응으로서 또는 자극에의 과민성에 대한 반응으로서 일어날지도 모른다. 환자가 동원할 수 없는 안정성이 요구되는 활동 또는 상황에서 환자는 병리학적 고정으로서 연합반응을 일으킬지도 모른다(Lynch-Ellerington 2000). 우리의 임상실행 경험에서는 연합반응을 나타내는 환자는 항상 초기의 주요 장애로서 숨겨진 근약증을 갖고 있다. 시간이 경과함에 따라 흔히 인과관계의 조합이 있다. 평가와 임상추론은 치료사가 주요 장애와 연합반응의 유발요인 양쪽에 대한 가설을 세우는 것을 가능케 한다. 치료는 환자의 주요 장애(응성징후)를 다루는 것을 목적으로 하고 있고 주요 연합반응에 초점을 맞춰서는 안 된다. 이른바 양성징후를 겨냥한 일방적인 중재는 환자의 기저에 있는 움직임 장애를 개선하지 못할 것이고 따라서 환자의 기능회복을 촉진하지 못할 것이다. 주요 장애를 목표로 삼고 환자의 운동조절이 개선된다면 연합반응은 더 이상 필요로 하거나 유발되지 않기 때문에 연합반응은 스스로 서서히 줄어들지도 모른다. 연합반응은 때로는 너무나도 충격적이거나 불안정하기 때문에 주요 장애에 접근할 수 없어 이들은 더 직접적으로 다루어질 필요가 있다. 이러한 상황에서는 연합반응은 예를 들어, 불안정성과 같은 환자의 주된 움직임 장애에 접근하기 위해 변경되거나 또는 변화에 영향을 줄 필요가 있다.

> 반응을 단순히 약화시키려고 시도하는 것이 아니라 연합반응의 원인을 분석하여 치료하는 것은 필수적이다.

■ 치료사의 역할

치료사는 다음의 것을 완수해야 한다.

- 관찰과 조작을 통해 환자의 주요 문제(근약증, 불안정성, 지각 및 기타)와 연합반응의 존재 사이의 인과관계에 대한 가설을 세운다.
- 목표 달성을 위한 관련 있고 적절한 과제를 선택한다.
- 어느 움직임 구성요소가 없어진 지를 인식하고 그 다음에 가능한 한 최적의 조절을 통해 목표를 달성하는 것을 가능케 한다(입력, 정렬 및 근육 기능의 중요성에 주목할 것).
- 환자의 조절을 촉진하는 환경을 만든다.
- 적합한 수준의 도전을 찾아냄으로써 환자가 자기 자신의 연합반응과 일탈적인 운동행동을 조절할 수 있게 한다.
- 환자가 움직임 조절을 가능하고 필요한 것으로 만들기 위해 정렬을 수정하고 근육활동을 촉진하도록 조작한다.
- 가능한 인과관계와 연합반응을 불안정하게 만드는 결과와 관련하여 자기 자신의 의식과 지식을 높임으로써 환자에게 알린다.

■ 환자의 역할

환자는 다음의 것을 달성해야 한다.

- 가능하다면 주의 집중을 통해 연합반응의 유발요인을 조절하는 것을 학습함으로써 연합반응을 방지한다. 환자는 연합반응이 왜 존재하는지를 알아야 한다. 연합반응에 대한 환자 자신의 조절은 폭넓은 움직임 레퍼토리와 더 선택적인 움직임 조절을 습득하는 것의 첫 단계이다.
- 앉은 자세에서 선 자세 및 서 있기와 같은 기능적 활동에서 구축된 손의 정위반응(CHOR)으로서 손을 사용한다(제4장의 예를 참조할 것).

일부 환자는 가벼운 연합반응으로 비교적 효율적으로 움직인다. 임상적으로 이들 반응은 전적으로 자동화되고 안정된 것처럼 보이고 확립되고 비교적 적절한 행동수정(감각운동)의 표현일지도 모른다. 이들 반응은 환자에게 골칫거리일지도 모르고 또는 당황스러운 일일지도 모른다. 연합반응을 최소화하기 위해서는 환자는 치료 중에 매우 동기가 부여되고 집중되어야 할 것이며, 환자가 혼자서 돌아다닐 때 더욱 그러하다. 학습 단계 중에 환자는 움직임을 늦추어 환자가 어떻게 움직이는지를 더 인식해야 할 것이며, 이것에는 템포와 효율의 감소를 필요로 한다. 치료사는 변화의 가능성이 있는지와 이 변화가 환자의 효율을 높일 것인지를 평가해야 한다.

되먹임
Feedback

건강한 사람을 훈련하는 동안에, 되먹임은 실제 움직임을 예상하는 목표와 비교함으로써 수행의 오류를 알아내어 다음의 시도를 개선하고 이와 같이 하여 운동학습을 촉진하기 위해 사용된다(van Vliet & Wulf 2006). 내재적 되먹임은 움직임 목표의 내부 표현을 만들어내는 것을 보조할지도 모른다(van Vliet & Wulf 2006).

되먹임은 환자에게 그들의 움직임에 대한 정보를 제공할지도 모르고 많은 서로 다른 형태를 취할지도 모른다.

- 내재적 되먹임은 환자가 움직임, 시각 및 몸감각 임펄스의 결과로서 환자 자신의 시스템을 통해 받는

정보이다.
- 움직임의 경험과 조절의 수준을 통해서.
- 목표에 도달하였는지 아닌지? 라는 성공수준에 대한 환자 자신의 느낌과 관찰을 통해서.
- 치료사의 조작을 통해서. 조작 그 자체가 그 반응 및 조작에 대한 적응이 환자에게 내재적 되먹임을 전달함과 동시에 외부로부터 환자에게 움직임 및 정보를 부과하고 있기 때문에 이것은 내재적이기도 하고 외재적이기도 하다.

• 외재적 되먹임은 내재적 되먹임을 보충하는 것이다. 그것은 언어적이고 시각적이며(예를 들어, 치료사의 표현과 몸짓 언어) 서로 다른 목적을 갖고 있다.
- 동기부여와 격려.
- 움직임 과정에 대한 지식 즉, 수행 자체에 대한 지식(KP)이다.
- 움직임의 결과에 대한 지식(KR)이다.

되먹임의 유형과 타이밍에 대한 의견일치는 없으며, 일부 저자들은 이것에 대해서 토론해 왔다(Shumway–Woollacctt 2006; Ronsse et al 2011; Luft 2014; Taylor et al 2014; Shmuelof et al 2012). 대부분의 연구는 건강한 사람들에 대해서 수행되었다. 따라서 임상장면과 신경학적 기능장애를 가진 환자에 대한 연구결과를 추정하는 것은 어렵다.

■ 내재적 되먹임

중추신경계 병변으로 고통 받고 있는 사람은 다양한 신체적 및 신경정신학적 결손을 갖고 있다. 바뀐 움직임과 몸감각 정보에 대한 지각은 환자의 내재적 되먹임에 영향을 미친다. 뇌졸중 후 내재적 되먹임 시스템은 손상될지도 모른다(van Vliet & Wulf 2006). 오름계(ascending system)의 결손, 근육긴장의 변화, 동원순서 및 감각운동 조직의 변화, 정렬의 변화, 또는 지각장애가 있을지도 모른다. 지각 및 인지장애는 환자의 계획, 움직임에 대한 느낌, 그리고 움직임 경험에 영향을 미친다. 따라서 운동장애에 대한 적절하고 최적의 해결방법을 찾기 위해 되먹임을 통합하고 이것을 구조적으로 사용하는 환자의 능력도 또한 영향을 받을 것이다. 많은 경우, 환자 자신이 움직임이 얼마나 성공하였는지를 평가할 수 있고 언어적 강화(verbal reinforcement)를 필요로 하지 않을지도 모른다. 환자가 "이것은 옳았다" 또는 "이것은 이전에 느끼고 있었던 것이다"라고 느낄 때 환자가 느끼는 기분은 어떠한 구두정보보다도 더 설득력이 있을지도 모른다.

치료적 조작은 접촉과 움직임에 대한 촉진을 통해 환자에게 되먹임을 제공한다. 근육조직의 특정 가동화와 정렬의 수정은 환자에게 운동조절을 위한 출발점을 좋게 한다. 치료적 조작을 통해 환자는 신체분절 사이 및 신체와 환경 사이의 상호관계에 대한 정상화된 정보를 받는다. 이것은 환자에게 성공적인 목표달성을 위한 좋은 기초를 제공할지도 모르며, 이것은 양쪽 모두가 이전에 어떻게 느꼈는가를 환자에게 상기시키고 환자 자신의 수행능력을 강화하기 위해 기억을 사용한다.

■ 외재적 되먹임

치료사는 흔히 내재적 되먹임과 외재적 되먹임의 조합을 사용한다. 되먹임의 유형은 환자의 문제, 동기부여, 및 인지능력에 따라 달라진다. KP와 KR(Schmidt 1991; Shumway–Cook, Woollacott 2006)은 환자가 정보를 인식하고 통합하는 것과 되먹임에 기초하여 새로운 전략을 개발하는 것의 양쪽을 필요로 한다. 많은 환자는 지각 또는 인지 장애 때문에 이 능력이 없어 KR 또는 KP를 사용할 수 없다. 구두에 의한 되먹임은 구두정보 또는 구두 명령을 통해 환자가 활동을 따로따로 수행할 수 있다고 추정된다. 신경학적 결손을 가진 많은 환자는 그들의 움직임을 바꾸거나 조정하는 충분하고 적절한 운동기능을 갖고 있지 않아 전략을 바꿀 수 없다. 내재적 되먹임은 중추신경계에 이전과는 다른 정보를 제공하며 따라서 이전과 비교하여 움직임 생성을 위한 다른 기초를 제공한다. 그들이 움직임을 동원하는 능력은 바뀐다. 그들의 이전의 움직임 경험이 현재의 움직임 능력과 매우 다르거나 또는 그들의 신체도식 또는 지각이 바뀐다면 운동 장애를 해결하는 그들의 능력은 매우 어려울 것이다. 길거나 너무 상세한 설명은 흔히 환자를 혼란시키고 활동을 느끼는 능력을 저해할 것이다.

외재적 되먹임을 통해 움직임 계획과 생성은 보통은 그 활동을 위해 있어서는 안 되는 인지적 주의(cognitive attention) 수준으로 올라갈지도 모른다. 짧고 간단명료한 단어 또는 문장을 통해 동기부여 하는 되먹임이 더 적절할지고 모른다. 네, 멈추시오, 아니오, 좋아요, 훌륭해요, 또는 유사한 표현은 환자의 지각을 강화하거나 필요로 하는 되먹임을 제공하는 데 충분할지도 모른다. 긍정적인 되먹임은 동기부여가 되며 객관적이고 정직해야 한다. KP는 실제의 수행능력, 움직임의 과정에 대해서 제공된다. 감각 또는 지각 기능장애를 가진 환자는 문제해결을 위한 정보를 이해하고 통합할 수 있다면 KP가 유용하다는 것을 알게 될지도 모른다. KR은 움직임의 최종 결과에 대한 지식이다. 많은 환자는 그들 자신의 업적을 평가할 수 있다. 그들은 그들 자신의 행동 결과를 관찰하거나 느끼며 언어에 의한 보강을 필요로 하지 않는다. 일부 신경심리학적 결손은 환자가 성과의 수준을 분석하거나 이해하는 능력을 방해할지도 모르고 그러한 환자는 결과에 대한 정보를 필요로 할 것이다.

> 되먹임은 환자의 움직임 능력, 지각기능 또는 인지기능 및 목표활동의 유형에 따라 달라진다(더 자동적이거나 수의적이다).

이월
Carryover

과제의 이동(transfer)과 이월(carryover)은 가정 또는 병동에서 실제의 상황과 과제로 옮겨지는 훈련 효과를 위해 사용되는 용어이다. 문헌에서 효과적인 학습은 활동이 목표 지향적이고 환자의 일상생활에서의 다양한 상황에서 사용되는 환경과 관련되어 있다. Schmidt (1991)는 다양한 훈련의 중요성, 다양한 환경 또는 상황에서 같은 기술을 수행하는 능력을 논의하고 있다. 이월은 다양한 수준으로 분석될지도 모른다.

- 일반화 : 움직임 요소의 다양한 움직임과 기능적 활동으로의 이동.
- 수행능력 : 치료 세션의 처음부터 끝까지 개선된 조절을 유지하는 능력.
- 학습 또는 유지 : 치료 세션 사이의 개선된 조절의 유지.
- 이동 또는 이월 : 가정 또는 병동에서의 치료에서부터 일상생활활동(ADLs)까지

일반화

움직임은 개인, 과제 및 환경과 관련해서 조직화된다(Shumway-Cook, Woollacott 2006). 행위(action)는 과제를 환경에 적합하기 위해 시간과 공간에서 조직화된다. 따라서 훈련은 변화에 초점을 맞출 필요가 있다. 즉, 다양한 상황, 환경 및 이월을 확실히 하기 위해 움직임의 진전을 통한 조절 요건에서의 움직임 요소를 변화시키는 것이다.

훈련은 반복연습(drill) 또는 다양한 반복을 통해 실행될지도 모른다. 반복연습은 같은 요소, 움직임 또는 활동이 같은 방법으로 여러 번 반복되는 것이다.

예

환자는 같은 의자에서부터 같은 방법으로 반복해서 일어서는 것을 연습할지도 모른다. 비록 사람은 같은 활동을 정확히 같은 방법으로 수행하지 않는다 해도 다양한 움직임 요소의 조합에서의 변화는 거의 없다. 사람이 문제해결 능력이 거의 없고 따라서 이월하는 능력이 저하한다면 반복연습이 필요할지도 모른다. 한 환자는 중증 뇌졸중으로 고통을 받았는데 이 뇌졸중은 중증 운동장애만이 아니라 완전한 표현장애와 수용성 장애, 중증 행위상실증(apraxia), 기억 및 문제해결 결손을 야기하였다. 그는 몇 개월의 훈련 후에 휠체어에서부터 일어서서 사람의 보조를 받아걸을 수 있었다. 그는 이 휠체어에서 일어서는 능력을 자기 집의 변기에서 일어나는 것으로 옮길 수 없었기 때문에 자기 집 욕실에서 성공하도록 반복연습을 해야 하였다. 같은 과제 내에서도 너무 많은 변화는 일부 환자에게는 너무 복잡할지도 모른다. 일반화(generalization)는 반복연습을 통해 불가능하다. 환자는 자신이 연습하는 것 즉, 연습하는 조절에서만 자기의 수행능력을 향상시킨다.

다양한 반복은 움직임, 자세설정 및 활동이 훈련된 신경근육 요소와 관련하여 변화할 때이다.

예

엉덩관절 안정성은 반듯이 누운 자세에서 기기를 사용하여 반듯이 누운 자세의 다양한 방법으로, 그리고 다양한 반듯이 누운 자세 설정으로 훈련; 다양한 정렬, 다양한 지지 및 다양한 높이를 조합한 앉은 자세에서 선 자세가 되는 활동을 통한 훈련; 선 자세, 한발 내딛고 선 자세, 한쪽다리로 선 자세에서의 훈련; 높은 좌석에서부터 내려오는 훈련; 다양한 이동과 일상생활활동에서의 훈련; 그리고 간병 중의 훈련이 될지도 모른다. 엉덩관절 안정성에 초점이 맞춰지지만 넓은 레퍼토리의 움직임 경험을 만들어내기 위해 상황이 변화하며, 이것은 환자가 이월하는 능력을 강화할지도 모른다. 변화를 통해 활동 또는 구성요소의 내부 모델이 학습되고 이리하여 과제 사이의 이동을 강화할지도 모른다(제1장 신체도식 및 내부 모델 참조).

치료에서 다양한 반복은 환자가 넓은 레퍼토리의 움직임과 움직임 경험을 발전시키는 것을 가능케 하며, 이것을 환자가 다양한 기능 상황에서 사용할지도 모른다.

수행 능력: 한 치료 세션의 시작에서부터 종료까지의 조절의 이동

치료는 환자의 움직임 조절을 개선하는 것을 목표로 하고 있다. 치료사는 같은 세션에서의 임상추론과 치료를 평가한다. 환자가 치료 세션의 시작에서부터 종료까지 요소 또는 활동수준의 개선을 나타낸다면, 즉 수행 능력의 개선이 있다면, 환자는 이 수준의 이월을 달성한 것이다. 이월이 일어나지 않았다면 치료사는 임상추론, 가설 및 중재를 재평가해야 한다.

학습 또는 유지 : 치료 세션 사이의 개선된 조절의 유지

환자의 움직임 조절이 한 치료 세션에서 다음 세션까지 같은 상태 그대로라면 환자는 학습한 것을 유지하지 않았다는 것이다. 치료사는 다음 측면을 고려해야 한다.

- 임상추론과 중재의 선택
- 환자가 충분히 연습을 할 수 있게 하고 격려하였는가? 일정 수준의 반복이 필요하다.
- 환자가 상충되는 요구를 받았는지의 여부 : 환자가 치료에서 한 가지의 것을 하고 있는 반면에 일상생활은 무언가 다른 것을 필요로 하고 있는가?
- 의료 종사자와 간병인이 상충되는 요소를 강조하고 있는지의 여부.
- 환자가 순응하고 있는지의 여부 : 환자가 정보를 이해하고 통합할 수 있고 조언을 따르고 있는가?

Berta Bobath는 다음의 것을 언급하였다고 알려져 있다.

- 환자에게 변화가 없다면 치료를 바꾸라.
  그것은 효과가 없었던 것이다.
- 환자가 악화된다면 치료를 바꾸라. 그것은 부적절하였는지도 모른다.
- 환자가 개선되었다면 치료를 바꾸라.
  환자는 더 이상 같지 않다.

바꾸는 것은 적절할 필요가 있고 단지 변화를 위한 것은 아니다.

> 환자는 특정 치료가 동일한 치료 세션 내에서 기능적 개선으로 이어진다는 것을 항상 느껴야 한다. 환자는 훈련이 그들의 욕구를 충족하지 않는다고 느껴서는 안 된다.

치료에서부터 가정 또는 병동에서의 ADLs로의 이동(transfer) 또는 이월(carryover)

Berta Bobath는 1998년에 다음과 같이 말하였다(Schleichkorn 1992): "우리의 치료는 많은 운동(exercise)으로 구성되어 있는 것은 아니다. 우리는 기능적인 상황에서 어린이에게 일상생활과 이것의 준비를 시키고 있다. 예를 들어, 우리는 어린이에게 식사를 먹이는 동안 또는 스스로 먹을 때, 어린이 스스로가 옷을 입거나 벗거나 또는 옷을 입혀주거나 벗겨주는 동안 치료한다. 우리는 어린이가 노는 동안, 서 있거나 걷는 동안 등에 치료한다. 이것은 치료를 일상생활에 직접 이월하기 위해 필요하다."성인 재활에도 마찬가지의 원리가 적용된다.

우리 사회에서 급성 중추신경계 병변으로 고통을 받는 대부분의 사람은 병원에 입원한다. 많은 사람은 얼마 안 있어 재활병동 또는 재활 센터로 옮겨진다. 이 환경은 배치, 가구, 물건, 크기 및 방을 같이 쓸 사람들의 측면에서 가정상황과는 엄청나게 다르다. 변화와 일반화에 관심을 돌리면 환자 자신의 집으로 넘겨질 수 있을지도 모른다. 환자를 위해 이용 가능한 시설, 즉 체육관, 병동, 병동 내 환자의 병실 및 기타 병동 안과 밖의 시설을 사용하는 것은 쉬운 일이 아니다. 일부 환자는 당분간 보호시설에 머무는 것에 의해서 동기부여가 될지도 모른다. 그 이유는 환자가 자기 자신과 같은 상황에 있는 다른 사람들을 만나서 서로 동기부여를 하고 조언하고 도울지도 모르기 때문이다. 치료는 없어진 요소를 직접 개선하는 것만이 아니라 옷 입기와 벗기, 이동, 걷기 및 팔의 사용과 같은 기능적 활동에서 환자의 움직임 조절을 개선하는 것을 목적으로 하고 있다.

다음의 것을 하는 동안 변화가 확실해진다.

- 의자, 받침대, 등받이와 팔걸이가 없는 의자(stool), 매트, 벽, 물건, 탁자와 같은 다양한 지지물의 사용.
- 다양한 자세 설정을 통한 움직임의 탐색.
- 다양한 활동과 실내외의 다양한 환경.

특정 치료와 마찬가지로 훈련은 환자가 하루 종일 대화하는 보조자와 간병인에게 명확하게 밝힐 필요가 있다. 따라서 다양한 의료 종사자 사이의 여러 전문분야에 걸친 의사소통과 협력이 필요하다.

학습하고 시냅스연결을 바꾸고, 확립되고 손상된 시스템을 재구성하며 새로운 것을 학습하고 부적절한 것을 잊어버리는 데는 시간이 걸린다. 임상적으로 치료에서 유의미한 변화(기능적 가소성)가 이루어질지도 모르지만, 이들이 반드시 환자의 일상 활동(구조적 가소성)으로 옮겨가는 것은 아니다. 이것이 반복해서 일어난다면 치료사는 분석과 접근법을 재검토해야 한다. 치료는 효과가 없다고 언급될 가능성이 있기 전에 일정한 수준의 강도에 도달하여 일정 시간 동안 수행되어야 한다. 뇌졸중 후급성기에는 새로운 기능이 신경영양인자의 증가로 인해서 후기보다 더 많이 매우 신속하게 학습된다(제1장 신경 가소성 참조). 환자가 그때는 적절하다고 생각되었을지 모르지만 더 이상 적절하지 않은 전략을 학습하였다면 새로운 전략의 학습을 가능케 하기 위해 그 전략을 잊어버리는 데는 시간이 걸릴지도 모른다. 신경생리학적으로 학습(learning)과 학습소거(unlearning)는 이들이 시냅스 변화를 수반하기 때문에 같은 과정을 수반한다. – 양쪽 모두가 학습이다. 하나의 중요한 요인은 시냅스가 하나의 특정 방향으로 얼마나 많이 그리고 얼마나 자주 자극되는가이다.

> 학습과 이월은 확립되는 데 시간이 걸린다.

2.3 기타의 중재 : 몇 가지 요점

Other Interventions : Some Key Points

근력훈련

Strength Training

우리는 늙어감에 따라 대부분의 사람이 근력상실을 경험한다. 70세가 된 사람의 넙다리네갈래근은 20세가 된 사람 근력의 60%만을 갖고 있다. 이것은 남녀에서 같다(Macaluso & De Vito 2004). 근력을 상실하는 과정은 근육질량의 양적 상실(근육감소증), 속근섬유의 초기 신경차단을 야기하는 척수에서의 진행성 운동신경세포 상실에 기인한 2형 섬유의 선택적 위축이 원인이 된다. 이들 섬유는 곁발아를 통해 1형 운동단위에 의해서 다시 신경 지배를 받는다. 고령자에서의 근력훈련은 근력과 기능을 향상시킨다.

상위운동신경세포 병변은 근약증을 야기한다(제1장 1.4.1 상위운동신경세포 병변, 근약증을 참조할 것). 중추신경계 병변으로 고통을 받고 있는 사람들은 고령자이고 그들이 병변을 갖기 전에도 상당한 근약증을 경험했을지도 모른다. 최근의 증거에서는 일반적으로 뇌졸중 후, 근약증, 정교성 상실 및 피로 등의 음성 장애가 양성 장애보다 더 기능회복을 제한한다는 것을 시사하고 있다(Canning et al 2004). 처음 발생한 뇌졸중으로 고통 받고 있는 22명의 환자에 대한 종단적 연구에서 Canning과 동료들(2004)은 근력과 정교성은 전체로서 기능 전반에 크게 기여하였고 근력은 항상 기능에 유의미한 독립된 기여를 하였으며, 그리고 근력과 정교성이 결합하여 기여한 것이 단독으로 기여한 것보다 컸다는 것을 알게 되었다.

역사적으로 근력은 상위운동신경세포 병변을 가진 환자와는 관련이 없다고 생각되어 왔다. Bobath (1990)에 따르면 "근육의 약화는 진짜가 아닐지도 모르지만, 경직된 대항근의 반대쪽과 연관성이 있고" 그리고 "근육의 약화는 촉각 또는 고유감각의 어느 한쪽 또는 양쪽의 감각결손에 기인할지도 모른다"라 하였다. 이 마지막 문장은 아직도 근약증의 하나의 이유라 여겨지고 있다. Berta Bobath는 계단 내려가기, 앉기 및 한쪽 다리로 서기와 같이 중력에 대항하여 자기 체중을 이용해서 환자의 근력을 강화하였다.

그러나 연구에서는 근약증은 중추신경계 병변의 중요한 문제이지만, 근약증의 배경에 있는 정확한 기전은 완전히 이해되어 있지 않다는 것을 나타내어 보여주었다. 운동신경세포(MNs)의 불충분한 활성화는 근육수축의 약화 또는 결여를 야기한다. 시간이 흐름에 따라 감소된 내림 신호는 운동단위 동원, 발화 패턴, 근섬유유형, 근육길이 및 근육길이–장력관계의 변화로 이어지고 뇌졸중 환자에서 불사용 위축을 야기하는 것은 (Garland et al 2009; Garland et al 2014) 아마도 중추신경계 병변에서의 근약증의 중요한 원인이 된다(Bowden et al 2014).

뇌 병변과 반대쪽 근육조직은 흔히 가장 침해된다. 그러나 뇌 병변과 같은 쪽, 흔히 비마비측 또는 아마도 더 정확히는 최소로 침해된 쪽이라 지칭되는 쪽도 또한 장애될지도 모른다. 뇌 병변과 같은 쪽 근력은 먼쪽보다 몸쪽으로 더 장애되는 경향이 있으며(Bohannon & Andrews 1995) 다양한 정도의 몸통, 다리, 및 팔의 장애가 같은 쪽에서 관찰되기 때문에 균형과 기능 양쪽에 영향을 줄지도 모른다(Kitsos et al 2013; Suzuki et al 2011; Bae et al 2013). 따라서 신체 양쪽에 대한 근약증의 문제는 치료에서 대처해야 한다.

많은 환자는 전체 패턴에서 강력한 근육 활성화를 동원할 수 있을지 모르지만, 예를 들어, 앉은 자세에서 선 자세에의 이동, 선 자세 및 이동운동(보행)에서 기능적 안정성을 강화하기 위해 근육 활성화를 선택적으로 동원할 수는 없다. 따라서 근력훈련은 선택적이고 기능적 패턴에서 시행될 필요가 있다. 발꿈치 접지(heel–strike)는 선택적 입각기를 활성화하기 위해 중추신경계에 보내는 가장 중요한 신호의 하나로서 인식된다. 체중부하 제거(unloading), 발꿈치 접지 및 체중이동에 대한 정보는 발 내딛기 조절에 중요하다(Maki & McIlroy 1997). 발꿈치 접지의 중요한 요소는 자세조절, 코어 안정성, 발꿈치를 바닥에 접촉시키기 위한 몸쪽 뒤넙다리근의 선택적 활성화, 무릎관절의 선택적 폄, 먼쪽 뒤넙다리근과 다리의 뒤쪽 구획의 원심성 연장 및 발가락의 능동적 등쪽굽힘과 폄이다. 신체가 중심축으로서의 역할을 하는 발목 위를 전진함에 따라 근육 활성화 패턴이 변화하지만, 무릎관절과 엉덩관절은 입각기에 전체에 걸쳐서 다양한 정도로 그리고 다양한 조합의 근육 협응으로 유지된다. 근력훈련은 환자의 신체부위에 주의를 집중할 필요가 있고 환자의 관련 신체영역에 대한 인식과 지각을 강화할지도 모른다.

> 근력훈련은 선택적이고 기능적일 필요가 있다.
> 근력훈련은 환자의 신체부위에 주의를 집중할 필요가 있고 환자의 관련 신체영역에 대한 인식과 지각을 강화할지도 모른다.

임상 예

임상적으로 일부 근육은 근력강화에 특히 중요한 것처럼 생각된다.

- 몸통과 팔의 분리를 용이하게 하기 위한 어깨세모근과 위팔세갈래근을 위한 팔의 벌림(외전). 벌림은 어깨뼈 안정성, 코어 안정성을 필요로 하고 기능적으로 자유로운 팔의 움직임을 용이하게 할 것이다.
- 팔과 손 기능의 협응을 위한 위팔두갈래근에 대한 선택적 대항근으로서의 위팔세갈래근.
- 팔목을 펴기 위한 엄지손가락의 벌림.
- 발꿈치 접지를 위한 발가락 폄근.
- 발꿈치 접지를 위한 발목 외반근(evertors).
- 보행의 추진을 위한 가자미근과 장딴지근.
- 입각기의 다양한 단계를 위한 몸쪽 뒤넙다리근과 먼쪽 넙다리네갈래근.
- 유각에서 무릎의 선택적 폄을 안정시키는 몸쪽 뒤넙다리근. 뿐만 아니라 입각기를 통해 폄을 유지하고 진전시키기 위해 넙다리네갈래근과 함께 작용한다.
- 중간볼기근은 전진과 특히 한쪽다리로 선 자세 동안의 지지를 만들어내는 데 중요하다.
- 입각기를 통해 엉덩관절 안정성을 위한 엉덩관절 폄근, 벌림근, 및 가쪽회전근.
- 보행에서 추진을 위한 엉덩관절 폄근.
- 근력과 먼쪽 선택성을 위한 기반으로서의 코어 안정성.
- 발 자세의 개선을 위한 발의 "코어 안정성"을 위한 발의 내재근. 능동적인 발은 체중부하와 체중이동을 위한 지면반발력(GRF)을 촉진한다.

다리의 근약증은 그물전도로(reticular pathways)에 내리는 흥분성 명령의 중단에 기인하는 중추패턴발생기(CPG)의 자극 상실에 의해 야기되는 것처럼 여겨진다. 약 100만개의 섬유가 뇌에서부터 그물전도로로 뻗으며 이것은 뇌에서 가장 큰 전도로(pathway)이다. 이들은 근력을 제공하고 모든 CPG 활동을 조절한다. 이들 전도로에 대한 병변은 CPG 활동의 약화를 초래한다. 안뜰계의 강화는 일반적으로 부족한 것처럼 보인다. 따라서 입각기와 유각기를 위한 다리를 강화하기 위해 치료사는 운동이 안뜰계의 상항에 기초하도록 발에서부터 위쪽으로 강화하는 것에 초점을 맞출 필요가 있다.

트레드밀 훈련

Treadmill Training

트레드밀 훈련은 다양한 신경학적 상태에 사용되고 이것은 두 가지 기본 원칙에 기초하고 있다. (1)CPG 활동의 촉진과 (2)새로운 학습을 공고히 하기 위한 반복. 트레드밀 훈련은 건강한 대상자만이 아니라 특히 뇌졸중 및 척수손상(SCI)에서 광범위하게 조사되었다. 그 효능에 대한 결과는 아직도 논쟁 중이다(Mehrholz et al 2014). 최근에 업데이트한 코크런 검토(Cochrane review)(Mehrholz et al 2014)에서 결론은 체중지지의 유무에 관계없이 트레드밀 훈련을 받는 뇌졸중 환자들은 트레드밀 훈련을 받지 않는 뇌졸중 후의 환자들과 비교하여 자립하여 걷는 능력이 더 개선될 가능성이 없다는 것이었다. 다시 말해서, 체중지지는 다른 치료중재를 받는 뇌졸중 후의 사람들과 비교하여 자립하여 걷는 기회가 증가하지 않았다. 그러나 이 치료중재의 초반에 걸을 수 있는 뇌졸중 후 환자들은 보행속도와 지구력 개선에 가장 도움이 되는 것 같다.

개별 환자에 대해 트레드밀 훈련을 지시할 수 있고 트레드밀 훈련이 하나의 옵션으로서 사용될 수 있으나 자립하여 걸을 수 있는 환자의 보행속도와 지구력을 개선하기 위한 단독 치료로서는 사용될 수 없는 경우에는 몇 가지 필수 요소를 고려해야 한다.

Aaslund(2008)는 체중지지의 유무에 관계없이 지면 위와 트레드밀 위를 걷는 28명의 건강한 사람들에 대한 그녀의 연구에서 보행은 멜빵(harness)과 −30% 체중지지를 사용하여 걸을 때 유의미하게 영향을 받는다는 것을 알게 되었다.

- 트레드밀 단독.
  - 1분 당 보수(cadence)의 증가.
  - 몸통의 앞경사 증가.
  - 수직 가속도의 증가.
  - 몸통의 앞뒤방향 가속도의 변동성 증가.
- 멜빵과 체중지지 장치가 있는 트레드밀.
  - 모든 방향의 평균 가속도의 제한.
  - 몸통의 앞뒤방향 및 수직방향 가속도의 변동성 증가.
  - 안가쪽 방향으로의 정형적인 몸통 가속도를 야기하다.

Aaslund는 이들 결과에 기초하여 트레드밀 치료의 과제특이성이 의심스럽다고 결론을 내렸다.

일부 연구에서는 자립보행 능력을 회복하기 위해 환자는 자립해서 앉은 자세에서 일어날 수 있을 필요가 있고(Lee et al 1997; Cheng et al 1998), 일어서기 위해 발꿈치를 내리는 것이 이 기능을 위한 필수 요소라는 것을 제안하고 있다. 발꿈치 접지도 또한 이동운동(보행) 동안에 위상 변동(phase shift; 예, 유각기 → 입각기)을 용이하게 하기 위해 중요하다.

임상적으로 트레드밀 훈련이 일부 환자에게 효과적인 것처럼 여겨진다. 환자가 이전에 스포츠 스튜디오에서 트레드밀을 사용한 일이 있다면 그 환자는 중추신경계 병변 후에 더 용이하게 적응하는 것처럼 생각된다. 이미 자립보행 능력을 갖고 있는 환자는 지면 위에서 속도와 리듬이 개선된 것처럼 보이지만, 그들은 그것이 유용하다고 알게 되기 전에 트레드밀에 익숙해지기 위해 시간을 필요로 한다. 그러나 일부 연구에서는 체중지지 트레밀 훈련이 뇌졸중, 척수손상, 다발성경화증, 파킨슨병 또는 뇌성마비로 장애를 가진 사람을 위한 유사한 점진적 지상훈련보다 더 나은 성과로 이어지지 않았다는 것을 입증하였다(Dobkin & Duncan 2012). 경증의 공동운동 작용부전 패턴의 문제를 가진 일부 환자는 속도가 아마도 자기 자신의 내부속도(CPG 리듬)와 더 비슷하게 올라감에 따라 그들의 움직임 패턴이 정상화되는 것 같다. 그러나 중증의 무시와 낮은 긴장으로 고통 받고 있는 일부 환자는 체중지지 트레드밀 훈련의 이용으로 이득을 얻지 못하는 것 같다. 일부 환자는 비활동적으로 촉진되어 멜빵을 하나의 흔들기로서 사용하는 것처럼 보이지만, 지면 위 보행의 촉진에 더 적극적으로 반응한다.

억제유도 운동치료

Constraint-Induced Movement Therapy

억제유도 운동치료(Constraint−Induced Movement Therapy; CIMT)는 뇌졸중 환자에서 학습된 불사용(learned nonuse)을 극복하는 것을 목적으로 하는 하나의 집중치료 프로그램이다. 이 치료적 접근법은 Taub 등(1999)에 의해서 장기 뇌졸중 환자에게 처음으로 도입되었다.

Nudo 등(1996)의 연구결과에 따라 환자의 대뇌겉질에서 볼 수 있는 적응 변화의 기저에 있는 신경기전은 이미 존재하고 있지만 이전에는 활동이 없었던 연결의 노출과 관련되어 있다고 가정하고 있다. "병변이 발생한 후 수개월까지는 축삭 성장의 명백한 증거가 발견되지 않았기 때문에 12일이라는 짧은 시간 과정으로는 주요 기전으로서의 발아(sprouting)에 의한 새로운 해부학적 연결을 형성할 개연성을 낮게 한다. 더 가능성이 높은 기전은 국소 억제성 사이신경세포 활동의 감소이며 따라서 이전부터 존재하는 흥분성 연결을 노출시킨다. 대체 가능하고 아마도 보완적인 기전은 기존 시냅스 연결의 시냅스 강도의 강화일 것이다"(Liepert et al 2000). CIMT에 대한 연구에서는 중추신경계 손상 후의 운동기능 결손은 손상 후 여러 해가 지난 만성기에서도 상당히 강화될 수 있다는 것을 보여주고 있다. 이 치료 프로그램에 대한 엄격한 시험대상 환자 선정기준(inclusion criteria)이 있다. 환자는 다음의 것을 갖춰야 한다(Kim et al 2004).

- 비마비측 팔에 의존하지 않는 일정 수준의 균형.
- 20°의 능동적 팔목의 폄과 2개의 손가락 및 엄지의

손허리손가락관절에서의 적어도 10°의 능동적 폄.
- 중증의 경직(spasticity)이나 통증이 없다.
- 양호한 인지기능.
- 높은 수준의 동기부여.

이들 기준은 모든 뇌졸중 환자의 4~6%에만 이 프로그램에 관련된다는 것은 주목할 만한 가치가 있다. 95%는 이 치료에서부터 이득을 얻지 못하는 것 같다. 이 프로그램 자체는 특수한 장갑에 손바닥 너머로 뻗어있는 단단한 플라스틱판에 부착함으로써 환자의 비마비측 손을 불활성 상태로 하는 것으로 구성되어 있다. 이것은 환자가 어떤 도수에 의한 정교성 과제에 그 손(비마비측)을 사용하지 못하게 하지만, 동시에 그 손을 양손 활동에서 지지물로서 작용하는 것을 허용한다. 환자는 이 장갑을 적어도 하루에 6시간 그리고 환자가 깨어 있는 시간의 90%까지 착용해야 하지만, 뇌졸중 후 초기에 사용한다면 단기간 착용한다. 이것은 또한 비마비측 다리에 공기 주입식 부목 또는 등에 대는 부목을 사용함으로써 마비측 다리에의 체중이동을 촉진하기 위해 사용될지도 모른다. 제약이 조기 재활단계에서 사용된다면 주의를 기울여야 한다. 환자는 경색 영역을 에워싸는 취약한 반음영 구역 때문에 적어도 뇌졸중 후 1~2주까지는 이 프로그램에 등록해서는 안 된다. 훈련은 대근육 운동, 소근육 운동과 일반적인 ADL을 하루 6.7시간 동안 시행하는 구조화된 프로그램과 치료영역 밖에서 그것을 사용하는 것으로 구성되어 있다. 환자는 위생활동(화장실에 가는 일, 샤워하는 일) 동안만이 아니라 매 시간마다 10분간 쉬는 것이 허용된다.

신경학적 손상 후의 이 훈련강도는 병원 또는 재활시설에서 대부분의 환자에게 주어진 치료시간의 양과는 극명하게 대조가 된다. 많아야 하루에 1~1.5시간의 전통적인 치료시간(물리치료와 작업치료를 합하여)(1주일에 7.5시간)과 적어도 하루에 6시간(1주일에 30시간)의 CIMT와 비교하면 연습의 양이 뇌졸중 생존자를 위한 물리적 재활치료의 성과를 판단하는 데 결정적인 요인으로서 제안되었기 때문에 환자의 잠재력을 향상시키기 위한 치료 강도가 중요하다는 것을 보여주고 있다(Ada et al 2006). 증가한 운동시간에 대한 메타분석에서 Kwakkel(2004)은 더 많은 치료의 형태로 강도가 증가하면 ADL과 보행에 관련된 결과가 개선된다는 것을 발견하였다. 매일의 반복에 대한 최적의 용량이 동물 모델이나 인간의 연구로부터 결정되지는 않았지만 우리는 개선된 기능회복과 연관성이 있는 신경재구성을 촉진하는 데 필요한 용량은 아마도 보통 신경학적 집단에 제공되는 것보다 훨씬 높다고 추측된다.

■ 로봇 훈련

신경학적 재활을 위한 로봇에 기초한 시스템은 기술에 기초한 치료중재이다. 팔(Lum et al 2002; Casadio et al 2009)과 보행(Bharadwa et al 2005)을 위한 로봇 훈련에 대한 관심이 증가하고 있으며, 이것은 관련 관절에서 가동범위를 향상시키거나 또는 유지하는 것만이 아니라 반복, 리듬 및 관련된 근육의 촉진을 통해 운동수행능력과 기능을 촉진하는 것을 목적으로 하고 있다. 최근에 업데이트된 코크런 검토(Mehrholz & Pohl 2012)는 물리치료와 조합된 전기기계적으로 보조된 보행훈련은 뇌졸중 후 사람들의 자립보행 회복을 개선할지도 모른다고 결론을 내렸다. 특히, 뇌졸중 후 첫 3개월이 되는 사람들과 걸을 수 없는 사람들은 이 유형의 치료로 가장 혜택을 받는 거처럼 보인다. 그러나 로봇 보행훈련은 보행속도 또는 보행능력의 개선과는 연관성이 없었으며, 이것은 이미 보행능력을 가진 환자는 전기기계적 및 로봇에 의해 보조된 보행훈련으로부터는 이득이 없다는 것을 의미한다. 이 체계적 검토에 포함된 일부 시험에는 이 연구의 초반에서 이미 걸을 수 있는 보행자는 포함되지 않았다는 사실 때문에 이 결과는 조심스럽게 읽어야 한다. 게다가, 치료기간과 빈도에 관한 시험과 기능적 전기자극과 같은 일부 장치에서의 기기의 유형과 추가자극의 사용 사이에는 차이가 있었다(Mehrholz & Pohl 2012).

로봇은 환자와 경험이 많은 물리치료사 사이의 개별 접근과 다층간의 상호작용을 결코 대체할 수 없다(Poli et al 2013). 따라서 로봇 훈련은 신경학적 집단에 대한 훈련강도를 증가시키는 하나의 부수적인 도구인 것으로 여겨진다.

여러 전문분야에 걸친 팀워크
Multidisciplinary Teamwork

환자가 입원환자라면 그 환자는 아마도 ADL을 달성하기 위해 얼마간의 신체적 보조를 필요로 한다. 이들 모든 활동은 신체적으로 비교적 복잡하여 균형, 체중이동, 회전요소의 변경, 안정성, 움직임 요소 및 기준영역의 변경, 움직임 전략의 변화 그리고 문제해결을 필요로 한다. 가장 복잡한 활동은 반듯이 누운 자세에서 앉은 자세가 되는 것이며, 동시에 이 이동은 많은 간병인이 환자가 매우 조기에 자립하여 수행할 것으로 기대하는 하나의 이동이다.

환자가 움직임 조절을 회복하는 것이라면 모든 직원은 치료계획을 똑같이 이해해야 한다. 이것은 환자에게 상충되는 메시지가 주어지지 않도록 하기 위해서이다. 팀워크의 초석은 각 전문가의 일반적이고 특정 지식, 전문 지식, 및 역할이다. 여러 전문분야에 걸친 팀워크는 모든 당사자에 도전하여 달성하는 것은 어렵다. 각 전문가는 서로를 이해하고 존중해야 한다. 환자, 목표 및 치료중재에 충실해야 한다. 상호간의 역할을 강화해야 한다. 그리고 각 전문가의 치료중재를 가능한 한 밀접하게 따라야 한다. 동시에 다양한 전문가는 다른 사람에 의해서 대체될 수 없는 특정 역할을 갖고 있다. 환자는 다양한 전무가로부터의 특정 치료중재에 노출되어 있고 여러 전문분야에 걸친 팀워크 전체를 받는다. 이것은 환자가 새롭게 학습하는 환경이다. 재활 과정은 제3장에서 논의된다.

예

24시간 개념은 실행되어 있는 여러 전문분야에 걸친 팀워크이며, 특히 일상 활동에서의 치료 원칙을 완수하는 것과 관련이 있다. 여러 전문분야에 걸친 팀은 어느 움직임 요소가 환자의 일상생활에서 다양한 활동을 하는 동안에 촉진하고 반복하고 강화하는 데 가장 중요한지에 대해서 합의하고 있다. 24시간 개념은 다음의 것으로 인해서 환자의 학습과정을 강화한다.

- 활동은 낮과 아마도 밤 동안에(화장실) 변화하고 반복된다.
- 반복이 변화한다.
- 활동은 환자가 알고 있는 수행을 목적으로 하고 있다.
- 활동은 개인의 필요성과 움직임 문제에 적합하도록 맞춘다.
- 이월(carryover)의 효과는 치료중재가 매일의 상황으로 옮겨질 때 증가한다.
- 팀워크에는 공통의 기본적 이해와 능력(competency)만이 아니라 공식적 그리고 비공식적으로 여러 전문분야에 걸친 양호한 의사소통, 실행(follow-through), 및 환자와 목표에 대한 충실성을 필요로 한다.

치료가 제대로 이행되도록 보장하는 것은 관여하는 전문가의 책임이다. 흔히 전문가들이 실행 장면에서 환자를 함께 진료한다면 치료는 쉬워진다. 간호사, 작업치료사, 물리치료사는 아침에 간병을 하는 동안, 침대 안으로/밖으로 이동하는 동안, 몸을 단정히 하는 동안 또는 식사 때 환자를 함께 진료하고 가능하다면 환자가 자립을 개선하고 재획득하는 것을 돕는 전략에 합의할지도 모른다. 실행 장면의 사진을 사용하는 것은 이 과정에서 도움이 될지도 모른다. 환자, 간병인, 의료종사자 사이의 협력은 학습에 고무적일 필요가 있다. 양호한 여러 전문분야에 걸친 치료는 팀 전체에 동기부여와 학습을 제공한다.

보조기구
Assistive Devices

많은 환자가 중추신경계 병변 후 완전히 회복하지 않는다. 감각운동 문제는 경증의 균형 및 정교성 저하에서부터 모든 ADL에서 보조를 필요로 하는 중증의 기능상실까지 다양하다. 따라서 보상적 도움의 사용에 대한 일반적인 지침을 제시하는 것은 불가능하다.

일부 측면은 평가될 필요가 있다.

- 보조기구를 제공하는 타이밍.
- 보행 보조기구와 휠체어와 같은 그룹 내의 다양한 보조기구에 대한 긍정적인 측면과 부정적인 측면.
- 시간이 경과하면서 보조기구가 환자의 기능에 미치는 효과에 관련해서 어떻게 사용되는지를 평가하고 환자가 호전됨에 따라 필요하다면 보조기구의 유형을 적응시키거나 바꾼다.

타이밍

치료사는 보조기구의 사용에 대해서 결정할 필요가

있을지도 모른다. 고려해야 할 중요한 사항은 그 보조기구가 다음의 것을 완수하는지의 여부이다.

- 환자의 노력을 감소시켜 주위환경을 탐색할 수 있게 한다.
- 시간이 경과함에 따라 환자의 운동문제를 개선한다.

환자가 어떻게 움직이는가와 연합반응의 정도는 그 당시의 운동능력을 나타내지만 반드시 병변의 정도를 반영하는 것은 아니다. 환자의 운동 장애는 병변 그 자체; 인지, 지각 및 감각운동 결손; 즉각적인 회복과정; 그리고 근육 변화 및 보상운동 전략과 함께 중추신경계의 사용 의존적 가소성 변화의 결과이다. 그 목표는 환자가 활동하고 참여하는 동안에 가능한 한 적게 보상하는 것이다. 환자의 움직임 능력은 시간이 흐름에 따라 변화한다. 따라서 어느 보조기구도 회복의 다양한 단계에서 적응되고 바뀔 필요가 있다. 뇌졸중 후 초기 단계에서, 다발성경화증, 머리 손상, 또는 불완전 척수손상으로 고통 받는 일부 환자에서 자기 주위환경을 탐색하고 더 자립하는 것을 가능케 하기 위해 환자가 휠체어를 사용하는 것은 적절하고 필요할지도 모른다. 보행보조기구는 다양한 단계 중에, 그리고 다양한 상황에서 일부 환자에게 적절할지 모르지만, 다른 환자에게는 불리할지도 모른다. 다양한 유형의 보조기구는 다음 절에서 논의된다.

■ 같은 집단 내에서 다양한 보조기구의 긍정적 측면과 부정적 측면

- 휠체어.
- 보행보조기구.
- 보조기구.
- 기타.

휠체어

일부 환자는 장거리 이동 또는 쇼핑과 같은 다양한 목적으로 휠체어를 일시적으로 필요로 할지도 모르고, 한편 다른 환자는 휠체어를 일상적인 용도로 필요할지도 모른다. 휠체어에 적합을 시킬 때 고려할 필요가 있는 몇 가지 중요한 측면이 있다.

- 앉는 자세와 안락함. 환자는 자세활동을 강화하기 위해 적절한 정렬로 앉힐 필요가 있다.
- 용도. 휠체어는 환자와 간병인의 필요성에 적합할 필요가 있다.
  - 휠체어에 타고 내리는 이동 동작이 환자와 간병인에게 용이하다.
  - 일시적, 정기적 또는 계속적인 사용.
  - 능동적으로 사용하는가, 보조를 받아 사용하는가(안락함), 또는 양자의 조합으로 사용하는가.
  - 옥내 환경, 옥외 환경 또는 고르지 못한 지형인가?
  - 수동식인가, 전동식인가? 환자가 한 가지 유형 이상의 휠체어, 예를 들어, 능동적인 수동휠체어, 일어서기 기능이 있는 휠체어, 옥내 또는 옥외용 전동휠체어인가?
  - 간병인이 구동하는 휠체어인가 또는 환자 스스로 구동하는 휠체어인가? 일부 환자는 운동장애의 정도 때문이거나 인지 또는 지각 기능장애 때문에 자기 스스로 휠체어를 구동할 수 없다. 일반적으로 중증의 무시, 부주의, 일부 행위상실증, 문제해결능력의 저하 및 무비판적인 행동 등의 신경심리학적 문제는 자기가 조작하는 휠체어의 사용을 방해할지도 모른다. 그러나 임상적으로, 무시 또는 부주의가 있는 일부 환자는 휠체어를 자립해서 사용하는 것을 학습하였다. 때로는 문제에 직면하게 되는 것은 다른 인지적으로 능력 있는 환자에서 지적 보상을 야기하는 것처럼 보인다. 따라서 적절하다면 이들 환자가 통제된 환경에서 자립하여 휠체어를 조작하는 것을 탐색하도록 허용해야 한다.
  - 휠체어의 운송(자동차 안과 밖 등).

환자가 휠체어를 수동으로 구동한다면 가급적 가벼워야 한다. 안정성과 환자의 균형능력에 대한 환자의 필요성에 따라 구동축에 관해서 중력 중심선의 위치가 중요하다. 환자의 중력 중심이 구동축에 가까울수록 휠체어를 조작하는 것이 더 쉬워지지만 더 불안정해진다.

뇌졸중으로 고통 받는 환자는 비마비측 팔과 다리로 휠체어를 구동할 필요가 있을지도 모른다.

Ashburn과 Lynch(1988) 및 Cornall(1991)은 신체 한쪽을 비대칭적이고 정적으로 사용하는 것에 대한 불이익을 지적하고 있으며 이것은 회복과 치료에 불리하게 작용하여 연합반응의 진행을 강화시킬지도 모른다. 한손으로 구동하는 휠체어는 환자의 비마비측에 대한 사용의존성 가소성 변화를 강화하여 마비측 신체절반의 학습된 불사용을 유발할지도 모른다. 따라서 환자가 휠체어를 사용하는 것과 장기적으로 보아 환자에게 할지도 모르는 것을 평가하는 것은 가장 중요한 것이다. 치료사는 한 손 및 다리와 그리고 두 팔을 사용하여 옥내에서, 옥외에서, 그리고 오르막에서 수동으로 구동하는 휠체어의 효과를 스스로 경험해보아야 한다.

전동휠체어는 재활단계에서 또는 일부 환자에게는 영구적인 사용을 위한 적절한 도구일지도 모른다. 환자는 과도한 노력이나 간병인에 대한 의존감 없이, 사회적으로 그리고 약속장소 또는 상점에 가는 것 같은 다양한 활동에 크게 참여할 수 있다.

보행 보조기구

보행 보조기구는 지팡이, 목발, 바퀴가 달린 보행기, 높은 보행 보조기 또는 기타의 기구일 수 있다. 어떤 보조기구라도 사람과 지지기저면과의 관계를 바꾸고, 지지기저면을 증가시키며, 그리고 중력선을 변화시킨다. 환자가 이전에 보행 보조기구를 사용한 일이 없다면 새로운 자세와 운동 전략을 학습할 필요가 있다. 유형, 높이 및 보행기를 사용하는 방법은 환자의 자세활동에 영향을 미칠 것이다. 환자를 위한 보행 보조기구가 선택되면 치료사는 환자에게 그것을 적절히 사용하는 방법을 가르칠 필요가 있다.

치료는 가능한 한 많은 자립한 조절을 회복하는 환자에 초점을 맞춰야 한다. 보행 보조기구의 사용은 그것이 하나의 지지체 이상으로 하나의 기준으로서 사용되는 경우 환자가 안전하게 돌아다니고 자세활동을 강화하기 위해 중력에 노출되는 것을 가능케 하는 데 적절할지도 모른다. 균형문제의 보상으로서 재활의 조기단계에서 보행 보조를 받는 많은 환자는 보조기구에 체중을 싣기 때문에 환자의 몸통, 골반/엉덩관절 및 팔의 굽힘근 활동이 증가한다. 굽힘근 활동의 증가는 균형의 기초로서의 안정성의 발달을 방해하지도 모른다. 따라서 치료는 환자의 자세조절과 움직임을 개선하는 것을 목적으로 해야 하고 이것이 탐색되기 전에 환자에게 보행 보조기구를 제공해서는 안 된다.

동기부여는 회복에 중요하다. 일부 환자에게는 비록 균형과 움직임의 필요조건이 안전하게 걸을 수 있을 만큼 충분히 발달하여 있지 않다 할지라도 되도록 빨리 돌아다니는 능력이 하나의 주된 원동력이 된다. 도전할 과제는 환자에게 정보를 제공하고 동기부여하며, 동시에 자세조절과 움직임 패턴을 개선하는 것을 가르치고 환자가 보행 보조기구를 가능한 한 잘 사용하도록 가르치는 것이다. 환자는 가능한 한 조기에 치료적 촉진을 통해 발을 내딛는 것을 경험할 필요가 있다. 발의 내딛기는 중추패턴발생기(CPG)의 활성화를 통해 균형과 리듬을 강화하여 인지조절을 향상시킴으로써 중추신경계가 걷는 것을 "잊어버리는" 일이 없도록 할지도 모른다. 목표가 다시 걷는 것이라는 것을 알게 되면 환자에게 동기부여가 될지도 모른다. 보조 또는 감시의 유무와 관계없이 환자가 병동에서 언제 걸을 수 있을지도 모르는 타이밍은 간병인의 능력만이 아니라 환자의 안전 및 운동조절에 따라 결정된다.

양쪽 보조기구

양쪽 보조기구(지팡이, 목발, 바퀴가 달린 보행기, 짐머 프레임[Zimmer frame], 높은 보행 보조기)는 특히 보조기구가 너무 낮은 경우 보조기구에 기대거나 압력을 가한다. 바퀴가 달린 보행기, 짐머 프레임, 또는 높은 보행 보조기는 회전을 필요로 하지 않기 때문에 변화나 유연성이 거의 없다. 운동실조(ataxia)에서와 같이 안정성이 중증으로 장애되어 있으면 양쪽 보행 보조기구가 적절할지도 모른다.

한손 보조기구

한손 보조기구(지팡이 또는 목발)는 이 보조기구가

어떻게 사용되는지에 따라 보조기구 방향으로 환자의 중력선을 가쪽으로 전위시킨다. 중추신경계 병변 후 일상생활활동을 수행하는 동안에 환자의 이동성을 개선하고 환자가 균형을 유지하는 것을 보조하기 위한 보행 보조기구의 빈번한 처방에도 불구하고 다양한 보행 보조기구가 자세조절, 체중부하 패턴 및 편마비를 가진 환자의 보행에 미치는 영향에 초점을 맞춘 연구는 거의 없었다. 그러나 보행 보조기구를 체중을 부하하는 지지물로서보다는 균형과 움직임을 위한 하나의 기준으로서 사용할 수 있다면, 환자의 자세조절은 경우에 따라서는 환자의 자세조절이 촉진될지도 모른다(Jeka 1997; Boonsinsukh et al 2009). 가벼운 접촉 단서는 보행용 지팡이를 사용하는 보행에서 안정성을 개선하기 위해 사용될지도 모른다. 손으로부터의 촉각 단서의 기여에 의해 보행 보조기구가 균형조절을 위한 추가적인 공간 방향성 정보를 제공하는 데 유용할지도 모른다는 것을 시사하고 있다. 환자가 보행 보조기구를 들고 있을 때 중추신경계는 자세조절을 개선하기 위한 공간 방향성에 대한 정보를 제공할지도 모르는 손과 팔에서부터의 강화된 몸감각 단서를 받는다. 따라서 가볍게 접촉하는 방식으로 지팡이를 사용하는 것은 안정성을 개선할지도 모른다(Boonsinsukh et al 2009). 그러나 지팡이에 의한 가벼운 접촉 단서가 사용된 뇌졸중 후의 조기 보행재활에 대한 연구에서 연구자들은 아급성 뇌졸중이 있는 일부 환자는 가벼운 접촉 단서를 달성하기 위해 지팡이에 접촉하는 힘의 양을 조절할 수 없다는 것을 발견하였다(Boonsinsukh et al 2011). 환자에 의해서 만들어진 지팡이에 접촉하는 많은 양의 힘은 보행 중에 많은 양의 기계적 지지를 필요로 한다는 것을 시사하고 있다. 따라서 지팡이에 의한 가벼운 접촉 단서를 사용하는 것은 모든 환자에게 적합한 것은 아니다. 신경학적 손상 후의 보행을 위해 보행 보조기구를 사용하는 것은 균형조절에서 다리와 팔의 전략을 바꿀지도 모른다(Marigold & Misiaszek 2009). 환자가 지팡이에 의지하여 비대칭이 강화된다면 보행용 지팡이는 환자의 균형조절 발달을 방해할지도 모른다. 게다가, 물건을 손에 들고 있는 것 같은 2차 과제에 관여하는 것은 팔의 균형에 부정적인(나쁜) 영향을 미쳐 보상적 균형 반응에 팔을 관여시키는 능력을 방해할지도 모른다(Bateni et al 2004). 또한 보행 보조기구를 사용하여 팔을 관여시키면 균형전략이 팔로 향하고 다리에서 떠나도록 할지도 모른다(Misiaszek & Krauss 2005). 보상성 발 내딛기 반응(지지전략의 변경)을 위해 보행 보조기구에 의지하는 것은 어쩌면 다리의 가쪽 움직임을 방해하여 결과적으로 가쪽 방향의 균형이 상실되는 동안에 보상성 발 내딛기 반응을 실행하는 능력을 제한할지도 모른다(Bateni & Maki 2005). 보행 보조기구를 사용할 때 사람들은 추가적인 인지 자원(cognitive resources)을 사용해야 할지도 모르며, 이것은 특히 고령자에서의 균형을 유지하거나 회복하는 능력의 장애로 이어질지도 모른다(Bateni & Maki 2005).

길이가 긴 지팡이는 이것이 압력을 가하지 않는 균형 보조기구로서 사용된다면 폄과 신체분절 사이의 상호작용을 강화하기 위해 사용될지도 모른다. 때로는 옥외에서, 쇼핑을 할 때, 또는 균형이 특히 도전을 받는 환경에서 지팡이를 사용하는 것은 적절할지도 모르지만 환자가 자기 집에서는 사용하지 않을지도 모른다.

신발과 보조 장구

Mulder 등(1996)과 Geurts 등(1992)에 의한 연구에서는 정형외과용 신발이 지지기저면의 크기와 감각 되먹임에 영향을 준다는 것을 입증하고 있다.

신발

발목을 지지하는 신발은 발목과 다리로부터의 고유감각 되먹임을 감소시켜 자세조절에 영향을 미치며, 신경병증 및 절단을 수반하는 환자를 포함하는 Geurts 등(1992)의 연구에서 입증된 것처럼 균형의 자동증(automatism)의 정도를 감소시킬지도 모른다. 그러나 일부 결과는 중추신경계 장애까지 이어질지도 모른다. 발꿈치 접지는 이동(transfer)과 보행에 중요하다. 양호한 발꿈치 지지, 단단한 밑창(sole) 및 단단한 굽을 가진 신발은 발꿈치의 체중부하 및 체중부하 제거에 대한 되먹임을 촉진할지도 모른다. 이것은 Hijmans와 동료들(2007)에 의해서 뒷받침되고 있는데, 그들은 검토 논평에서 "튜브 또는 진동요소를 가진 신발 안창(insole)은 균형을 개선하지만, 반면에 두껍거나 부드러운 신발 안창은 균형을 악화시킬지도 모른다"라고 결론을 내렸다. 이들 다양한 유형의 안창 또는 밑창이 미치는 영향은 균형조절 역할을 하는 몸감각 기전에 대한 이론과 일치한다. 게다가, 맨발 보행은 무거운 신발을 착용하고 하는 훈련보다 내재근을 더 강화한다는 것을 나타내는 연구로부터의 결과가 있으며(Rose et al 2011), 또한 감각입력을 받아들이는 것을 가능케 한다(Kavounoudias et al 2001; Shinohara & Gribble 2009).

발목/발의 보조 장구

발목/발의 보조 장구는 이동하는 동안에, 선 자세 및 보행에서 이 영역을 안정화시키고 유각기 동안에 발을 들어올리기 쉽게 하기 위해 사용된다. 불안정성의 원인은 반드시 평가되고 치료되어야 한다. 발목과 다리를 에워싸는 보조 장구는 환자가 자세조절의 탐색을 가능케 하기 위해 먼쪽을 지지해줄지도 모른다. 동시에, 외부 고정은 가동범위, 유연성, 및 움직임의 상실을 유발할지도 모른다. 근육과 관절에 대한 압박은 감각운동 재구성을 야기하여 균형과 움직임을 위한 새로운 전략의 개발로 이어질지도 모른다. 발과 발목의 불안정성은 중추신경계 병변에서 거의 격리된 문제가 아니며 전체로서 정렬, 긴장분포, 동원 패턴 및 근육 활성화의 순서와 함께 볼 필요가 있다.

대부분의 보조 장구는 발목을 약간 등쪽굽힘 상태를 유지하는 것을 목적으로 하고 있다. 이것은 엉덩관절과 무릎관절의 굽힘 증가를 야기하여 줄곧 정렬을 바꿀지도 모른다(**그림 2.33 a–d**). 엉덩관절 안정성은 굽힘근 활동의 증가에 의해서 부정적으로 영향을 받을지도 모르며 이것은 환자가 이동하고 걷는 능력에 영향을 준다. 부목을 사용하는 것에 대한 일반적인 불리한 점은 발의 부동화이며, 이것은 그 적응성, 유연성 및 다양한 되먹임을 상실시킨다. 신체를 위한 움직임이 자유롭고 안정된 기반으로서의 발과 발목을 사용하는 능력은 저하될지도 모른다.

경우에 따라서는 다리의 지지물이 필요해질지도 모른다. 이용 가능한 몇 가지 유형이 있고 더 많은 것이 개발되고 있다. 환자는 여러 가지 유형을 시도하여 시간이 경과하면서 이들을 평가할 필요가 있다. 다리의 뒤쪽 면과 발바닥을 덮기 위한 서로 다른 플라스틱제 부목(**그림 2.33 a, b**), 서로 다른 재질의 toe-off형, 벨크로에 의한 잠금장치가 부착된 부드러운 재질의 발목보호대(대부분 정형외과에서 사용됨), 발목을 안쪽/가쪽으로 지지하는 발목 보조 장구(**그림 2.33 c, d**), 그리고 T 스트랩(T-strap)이 있거나 없는 환자의 신발에 고정시킨 장치(예 : Klenzak 부목)가 있다(이용 가능한 몇 가지 보조 장구가 있고 더 많은 것이 언제나 개발되고 있다). 이들 장구의 모두는 다양한 정도로 발목과 발의 정렬과 지지에 영향을 미친다. 시간 경과에 따른 평가만이 이 영향이 긍정적인 것인지 부정적인 것인지를 판단할 수 있을지도 모른다.

환자가 서 있을 때는 가능성 있는 부목을 언제나 사용해야 하는지, 또는 특정 상황에만 사용해야 되는지를 결정하는 것은 중요하다. 발은 옥외에서, 군중 속에서, 또는 고르지 못한 지면 위에서, 교통체증에서와 같이 균형이 위협을 받는다고 인식되는 상황에서는 비트는 경향이 커진다. 부목이 특정 시간에만 사용된다면 발과 발목의 적응성은 유지되고 이리하여 환자는 폄을 통해 체중부하를 경험할 수 있게 한다. 환자는 자주 맨발로 서고 움직여서 다양한 입력을 받아야 한다.

무릎 보조 장구

일부 환자는 무릎의 젖힘(과다 폄)을 경험하며, 이것은 아프고 불안정성을 야기할지도 모른다. 정상적인 보행 중에 엉덩관절과 무릎관절은 입각기에 발울 넘어 앞으로 움직인다. 무릎이 완전히 펴지는 일은 거의 없지만 입각중기와 바닥에서 발끝 떼기 직전에 폄의 최고조(peak)에 도달한다. 등쪽굽힘에서의 발과 발목의 가동성 저하는 다리의 이 앞으로의 움직임을 방해하여 신체가 계속해서 앞 방향으로 나아감에 따라 무릎에 젖힘(과다 폄)을 초래한다. 이것은 뒤쪽 다리근육의 긴장증가; 장딴지근, 가자미근, 다리의 깊은 뒤쪽 근육, 안쪽 뒤넙다리근 집단 또는 엉덩관절 모음근의 원심성 조절의 감소; 그리고 다리, 골반, 몸통의 다양한 부위사이의 회전요소의 정렬불량에 의해서 유발될지도 모른다. 선 자세에서 엉덩관절이 굽는다면 무릎관절의 젖힘이 뒤따른다. 몸통만이 아니라 엉덩관절/골반 및 발목/발의 가동성과 안정성은 동적인 무릎 기능을 위해 필수적이다. 엉덩관절-안정화 활동 및 발목/발의 협응이 감소하면 무릎을 한가운데로 오게 한다. 따라서 기저에 있는 원인이 치료되면 무릎의 젖힘(과다 폄)을 감소시키기 위한 부목은 거의 필요가 없다.

어깨의 보조 장구

어깨의 불완전탈구는 뇌졸중 후 빈번히 일어나는 문제이며 통증과 추가적인 기능장애 진행의 위험요인일지도 모른다. 오목위팔관절 불완전탈구(GHS)는 위팔뼈와 봉우리 사이 공간의 증가이며 이것에 의해서 관절의 정렬을 변화시켜 중력의 무게가 이완된 팔을 꼬리쪽으로 당기는 것을 가능케 한다. Paci와 동료들(2005)은 편마비에서의 GHS를 "비마비측 어깨와 비교하여, 뇌졸중 후 나타나는 비외상성, 모든 방향과 모든 평면에서의 어깨뼈와 위팔뼈 사이 관계의 부분적 또는 전체적 변화"라 정의하고 있다. GHS는 어깨 통증을 야기할 수 있기 때문에 항상 뇌졸중 발병 후 조기에 치료되어야 한다. GHS의 원인이 되는 몇 가지 요인이 있다. 몸통 위 어깨뼈의 위치는 어깨뼈흉곽관절과 오목위팔관절을 안정화시키기 위한 짝힘(force-couple)으로서 작용하는 근육의 길이-장력관계에 영향을 준다. 뇌졸중 후, 불량한 몸통 정렬을 수반하는 몸통 활동의 감소는 어깨뼈 위치에 영향을 준다. 게다가, 어깨뼈를 안정화시키는 근육은 약하거나 긴장이 낮아져 흉곽 위 어깨뼈 정렬이 바뀌게 한다. 정상적인 긴장이 없이는 회전근개는 더 이상 오목위팔관절의 통합성(integrity)을 유지할 수 없다. GHS에서 통증이 발생하는 원인이 되는 요인에는 반듯이 누운 자세와 앉은 자세에서의 팔의 부적절한 자세잡기(positioning), 직립 자세에서의 팔과 몸통의 지지 부족, 그리고 환자가 이동하는 동안 편마비측 팔을 잡아당기는 것이 포함된다. 팔걸이(arm sling)를 사용하는 것은 논란이 많지만 경우에 따라서는 불완전탈구를 경감시킨다는 것을 보여주고 있다. 다양한 수준으로 정렬에 영향을 주는 많은 서로 다른 유형이 있다. 불리한 점의 몇 가지는 이들 유형의 일부가 팔을 고정된 굽힘 패턴으로 유지하여 어깨의 움직임을 방해하기 때문에 환자가 이들을 착용하기 위해서는 자격 있는 직원의 도움을 필요로 한다. 코크런 메타 분석(Ada et al 2005)에서는 보조 장구와 걸이(sling)가 불완전탈구와 통증을 예방하는 효과에 대한 증거가 불충분하고 어깨관절의 가동범위를 제한할 가능성이 있다고 결론을 내렸다. 또한 불편함과 불쾌한 냄새는 많은 환자가 보조 장구와 걸이를 사용하는 것을 가로막았다. 대부분의 걸이는 몸쪽 지지를 제공하며 일부 환자는 팔걸이를 사용하는 동안 균형이 개선되고 팔이 통증이 적은 위치로 지지되는 것을 느끼고 있다. Yavuzer와 Ergin(2002)은 끈이 한 가닥인 걸이(single-strap sling)가 자세조절과 보행 파라미터에 미치는 영향을 31명의 환자에서 연구하여 이 유형의 걸이가 3차원 보행 분석과 비디오 녹화에 의해서 측정되었을 때 보행을 개선하였다는 것을 발견하였다(**그림 2.34 a–c**).

무시, 부주의 또는 인지결손 때문에 자신의 팔을 돌볼 수 없는 환자, 그리고 어깨의 중증 불완전탈구가 있거나 통증을 경험하기 시작하는 환자는 어깨의 보조 장구를 사용함으로써 이득을 볼지도 모른다. 적합한 사용을 보장하기 위해 환자와 그 간병인이 함께 시도해볼 필요가 있는 많은 유형의 보조 장구가 있다. 어깨관절의 불완전탈구는 자세조절의 저하, 팔이음뼈 복합체의 안정성 저하, 흉곽에 대한 어깨뼈 정렬의 변경 및 불완전마비 등 다양한 요인의 조합에 의해서 야기되기 때문에 불완전탈구를 감소시키는 데 매우 정확한 것 같은 어깨 보조 장구는 거의 없다. 그러나 보조 장구는 환자가 측면으로 세게 넘어지는 팔로 인한 외상을 예방할 수 있으며, 따라서 어깨와 팔을 조심해서 다루어야 한다는 신호를 간병인에게 보낼지도 모른다.

전기 자극

움직임을 만들어내기 위해 전기 자극을 사용하는 것

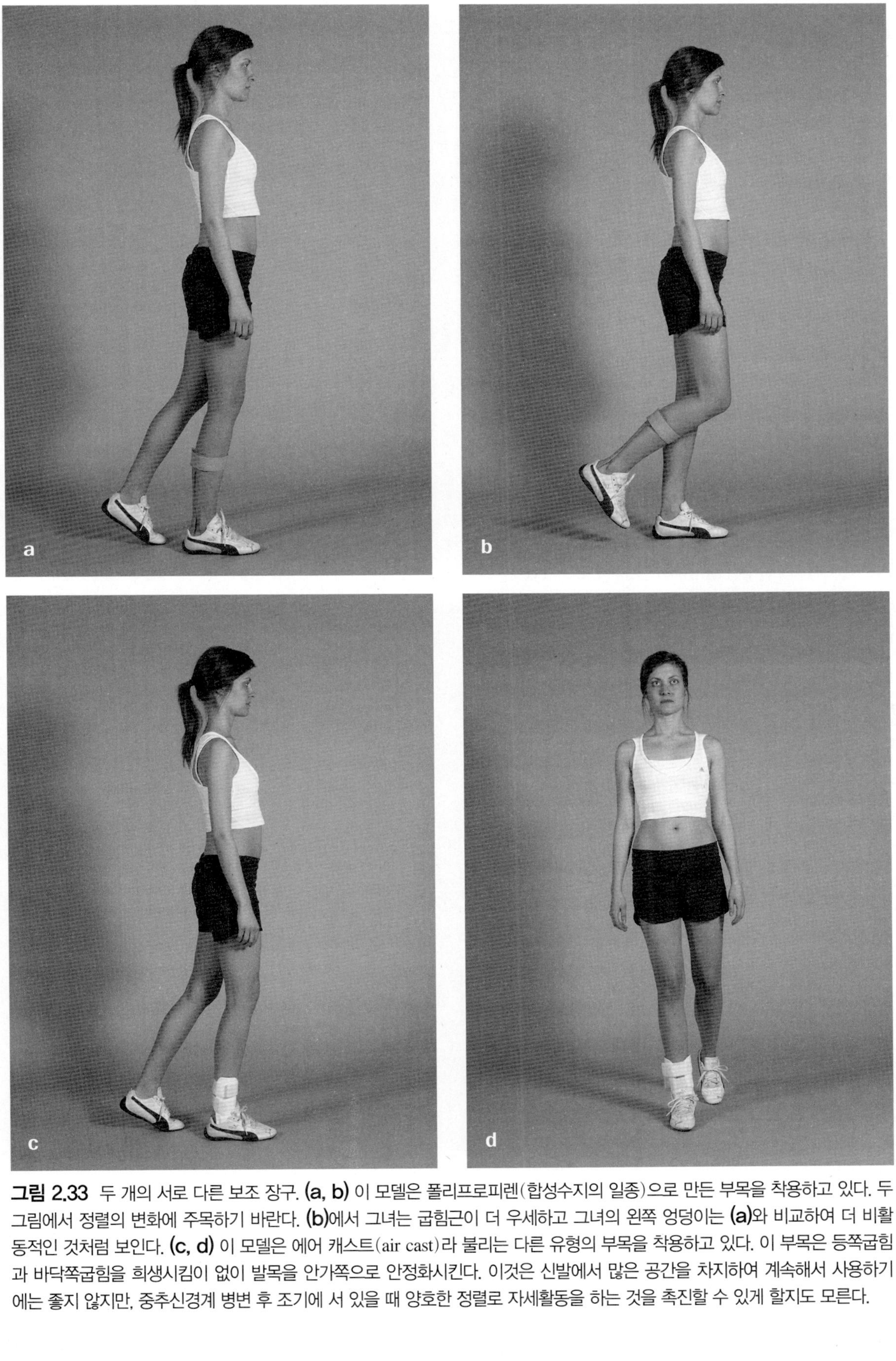

그림 2.33 두 개의 서로 다른 보조 장구. **(a, b)** 이 모델은 폴리프로피렌(합성수지의 일종)으로 만든 부목을 착용하고 있다. 두 그림에서 정렬의 변화에 주목하기 바란다. **(b)**에서 그녀는 굽힘근이 더 우세하고 그녀의 왼쪽 엉덩이는 **(a)**와 비교하여 더 비활동적인 것처럼 보인다. **(c, d)** 이 모델은 에어 캐스트(air cast)라 불리는 다른 유형의 부목을 착용하고 있다. 이 부목은 등쪽굽힘과 바닥쪽굽힘을 희생시킴이 없이 발목을 안가쪽으로 안정화시킨다. 이것은 신발에서 많은 공간을 차지하여 계속해서 사용하기에는 좋지 않지만, 중추신경계 병변 후 조기에 서 있을 때 양호한 정렬로 자세활동을 하는 것을 촉진할 수 있게 할지도 모른다.

은 새로운 것이 아니다. 1700년에 Luigi Galvani (Cambridge 1977)는 개구리의 다리근육에 전선을 적용하여 근육에 대한 전기 자극의 효과를 관찰한 첫 번째 사람이었다. 전기 자극은 수의적인 움직임 조절, 기능적 운동능력 및 일상생활활동의 개선을 위한 신경재활의 도구로서 사용되어 왔다.

기능적 전기 자극(FES)

기능적 전기 자극은 전기 자극을 걷기, 자전거 타기 또는 몇 가지 재활목적을 위해 그리고 서로 다른 진단을 통해 대상물을 잡는 것 같은 기능적 과제와 조합하는 과정이다(Doucet et al 2012). 발처짐 자극장치(foot drop stimulator; FDSs)는 보행 중에 발처짐 문제를 특별히 다루는 하나의 특수한 종류의 FES 장치이다. FDS를 적용하는 가장 일반적인 방식은 종아리 상부에 작은 휴대용 기기를 부착하는 것이다. 대부분의 FDS는 온종아리신경(common peroneal nerve)을 자극하며, 이것은 보행기술을 돕기 위해 등쪽굽힘을 담당하는 근육(예를 들어, 앞정강근, 긴엄지폄근 등)의 수축을 야기한다(Thrasher & Popovic 2008).

FES의 효과성을 검토하는 메타 분석은 통계상으로 보행속도의 유의미한 개선을 나타내어 보여주었다. 그러나 연구에서는 아직도 FES 치료로 전체적인 기능적 능력의 개선을 보여주지 못하였다(Robbins et al 2006). 전기 자극은 비록 움직임을 만들어내는 능력을 갖고 있지만, Henneman의 크기 원리가 반전되기 때문에 정상적인 인간의 움직임보다 효율성이 떨어지고 근육의 피로저항의 자연스런 속도가 손상된다는 것이 실증되어 있다(수의적 수축을 하는 동안에 작은 운동단위가 큰 운동단위에 앞서 동원된다)(Doucet et al 2012). 게다가, FES는 단지 하나 또는 2개의 근육집단을 활성화하고 흔히 전체 가동범위는 몇몇 근육집단의 협응된 활성화를 수반한다는 사실 때문에 가동범위의 제한을 나타내어 보여준다.

기타 보조 장구

가정 또는 직장에서의 일상생활활동은 개별적으로 평가될 필요가 있다. 환자 및 그 간병인과 함께 가정방문 또는 직장방문을 하는 것은 보조 장치가 도움이 될지도 모르는(예를 들어, 특별 주문한 작업용 의자, 주방용품) 문제영역에 노출될지도 모른다. 물리치료사와 작업치료사는 환자의 기능적 요구가 충족되고 균형과 움직임이 최적화되는 것을 확실히 하기 위해 잘 협동할지도 모른다.

■ 평가와 적응

모든 보조 장구는 이들 장구가 어떻게 사용되고 환자의 기능, 자세조절, 및 움직임에 미치는 긍정적인 효과와 부정적인 영향에 관해서 평가되어야 한다. 이들 장구는 시간이 경과하면서 기능의 개선 또는 악화를 통해 환자의 상태가 변화함에 따라 수정될 필요가 있을 것이다. 환자는 사용된 보조 장구의 유형을 평가, 적응 및 사정하고 환자가 그 사용으로부터 이득을 얻고 있는지의 여부와 그 유형을 바꿀 필요가 있는지를 판단할 필요가 있는 한 후속조치를 취할 필요가 있다.

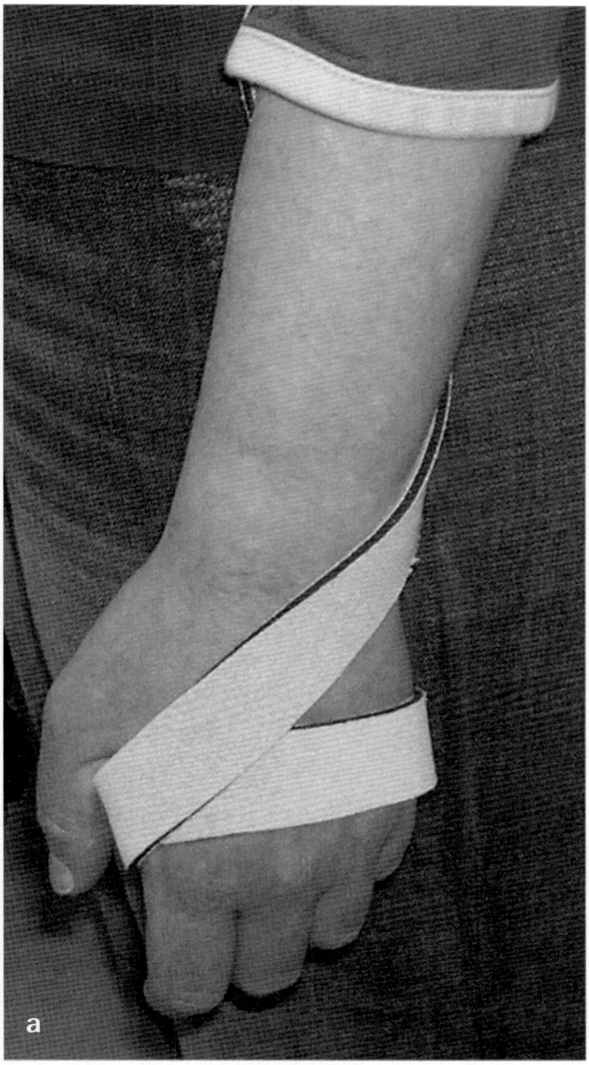

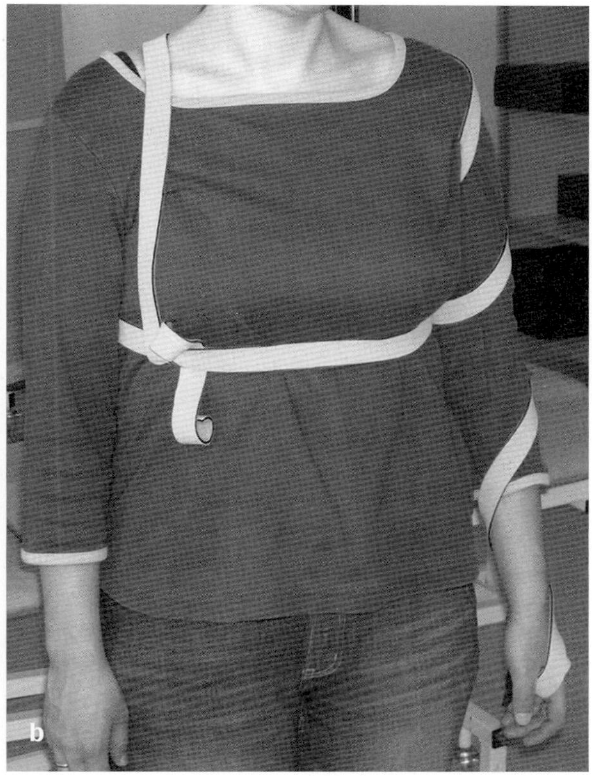

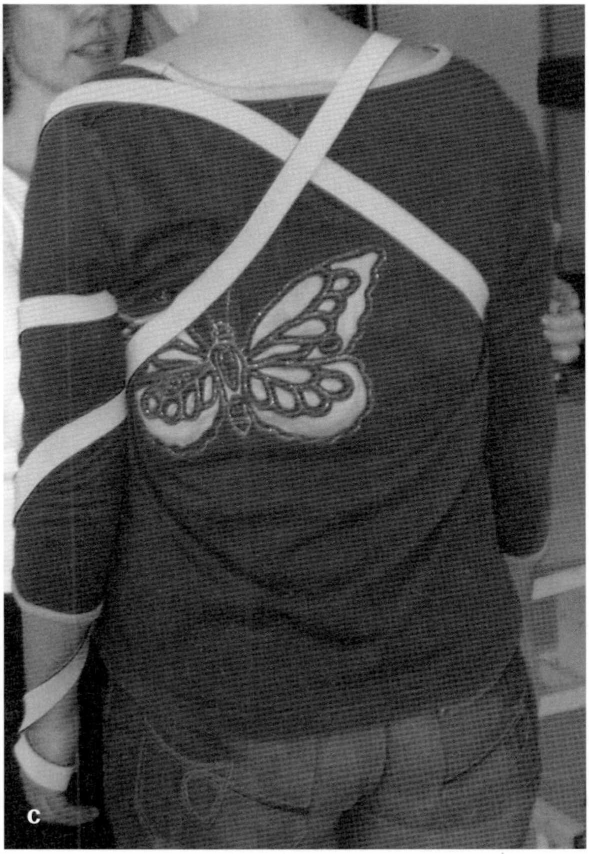

그림 2.34 끈이 한 가닥인 팔걸이. **(a)** 손의 그림. 팔목의 폄을 위해 팔걸이가 몸쪽에서 손허리손가락관절을 향해서 몇 번 감겨 있다. **(b)** 걸이는 팔의 중립회전(neutral rotation)을 유지하고 어깨를 가로지르도록 감아올려진다. 어깨관절의 정렬에 영향을 주려면 걸이가 어깨를 교차할 때 걸이를 정확하게 배치하는 것이 중요하다. 적절히 배치하면 위팔뼈머리를 관절오목으로 들어 올리는 데 도움이 된다. 앞쪽 또는 아래쪽으로의 불완전탈구가 일어나는 경향이 있는 경우, 위팔뼈머리를 관절오목 내에 유지하도록 끈을 배치해야 한다. 걸이는 등쪽 어깨에서 반대쪽 어깨까지 가로지른다. 여기서 끈은 어깨 밑으로 가고 흉곽을 감싸 자세를 약간 촉진하고 등과 비마비측 어깨 너머로 가로지른다. 끈은 저절로 조여진다. 끈은 순환을 방해할지도 모르기 때문에 환자에게 장착시킬 때 결코 조이거나 늘여서는 안 된다. 걸이가 적절하게 배치된다면 팔의 중립회전에서부터 바깥쪽회전만이 아니라 자세조절의 개선과 흉곽 폄의 촉진을 경험할지도 모른다.
(c) 등쪽에서 본 끈.

요약

인간의 움직임은 다양하고, 부적절한 노력을 수반하지 않고, 효율적이고, 효과적이고, 정확하고, 성공적이며, 사람, 과제 및 환경 사이의 상호작용을 통해 발달한다. p.91 참조.

근육 협동작용(muscle synergies)은 신경계가 반복적이고 서로 관련이 있는 다관절 협응을 활성화하는 하나의 기전일지도 모른다. p.92 참조.

수의적인 움직임은 다음의 두 가지 대립하는 제약을 받는다. (1)하나의 목표를 향해 국소 부위를 이동시키는 것, 및 (2)균형을 유지하기 위해 "자세" 부위를 안정화시키는 것. p.91 참조.

균형을 유지하는 능력은 "지지기저면(BoS)에 관하여 신체 질량중심(CoM)을 유지하고 달성하고 또는 회복하는 행동"으로서 묘사된다. p.91 참조.

자세조절 및 선행적 및 보호반응은 균형의 요소이다. p.93 참조.

자세조절 시스템에는 균형유지에 관여하는 모든 몸감각 및 근골격 구성요소가 포함된다. p.92 참조.

자세조절은 두 가지의 서로 다르지만 상호작용을 하는 시스템으로 나뉜다. 즉, 자세교정이 움직임에 앞서 이루어지는 선행적 또는 피드포워드 시스템과 교정이 외부교란에 반응하여 이루어지는 되먹임 또는 반응 시스템이다. p.93 참조.

몇 가지 양식의 감각정보가 자세조절을 위해 중추신경계에 이용 가능하다. p.98 참조.

인간의 자세조절은 다양한 조건하에서 적응 가능하고 안정되어야 하며, 이것에는 다감각 자극의 재가중(reweighting) 과정을 필요로 한다. p.97 참조.

이와 같이 몸통조절의 회복은 더 복잡한 기능적 능력을 위한 전제조건인 것 같다. p.101 참조.

기능적 상황에서 감각운동 및 신체와 지지기저면 사이의 지각적 상호관계는 지지기저면의 크기보다 자세긴장의 수준을 위해 더 중요하다. p.103 참조.

안정성이 움직임을 위해 필수적인 것처럼 이동성은 안정성을 위해 필수적이다. p.104 참조.

부적절한 보상전략-대체 행동전략-은 중추신경계 병변이 있는 환자에서 균형의 발달과 선택적 운동조절을 지연시키거나 방해할지도 모른다. p.108 참조.

선 자세는 몸통의 위치감각과 전체적인 기능의 양쪽을 개선하는 것처럼 생각된다. p.109 참조.

보바스 개념은 중추신경계 병변으로 인해서 기능, 움직임, 및 자세조절 장애를 가진 사람들의 평가 및 치료에 대한 하나의 문제해결 접근법이다. p.116 참조.

자세 설정은 어느 주어진 시점에서의 신체부위 사이의 상호관계를 묘사하는 것이다. p.116 참조.

움직임은 자세 설정의 끊임없는 변화로서 묘사될지도 모른다. p.116 참조.

한 자세 설정에서의 선택적 움직임은 다양한 자세 설정에서의 다양한 신경근육 활동을 필요로 한다. 생체역학적 정렬이 변화함에 따라 신경근육 활동도 변화한다. p.117 참조.

많은 근육과 관절은 핵심영역에 모여 있다. 따라서 피부로부터의 정보는 물론, 고유감각은 중추신경계에 상당한 영향을 미친다. p.139 참조.

핵심영역의 조절과 이들 사이의 상호작용은 균형, 움직임의 선택성, 환경 및 과제에 대한 적응을 위해 특히 중요하고 따라서 기능을 위해 중요하다. p.139 참조.

균형 잡기, 걷기, 팔 뻗기. 및 식사하기와 같은 일상 활동은 보통은 주의와 노력을 거의 필요로 하지 않는 자동기능이다. p.144 참조.

활동의 표현은 개인, 목표, 및 상황에 따라 달라진다. p.144 참조.

움직임의 자동적 및 수의적 조절은 밀접하게 통합되어 기능적 기술과 균형의 기초를 형성한다. p.144 참조.

임상에서 직면하는 문제는 균형이 의식적인 수의적 계획을 통해 회복될 수 있는지와 또는 기능적 상황에서 더 자동적 수준으로 촉진될 수 있는지를 결정하는 것이다. 긴장, 근육 동역학, 정렬 및 동원순서는 두 시나리오에서 최적화되어야 한다. p.146 참조.

치료사의 손은 접촉하고, 마찰을 만들어내고, 신장시키고, 압박하고, 접근시키며 그리고 근육길이와 긴장, 방향, 속도 및 가동범위에 대한 정보를 제공할지도 모른다. 치료사는 문제와 기능적 목표에 따라 견인력을 만들어내고 압박 또는 회전시키며, 안정성 그리고/또는 가동성을 요구할지도 모른다. 정보는 원하는 활동에 특유한 것이다. p.148 참조.

촉진은 "용이하게(편안하게) 해주는 것"을 의미한다. 치료사의 목적은 환자 자신의 활동이 동원되기 때문에 움직임이 환자에게 용이하게(편안하게) 느껴지는 방식으로 환자를 다루는 것이다. 이러한 상황에서 촉진은 근육 위를 가벼운 두드림(tapping)을 사용하는 것 또는 얼음에 의한 자극을 사용하는 것 같은 수동적 움직임 또는 수동적 기법을 의미하는 것으로 해석되어서는 안 된다. p.149 참조.

치료는 장애에 대처하는 것과 활동을 촉진하는 것, 움직임을 가능케 하는 것, 조절을 요구하는 것, 및 행동을 독려하는 것 사이의 지속적인 상호작용을 필요로 한다. 가능케 하다 → 필요로 하게 하다 → 그것이 일어나게 내버려두다. p.151 참조.

다루기의 목적은 치료사의 손을 뗄 수 있도록 환자가 더 능동적으로 될 수 있게 하는 것이다. p.151 참조

능동적인 움직임은 중추신경계에 다양한 정보를 제공한다. p.156 참조.

능동적인 움직임은 지각에 필수적이다. p.156 참조.

강력한 감각자극을 통해 능동적 움직임을 촉진하는 것은 무시를 개선하는 것처럼 보인다. 환자의 의식은 능동적인 움직임 동안에 증가한다. p.157 참조.

수동적인 움직임은 환자가 스스로 움직임을 시작할 수 없는 경우 중요하다. p.158 참조.

수동적인 움직임은 활동을 자극하도록 시도하고 환자의 주의를 필요로 한다. p.158 참조.

수동적인 운동을 통한 다루기는 환자의 중추신경계가 가능한 한 입력에 귀를 기울이고 반응하게 하는 것을 목적으로 하고 있으며 따라서 실제로는 수동적이지 않다. p.158 참조.

연합반응의 원인을 분석하고 치료하는 것은 필수적이며 단지 그러한 반응을 억제하기 위한 시도만은 아니다. p.158 참조.

되먹임은 다양하며 환자의 움직임 능력과 지각 또는 인지 기능, 그리고 목표활동의 유형(더 자동적이거나 더 수의적)에 따라 달라진다. p.160 참조.

치료에서 다양한 반복은 환자가 폭넓은 레퍼토리의 움직임과 다양한 기능적 상황에 유용할지도 모르는 움직임 경험을 전개하는 것을 가능케 한다. p.161 참조.

환자는 특정 치료가 같은 치료 세션 내에서 기능적 개선으로 이어진다는 것을 항상 느껴야 한다. 환자는 훈련이 그들의 욕구를 충족하지 못한다고 느껴서는 안 된다. p.162 참조.

학습과 이월(carryover)이 확립되려면 시간이 걸린다. p.162 참조.

근력훈련은 선택적이고 기능적일 필요가 있다. p.163 참조.

근력훈련은 환자의 신체부위에 주의를 집중하는 것을 필요로 하고 신체부위에 대한 환자의 의식과 지각을 강화할지도 모른다. p.163 참조.

제 3 장 평가

Assessment

서론 Introduction

환자 재활의 다양한 단계에서 의료종사자는 변화하는 환자의 요구에 따라동료, 관리자, 지도자, 정보제공자, 전문직 종사자, 보조원 또는 간병인 등의 다양한 역할을 담당할지도 모른다. 이들 역할은 환자의 재활과정 및 현재의 필요성에 따라 달라진다. 의료종사자는 사람으로서의 환자의 잠재력과 한계를 전체적으로 감안하여 진단하고, 치료하고, 정보를 제공하고, 적응시키고, 계획하고 환자와 함께 재활을 체계화한다.

여러 전문분야 사이의 팀워크는 각 전문직의 일반적이고 특정 능력 및 역할을 한 곳에 모으는 것이며, 환자에게도 그들 자신의 능력이 있다. 즉, 이것들은 개인의 재활과정에서 발생할 수 있는 잠재적인 문제에 대한 통찰력을 제공할 수 있다. 의료종사자의 가장 중요한 과제는 환자의 진전을 향상시킬지도 모르는 가능성과 잠재력(환자와 그 환자의 진료 네트워크 내의 긍정적인 구성 요소)을 찾아내는 것일지도 모른다. 환자의 욕구는 치료중재를 선택할 때의 중심이 된다. 이 장에서는 다음의 광범위한 영역을 논의한다.

- 국제생활기능 분류(ICF).
- 물리치료 평가와 임상추론
- 결과 측정

3.1 국제생활기능분류(ICF)

The International Classification of Functioning, Disability and Health

국제생활기능분류(ICF)는 사람의 생활에 영향을 미치는 다양한 측면과 요인을 분류하는 데 사용되는 도구이다. ICF는 신체기능과 구조, 활동 및 참여를 서술하는 건강 및 건강관련 영역에 대한 분류이다. 이 영역은 신체, 개인 및 사회적 관점에서부터 분류된다. 따라서 ICF는 생물심리사회적 모델이다. 개인의 기능과 기능장애는 특수 상황에서 발생하기 때문에 ICF는 또한 환경요인 목록도 포함하고 있다.

ICF는 건강상태를 이해하고 측정하는 데 유용하다. 이것은 임상장면, 공공 의료 서비스 또는 개인 또는 집단 수준에서의 조사에서 사용될 수 있다. 따라서 이것은 질병 및 관련 건강문제의 국제 통계분류 제10판(International Statistical Classification of Disease and Related Health Problems, 10th edition; ICD−10)을 보완하고 있다. ICF를 사용함으로써 의료종사자가 동일한 언어로 의사소통을 할 수 있는 희망이 생긴다. 여기서 기능(Functioning)이란 모든 신체기능과 구조, 활동 그리고 참여를 가리키며 하나의 긍정적인 용어이며, 반면에 기능장애는 장애, 활동제한 및 참여제약을 가리킨다.

- 신체기능은 신체의 생리학적 및 심리학적 시스템의 분류이다.
- 신체구조는 신체의 해부학적 부위; 즉, 기관, 팔다

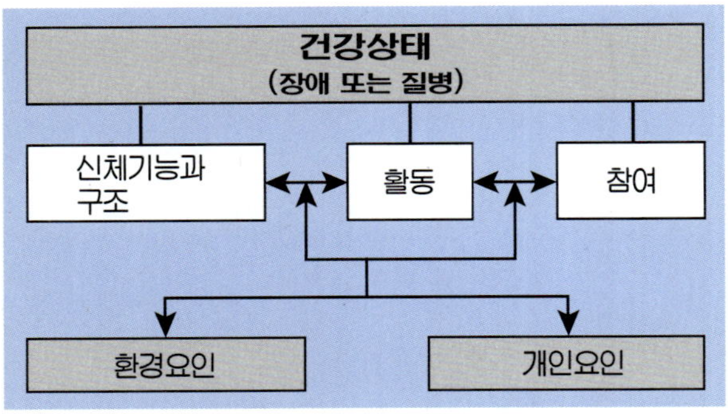

그림 3.1 국제생활기능분류(ICF)의 다양한 요인 사이의 상호관계(출처 : ICF, WHO 2006)

리 및 그 구성요소를 분류한다.

– 장애는 신체 기능과 구조의 문제이다.

- 활동과 참여는 개인이 수행하는 모든 활동을 망라한다.
  – 제한은 개인이 활동 수행에서 경험할지도 모르는 문제이다.
- 참여는 건강, 신체기능 및 구조, 활동 및 관계와 관련하여 개인이 생활상황에 참여하는 것을 분류한다.
  – 제약은 개인이 생활상황에 참여하는 방식이나 수준에서 마주칠지도 모르는 문제이다.
- 환경요인은 사람들이 살고 생활을 영위하는 신체적, 사회적, 및 태도적인 환경을 가리킨다. 이들의 절에 더하여 ICF는 분류되지 않은 또 다른 영역을 포함한다.
- 개인적 요인은 개인의 삶과 생활의 특정 배경을 망라하고 건강상태 또는 건강상황의 부분이 아닌 개인의 특징을 구성하며, 이 특징은 연령, 성별, 경험, 개인의 신념, 종교, 생활양식 등일지도 모른다.

이들 요인사이의 상호작용은 **그림 3.1**에서 설명하고 있고 어떤 수준에서의 치료중재는 다른 관련된 요소를 수정할 가능성이 있다. ICF는 환자 상황의 모든 측면이 재활과정을 위한 한 기초로서 평가되었다는 것을 확실히 하기 위해 사용될지도 모른다.

3.2 물리치료 평가

Physiotherapy Assessment

Shumway–Cook와 Woollacott(2006)에 의해서 처음으로 제시된 모형으로 설명한 것처럼 운동, 감각, 인지 및 지각 기능의 모든 측면은 행동에 중요하다 (**그림 3.2**).

물리치료사는 신체기능의 회복, 학습 및 유지에서 특유하고 중요한 역할을 갖고 있다. 평가의 목적은 환자의 상황을 이해하는 것이다. 환자는 어떤 사람인가, 환자는 어떻게 생활하는가, 환자의 네트워크와 가족관계는 어떠한가, 직업상황과 자원은 어떠한가를 알고 있어야 하고 동시에 환자의 움직임 기능을 분석해야 한다. 따라서 평가는 자원과 문제 지향적이다. 물리치료는 신체기능을 환자의 완전한 잠재력까지 개선하기 위해 사용되며 이렇게 함으로써 환자가 가능한 한 능동적으로 자기 생활에 다시 참여할 수 있게 한다. 평가는 활동, 자세조절 및 움직임의 회복과 학습에 관해서 어느 기능이 손상을 입지 않았는가, 어느 기능이 손상되거나 장애가 발생하였는가, 그리고 환자에 대한 결과는 어떠하였는가를 제시해야 한다. 평가는 치료사가 환자의 문제에 대한 원인과 영향에 대한 가설을 세우고 중추신경계(CNS) 내의 어느 시스템이 기능적이거나 또는 기능장애가 있는 것 같은지를 평가하는 것을 가능케 하는 정보로 이어진다. 그 다음에 치료사는 이것을 치료중재의

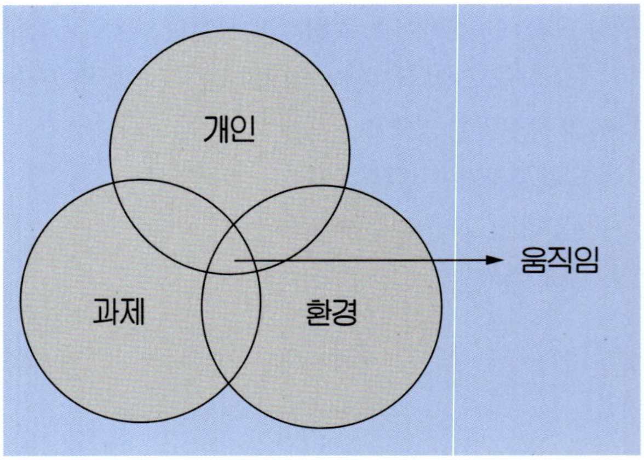

그림 3.2 이 그림은 움직임이 개인, 개인의 환경, 및 환자의 행동 목표 내의 요인에 의해서 어떻게 영향을 받는지를 설명하고 있다.

기반으로서 사용할 수 있다. 균형과 팔다리 기능에 중요한 움직임 구성요소에 대한 지식은 평가와 치료 양쪽 모두를 위한 기초가 된다. 평가의 궁극적인 목표는 환자의 잠재력과 환자가 이용 가능한 자원의 한계 내에서 환자가 어떻게 최적의 기능에 도달할 수 있는가를 정의하는 것이다.

> 환자의 잠재력을 평가하는 것은 평가의 중요한 목표이다.

신경심리학적 기능장애와 감각 상실은 뇌졸중 후 급성기 환자의 재활 가능성을 결정하기 위해 많은 사례에서 사용되어왔다. 이들 초기증상은 환자의 참된 예후의 징후는 아니다. 대부분의 사례에서 지각 및 인지 기능장애는 환자가 자기 환경에 적응됨에 따라 개선된다. 감각, 지각, 및 인지 문제에만 초점을 맞추면 환자의 잠재력을 더 부정적으로 보게 될지도 모른다.

환자는 예후와 그것에 의해 환자가 필요로 하거나 또는 제공되는 재활 노력의 수준에 대한 결론이 도출되기 전에 병변의 급성 영향(혼돈〔chaos〕)이 안정될 때까지의 시간이 허용되어야 한다. 물리치료사는 환자가 어떤 활동을 할 수 있는가, 환자가 자기의 움직임 과제를 어떻게 해결하여 목표에 도달하는가, 그리고 환자는 자기가 시행할 때 왜 움직이는가를 평가한다.

작업치료사인 Christine Nilson은 1991년에 Berta Bobath에 대해서 다음과 같이 말하였다(Schleichkorn 1992): "그녀는 나의 창조성을 북돋우었고 각 환자를 하나의 개인으로서 진료하는 것을 가르쳐주었다. 그녀는 논리적으로 치료중재로 이어지는 문제해결 기술을 제공하였다." 활동 중의 움직임에 대한 관찰 분석은 평가의 가장 중요한 도구이며 임상 추론과 치료중재가 뒤따르는 환자의 적절한 다루기로 이어진다.

조작(handling)은 하나의 평가도구뿐만 아니라 하나의 중재이며 이것은 환자로부터의 반응을 유도한다. 조작하는 동안의 목적은 환자가 움직이는 능력과 움직여짐에 대한 환자의 반응에 영향을 주는 것이다. 환자의 반응은 환자의 반응수준과 학습능력을 결정하는 데 중요하다. 따라서 이 반응의 사정(evaluation)은 평가(assessment)에 중요하다. 이와 같이 하여 평가(assessment)와 치료는 서로 연결되고 분리할 수 없는 과정이다. 평가하는 동안에 치료사는 정보를 수집하고 환자가 움직임에 따라 왜 움직이는가에 대한 가설을 세우기 위한 임상추론 과정을 시작하는 데 이 가설은 활동과 기능에 관한 환자의 주된 문제에 대한 가설이다. 치료중재는 시작되고 그 결과는 끊임없이 평가되며 환자의 운동조절이 개선되지 않는다면 가설은 폐기되고 치료가 진행됨에 따라 새로운 가설이 세워진다. 일반적으로 평가(assessment)는 다음과 같이 진행된다.

- 병력.
- 기능적 활동.
- 신체 기능 및 구조.
- 임상추론.
- 결과측정.
- 사정과 문서기록.

내력
History

평가의 일부는 재활은 환자를 알게 되는 것과 흔히 수년이 걸리는 과정이라는 것을 알면서 환자를 전체적으로 보는 것을 목적으로 하고 있다. 환자는 ICF 영역, 즉, 참여, 활동, 신체기능 및 구조(환자가 이전에 기능한 것과 현재 어떻게 기능하고 있는가의 양쪽 모두)와 관련해서 평가된다. 치료사는 예상되는 잠재력, 자원 그리고 문제영역을 염두에 두고 있다. 존경과 신뢰에 기반을 둔 관계를 형성하고 사회적 측면, 환자의 역할, 병력, 현재의 상황, 욕구 및 소망에 대한 정보를 얻은 것은 필수적이다. 팀 장면에서 팀의 다양한 구성원은 환자와 간병인을 함께 면담할 것인지 또는 따로따로 면담할 것인지를 결정할 수 있다. 가급적이면 팀 구성원이 환자가 같은 이야기를 전체 팀 구성원에게 반복하지 않는 방식으로 면담을 분할해야 한다.

사회적 측면

- 결혼 여부, 가족 및 사회적으로 친한 사람들.
- 사회적 역할, 환자의 욕구와 소망.

- 주택.
- 취미와 여가활동.
- 직업상황.
  - 직종, 직위, 업무.
  - 실업자인가, 연금수급자인가? 그 이유는?

병력

- 이전의 기능수준.
  - 신체적으로 : 시력, 청력, 문제영역, 보조 장구 또는 보조기구(보행 보조 장구, 휠체어, 정형외과 신발 등), 활동수준.
  - 정신기능.
  - 기타 질병.
- 과저의 치료경력.
  - 물리치료. 무슨 이유로? 치료효과는?
  - 기타.
- 과거에 공공의료 서비스를 받은 경력.
- 현재의 질병 또는 장애.
- CT, MRI, X-ray, 신경생리학적 검사, 기타와 같은 의료적 검사결과.
- 금기사항 또는 특별히 주의할 치료적 측면.
- 환자가 보았을 때 환자의 운동조절을 악화시키거나 개선시킬지도 모르는 요인과 그 이유. 흔히 환자는 서로 다른 것, 예를 들어, 스트레스와 긴장이 어떻게 서로 영향을 미칠 수 있는지에 대한 경험을 말로 표현할 수 있다.
- 환자 자신의 상황에 대한 지각: 좌절, 희망, 욕구, 목표.

환자가 의사소통을 할 수 없는 경우, 이 정보는 흔히 좋은 정보를 제공할 수 있는 환자의 간병인으로부터 수집할 필요가 있다.

급성 질병 또는 외상으로 고통을 받는 사람은 평생 심각한 변화를 겪는데, 이것은 단기간 또는 장기간 지속될지도 모르거나 또는 영구적일지도 모른다. 치료사는 환자가 자기 재활과정의 어느 단계에 있는지를 알아낼 필요가 있다. 환자가 쇼크 상태에 있는가? 또는 환자와 그 간병인이 방향전환(reorientation)의 과정을 시작하였는가? 시간과 정보는 절대적으로 중요한 것이고 특정 치료와 공감 외에는 가장 중요한 중재일지도 모른다. 무엇이 일어났는가를 인식하고 이해하는 것과 병변의 정도와 결과에 대한 개요를 얻는 것에는 시간이 걸린다.

의사소통

Communication

면담과 환자의 전신 상태에 대한 관찰 중에, 치료사는 환자의 언어적 및 상징적인 이해에 대한 인상을 심어준다. 환자는 말을 이해하는가? 환자는 제스처를 사용해 주어진 비언어적 지시를 이해하고 있는가?

기능적 활동

Functional Activity

평가의 일부는 면담, 관찰 분석 및 실행적인 상호작용에 대한 환자의 반응(조작)에 기반을 두고 있다.

목적은 환자가 무엇을 할 수 있는가를 명확하게 하는 것이다. 즉, 자립의 정도 및 협응하고 상호작용을 하는 환자의 능력을 명확하게 하는 것이다.

면담 중에 환자는 현 상황과 관련하여 어떠한 일상생활활동(ADLs), 개인위생, 수단적 일상생활활동(IADLs, 예: 상점에 가다), 그리고 여가활동을 할 수 있는가의 질문을 받는다. 환자의 치료사는 환자의 활동능력으로부터 다음의 것을 알 수 있다.

- 전신 상태, 움직임의 일반 수준과 능력.
- 의사소통 기능.
- 기능적 활동:
  - 양 : 환자는 무엇을 할 수 있는가?
  - 질 : 환자는 어떻게 움직이는가?
  - 임상추론 과정 : 환자는 왜 이러한 방법으로 움직이는가?
- 보조 장구의 사용.

환자가 중추신경계 병변 후 급성기에 있다면 활동수준과 움직임 조절 양쪽 모두가 자연회복과 학습 잠재능력의 증가로 인해서 빠르게 변화할 것이다. 치료사는 환자의 회복력을 향상시키도록 중재를 적절히 적응시키고 변경하기 위해 환자의 상태와 능력을 계속적으로 평가할 필요가 있다.

전신 상태

환자의 전신 상태에 대한 관찰은 환자 상태와 환자가 어떻게 느끼는가에 대한 첫인상을 제공한다.

- 전신 상태와 호흡.
- 스태미나.
- 편안함과 안전감.
- 노력.
- 이완하는 능력.
- 전반적 자율기능.

무엇을? 어떻게? 왜?

Berta Bobath는 "당신이 보고 있다고 생각하는 것이 아니라, 당신이 보고 있는 것을 보시오"라 말하였다(Schleichkorn 1992). 환자의 활동에 대한 관찰은 치료사가 처음으로 환자를 볼 때, 그리고 받침대로 이동하는 것 같은 어떤 형태의 중재 전에, 적절하다면 환자가 옷을 바꿔 입도록 요청받기 전에 시작된다. 환자의 움직임 레퍼토리는 기능적 활동을 통해 분석된다(**표 3.1**). 환자가 일어서거나 걷는, 이동하는, 앉은 자세와 선 자세 때 옷을 입고 벗는 능력을 갖고 있다면 이들 기능은 필요에 따라 먼저 분석된다. 환자는 자기가 기능하는 수준에서 충족된다. 환자가 앞에서 언급한 어떠한 활동도 할 수 없다면 환자가 지지기저면을 받아들이는 능력, 한 자세를 유지하고 그 자세 내에서 움직이는 능력, 배치하는 능력이 평가된다. 전반적인 관찰은 치료사에게 다음의 정보를 제공한다.

- 안전감.
- 노력.
- 시간, 효율성, 적절성.
- 자세.
- 균형.
- 움직임 패턴, 활성화 순서 및 정렬.
- 팔다리의 선택적 기능 : 변화시키는 능력.
- 긴장.
- 보상전략.
- 연합반응.
- 감각.
- 지각 : 환경과 관련해서 환자 자신의 신체에 대한 주의와 경험.
- 인지 : 주의력, 이해, 주목하는 것, 문제해결 능력, 기억, 집중력, 통찰력.

환자가 수행할 수 있는 기능적 활동은 무엇인가? 환자는 움직일 수 없어 의자에 앉아 있거나 침대에 누워 있는가? 환자는 촉진되거나 보조를 받을 때 어떻게 반응하는가? 환자는 이동하고, 서 있고 또는 걸을 수 있는가? 그리고 환자는 이들 상황에서 어떻게 안전한가? 분석은 자원과 문제 지향적이다. 환자가 현실적으로 자립하여 무엇을 수행할 수 있는가, 환자는 언제 지원을 필요로 하는가, 그리고 환자는 움직임을 통해 과제를 어떻게 해결하는가에 대한 해답을 내놓아야 한다. 환자가 관찰되고 있다는 것을 의식하지 못할 때 환자를 관찰하는 것만이 아니라 가능한 한 환자의 전체상을 마음속에 그리기 위해 여러 전문분야에 걸친 팀과 환자의 간병인과 대화를 나누는 것은 중요하다.

보조 장구의 사용

환자는 휠체어, 보행 보조 장구, 기타 기술적 또는 정형외가용 보조 장구와 같은 보조 장구를 필요로 하는가? 필요로 하는 이유는 무엇인가? 환자와 함께 일하는 의료종사자로부터의 정보는 환자의 근력과 근약증을 더 완전하게 묘사한다.

신체기능과 구조

Body Functions and Structures

평가의 이 부분은 관찰, 조작, 및 분석이 수반되고 다음과 같은 이들의 중요한 요인을 포함한다.

- 움직임의 질, 움직임 패턴, 안정성 및 이동성.
- 감각, 지각, 및 학습된 불사용.
- 통증.
- 자율신경 기능.

표 3.1 국제생활기능분류(ICF) 항목

– 환경과의 상호작용 Interaction with the environment	– 환자가 환경과 상호 작용하는 능력. – 환자가 환경에 관해서 움직인다. – 환경, 사람들, 물체가 환자에 관해서 움직인다. – 환자의 지각능력과 이중과제 능력 및 환자의 균형이 얼마만큼 자동적인가에 대한 정보를 제공한다.
– 이동 Transfers	– 예를 들어, 환자의 기능수준에 따라 휠체어를 타거나 걷는 것, 앉은 자세와 선 자세의 다양한 자세설정에서 체중을 이동하는 것, 선 자세에서 앉은 자세로/의자에서 침대 또는 다른 의자로/침대 안과 밖으로 이동하는 것 즉, 환자가 움직임을 조절하거나 변화시키는 능력이다. 키워드는 자세 안전성과 방향부여, 원심성 및 구심성 조절이다. – 환자는 무엇을 스스로 할 수 있는가? 환자는 어떤 보조를 필요로 하는가? 그리고 그 이유는 무엇인가? – 앉은 자세에서 반듯이 누운 자세에의 이동 그리고 그 반대의 이동은 아마도 가장 복잡하고 사람이 일상생활에서 수행하는 힘든 과제일 것이다. – 이 이동을 위해서는 지지기저면과의 끊임없이 변화하는 관계, 신체를 새로운 지지기저면에 정렬하기 위한 회전요소, 신체를 낮추기 위해 특정 구심성 활동과 결합시킨 원심성 작업을 통해 앉은 자세에서부터 반듯이 누운 자세에의 움직임을 원심성으로 평가할 수 있을 것을 필요로 한다. 반듯이 누운 자세에서부터 일어나 앉으려면 침대 끝에 앉은 자세로 신체를 정렬하기 위한 회전을 통해 선택적, 단계적, 다양한 운동 활동의 동원을 필요로 한다. 이들 이동의 양쪽 모두는 굽힘과 폄의 조합과 회전요소 및 한 자세에서 또 다른 자세에의 자세조절에 기초하여 선택적 원심성/구심성 활성화를 위한 운동단위의 통제된 동원을 필요로 한다. 중력과 지지기저면과의 관계는 앉은 자세와 반듯이 누운 자세의 자세설정에서 매우 다르며, 따라서 이를 달성하고 유지하기 위해서는 서로 다른 근육의 활성화를 필요로 한다. – 이 과제의 복잡성과 환자가 자립을 위해서 가능한 한 빨리 이 기능을 달성할 수 있어야 한다는 의료종사자의 기대의 사이에는 충돌이 있다. – 대부분의 환자에게는 앉은 자세에서 선 자세에의 이동, 선 자세와 걷기가 침대에 드나드는 것보다 용이하다.
– 옷 입기와 벗기 Dressing and undressing	– 옷을 입거나 벗으려면 환자가 앉은 자세 또는 선 자세에서 체중을 이동하고 기능을 위해 팔을 자유롭게 해줄 수 있도록 자세조절을 필요로 한다(제2장 **그림 2.15 a–d** 및 **그림 2.17 a–g** 참조). 대부분의 환자에게 옷 입기와 벗기는 많은 사람이 새로운 전략을 찾아내거나 이 과제에 숙달하기 위해 다양한 옷을 입어야 하기 때문에 학습을 필요로 한다.
– 개인위생 Personal hygiene	– 환자가 욕실에 어떻게든 스스로 갈 수 있는가? 환자는 대소변을 억제할 수 있는가? 아침에 혼자서 세수할 수 있는가? 환자는 샤워나 목욕을 하는 것에 익숙한가? 그리고 이것을 어떻게든 해내는가? 환자는 이들 기능의 어느 것인가를 위해 침대에서 나오고, 앉고 서는 것이 가능한가? 그렇지 않으면 환자는 어떠한 보조를 필요로 하는가? – 그 이유는 무엇인가?
– 식사하기/마시기 Eating/drinking	– 환자는 스스로 식사하고 마실 수 있는가? 환자는 음식/음료를 흘리거나 엎지르는가? 그 이유는 무엇인가? 환자의 얼굴 감각이 빈약할지도 모르고 입 주변의 운동조절이 저하하였는지도 모르며, 또는 지각/인지 기능장애가 있을지도 모른다. 환자가 마시거나 먹을 때 기침을 한다면 환자는 삼킴 곤란(dysphagia)이 있을지도 모른다. 이것은 문제가 작은 경우 흔히 간과되는 문제이지만, 영양 또는 폐 기능의 합병증을 일으켜 중요한 사회적 요인이 될지도 모른다.

표 3.1 (계속) 국제생활기능분류(ICF) 항목

– 지각과 인지 (신체기능과 구조 참조)	– 환자는 자기 자신의 신체 및 환경과 상호작용을 하는가? 환자는 장애물을 피할 수 있는가? 환자는 사람들, 가구, 물체에 주의를 기울이는가? 방과 방 안에 있는 것과 관련해서 자기의 움직임 레퍼토리에 변화를 줄 수 있는가? – 휠체어에 타고 있다면 환자는 그것과 어떻게 관련짓는가? 환자 스스로가 조작할 수 있는가? 어떻게 조작하는가? 환자는 어떻게 발판, 브레이크 및 테이블의 문제를 해결하는가? 환자가 옷을 입고 벗을 수 있거나 또는 이 활동에 참여할 수 있다면, 환자가 소매를 벗기기 위해 자기 몸을 가로지를 수 있는가? 팔과 다리를 볼 수 있는가? 환자는 어떻게 과제를 해결하는가? 환자는 어느 정도까지 집중하고 주의를 기울이는가? 환자는 자기가 시작한 것을 끝내는가? 환자가 뇌졸중을 앓고 있다면 이들 과제를 수행하는 동안 마비측 팔에 어떻게 신경을 쓰는가? – 환자가 언어정보 또는 "새로운" 상황을 해결하는 문제의 어느 것인가를 이해하거나 이에 반응하는 문제를 갖고 있다면, 환자는 인지 결손을 갖고 있을지도 모른다. 환자가 기관의 결손(organic deficits)(시각 또는 청각) 또는 인지 문제를 갖고 있다면 치료사는 그것을 알아낼 필요가 있다. 환자의 문제해결 능력은 모든 실제적인 상황 즉 휠체어 또는 보행 보조 장구의 사용, 이동 또는 다른 어떤 관련된 활동을 하는 동안에 평가될지도 모른다. – 환자가 지각 또는 인지 결손이 있는 것 같으면 여러 전문분야에 걸친 평가가 특별히 중요하다. 간호사, 조무사, 간병인은 환자 문제가 하루를 통해서 다양한 상황을 어떻게 해결하고 극복하는가에 대해서, 그리고 환자의 집중력, 주의력, 기분, 통찰력, 이기심 그리고 자기 환경에 대한 관심을 팀에 알릴지도 모른다. 신경심리학자와 작업치료사는 환자를 더 구체적으로 평가하여 환자의 지각과 인지를 향상시키기 위해 일상생활활동에서 환자를 어떻게 도와야 하는지에 대한 조언을 할지도 모른다. 환자의 지각 및 인지 기능은 적절한 치료를 위해, 그리고 환자의 기능 및 일상생활에 대한 결과를 평가하기 위해 시간이 경과하면서 평가되고 재평가되어야 한다.

관찰에 의한 움직임 분석

관찰은 기능의 눈에 보이는 그리고 눈에 보이지 않는 측면 즉, 공간관계, 자기 자신의 신체에 대한 지각과 환경에 대한 관계, 지각과 문제해결 능력의 측면, 집중력, 주의력, 동기부여, 기분, 및 방향부여 그리고 감각과 움직임 능력 등에 대한 정보를 제공한다. 치료사는 환자를 다양한 위치에서 평가하는 경향이 있고 우리는 보통 다양한 자세와 위치 사이를 움직이기 때문에 환자는 동적인 활동에 관해서 평가된다. 반듯이 누운 자세에서의 평가는 해당되는 경우, 긴장, 정렬, 가동범위에 대한 추가적인 정보를 제공할지도 모른다. 환자가 야간에 또는 아침에 침대에서 일어나기 전과 일어날 때 근육긴장항진 문제의 증가를 경험한다면 환자의 수면 패턴과 자세를 구체적으로 평가할 필요가 있다.

조작

조작 중에 치료사는 움직임이 어떻게 수행되는지를 (시작, 동원, 순서, 정렬) 평가하여 근육활동, 안정성 및 핵심영역 내와 사이의 움직임에 대한 정보를 얻는다. 그 다음에 치료사는 어느 핵심영역이 가장 침해되고 불안정하거나 고정되었다고 생각되는 것에 대한 가설을 세운다. 조작과 촉진을 통해 이동하도록 요청함으로써 움직임의 질과 근육활동은 물론 가동범위도 더욱 평가된다. 평가는 수동적이 아니다. 환자가 활동을 동원하고 움직이는 능력은 중요하다. 일탈하여 있거나 정렬이 불량한 것처럼 보이는 구성요소의 교정을 통해 치료사는 다시 조작을 통해 움직이도록 요청한다. 무엇인가 변화하였는가? 그렇다면 긍정적으로 변화하였는가, 부정적으로 변화하였는가? 이와 같이 치료사는 근육긴장 분포, 안정성, 자세조절과 균형,속도(tempo)와 선택성, 그리고 환자가 변화하고 적응하는 능력에 대한 이미지를 형성한다.

분석

관찰에 의한 움직임 분석은 인간 움직임에 대한 상세한 서술의 과정이다. 이 분석은 한 과제의 하나의 측면 또는 일상생활 내에서의 전체 과제의 수행을 포함할 수 있다(International Bobath Instructors Training Association 2008). 움직임과 과제 수행의 분석은 치료사가 기저에 있는 장애 문제만이 아니라 활동 제한을 확인할 수 있게 한다. 이것에는 과제 수행 중의 움직임 순서에 대한 분석이 포함되고 이 분석에 의해서 치료사는 이 움직임이 전형적인 운동행동 및 사용된 보상전략의 분석과 어떻게 다른지를 판단한다. 보바스 치료사는 과제의 달성, 필요로 하는 보조, 과제 수행의 질과 효율을 고려한다(Levin & Panturin 2011). 보바스 치료사는 "정상적인" 개체집단 내의 움직임(즉, 신경학적 결손이 없는 사람)은 광범위한 효율과 보상 내에서 다르다는 것을 인식한다(Reine et al 2009). 따라서 신경학적으로 능력 있는 집단 내에서의 움직임은 언제나 효율적이고 보상이 없는 것은 아니다. Reine(2007)에 의한 최근의 조사(Reine & Phys 2007)에서는 보바스 치료사는 "정상적인" 움직임을 촉진하는 것을 목표로 하기 보다는 개인의 잠재력에 대한 움직임의 효율성을 촉진한다는 것을 밝혔다.

분석되는 움직임의 측면은 근육활동이다. 상호작용, 정렬, 움직임 패턴이며 이들 모두가 움직임을 회복하고 학습하는 환자의 능력에 영향을 미칠지도 모른다. 관찰과 조작은 환자가 적절히 옷을 벗게 하고, 가급적이면 짧은 바지(여자인 경우, 브래지어 또는 수영복을 착용)를 입히지 않고서는 만족스럽게 수행되지 않는다. 환자가 주변에 다른 사람들이 없고 치료사가 움직임을 제대로 분석 할 수 있도록 적절히 옷을 벗는 것의 중요성을 알렸음에도 불구하고 이 수준까지 옷을 벗는 것을 꺼린다면 환자의 소망은 존중되어야 한다.

신체 기능과 구조에 대한 평가에는 치료사가 인간의 움직임에 대한 완벽한 지식을 갖고 움직임의 상호작용을 명확히 분석할 능력이 있을 것을 필요로 한다. 평가의 이 부분은 자원(resource) 및 문제 지향적일 뿐만 아니라 질적이다.

치료사는 환자가 어떻게 움직이고, 무엇을 수행할 수 있으며, 움직임이 어떻게 수행되는가에 대한 식견을 가질 필요가 있다. 이것에는 활동 영역(ICF)에서의 신체 기능과 구조의 분석을 필요로 한다. 조작은 어느 신경근육 상조작용이 환자를 현재 있는 장소에 있게 하는가에 대한 가설을 세울 수 있게 한다. 근육조직은 중력의 영향 하에서 정렬을 변환시키고 관절을 움직인다. 구성요소의 분석은 신경근육 활동의 분석이다. 인간의 움직임에 대한 지식과 정상적인 상황에서의 균형과 움직임에 대한 전제조건은 정상적인 움직임으로부터의 일탈을 분석할 수 있게 한다. 환자가 움직이는 방법은 환자가 중추신경계 병변이 있기 전에 어떻게 움직였는가에 대한 가설과 관련해서 분석된다.

■ 움직임의 질(특성)

치료사는 환자가 중추신경계 병변이 있기 전에 어떻게 움직였을 것인가를 머릿속에 그리고 이러한 관점에서 움직임의 일탈을 볼 필요가 있다. 환자가 어떻게 움직이고 있는가, 기저에 있는 신경근육 활동, 그리고 이것이 환자의 기능에 대해서 동시에 겪을지도 모르는 결과를 분석하는 것은 복잡하다. 이 부분을 여러 단계로 나누는 것은 용이할지도 모른다. 자세를 유지하기 위해 또는 움직이기 위해 어떤 신경근육 활동을 환자가 동원하는가?(**그림 3.3**)

다음의 특성은 관련 자세설정과 활동에서 평가된다.

- 정중선의 방향성: 환자는 모든 평면에서 움직이고 자기 자신의 신체와 환경에 대한 지각적인 관계가 있는 것처럼 보이는가?
- 신체의 지지기저면을 오가며 움직이는 능력 : 이것은 관찰과 조작을 통해 평가된다. 환자는 자신의 긴장과 신경근육 활동을 자신의 위치에 맞추고, 자세설정을 유지하며, 그리고 체중이동을 통해 또 다른 자세설정으로 이동할 수 있는가? 예를 들어, 환자가 앉아 있는 경우, 치료사는 손을 환자의 큰돌기(greater trochanter) 위에 놓고, 엉덩관절, 골반의 위치, 궁둥뼈결절 및 그 영역의 근육활동을 감지할지도 모른다. 환자는 다양한 방향으로 움직이도록 촉진되고 치료사는 다양한 방향으로 체중을 이동하는 동안 관련된 핵심영역의 적응 동작을 관찰하고 감지하고 분석한다. 치료사는 환자의 적응

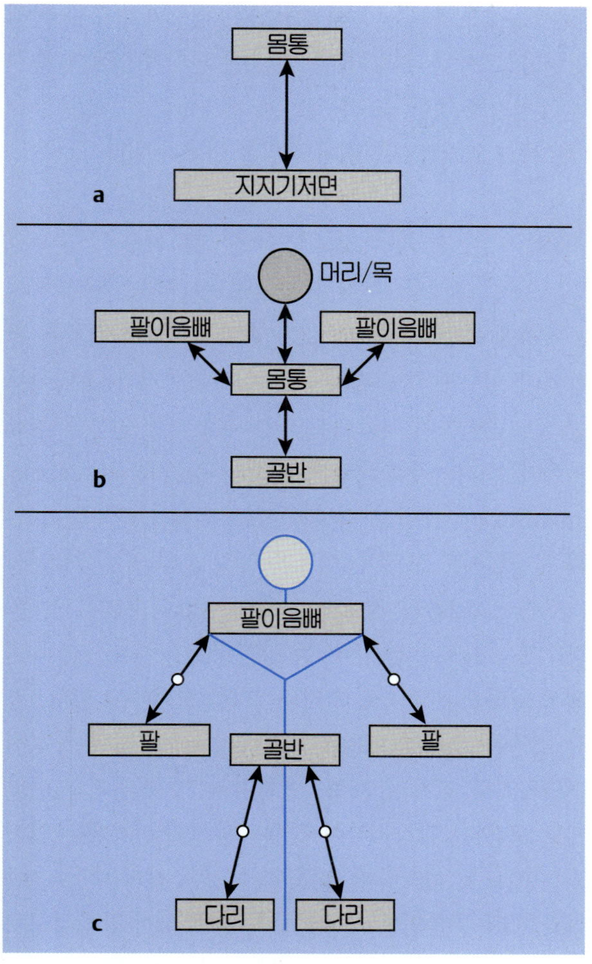

그림 3.3 (a) 지지기저면에 관해서 환자의 중력선에 대한 관찰과 분석. 중력선이 어디로 내려오는가, 환자가 자기가 있는 장소에 있기 위해서 그리고 거기에서부터 움직이기 위해서는 어느 신경근육 활동을 환자가 동원해야 하는가? 몸통, 머리, 및 목은 균형에 중심이 되고 3개 평면에서 협응된 움직임을 필요로 한다. 이 관계에 대한 분석은 전체론적인 기능과 균형; 정중선; 대칭/비대칭; 체중분포; 능동적/수동적(체중)에 대한 정보를 제공한다. **(b)** 중심과 몸쪽 핵심영역 사이의 상호관계와 상호작용에 대한 분석; 상호작용, 선택성, 변동과 변화, 상호 영향. **(c)** 팔다리 내 움직임 패턴과 먼쪽–몸쪽 관계의 분석; 환경에 대한 적응, 패턴, 선택성 및 상호 영향.

능력을 평가하기 위해 발과 손을 관찰하고 조작한다. 즉, 발 위로 체중을 이동하거나 다양한 물건에 맞춰서 손의 모양을 만들고 팔을 뻗어 잡고 손을 뗀다.

- 다양한 핵심영역 사이의 상호작용과 상호관계: 핵심영역은 환자가 움직임을 통해 어떻게 서로에게 적응하는가를 보기 위해 개별적으로 그리고 함께 평가된다. 신경근육 활동은 환자가 취하고 그 취한 자세 내에서 움직이는 특정 자세설정에서 분석된다(즉, 환자의 중력과 지지기저면에 대한 관계).
  - 몸통, 머리와 목, 그리고 골반과 팔이음뼈 사이의 상호작용은 환자의 자세조절, 특히 코어 안정성 그리고 환자가 환경에 관하여 자기 신체를 정렬하는 능력에 대한 정보를 제공한다.
  - 팔다리의 자기생성 움직임을 하는 동안(또는 팔다리가 환자를 위해 움직여질 때) 안정성을 유지하는 능력; 또는 균형을 유지하기 위해 환자는 전위되었는가? 또는 팔/다리를 통한 고정에 의존하고 있는가?
  - 손/발과 몸쪽 핵심영역 사이의 상호작용은 자세조절, 선택성, 움직임의 패턴, 그리고 목표(과제)에 관해서 변화시키는 능력에 대한 정보를 제공한다. 또한, 환자는 팔과 다리를 사용하여 자기 자신을 지지하고 팔다리에 관해서 몸통을 움직일 수 있는가?
- 움직임의 패턴, 활성화의 순서, 및 생체역학적 요인: 관절 위치와 범위, 회전 구성요소, 및 정렬은 환자가 현재 있는 그리고 현재 사용 중인 위치에 도달하기 위해 어떤 신경근육을 사용했는지를 알려준다. 환자는 움직임을 위한 안정성을 유지하기 위해 선행적 자세 활동을 동원하는가? 이 배경활동은 다양한 과제에 따라 달라지는가? 선택성은 모든 부분에 존재하는가? 아니면 일부 움직임 구성요소가 결여되거나 부적절한가?
- 움직임의 선택적 조절: 핵심영역 내에서의 개별적 움직임과 신경근육 활동. 모든 평면(이마면, 시상면, 수평면)에서 자유로운 움직임과 활동이 있는가? 선택성은 다른 신체부위의 안정성에 기초하여 한 신체부위의 제어되는 활동이다. 팔이 움직이는 동안 몸통이 너무 일찍 또는 너무 적게 회전하는가? 머리가 환경을 자유롭게 스캔하는가? 어깨뼈는 자유롭고 안정되어 있는가? 한쪽 팔이음뼈는 다른 쪽 팔이음뼈가 과제를 수행하는 동안 움직일

때 너무 일찍 미끄러지는가?

- 근육의 특성: 유연성, 길이, 탄력성. 근육조직은 원심성 및 구심성 활동의 상호작용에 필요한 특성을 보여주는가? 구획화(compartmentalization)가 유지되고 있는가?(제1장 신경근육 시스템 참조).
- 근육긴장:
  - 다양한 자세설정과 활동에 관해서 달라지는 적절하고 적응 가능한 근육긴장.
  - 근육긴장저하: 활동을 위해 적절하다고 생각되거나 기대한 것보다 낮은 근육긴장. 움직이는 동안 또는 환자를 움직이고 조작할 때 중량감(흐느적거림 또는 무기력, 무활동, 근력저하)의 증가가 있는가?
  - 근육긴장항진: 활동을 위해 적절하다고 생각되거나 기대한 것보다 높은 근육긴장. 한 방향으로의 움직임에 대한 저항 또는 보조의 증가가 있는가? 어느 곳에 있는가? 어느 특성이 이것을 표현하는가?
  - 연합반응의 존재 ; 이 반응은 언제 나타나는가? 어느 상황에서 나타나는가? 연합반응이 줄어들도록 환자의 자세조절과 움직임을 촉진할 수 있는가?
  - 연부조직의 경직(spasticity) 그리고/또는 2차 장애가 변화하는가?
- 보상전략: 운동과제 해결을 위해 환자는 어느 전략을 이용하는가? 적절한 전략과 부적절한 전략은? 환자가 통제력을 얻도록 촉진하고 불충분한 전략을 불필요하게 만들 수 있는가?
- 환자가 촉진에 반응하는가? 환자가 성공하여 자기 자신의 움직임을 만들도록 촉진할 수 있는가?(배치) 그렇지 않다면, 그 이유는 무엇인가? 움직임에 대한 저항이 있는가? 저항이 있다면 어디에 있는가? 근육 활성화가 거의, 또는 전혀 없는가? 자극은 충분히 강력한가? 결과는 어떠한가? 환자가 반응하지 않는다면, 어디에 시작이 있는가? 패턴은 어떠한가?

치료사와 가까이 있는 것을 환자가 용인한다면, 그리고 치료사가 조작을 통해 전달하는 정보와 요구를 이해한다면, 조작될 때의 환자의 반응은 환자가 어떻게 촉진될 것인가에 대한 중요한 정보를 제공한다. 이것은 치료사가 조작과 촉진에서 정밀할 필요가 있다.

감각, 지각, 및 학습된 불사용

Sensation, Perception, and Learned Nonuse

관찰에 의한 분석은 정보가 환자의 중추신경계에 통합되어 있는지 아닌지와, 이 정보가 환자가 움직이는 능력과 관련하여 사용되고 있는지에 대한 인상을 치료사에게 준다. 감각검사는 환자의 감각자극(sensory impulses)에 대한 자각하고 있는 의식을 평가하기 위해 시행될지도 모르며, 이것은 특히 손의 입체감각인식(stereognosis)과 정교성을 위해 중요하다(제1장, 몸감각계를 참조). 검사에서는 감각정보가 중추신경계 내에서 어떻게 전달되고 처리되는가를 보여주고 있다. 감각 결핍은 오름계(ascending system)의 병변에 직접 기인하거나 감각지각(즉, 연합영역)의 변경에 기인할지도 모른다. 감각지각이 장애되면 중추신경계는 입력되는 정보를 해석하지 못하며, 이것은 감각 수용이 아니라 감각 통합의 문제(장애)이다. 따라서 감각검사로부터의 결과는 환자의 재활 가능성을 결정하는 데 사용해서는 안 된다. 적절한 경우, 감각검사는 가장 장애된 신체부위에 대한 강화된 감각자극 기간 전후 모두에서 시행되어야 한다. 감각자극은 치료되는 신체부위에의 전달과 환자의 주의력을 개선하는 것을 목적으로 하고 있다. 초점의 개선은 흔히 환자의 중추신경계가 감각정보를 고도로 해석하고 통합하기 시작한다는 것을 의미한다. 치료사는 감각 문제(장애)가 감각기관(감각전도로)의 문제인지 또는 지각의 문제인지를 식별하도록 시도해야 하며 그 이유는 이것이 치료중재에 중요하기 때문이다.

오름계의 병변

감각 처리에는 많은 몸감각 네트워크와 중추신경계의 다양한 영역이 수반되며, 따라서 병변 후 중추신경계 질병에서의 감각장애는 척수에서부터 대뇌겉질까지의 어디엔가 위치한 병변으로부터 생긴다. 신체감각의 장애는 그 자체로 중대한 손실이며 환경의 탐색, 안전성, 접촉을 통한 물체의 감각적 특징의 식별, 손의 사용 및 운동 회복에 영향을 미친다. 식별능력이 상실되면 다음에 열거하는 하나 이상의 장애를 수반한다. 촉각자극의 국제화; 2점 식별; 질감의 식별; 촉각을 통한 물체의 크기, 형상 및 형태의 판단; 팔다리 위치의 식별; 팔다리 움직임의 방향과 범위의 식별; 중량 식별(Carey & Matyas 2011). 감각상실의 중증도와 유형을 평가하는 것은 재활과정에 중요하다.

감각검사

앉은 자세에서 환자는 손바닥을 위로 하여 양손을 신체 뒤에 두거나 도움을 받아 뒤에 두어야 한다. 이와 같이 환자는 검사자가 무엇을 하고 있는지 볼 수 없고 팔이 굽힘, 모음 및 팔목의 굽힘을 수반하는 안쪽회전 상태에 있으므로 근육긴장의 영향은 흔히 상쇄된다. 먼저 치료사는 손으로 만져서 환자의 양손 사이에 표재감각의 차이가 있는지의 여부에 대한 대체적인 이미지를 얻을 필요가 있다.

손가락 식별

손가락의 영적 인식(gnosis)은 치료사가 한 번에 하나의 손가락을 만지고 환자에게 어느 손가락인지를 보지 않고 이름을 대도록 요청한다. 각각의 손가락을 인식하는 것은 식별에 중요하고손가락이 겉질재현(cortical representation)이 유지되고 있는지의 여부를 치료사에게 알려준다.

- 환자가 언어상실증인 경우, 환자는 같은 쪽 손가락을 반대쪽 손으로 이동시켜 자기가 생각하는 손가락이 어느 것인지를 가리킬지도 모른다.
- 인식력이 약하지만 대체로 올바르다면 약간의 겉질과의 연결이 있다.
- 인식이 없는 경우, 환자는 손가락의 인식불능증(agnosia)을 갖고 있다. 개별 손가락의 겉질 재현은 유발되지 않는다.
- 환자는 감각수용 문제(장애)가 있을지도 모르고 이들 지시를 이해하지 못할지도 모른다. 이 경우 이들 검사는 부적절하다.

강력한 감각자극은 이것을 어느 정도 개선할지도 모르지만, 환자의 식별하는 손과 손가락 기능의 예후는 좋지 않을지도 모른다.

촉각의 국재성

2점 식별(TPD)은 2개의 별개의 점으로서 식별할 수 있는 같은 순간에 피부에 가한 2개의 자극 사이의 최소 간격으로서 정의된다(Kim & Yi 2013). TPD는 자극 위치를 정확하게 찾아내는 능력을 검사하기 위해 시행된다. 치료사는 2개의 동일하고 예리한 물체(바늘 등)를 사용하고 환자의 집게손가락의 검사로 시작하는데 그 이유는 이 손가락에 감각수용기가 가장 밀집되어 있기 때문이다. 치료사는 2개의 물체로 환자의 피부를 동시에 찌른다. 치료사는 환자가 2개의 점을 식별할 수 있는 곳을 발견하기 위해 손가락의 서로 다른 위치에 있는 두 점 사이 서로 다른 거리를 검사할 필요가 있다. 2점 위치 확인을 위한 최소거리는 향후의 참고를 위해 측정된다.

관절 위치감각

관절 위치감각은 신체부위의 정적인 위치를 확인하는 개인의 능력으로서 정의된다(Proske & Gandevia 2009).

치료사는 집게손가락 또는 엄지손가락의 관절을 움직이고 환자에게 그 위치를 묘사하거나 다른 손으로 모방할 수 있는지를 묻는다. 환자가 그렇게 할 수 없는 경우, 치료사는 환자의 팔목을 검사하고 점진적으로 팔의 더 몸쪽 관절을 검사할지도 모른다. 이 형태의 검사는 매우 제한적이라는 것에 주목해야 한다.

- 관절 위치감각은 활동적인 근육과 관절수용기 단독보다는 피부의 압박/신장으로부터의 입력에 좌우된다.
- 중추신경계가 실제로 받는 정보를 어떻게 받고 해석하고 통합하는지가 아니라 환자가 자각하고 있는 의식만이 검사된다(제1장, 몸감각계 참조). 따라

서 결과가 정상에서 벗어나 있으면 확고한 결론을 도출해서는 안 된다.

감각정보에 대한 자각하고 있는 의식은 보행보다 손의 기능에 더 중요하다. 중추신경계 병변이 있는 사람들에서는 척수수준에서의 오름계에 대한 1차 손상이 없다. 감각자극은 어느 정도까지 척수에서 받아들여져 통합되고 소뇌와 다른 고위중추로 전달된다. 따라서 이 정보는 소뇌를 통한 패턴 발생과 팔다리 사이 협응을 위해 사용될지도 모른다. 발바닥으로부터의 감각정보가 감소된다면 환자의 균형에 대한 미세조정은 어느 정도까지는 장애될 것이다(Kavounoudias et al 1998; Meyer et al 2004).

지각기능

중추신경계 장애를 가진 환자는 마비측에 대한 주의력 감소 또는 무시를 나타내어 보일지도 모른다. 무시는 마비측으로 몸을 돌리지 않는, 마비측 팔다리에 신경을 쓰지 않거나 옷을 입히지 않는, 걷거나 휠체어를 타고 가다가 마비측에 있는 물체, 사람들, 문틀 또는 가구에 부딪치는 환자에서 명백하다.

일부 환자는 비마비측으로부터 동시에 정보를 받을 때 마비측으로부터의 정보를 통합하지 못한다. 환자가 마비측 팔에 약간의 움직임이 있지만 그것을 사용하려고 시도하지 않는다면 치료사는 이러한 형태의 부주의를 의심할지도 모른다. 이것은 양쪽의 동시접촉을 통해 평가될지도 모른다. 이 검사를 시행하는 전제조건은 마비측이 단독으로 검사될 때 환자가 지각한다는 것이다.

동시 통합

앉은 자세에서 환자는 손바닥을 위로 하여 양손을 신체 뒤에 두거나 도움을 받아 뒤에 두어야 한다. 이와 같이 환자는 검사자가 무엇을 하고 있는지 볼 수 없다. 치료사는 환자의 뒤에 서서 한 번에 하나의 팔을 만지고 환자에게 어느 팔/손이 만져졌는지(오른쪽 또는 왼쪽) 말하도록 요청한다. 시간의 간격을 두고 치료사는 양팔 또는 양손의 같은 장소를 동시에 만진다. 환자가 여전히 비마비측이라고만 말하면 이것은 마비측으로부터의 정보가 억제되었나는(즉, 통합되지 않았다는) 것을 의미한다. 동시 통합의 기능장애는 소거(extinction)라 불린다. 환자가 교통상황에서, 사람들 사이에서, 많은 일상 상황에서와 같은 동시에 양쪽으로부터의 자극을 통합해야 할 필요가 있는 상황에 있을 때, 환자는 자기 자신에게 손상을 초래할 위험이 있을지도 모른다.

학습된 불사용

환자는 무활동 또는 불사용의 결과로서 감각 문제(장애)를 나타내어 보일지도 모른다. 보통, 이것은 먼쪽 신체부위, 손과 발에 적용된다. 학습된 불사용은 환자의 활동을 자극하고 동원하고 촉진함으로써 극복할 수 있다. 환자가 치료 후에 자기 손 또는 발에 쾌감을 느낄 수 있다면 어느 정도의 학습된 불사용이 있다는 것을 의미한다.

통증
Pain

통증은 환자의 회복과 학습과정을 제한하고 우울증, 동기부여의 상실, 및 사회적 고립으로 이어진다. 환자는 팔이 움직여질 때, 예를 들어, 옷을 입거나 세수할 때에 통증을 경험할지도 모르고 이것은 일상생활과 치료의 중단과 생활기능의 악화로 이어질지도 모른다.

■ 생각할 수 있는 원인

- 근육긴장 증가: 부자연스런 자세에서의 관절의 정렬불량 및 있을 수 있는 고정, 근육의 정적인 활성화 및 순환의 저하, 또는 갑작스런 당김(근육경련, 연축).
- 외상: 서투른 조작, 넘어짐, 또는 관절의 불안정성에 기인한다.
- 감각인식/지각의 변화.
- 기타 원인(예. 시간이 경과함에 따른 불사용, 종창, 염증, 퇴행상태).

물리치료사는 통증의 원인을 평가해야 한다. 즉, 어디에 통증이 있는가, 어느 상황이 통증을 악화시키거나 개선하는가, 그리고 환자가 언제(낮, 밤, 활동 시, 안정시) 통증을 경험하는가를 평가하고 그리고 이것에 의해서 원인이 되는 요소와 중증도에 대한 느낌을 갖는다. 병력과 움직임 분석(관찰과 조작), 다른 검사(X선, 초음파 등)로부터의 정보, 시각적 평가척도(visual analog scale; VAS)의 사용이 도움이 될지도 모른다.
통증은 항상 치료의 최우선 순위이다.

■ 임상적 관련성

만성 뇌졸중 후 통증은 흔히 있고 모든 뇌졸중 환자의 11~55%에서 일어난다(Klit et al 2009). 그러나 일부 유형의 통증은 같은 환자에서 동시에 일어날 수 있다. 환자를 위한 적절한 치료를 찾아내기 위해 통증의 근원과 유형을 확인하는 것은 중요하다.

중추 신경병성 통증은 중추신경계를 침해하는 병변 또는 질병의 직접적인 결과로서 일어나는 통증으로 정의된다(Treede et al 2008). 중추뇌졸중 후 통증(CPSP)은 중추신경병성 통증에 속한다(Klit et al 2009). CPSP는 뇌졸중 후 중추신경계의 병변 또는 기능장애로 발생하는 통증을 가리키며, 뇌졸중으로 침해된 신체영역을 수반하는 통증과 감각기능장애로 특징지어진다. 뇌줄기와 시상에서의 뇌졸중은 다른 위치보다 더 흔히 중추성 통증과 연관성이 있다는 것을 보여주고 있다(Klit et al 2009). CPSP의 정확한 유병률은 알려지지 않고 있으며, 그 이유는 이 증후군을 뇌졸중 후 일어날 수 있는 다른 통증 유형과 구분하는 것이 어렵기 때문이다(Klit et al 2009). CPSP로 고통 받는 환자들은 다양한 감각증상을 나타내고 병태생리학적으로 잘 이해되지 못하고 있지만 중추성 탈억제, 자극의 불균형, 중추성 민감화(sensitization)가 있다는 것을 시사하고 있다(Kumar et al 2010).

편마비어깨통증(HSP)은 환자에게 많은 불편함과 고통을 야기한다. Lindgren과 동료들(2007)은 3.7명의 뇌졸중 환자에서 대상자의 거의 1.3이 어깨통증이 있다고 보고하고 있다(Lindgren et al 2007). HSP는 보통 뇌졸중 후 발병(외상 또는 손상과 직접적인 관계가 없이)으로 통증이 마비측 어깨영역 또는 팔에 존재할 때 진단되며, 안정 시 또는 능동적 또는 수동적 움직임 동안에 나타난다. 문헌에는 역학(epidemiology), 위험요인, 및 병인학(epidemiology)에 대한 일관성 없는 보고서가 가득히 있다. 그러나 HSP는 어깨뼈와 위팔뼈의 안정 시 위치 또는 어깨뼈 또는 위팔뼈의 일탈성 움직임과 관련이 있을지도 모른다(Niessen et al 2008). 효과적인 어깨 위치, 움직임, 안정성, 근육수행능력, 및 운동조절은 어깨뼈 수행능력에 매우 많이 좌우된다(Kibler 2012). 게다가, 어깨뼈 위치와 활동은 몸통의 활동에 좌우된다. 따라서 편마비 어깨 복합체에 대처할 때, 평가되어야 할 첫째 영역은 몸통의 정렬과 활동이다. 몸통근육이 반드시 몸통의 최적 정렬이 되도록 작동하지 않는다면, 흉곽 위에 있는 어깨뼈의 위치는 위태로워질 것이다(De Baets et al 2013). 어깨뼈와 위팔뼈 사이의 협응된 연결운동인, 이른바 어깨위팔리듬(scapulohumeral rhythm; SHR)은 오목위팔 정렬(glenohumeral alignment)이 관절 안정성을 최대화하고 따라서 효율적인 팔의 움직임을 가능케 하고 있다(Kibler 2012). 정확한 SHR은 위팔뼈위 공간을 보존하여 팔을 벌리고(abduct) 앞쪽으로 굽힐 때 연부조직의 충돌을 방지할 필요가 있다. 위팔뼈와 어깨뼈의 적당한 연결에는 어깨뼈의 위쪽으로의 회전과 뒤쪽으로의 경사 및 위팔뼈의 바깥쪽 회전이 포함되며(Braman et al 2009), 이것은 팔을 능동적으로 움직일 때와 수동적으로 움직일 때 모두에 중요하다. 어깨뼈의 안정화는 어깨뼈를 흉곽으로 접근시킴으로써 어깨흉곽 근육조직을 통해 제공된다. 등세모근, 어깨올림근, 작은 마름모근, 큰 마름모근 및 앞톱니근과 같은 근육은 흉곽에 어깨뼈 위치를 유지하는 것을 담당한다. 이들 근육의 근력이 약화된다면 어깨뼈의 자세잡기(positioning)가 장애될 수 있다. 동적 패턴과 흉곽 위 어깨뼈 안정시 위치의 변화는 어깨뼈의 이상운동(scapular dyskinesis)이라 불리고 있다. Dys(변화, alteration of), kinesis(운동, motion)는 어깨뼈 운동의 적절한 조절의 상실을 반영하는 일반 용어이다(Kibler 2012). 변화된 어깨뼈근육군의 활동은 어깨뼈 위치와 움직임에 영향을 주는 것에 더하여 회전근개 충돌 발생에 기여하여 결과적으로 어깨통증의 원인이 된다는 것을 시사하고 있다

(De Baets et al 2013; Vasudevan & Browne 2014). 어깨 충돌(impingement)은 부리봉우리 아치의 아래, 또는 회전근개의 밑면과 관절오목 또는 관절테두리(내부)사이의 어느 것인가에 있는 회전근개 구조 그리고/또는 위팔두달래근힘줄의 긴갈래의 압박, 포착(entrapment) 또는 기계적 자극으로서 정의된다(Ludewig & Reynolds 2009). 팔을 올릴 때 어깨뼈의 위쪽회전과 뒤쪽경사의 제한은 이용 가능한 봉우리밑 공간(subacromial space)이 줄어들고 따라서 근육조직 치유를 위한 열악한 환경만이 아니라 충돌의 발생 또는 진행의 원인이 된다(Ludewig & Reynolds 2009).

팔을 움직이는 동안에 정상적인 어깨뼈 운동을 제한하는 근육 또는 구조의 연부조직 긴장은 HSP의 또 다른 잠재적인 기전이다. 위팔뼈의 바깥쪽회전은 봉우리밑 공간에 유리한 것으로 생각되며 큰결절을 위한 여유공간(clearance) 개선을 가능케 하고(Flatow et al 1994) 어깨의 바깥쪽회전의 감소는 봉우리밑 충돌과 관련이 있다. 더욱이 부리돌기에서부터 상부갈비뼈에 그 부착부를 가진 작은가슴근은 어깨뼈의 안쪽회전, 아래쪽으로의 회전 및 앞쪽 경사를 만들어낼 수 있다. 따라서 이 근육의 과도한 능동적 또는 수동적 긴장은 팔을 올릴 때 일어나야 하는 정상적인 어깨뼈의 움직임을 방해한다(Ludewig & Reynolds 2009).

동적 안정장치로서 작동하는 오목위팔관절에 작용하는 근육은 주로 어깨세모근과 회전근개이다. 어깨세모근의 약화는 회전근개, 특히, 오래 계속되는 장력의 과부하로 인해 기계적인 피로, 탄력의 상실, 그리고 결국에는 힘줄 파열의 가능성으로 이어질 수 있는 가시위근 힘줄에 더 많은 긴장을 가한다(Yi et al 2013).

HSP는 재활을 지연시키고 또한 균형, 보행, 이동, 자립 활동 및 삶의 질을 방해한다(Turner-Stokes & Jackson 2002).

복합성국소통증증후군 1(CRPS 1)(Petroldi & Di Benederto 2005)은 어깨-손 증후군(SHS) 또는 반사교감신경이상증(reflex sympathetic dystrophy)을 나타낼 때 사용되는 더 최근의 용어이다. 이들 장애는 팔다리에서 가장 흔히 있고 통증, 능동 및 수동 움직임 장애, 혈류와 발한의 비정상 조정, 피부 및 피하조직의 부종, 그리고 피부, 피부기관 및 피하조직의 영양 변화로 특징지어진다. 이 상태는 뇌졸중 환자에 특유한 것은 아니며 환상팔다리통증(phantom limb pain)과도 연관성이 있다. 이것은 머리손상, 척수손상(SCI), 심지어 경증의 팔다리 손상이 있는 환자 사이에서도 일반적이다. Geurta 등(2000)에 의한 체계적 검토에서 SHS와 뇌졸중 후 손의 부종을 설명하고 있다. Geurta 등은 다음의 결론에 도달하였다.

- 어깨는 손목과 손의 통증이 있는 종창을 수반하는 증상사례의 절반에만 관여하며, 이것은 손목-손 증후군이 있다는 것을 시사한다.
- 손의 부종은 림프 부종이 아니다.
- 어깨-손 증후군(SHS)은 보통 동맥혈류 증가와 동시에 일어난다.
- 외상은 SHS에서 무균성 관절염증을 일으킨다.
- 손의 부종을 경감하기 위한 어떠한 다른 물리적 방법보다도 유리한 특정 치료법은 없다는 것이 증명되었다.
- 경구용 코르티코스테로이드 복용이 SHS의 가장 효과적인 치료이다.

저자의 경험상으로는 정렬 교정 및 감각자극과 조합된 주의 깊지만 지속적인 가동화(mobilization)가 이 문제를 개선할지도 모른다.

■ 자율신경 기능

중추신경계 병변은 국소적으로도 더 넓게도 자율신경 변화를 야기한다. 국소적 변화는 중추신경계 기능장애가 있는 많은 환자에 존재하고 중추조절 기능장애 또는 무활동과 부동성의 결과로서 야기될지도 모른다. 자율신경 기능의 변화는 흔히 손과 발 등의 더 먼쪽(말초) 문제로서 나타난다.

- 순환의 변화 : 피부색은 빨개지고 불그스레해지거나 창백해진다.
- 순환의 변화에 뒤따르는 온도의 변화 : 팔다리가 만지면 차갑다. 환자가 혈관염과 같은 감염이 있다면, 그 영역은 더 뜨거워지고 더 빨개진다.

- 종창이 관찰되고 촉진되며 뇌졸중이 있었거나 다발성경화증이 있는 환자의 손 또는 발에서 상당히 흔하다. 만성인 경우, 추가적인 순환, 움직임, 또는 통증관련 문제를 야기할지도 모른다. 통증 또는 압통과 조합된 환자의 다리 또는 허벅지에 전반적인 강직 또는 종창이 있거나, 또는 통증이 발의 등쪽 굽힘을 하거나 엄지발가락을 폈을 때 통증이 증가한다면(호만 징후; Homan's sign) 가능성 있는 깊은정맥혈전증(deep vein thrombosis)의 검사를 받아야 한다.

피부 특성

무활동, 부동성, 및 순환의 감소로 인한 피부의 변화가 있을지도 모른다. 무활동은 두껍고 딱딱한 피부로 이어질지도 모르고 마비측 영역의 추가적인 부동성을 야기할지도 모른다. 각질은 사용하지 않는 동안에는 벗겨지지 않기 때문에 사용되지 않는 손은 피부 두께의 증가와 더불어 건조해진다.

전신증상

전신증상은 척수손상, 특히 완전척수손상에서 더 일반적이다. 이 증상은 강도와 특징이 다양할지도 모른다.

- 외상수준 이상의 발한.
- 심박동수의 증가.
- 두통.
- 혈압의 상승.
- 붉어진 피부.

> **무엇을? 어떻게? 왜?**
> 이들은 진행 중인 환자의 평가에서 세 가지 중요한 질문이다.

임상추론
Clinical Reasoning

임상추론은 환자의 문제(장애)에 대한 진단과 관리에 수반되는 의사결정 과정이다(Edwards et al 2004). 이것은 평가(assessment), 중재 및 사정(evaluation)의 전 과정에 걸쳐서 중심이 된다. 임상추론은 "치료사가 개별 환자를 위해서 가장 잘 판단된 행동을 취할 수 있게 하는 임상 실행과 연관된 사고와 의사결정"으로서 정의되고 있다.

병력, 관찰, 조작은 치료사의 특별하고 일반적인 능력과 다른 사람으로부터의 정보만이 아니라 임상추론 과정을 위한 기반을 형성한다. 활동과 참여는 과제 및 환경과 관련해서 환자의 문제해결 능력과 운동행동과 조합하여 평가된다.

- 자원과 참여 제한.
- 자원과 활동 제한.
- 신경학적 병변의 직접적인 결과로서 또는 병변의 결과로서 신체의 기능과 구조의 일탈 또는 상실. 신속하게 학습된 보상전략은 직접적인 장애에서 분리하는 것이 어려울지도 모른다. 보상전략은 추가적인 일탈로 이어질지도 모른다. 이러한 상황에서 신체 기능과 구조로부터의 일탈은 정상적인 인간의 움직임을 위한 환자의 전제조건을 바꾸는 이들 문제와 관계가 있다.
- 긴장의 변화는 환자가 똑바른 자세를 유지하고 중력과 상호작용을 하는 능력에 영향을 줄 것이며 정렬불량, 또는 근육길이, 근육 유연성 및 탄력성, 가동범위의 변화, 비수축 조직의 변화, 그리고 원심성 및 구심성 활동을 변화시키는 능력의 변화를 야기할지도 모른다.
- 상반신경 지배의 변화는 작용근, 대항근 및 협동근 사이의 근육 상호작용을 방해하여 운동단위의 동원 순서와 움직임의 안정성과 가동성 사이의 상호작용을 변화시킬지도 모른다.
- 움직임 패턴과 목표에 따라 변화하는 능력의 변화는 근육 활성화의 순서에 지장을 주어 정렬의 변화를 야기하고 이 때문에 근육을 위한 작용관계를 바꾼다.

신체 구조와 기능의 문제(장애)는 균형과 움직임의 저하를 야기하여 환자가 이동하고 일상 활동을 수행하는 능력에 영향을 미친다(**그림 3.4**). 따라서 움직임과 분석에 대한 치료사의 특정 지식은 평가와 치료에서,

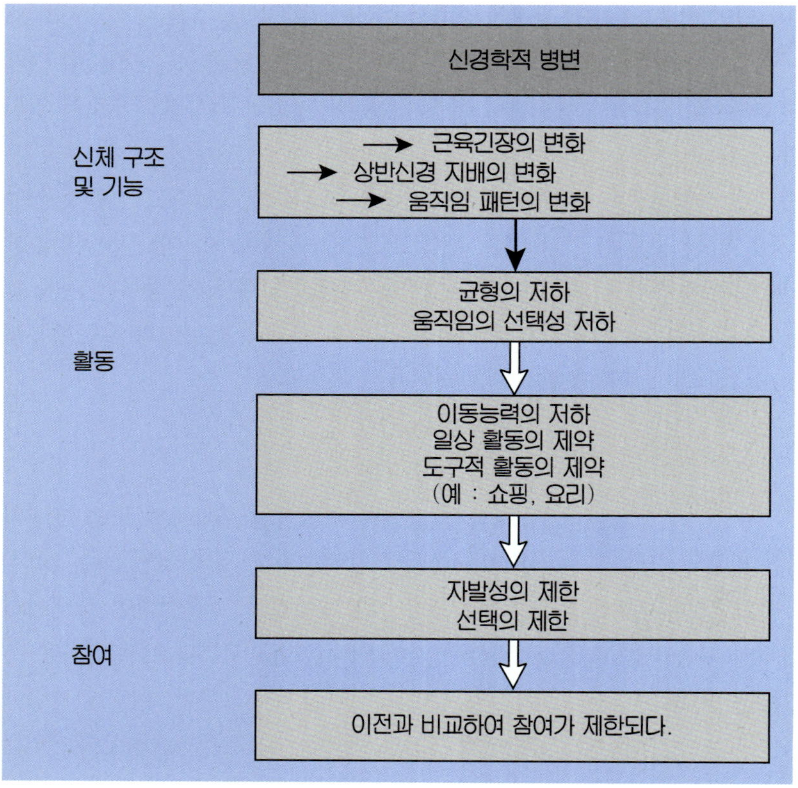

그림 3.4 중추신경계 병변의 결과

그리고 환자가 행동하고 상호 작용하는 능력을 개선하기 위한 임상추론의 과정에서 중요한 도구이다. 인간의 움직임에 대한 심도 있는 이해는 임상추론 과정에서 매우 중요하다(Raine et al 2009).

정확한 평가는 임상추론 과정의 기본을 이루고 분리할 수 없다(Raine et al 2009). 임상추론은 전문가와 개인 양쪽의 치료사의 일반적이고 구체적인 지식과 경험을 기초로 하고 있다. 임상추론은 이론적 및 전문적 지식과 경험을 사용하여 평가과정에서부터 중요한 단서를 확인하는 능력에 기초하여 결정이 이루어지는 정신적 과정이다. 치료사는 면담, 관찰 및 개별 환자를 파악하기 위한 조작으로부터의 모든 결과를 평가할 필요가 있다. 임상추론은 치료사가 수집한 데이터, 인과관계, 환자가 표명한 문제에 기초하여 주된 문제 또는 가설을 만들어내는 문제해결의 한 과정이다. 이것은 수집된 정보에 대한 해석이다. 이것은 목표설정, 중재, 및 중재의 평가로 이어진다(**그림 3.5**). 임상추론은 다양한 ICF 차원 사이의 상호작용을 분석하는 능력을 필요로 한다.

다음은 치료사에게 요구되는 사항이다.

- 환자의 요구와 기대를 이해한다.
- 세 가지 ICF 영역의 모두에서 환자의 자원과 제한을 파악한다.
- 가장 중요하고 환자의 활동수준, 움직임 능력, 및 움직임 방식을 제한한다고 생각되는 요인에 대한 가설을 세운다.
- 가급적이면 환자와 협력하여 장단기 목표를 선정한다.
- 치료중재를 선정한다. 도구 등.
- 치료중재를 평가하고 추가적인 가설을 전개한다. 가설은 적절한가? 현 시점에서 그리고 오랜 기간에 걸쳐서 결과에 대해 판단한다.

평가의 목적

The Aim of Assessment

평가의 목적은 두 부분으로 되어있다.

- 환자의 잠재력에 대한 가설을 만들어내는 것.
- 환자가 왜 그렇게 움직이는가에 대한 가설을

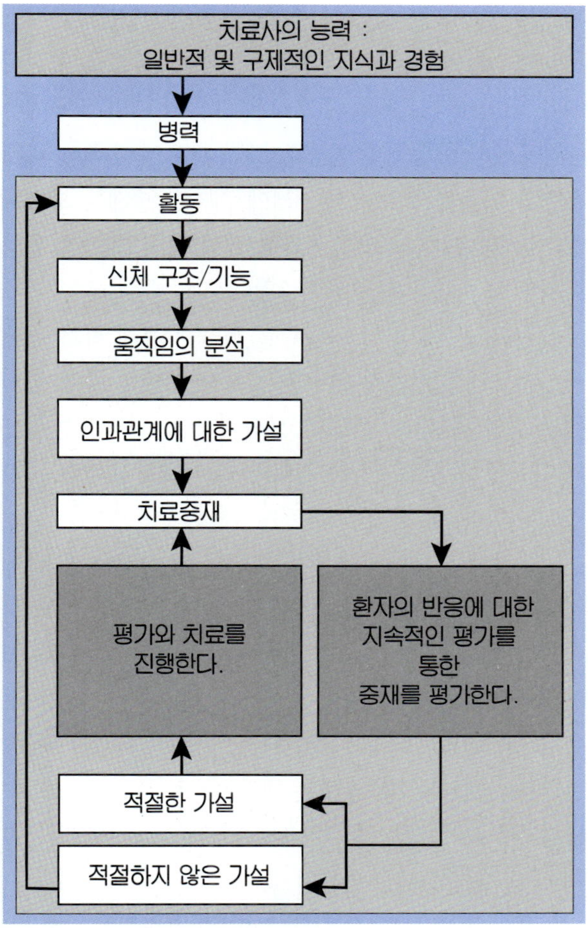

그림 3.5 평가와 임상추론

세우는 것.

환자가 할 수 있는 것은 무엇인가? 환자는 어떤 자원을 갖고 있는가? 기능을 하지 않거나 기능의 결여가 있다면 의문이 생긴다. 왜? 또는 왜 안 되나?

- 그것은 균형 때문인가 또는 움직임의 문제인가?
- 그것은 몸감각 기능장애 또는 지각 기능장애 때문인가?
- 인지적인 문제가 있는가?

■ 균형 또는 움직임 문제에 기초한 원인

- 다양한 상황에서 어느 신경근육 활동이 동원되고 그리고 동원되지 않는가?
- 보통 다양한 활동 사이에서 변화해야 하는 활동이 없어졌는가? 또는 변화하지 않았는가?
- 환자가 다른 곳에서 보상전략을 사용하고 이것에 의해 근육 활동의 효율적인 동원을 불가능하게 하기 때문에 근육긴장이 낮은가?
- 주된 감각운동 문제(장애), 또는 이들과 부적절한 보상전략의 조합이 있는가?
- 환자는 자세조절과 균형의 저하를 나타내고 있는가?

일반적으로 몸감각계, 안뜰계 및 시각계는 자세조절과 방향부여(orientation)에 중요한 역할을 갖고 있다.

이들 시스템의 어느 것인가에 직접 또는 간접 기능장애가 있는가? 뇌졸중에서 안뜰핵은 좀처럼 직접 영향을 받지 않고, 뇌경색과 뇌출혈은 뇌줄기의 이 수준에서 일어나는 일은 드물다. 또한 안뜰핵은 대뇌겉질의 직접적인 통제를 받지 않는다. 환자의 움직이는 능력이 저하하면 안뜰계로 보내는 몸감각 정보의 변화로 이어질지도 모르고, 안뜰핵은 기능이 장애될지도 모른다. 시각 문제(장애)는 시각적 무시 또는 부주의만이 아니라 눈떨림(nystagmus), 반맹(hemianopia), 및 기타 시야결손과 같은 많은 신경학적 상태가 흔히 일어난다. 이들의 모두는 환자의 자세조절에 영향을 미칠 수 있다.

- 환자는 자세조절과 균형의 저하를 야기하는 근육긴장 또는 연합반응 영역의 감소를 나타내는가? 그렇다면, 겉질그물척수계와 겉질적색핵척수계의 기능장애가 있을지도 모른다. 이들 시스템은 부분적으로 자세긴장과 몸쪽 안정성을 담당하고 있다.

임상경험에서는 균형기능장애는 근육긴장의 변화(정상보다 많거나 적거나), 움직임 조절의 저하 또는 변화 그리고 신체분절 사이의 상호작용 그리고/또는 지각기능장애에 의해서 야기될지도 모른다. 균형은 인간의 움직임에서 더 자동적인 기능의 하나이다. 균형이 저하된다면, 치료사는 중재(기능, 활동, 자세설정, 조작 등)를 선택할 필요가 있으며, 이것은 균형과 움직임을 더 자동적인 수준으로 향상시킨다.

- 환자는 자기의 팔 또는 다리에 어떤 선택적인 조절을 갖고 있는가?

선택적 조절(selective control)은 자세 안정성에 기초한 하나의 신체부위 또는 하나의 관절의 조절되고 협응된 움직임으로서 이해되고 있다. 손가락 또는 발가락에 어떤 움직임의 징후가 있는가? 징후가 없다면, 왜 없는가? 자세 구성요소가 활성화되지 않아, 이 때문에 안정성과 핵심영역 사이의 선택적 상호작용을 불가능하게 하는 것인가? 참된 불완전마비가 있고 따라서 병변 그 자체로 인한 신경 활성화의 심한 감소가 있는가? 특히 먼쪽으로 참된 불완전마비가 있다면 겉질척수 시스템은 부분적으로 다양한 정도의 손상을 받을 것이다. 대뇌겉질 시스템은 인간의 움직임 조절에서 가장 수의적으로 활성화되는(최소의 자동) 시스템이다. 선택적인 움직임이 주로 영향을 받는 경우는 수의적 활성화와 조합된 선택적 주의에 대한 높아진 요구가 적절할지도 모른다.

예

일부 환자는 다리에 체중을 부하할 때 마비측 무릎의 젖힘(과다 폄)의 문제를 갖고 있다. 이것은 몇 가지 요인에 의해서 야기될지도 모른다.

- 병변의 직접적인 결과로서 무릎 주위의 작용근과 대항근 사이의 협응장애 또는 엉덩관절/골반 및 발목/발 사이의 상호작용의 저하(신체 영역).
- 체중을 지탱하기 위해 발이 바닥에 닿을 때 감각 및 고유수용감각 입력(신장 또는 피부 과민성)에 대한 과민성으로 인한 과다반응(신체 영역).
- 환자가 일어서서 걸을 수 있도록 무릎을 "뻣뻣하게" 만드는 결과로서(활동영역) 즉, 보상전략.

엉덩관절 영역에서의 신경근육 활동은 서로 다른 입각기와 유각기에서 달라져야 한다. 환자의 신경근육 활동은 필요에 따라 달라지는가? 폄근의 활동은 발꿈치 접지와 입각기를 통해서 적절하게 동원되는가? 엉덩관절/골반의 안정성을 위해 엉덩관절 굽힘근과 모음근이 길어지는가?

엉덩관절 폄이 적절하게 동원되지 않으면, 치료사는 이 활동을 촉진/강화할 필요가 있다. Lennon(2001)은 두 증상사례를 통해 보행과 기능적 능력을 위한 더 정상적인 움직임 패턴의 회복은 뇌졸중 후 물리치료를 통해 달성되었다는 것을 입증하였다. Hesse 등(1998)은 치료중재 중에 보바스 개념에 따른 촉진에 의해 더 균형 잡힌 보행패턴을 보여주었다. 촉진은 기능적 활동(활동영역) 중에 더 최적의 동원(신체영역)을 증진시킨다. Brock과 동료들(2011)은 그들의 예비 연구에서 중등도에서 중증의 뇌졸중을 가진 환자에 대해서 과제 실행과 아울러서 보바스 개념에 기초한 중재는 보행속도 개선을 위한 구조화된 과제 실행 단독보다 더 유익할지도 모른다는 것을 보여주었다.

굽힘근 근육조직이 엉덩관절 폄을 가능케 하기 위해 원심적으로 길어지지 않으면 치료사는 활동 중에 원심성 조절을 동원하여 촉진하고(신체영역) 엉덩관절 폄근의 활동을 요구할(가능하게 하다-일어나게 내버려두다) 필요가 있다(제2장 조작 참조).

팔이음뼈 주변에서의 활동은 모든 이동(활동영역)에 하나의 중요한 구성요소이다. 팔이음뼈, 팔 및 몸통 사이의 상호작용에서의 신경근육 활동은 수행될 활동(신체영역)에 따라 달라져야 한다. 팔이음뼈가 예를 들어, 올림(elevation)으로 고정된다면, 같은 쪽에 있는 몸통은 계속 늘어나 안정성 또는 체중이동을 위해 단축될 수 없다. 치료사는 팔이음뼈가 왜 올림 위치로 유지되는지에 대한 가설을 세울 필요가 있다.

- 흉곽 또는 흉곽과 어깨뼈 사이의 안정성이 감소하였는가? 그 이유는 무엇인가?
- 불안정성은 갈비사이 활동의 감소에 기인하는 것인가(신체영역)?
- 근육긴장이 너무 낮거나 너무 높아 정렬불량과 협응 부족을 야기하는가(신체영역)?
- 먼쪽(말초) 활동이 감소하여 있어(신체영역) 활동적이고 과제 지향적이 되도록 환자가 팔을 어깨에서부터의 움직임을 시도하게 하는가(활동 영역)?

원인과 결과에 대한 가설은 치료와 가능성 있는 중재를 위한 목표로 이어진다. 치료는 어느 가설이 가장 개연성 있는지와 치료에 대한 환자의 반응에 대한 지속적인 평가에 따라 달라질 것이다.

- 어느 방법으로 환자는 보상하는가? 그 이유는 무엇인가?
- 환자가 시행하고 있는 방법으로 보상하도록 유도하는 어떠한 움직임의 요소를 상실하고 있는가?

- 환자가 두려워하거나 또는 불안해하는 것처럼 보이는가? 환자는 적은 보상전략으로 자기 자신의 움직임 능력을 탐색하도록 안전하다는 느낌을 받을 필요가 있다.

환자의 보상전략은 자기가 수행하려고 시도하는 다양한 활동에 따라 변화하지만, 주된 문제는 계속해서 하나의 기능장애 요소(또는 하나 이상의)로서 남을 것이다. 환자가 치료중재 후 적은 보상으로 더 적절하게 움직인다면 가설은 강화된다.

- 어디에 그리고 왜 연합반응이 있는가? 어떤 상황에서 연합반응이 일어나는가? 환자가 균형을 유지하거나 자기 팔 또는 다리를 움직이려고 시도할 때 일어나는가? 환자의 자세조절은 어떠한가? 환자가 자기가 있는 곳을 유지하기 위해 얼마만큼의 노력을 기울이는가?

연합반응을 나타내는 환자를 평가하고 치료할 때 두 가지 측면이 특히 중요한 것처럼 생각된다.

1. 다음의 이유를 분석하고 가설을 세운다.
   - 연합반응은 균형 요구에 대한 반응인 것처럼 생각되는가? 그렇다면 그 이유는 자세조절의 감소일지도 모른다.
     (핵심영역 사이에서 안정성과 이동성 사이의 상호작용 감소; 엉덩관절/골반 영역 또는 몸통과 더 명확하게 관련된 안정성 감소; 먼쪽[말초]으로의 안정성과 평형조절의 감소, 따라서 비효율적인 발목전략.)
   - 연합반응이 팔다리의 움직임과 관련된다고 생각되는가? 환자의 움직임 능력, 동원순서, 선택성, 변화의 특성은 무엇인가? 속도(템포), 시작, 또는 세기는 감소되어 있는가?
   - 연합반응은 노력으로 증가하는가? 정상적으로는 매우 힘들지 않은 상황에서 환자는 왜 노력을 증가시키는가?
2. 환자는 자기의 연합반응에 대한 어떤 통제를 보여주는가? 환자는 이들을 의식하고 있고 환자 스스로가 왜 이러한 것이 일어났는가에 대한 가설을 세우는가?

많은 환자는 양호한 신체 인식을 갖고 있어 인과관계를 감지하고 말로 표현할지도 모른다. 이들 가설은 흔히 올바르며 치료사는 평가와 치료에서 이것을 탐구할 필요가 있다.

■ 몸감각 또는 지각 기능장애에 기초한 원인

감각정보는 척수에 도달하여 이 수준에서 어느 정도 수정되고 통합된다. 뇌졸중에서는 환자가 이 수준에서 감각 결손을 겪을 약간의 개연성이 있다. 척수는 환자가 인지적으로 감지하지 않더라도 "감지"한다. 뇌졸중에서의 감각 상실은 오름전도로(ascending pathways) 또는 구조(예를 들어, 속섬유막, 시상, 대뇌겉질)의 병변에 의해서 야기된다. 감각저하는 학습된 불사용 또는 마비측에 대한 부주의 또는 무시를 초래하는 지각계에 대한 병변에 의해서 야기될지도 모른다. 다발성경화증에서는 정보가 중추긴경계의 다른 영역에서만이 아니라, 척수수준에서 두절될지도 모른다.

감각상실과 감각저하를 구별하는 것은 어려울지도 모른다. 환자의 주의를 끌어내는 것을 목적으로 한 치료와 개선된 가동성을 통해 느끼는 능력은 몇 가지의 답을 명백히 할지도 모른다. 환자의 신체부위의 감각이 치료 중에 개선된다면 이 문제는 참된 감각상실보다는 감각지각 저하에 더 기인할 가능성이 있다. 학습된 불사용은 모든 기능적 상황에서 팔다리를 활성화시키는 것을 통해서만이 아니라 특정 치료를 통해 개선될지도 모른다. 지각기능장애는 대부분의 일상생활활동에서 볼 수 있다. 환자는 자기 자신의 신체와 자기의 환경과 관련해서 주의저하를 나타낼지도 모른다. 이들 기능장애를 평가하고 여러 학문분야에 걸친 치료중재를 계획하기 위해 다른 의료종사자와 양호한 협업관계를 구축하는 것이 중요하다. 모든 활동에서 환자의 주의가 자극되고 요구되어야 한다.

균형과 움직임에는 서로 다른 신체부위가 서로에 관해서 그리고 환경과 관련해서 어디에 있는가를 인지할 능력을 필요로 한다. 환자가 지각기능장애를 갖고 있다면, 이것은 환자의 정중선에 대한 지각에 영향을 미치고 이로 인해서 상호작용과 균형에 영향을 미칠지도 모른다. 환자에게 자기 자신의 신체를 지향하게 하는 것을 목적으로 하는 치료는 신체부위 사이의 상호작용과 협응을 개선하고, 이것은 환자가 환경에서 자기 자신의 신체에 더 적합을 시키는 것으로 이어질지도 모른다.

> 치료의 선택은 임상추론의 과정을 따른다. 활동의 관찰과 움직임 분석은 어느 시스템이 더 침해되는 것처럼 생각되고 어느 시스템이 더 온전한 지에 대한 가설을 위한 기초를 형성한다.

■ 인지결손에 기초한 원인

환자는 자기가 무엇을 하고 있거나 또는 무엇을 하도록 요청받고 있는가를 이해하고 있는가? 청력은 어떠한가? 실어증이 있는가? 우울증이 있거나 비판능력이 없는가? 환자는 통찰력을 보여주고 새로운 상황에 대한 문제를 해결할 수 있는가? 환자는 집중하고 있는가? 환자의 기능적 능력에 영향을 미칠지도 모르는 장애가 있는가?

이들 모든 질문에 대한 해답은 환자의 움직임 문제(장애)와 관련된 치료와 중재의 선택을 유도하기 때문에 주로 가설이다.

임상 예 1

환자인 Sissel은 휠체어 발판을 제거하도록 요청받고 있다(그림 3.6).

관찰

- Sissel은 자기의 오른쪽(마비측)을 보고 있고, 자기 오른쪽으로 체중을 이동하고 있으며,
- 팔을 아래로 뻗어 잠금 풀림장치를 찾고 있다. 그녀는 그 장치를 잡아 쥐기를 조정하고 있다. 그녀는 자기 왼팔로 약간 보조하여 오른쪽 다리를 발판에서 들어 올리고 있다. 그녀는 그 다음에 오른쪽 발판을 제거한다.

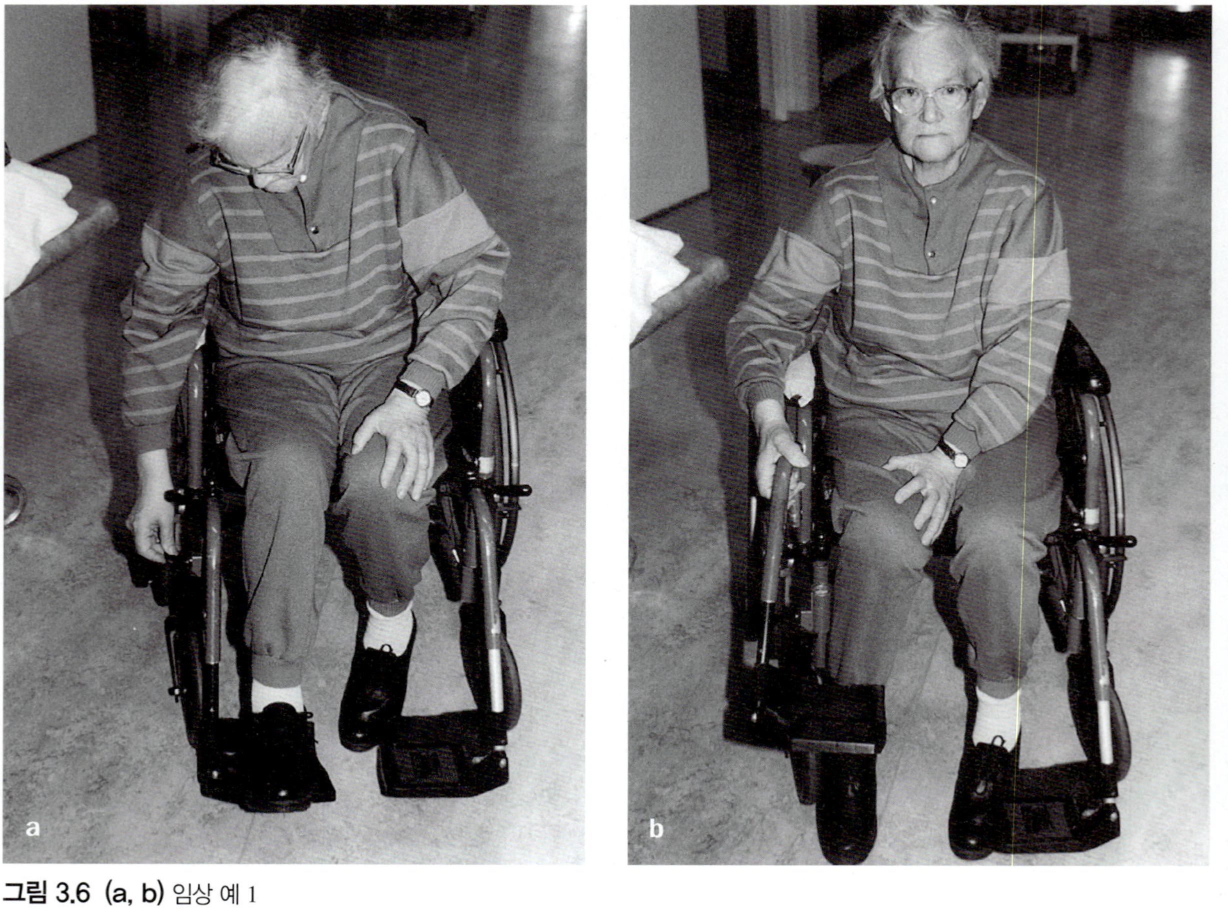

그림 3.6 (a, b) 임상 예 1

임상추론

- 인지기능: Sissel은 지시를 기억하고 있다. 그녀는 오른쪽에 주의를 기울이고 발판의 잠금 풀림장치가 어디 있는지를 인식하며, 정보를 통합하여 발판을 어떻게 제거하는가에 대한 문제를 해결한다. 그녀는 과제에 집중하고 초점을 맞춘다. 이와 같이 Sissel은 자기가 과제를 이해하고 기억하며 해결한다는 것을 보여주고 있다. 그녀의 인지능력은 이러한 상황에서 양호하다.
- 지각기능: 그녀는 자기의 마비측에 더 주의를 기울임으로써 적절한 지각기능을 보여주고 있다. 그녀는 이러한 상황에서 마비측 신체부위로부터 적절히 정보를 받아 지각하고 통합한다.
- 감각: 그녀는 그것과 직접 눈을 맞출 수 있을 정도로 충분히 기울이지 않아도 잠금 풀림장치의 손잡이를 조정할 수 있기 때문에아마도 그녀의 감각은 양호하다.
- 균형: Sissel의 균형은 그녀가 자기의 오른쪽 허벅지에 대한 지지를 추구하기 위해 자기의 왼팔을 사용하고, 잠금 풀림장치와 눈을 맞추기에 충분할 정도로 자기 몸을 돌리지 않기 때문에 감소할지도 모른다.

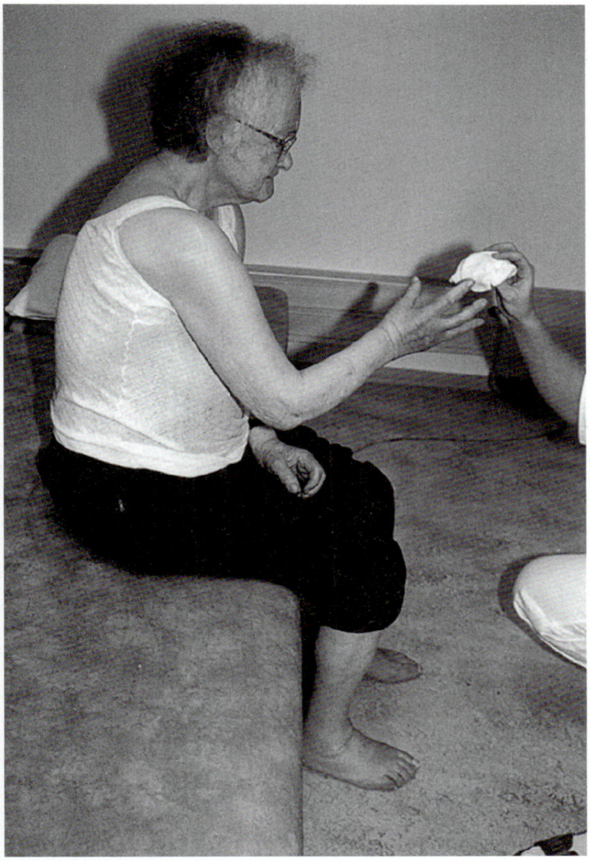

그림 3.7 임상 예 2

임상 예 2

Sissel은 비마비측 팔을 화장지에 뻗고 있다(**그림 3.7**).

관찰

Sissel의 자세는 몸통과 머리 및 목의 양쪽이 굽어 있다. 몸통은 팔의 움직임에 의해서 아래로 당겨지는 것처럼 보인다.

임상추론

- 팔을 앞으로 뻗을 때 왜 몸통과 머리 및 목은 굽은 상태를 그대로 유지하고 있는가?(활동영역) 몸통조절 저하는 팔의 활동을 동원함으로써 몸통과 머리의 앞쪽 전위를 조정하는 능력에 영향을 미친다. 몸통부분의 방향성 및 안정성과 팔의 기능 사이의 선행적 상호작용은감소하여 있는 것처럼 생각된다(신체영역).
- 그녀는 굽힘에 치우쳐 있다. 가슴근과 넓은등근은 몸통조절 저하를 보상하기 위해 과도하게 그리고/또는 너무 조기에 동원되는가? 그녀가 넘어지는 것을 방지하기 위해 목의 표재 굽힘근이 고정되어 있는가? 이들 보상전략은 그녀가 더 적절한 활동을 동원할 수 없도록 만드는가?

치료사는 인과관계에 대한 가설을 세우기 위해 움직임의 질(특성)의 차이를 감시하고 이해하여 왜 이들 차이가 일어나는지를 평가할 필요가 있다. 임상추론은 치료사에 의해 지속적으로 평가되는 치료로 이어진다. 치료사는 신체적 및 신경심리학적 문제를 평가하여 이들이 어떻게 서로 영향을 미치는가를 판단할 필요가 있다. 흔히 이들 기능장애의 조합이 있다. 치료사는 데이터를 분석하고 해석하여 필요에 따라 의사, 언어치료사, 신경심리학자 등에 의한 보충검사나 치료를 통지하거나 요청할 필요가 있다.

평가와 치료는 계속되는 과정에서 통합된다.

3.3 결과측정

Outcome Measures

신경학적 재활의 변화를 문서화하기 위해 공식적이고 검증되고 그리고 신뢰할 수 있는 결과측정을 사용하는 것이 필요하고 또한 점점 더 요구되고 있다. 대부분의 이들 측정은 환자의 활동을 평가하고 장애의 평가와 이들이 환자의 기능에 어떻게 영향을 미치는가에 초점을 맞추는 일은 거의 없다. 대부분의 재활센터와 병원에서는 그들의 작업 상황에서 선호하는 몇 가지 결과측정을 선택하고 있다. 치료사는 그들이 사용할 최상의 측정도구를 결정할 필요가 있다. 신뢰성, 타당성 및 민감성에 대한 측정 속성이 고려되어야 한다.

- 신뢰성 : 결과를 신뢰할 수 있는가?
- 타당성 : 도구가 측정하기로 되어있는 것을 측정하는가?
- 민감성 : 도구가 수행의 변화를 감지하는가?

결과측정에 대한 상세한 설명은 이 책의 범위를 넘어서고 있어 약간의 특정 측정만을 언급하고 있다.

측정 : 신체영역

Measure: Body Domain

- 몸통장애척도(TIS)는 원래 Verheyden 등(2004)에 의해서 개발되었고 Gjelsvik 등(2012)에 의해서 추가로 개발되었으며, 몸통 장애척도 – 노르웨이어 수정판(TIS–modNV)이라 불렀다(영문판도 이용 가능하다) (Gjelsvik et al 2012). 이 척도는 앉은 자세에서의 몸통 안정성과 움직임의 양과 질을 측정하는 것을 목적으로 하고 있으며, 2개의 주된 영역인 동적 앉은 자세 균형과 협응, 득점 0~16(최대 16)에서의 몸통 기능을 평가하기 위해 사용된다. 연구에서는 몸통조절의 기능장애는 뇌졸중, 외상성 뇌손상, 다발성경화증, 파킨슨병 후의 중요한 문제이다(Verheyden et al 2006; Verheyden et al 2007; Verheyden et al 2005). Verheyden 등(2005)과 Hsieh 등(2002)은 뇌졸중 환자에서 손상된 몸통근육 활동 및 불완전마비가 있는 몸통근육과 일상 활동의 한계 사이의 상관관계를 보여주는 연구를 언급하였다. 자세 및 몸통 조절은 뇌졸중 후 운동 및 기능회복의 중요한 예측인자이다. 일부 저자는 뇌졸중에서의 몸통조절 개선을 목적으로 하는 치료중재를 권장하고 있다(Cabanas–Valdés et al 2013; Hacmon et al 2012; Jandt et al 2011; Karatas et al 2004; Reisman & Scholz 2006; Ryerson et al 2008; Winzeler–Merçay & Mudie 2002).
- 리버미드 시각보행 평가(Rivermead Visual Gait Assessment; RVGA) (Lord et al 1998)는 보행의 유각기와 입각기에서의 팔에 대한 2개의 관찰과 몸통과 다리에 대한 18개의 관찰(유각기 동안의 11개 관찰 및 보행의 유각기 동안의 7개 관찰)로 구성된다. 각각의 요소 항목에 대한 비정상 정도를 정량화하기 위해 4점 척도가 사용된다. 총 득점은 범위가 0(정상 보행)에서 59(극도로 비정상 보행)까지에 이르는 득점의 전체 수를 합계하여 계산된다. RVGA는 신경학적 질병을 가진 환자를 위한 시간경과에 따른 변화를 측정하는 데 사용될 수 있고 보행 장애에 민감하다(Lord et al 1998). 합리적인 신뢰성과 타당성에 대한 지표가 있다(Lord et al 1998). 우리의 임상경험에서는 치료사가 이 검사를 학습하려면 시간을 필요로 하고 동료들이 채점을 위해 다양한 항목을 평가하는 방법에 동의한다는 것을 확실히 하기 위해 동료사이의 검사자간 신뢰도를 테스트하는 것은 중요하다는 것을 제안하고 있다. 검사 상황에서 환자는 10분 동안 걸을 수 있을 필요가 있으나 잠깐 휴식해도 된다.
- GAITRite는 사람들이 매트 위를 걸을 때 기록되는 다양한 보행 파라미터(예를 들어, 최대보행속도, 보폭길이, 한쪽 또는 양쪽 입각기)의 자동화된 측정을 위한 휴대용 소프트웨어 도구와 연결된 매트(길이 5미터)이다. 환자의 신뢰할 수 있는 보행능력에 대한 이미지를 얻고 시간경과에 따른 변화를 비교하기 위해 환자가 많은 다양한 속도(가능한 한 느리게, 약간 빠르게, 정상적인 선호하는 속도,

정상보다 빠르게, 그리고 가능한 한 빠르게)로 걷도록 권장된다. 보간법(interpolation)에 의해서 실험대상자를 대표하는 정규화된 속도에서 각 변수에 대해서 점 추정치(point estimate)를 계산할 수 있다. 따라서 검사 사이 비교는 보행속도의 혼동효과(confounding effect) 없이 이루어질 수 있다(Moe–Nilssen 1998). GAITRite에서부터의 결과는 건강한 성인에 대해서 강력한 검사–재검사 신뢰도와 동시 타당도(concurrent validity)를 보여주고 있다(Bilney 2003).

활동 측정

Activity Measures

- 뇌졸중 환자를 위한 자세평가척도(The Postural Assessment Scale for Stroke Patients; PASS)(Benaim et al 1999)는 뇌졸중 환자를 위해 인증되었다. 이것은 2개의 주된 영역으로 구성되어 있다. 그 영력은 (1)지지 없이 앉기, 지지를 받고 앉기, 지지 없이 서기, 마비측 다리로 서기, 그리고 비마비측 다리로 서기의 자세 유지; (2)반듯이 누운 자세에서 몸을 뒤집기, 반듯이 누운 자세에서 앉기, 앉은 자세 사이의 이동, 일어서기, 및 선 자세에서의 이동성을 포함하는 일곱 가지의 이동을 통한 자세 변화이다. 이들 다양한 항목은 4점 척도(0~3)로 측정된다. Benaim 등의 연구(1999)에서 평가된 뇌졸중 환자의 거의 40%가 뇌졸중 후 90일에서 36점 만점에 36점의 특점을 하였다. 따라서 더 어려운 항목을 추가할 것을 권장하고 있다.
- 버그 균형척도(Berg Balance Scale ; BBS)(Berg et al 1992; Finch et al 2002)는 최고 (최상의) 득점이 56점인 5점 척도(0~4)로 채점되는 14개의 표준화된 하위검사로 구성된다(Berg et al 1992). 신뢰도와 타당도는 고령자에서 보여주었고(Berg et al 1989; Berg et al 1992; Berg et al 1995), 45점 이하의 득점은 고령자에서 넘어질 위험성이 증가한다는 것을 가리킨다(Bogle Thorbahn & Newton 1996). 최근의 체계적 검토에서 BBS 단독으로는 병리학적 상태에 관계없이 고령 성인의 넘어짐을 예측하는 데 유용하지 않다는 결론을 내렸다(Neuls et al 2011).

  검사는 뇌졸중 환자에서 신뢰할 수 있고 타당하며 변화에 민감하다는 것을 보여주고 있다(Mao et al 2002; Blum & Korner–Bitensky 2008). 그러나 BBS는 바닥효과와 천장효과를 갖고 있다. 따라서 중증의 균형 장애가 있는 환자 또는 경증의 균형 장애를 갖고 있는 환자를 평가하기 위해 사용될 때 유의미한 변화는 감지되지 않을지도 모른다(Blum & Korner–Bitensky 2008).
- 시간을 정한 한쪽다리로 선 자세 검사(The timed single–leg–stance test) 또는 한쪽다리로 선 자세(Single Leg Stance; SLS)는 환자가 넘어지지 않고 한쪽다리로 서는 능력을 초 단위(second)로 측정한다. 정상적인 수치는 결정되어 있지 않지만 이 검사는 한쪽다리 선 자세를 필요로 하는(보행, 계단, 선 자세에서 돌기와 옷 입기) 활동에서의 문제를 나타내는 것과 관련되는 것처럼 생각된다. 이 검사를 수행하는 많은 다양한 방법은 문헌에 기재되어 있으며 이것은 표준화되어 있지 않다(예. 신발을 신거나 신지 않고, 눈을 뜨거나 감고 등). 따라서 이것은 개인 또는 사용되는 임상장면을 위해 표준화될 필요가 있다. 그 타당성은 보행 수행능력(Ringsberg et al 1998)과 넘어짐의 상태(Vellas et al 1997)와 같은 다른 중요한 변수와의 관계에 의해서 입증되고 있다. 일부 저자는 SLS 시간을 위한 기준/표준으로서 10초의 상한선을 제안하고 있다(Jacobs et al 2006; Morris et al 2000).

  예를 들어, Jacobs와 동료들(2006)은 약 10초의 잘라내기(cutoff)가 파킨슨병의 넘어짐 경력과 관련된 최고의 민감도와 특이성을 제공한다고 보고하였다.
- 기능적 팔 뻗기(Functional Reach; FR)(Ducan et al 1990)는 일상생활 활동(ADLs)과 강력한 상관관계가 있다고 생각되는 하나의 균형검사이다. 환자는 자기의 지지기저면을 바꾸지 않은 상태의

선 자세에서 어깨를 90° 앞쪽으로 굽혀서 팔을 앞으로 뻗는다. 환자의 손가락 끝으로 벽에 표식을 한다. 그 다음에 환자는 넘어지지 않고 가능한 한 멀리 팔을 앞으로 뻗는다. 새로운 표식을 하고 두 표식사이의 차이를 인치(inch)로 측정한다. 검사는 3회 반복하고 측정 중간수치가 계산되어야 한다. 측정된 거리는 상대적 위험도를 나타낸다.

- 시도하고 싶어 하지 않다: 넘어짐의 위험도가 28배 크다.
- 1.6인치(2.5~15㎝) : 넘어짐의 위험도가 4배 크다.
- 6~10인치(15~25㎝) : 넘어짐의 위험도가 2배 크다.
- >10인치(25㎝) : 넘어짐의 개연성이 매우 낮다.

보행의 측정

보행속도(m/s)는 시간을 정한 보행검사로부터 계산된다.

- Timed Up and Go Test(TUG)(Podsiadlo & Richardson 1991; Finch et al 2002)는 원래 허약한 고령자의 넘어짐 위험성에 대한 선별검사로서 고안되었고 신경학적 질환을 가진 사람들에서 널리 사용되어 왔다. 환자가 보통의 안락의자에서 일어서서 3미터를 걷고 돌아서서 걸어서 의자로 되돌아와 다시 앉을 때까지의 시간이 측정된다. 이 검사는 뇌졸중이 있는 환자(Persson et al 2014)에 대해서만이 아니라 고령자(Barry et al 2014)에서 신뢰할 수 있고 타당하며 시간경과에 따른 변화에 민감하다는 것을 알게 되었다. TUG는 타당하고 뇌졸중이 있는 환자만이 아니라 지역사회에 거주하는 고령자의 넘어짐 위험성을 확인한다는 것을 보여주고 있다(Persson et al 2011). 이 검사를 20초 이하에서 수행하는 환자는 자립하여 움직이는 것으로 추정된다.
- 10미터 시간을 정한 보행(10mTW)과 5미터 시간을 정한 보행(5mTW)은 보행속도를 측정하기 위해 사용된다. 그러나 10mTW가 5mTW보다 광범위한 조건에서 검증되어 있기 때문에 더 일반화할 수 있고(Tyson & Connel 2009), 뇌졸중 환자에서 신뢰할 수 있고 타당한 측정도구라는 것을 보여주고 있다(Tyson & Connel 2009).
- 6분간 보행검사(6MWT)(Enright 2003)는 실험대상자가 가능한 한 빨리 6분간 걷도록 지시받았을 때 걸은 거리를 측정하는 데 사용된다(Lord & Menz 2002). 격려와 열정의 영향을 피하기 위해 표준화된 말을 환자에게 지시하는 데 사용해야 하며, 이 영향은 6MWT에서 30%까지의 차이가 나게 할 수 있다(Enright 2003). 6MWT는 심혈관 적합도의 특정 측정보다는 전체적인 이동성과 신체기능의 측정을 제공하는 것 같다(Lord & Menz 2002). 6MWT는 단시간의 다른 시간을 정한 검사보다 ADL 수행능력을 더 잘 반영하는 것처럼 생각된다(Solway et al 2001). 보행거리 변화에 대한 최소한도로 임상적으로 중요한 차이(MCID)는 50미터(Lacasse et al 1996)와 30미터(Guyatt et al 1987)로서 정의된다.

자기보고 측정
Self-Report Measures

신경학적 질병 또는 장애는 신체기능만이 아니라 감정, 기억 및 사고, 의사소통, 역할 기능(ICF, 사회참여)에 영향을 미친다. 따라서 자기보고에 의한 측정은 신체적 측정에 의해서 제공되는 것 이상으로 임상상태에 추가적인 통찰력을 제공한다.

- 뇌졸중 영향척도(Stroke Impact Scale : SIS)는 삶의 질의 몇 가지 차원을 평가하기 위해 개발된 심리측정학상으로 강력하고 뇌졸중 특이적 자기보고 측정이다(Duncan et al 1999). 이것은 8개 영역(총 59개 항목)으로 구성된다. SIS는 환자의 상태에 미치는 영향에 대한 환자의 관점을 정량화할 수 있게 하는 검증된 측정(척도)이다(Jenkinson et al 2013).
- 자각적 운동강도(RPE)의 보르그 평가척도(Borg's Rating Scale)(Borg 1970; Finch et al 2002)

는 활성화 후(예를 들어, 6MWT) 6(운동 없음)에서부터 20(최대 운동)까지의 15점으로 등급을 나눈 척도로 환자의 운동(exertion) 경험을 평가하기 위해 사용된다. 보르그의 범위 원칙에 따르면, 최대 운동의 50%의 판단은 가령 각 사람에 대해 서로 다른 절대운동강도를 나타내고 있다 해도 두 사람에 대해 동일한 지각적 의미를 갖는다는 것이다(Buckworth & Dishman 2002). 척도수치(scale value)는 심박동수, 환기량, 최대 %VO2, 및 작업부하와 같은 운동변수와 밀접한 상관관계가 있다(ARCM 1988).

- 통증진단척도(visual analog scale; VAS)(Wewers & Lowe 1990) 또는 수치 평가척도(numeric rating scale; NRSs)는 환자가 경험한 통증만이 아니라 보행 문제, ADL 문제를 측정하는 데 사용될지도 모른다. 환자는 0에서부터 100㎜까지의 척도에 대한 문제를 지각한 양을 추정하도록 요청받는다. 여기서 0은 문제없음이고 100은 상상할 수 있는 최악의 문제이다.

객관적 목표설정
Objective Goal Setting

환자 특이적 치료목표의 인식과 평가는 환자 중심 진료에 중요하다(Stevens et al 2013). 환자가 능동적으로 목표설정에 관여하는 것은 환자의 동기부여, 참여 및 치료에 관한 만족도를 증가시킨다(Baker et al 2001; Hazard et al 2012). SMART(특유하고 측정할 수 있으며 성취할 수 있고 현실적이고 시간이 제한된)(Monagham et al 205)는 환자와 그 간병인에게 관여시키는 여러 전문직에 걸친 소중한 도구이다. 물리치료 장면에서 물리치료사는 평가와 임상추론 후에 환자와 함께 단기목표를 선정한다. 목표는 과제와 관련되고 환자의 문제(장애), 자원, 및 요구에 관련되며 며칠 이내에 달성 가능해야 한다. 치료사는 목표달성을 위한 전제조건 즉, 질, 환경요인, 일상 활동에 대한 관련성, 그리고 필요하다면 보조의 종류를 결정한다. 가급적이면, 환자는 자립하여 목표를 달성해야 하지만 이것은 반드시 가능한 것은 아니다. 재활실행에서의 개별 목표설정은 흔히 어려운 것으로 판명되고 있으며 그것이 중증의 언어장애 또는 인지장애, 통찰력 부족 또는 낮은 상태의 의식을 가진 사람에 관해서 그래야 하는 것처럼 항상 환자 중심적인 것은 아니다.

목표달성척도(Goal Attainment Scaling; GAS)와 같은 환자 특이적 측정(척도)은 개인 목표에 대한 진행 정도를 정량화하기 위한 방법이며 환자 중심의 관점으로 목표설정에 공동으로 참여하는 환자와 전문가를 격려하기 위한 하나의 도구이다. GAS의 사용은 측정 가능한 목표를 규정하는 것에 따라 결정된다. 이것은 예상되는 결과 이상의 2개 수준과 예상되는 결과 이하의 2개 수준이 수반되는 예상되는 결과를 예측하는 것에 기초하고 있다. 이리하여 5점 척도가 만들어진다(Ertzgaard et al 2011). GAS를 사용함으로써 팀과 환자는 때로는 환자의 성취가 기대를 넘어서고 한편 어떤 때는 기대한 것보다 낮다는 것을 알게 된다(Bovend'Erdt et al 2009). GAS는 그 자체로는 결과의 측정(척도)이 아니라 기대한 것의 달성의 측정(척도)이다. 따라서 이것은 표준화된 측정을 대체할 수 없지만 해석을 보조하기 위해 이들과 함께 사용될지도 모른다(Turner-Stokes 2011). 이 척도를 사용하는 방법에 대한 더 많은 예를 위해서는 독자들은 "신경학적 재활에서의 보바스 개념 이론과 임상실행(Bobath Concept Theory and Clinical Practice in Neurological Rehabilitation)"이라는 서적을 읽을 것을 권장한다(Reine et al 2009).

평가 도식
Assessment Diagram

임상추론 과정에서 신체분절, 근육긴장의 분포, 선택성, 및 특정 문제(통증, 감각 변화, 부종, 근육단축) 사이의 상호작용을 설명하는 신체도식을 그리는 것은 도움이 될지도 모른다. 이 도식은 감각운동 문제의 개요를 제공하는 것에 도움을 줄 수 있고 임상추론 과정을 보조할 수 있다.

이 도식은 인과관계 또는 환자의 전체적 상태에 대해

서 알려주지 못할 것이지만, 평가의 결과를 요약해줄 것이다. 뒤쪽, 앞쪽 및 옆쪽에서 본 2개 또는 3개의 그림을 그리는 것은 유용할지도 모른다(**그림 3.8**). 연합반응은 뇌졸중 환자의 마비측에 대한 그림 위에 표식이 될지도 모른다. 부호는 보상적 활동 증가의 정도 또는 고정을 보여줄지도 모른다. 환자는 수의적으로 조절할 수 있는 신체 영역에서 보상한다. 따라서 이들은 양쪽으로 사용되어야 할지도 모른다. 수의적 활성화와 병적 측면의 차이를 서로 다른 색깔로 설명하는 것이 적절할지도 모른다.

연합반응과 보상적으로 유발된 전략 사이의 점진적인 이행(transition)이 있을지도 모르며, 따라서 어느 것이 어느 것인지 판단하는 것은 어려울지도 모른다. 플러스 부호의 수는 마비측 신체부위의 근육긴장 증가의 정도를 나타낸다.

- + 경도의 활동 증가. 따라서 활동요건 – 즉, 환자가 시도하는 것 또는 수행하도록 요구받는 것에 따라 그들의 표현이 가변적이다. 안정 시에는 이들은 존재하지 않는다.
- ++ 활동이 중등도로 증가. 환자의 통제범위를 벗어나 균형 또는 움직임이 필요할 때 신속하게 명백해진다. 연합반응에서의 정형적인 패턴 만들기의 시작. 보상전략은 수행될 활동에 따라 달라진다.
- +++활동이 강력하게 증가. 연합반응 그리고/또는 보상전략은 환자가 매우 활동적이지 않다 해도 상당히 정형적이다.

나눗셈 부호의 수는 마비측 신체부위의 근육긴장 저하의 정도를 나타낸다.

- ÷ 경도 근육긴장 또는 안정성의 감소.
- ÷÷ 중등도의 불완전마비.
- ÷÷÷ 마비 즉, 근육긴장 또는 활동이 없다.

도식은 환자의 감각운동 문제(장애)에 대한 시각적 인상을 주고 하나의 자세 또는 상황을 반영하지 않는다. 다음의 것을 강조하기 위해 free text가 추가될지도 모른다.

- 환자의 주된 문제(1차 신경학적 문제/음성징후).
- 환자의 보상전략(2차 특성).

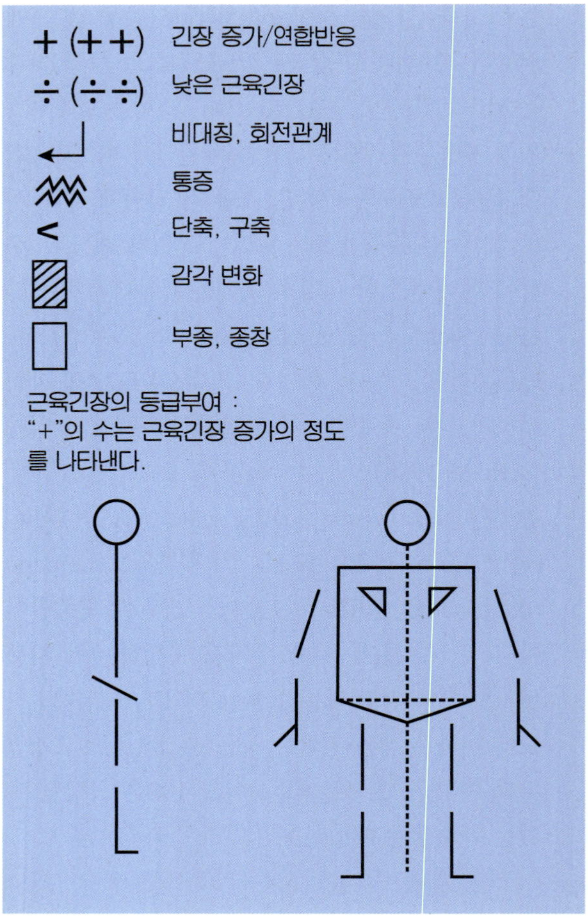

그림 3.8 부호로 설명할 수 있는 그림의 예.

- 환자의 연합반응/경직(2차 특성/양성징후).
- 환자의 임상추론.

사정과 문서화

Evaluationand Documentation

평가는 문서화되어야 하고 많은 목적에 도움이 되어야 한다. 즉, 그 목적은 주어진 평가와 치료를 기록하는 것, 전문가 사이의 의사소통에 대한 것, 자기 자신의 실행을 평가하는 것, 환자에게 정보를 제공하는 것 등이다. 문서화에는 다음의 것을 포함시킬 필요가 있다.

- 평가.
- 임상추론.
- 목표설정 :
  - 환자 자신의 목표(단기 및 장기).

- 여러 전문분야에 걸친 목표(단기 및 장기).
- 물리치료 – 특정 목표.

- 결과측정, 이것은 ICF의 다양한 영역(신체 및 활동 영역)의 측정을 망라해야 한다. 환자가 병원에 있거나 재활병동에 있다면 참여를 위한 극히 일반적인 목표 이상의 것을 설정하는 것은 불가능할지도 모른다.
- 물리치료 특이적 및 여러 전문분야에 걸친 양쪽의 치료중재.
- 치료의 진행.
- 선택한 결과측정에 대한 검사결과를 포함하는 평가.
- 권장되는 추가적인 치료 또는 조절.

결론

Conclusion

물리치료사는 움직임에 대해서 가장 잘 아는 여러 전문분야에 걸친 팀의 전문직의 하나이며, 따라서 활동에서의 특정 움직임을 분석할 수 있다. 따라서 물리치료사는 환자의 활동 수행능력만이 아니라, 환자가 이들 활동을 어떻게 수행하고 왜 이러한 방식으로 수행하는가에 초점을 맞출 특별한 책임이 있다. 평가 과정의 결과로서 세워진 가설은 임상추론에 기초하고 있고 비록 물리치료가 환자의 기능조절, 자세조절 및 움직임의 개선을 목적으로 하고 있다 해도 환자를 모든 ICF 영역에서 환자를 보고 있다. 임상추론은 평가, 목표설정 및 치료중재 사이의 연결이고 지속적인 과정이다.

요약

환자의 잠재능력을 사정하는 것은 평가의 하나의 중요한 목표이다. *p.204 참조.*

무엇을? 어떻게? 왜?이들은 진행 중인 환자의 평가에서 세 가지의 가장 중요한 질문이다. *p.217 참조.*

치료의 선택에는 임상추론의 한 과정이 뒤따른다. 활동에서의 관찰과 움직임 분석은 어느 시스템이 더 영향을 받고 어느 것이 더 온존한 것처럼 보이는가에 대한 가설의 기초를 형성한다. *p.222 참조.*

평가와 치료는 지속적인 과정에 통합된다. *p.223 참조.*

제 4 장 사례
Case Histories

4.1 만성뇌졸중 : 평가, 치료 및 사정
Chronic Strokes : Assessment, Treatment, and Evaluation

사회경력과 활동
Social history and Activities

HS씨는 45세이고 국제회사의 판매부장이다. 그는 결혼했고 두 아이의 아버지이다. 그는 상시근로를 해왔고 신체적으로 건강하다. 그의 취미는 목수일과 축구이다.

병력
Medical History

2001년에 HS씨는 뇌내출혈을 당하여 혈종제거술을 받았다. 그는 1주일간 혼수상태였다. 그가 의식을 회복하였을 때 왼쪽에 능동적인 움직임이 없었고 그 뒤 휠체어 신세를 지게 되었다. 입원재활 기간 후에 그는 귀가하였고 균형 보조기구로서 지팡이를 짚고 걸었다. 그는 발목-발 보조 장구(AFO)를 마비측 발목에 착용하였다.

초기 평가
Initial Assessment

HS씨의 가장 큰 걱정거리는 균형과 보행능력이었다. 그는 자기 자동차에서 피서용 별장(summer house)까지 자립하여 걸을 수 있기를 원하였다. 피서용 별장 부근에는 주차장이 없기 때문에 그는 주차하고 별장까지의 다양한 지형을 걸어야 한다. 그의 왼손과 왼팔이 경직되어 지난 2년 동안 보톡스(앨러간) 주사를 맞았다. **표 4.1** 은 ICF에 따른 HS씨의 문제를 요약하고 있다.

초기의 앉은 자세

HS씨의 초기 평가에는 앉아 있는 동안 자세에 대한 다음의 상세한 설명이 포함된다(**그림 4.1**).

- 왼쪽을 향한 머리의 가쪽굽힘.
- 체축 폄의 감소.
  - 등뼈(thoracic spine)가 앞쪽으로 굽어 있다.
  - 골반의 뒤쪽경사.

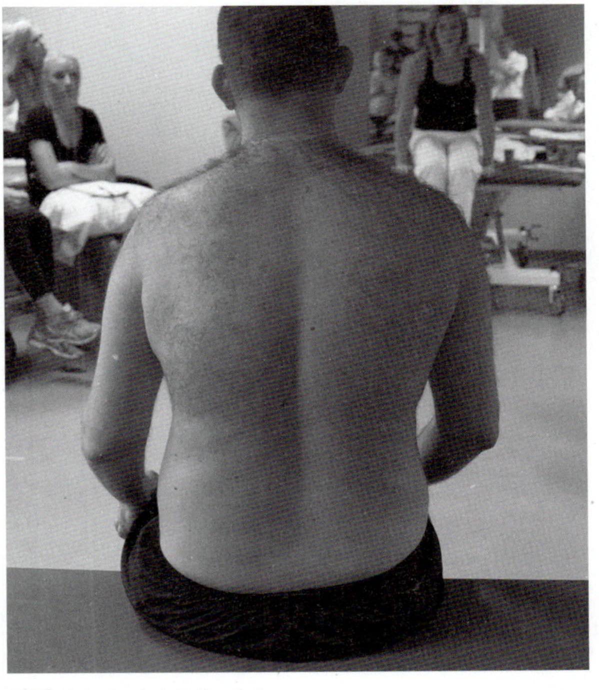

그림 4.1 초기의 앉은 자세

표 4.1 ICF에 따른 HS씨의 문제 일람표

건강상태	오른쪽 대뇌반구의 병변
신체 기능과 구조	*장애* • 몸통의 같은(오른쪽) 쪽 근약증 • 왼팔의 불완전마비 • 왼쪽 엉덩관절과 골반의 몸쪽 근약증 • 왼쪽 발목의 불완전마비와 정렬불량 *보상* • 오른쪽 팔다리의 보상 • 왼쪽 팔이음뼈를 고정하다 • 왼쪽 골반의 절반을 뒤로 당기다. • 머리와 목의 정렬불량
활동범위	앉은 자세, 앉은 자세에서 선 자세, 및 보행의 그림과 분석을 참조할 것. *제한* • 다양한 지형에서 자립하여 걷기 • 빠른 보행 • 어떤 활동에서 왼손을 사용
참여범위	*제약* • 외식 : 음식을 자르는 데 도움이 필요하다. • 외출하고 싶을 때마다 외출하지 못하다. • 활동을 가족과 함께 하다.

  - 왼쪽을 오른쪽보다 낮게 하여 왼쪽골반의 절반을 뒤로 당긴다.
- 왼쪽 어깨뼈와 왼쪽 흉곽의 뒤당김(retraction).
- 왼쪽 팔을 오른쪽 팔보다 낮춘다.
  - 시체로부터의 팔꿈치 거리는 오목위팔관절의 비대칭 회전과 몸통에 관해서 팔꿈치의 비대칭적인 높이를 보여주고 있다.

두 가지 활동인 앉은 자세에서 선 자세 및 보행은 여기서 HS씨의 사례로 상세히 분석한다.

앉은 자세에서 일어서기 소개

앉은 자세에서 일어서는 능력은 매일 우리가 여러 번 수행하는 중요한 기능적 과제이다. 앉은 자세에서 일어서기는 이동, 보행, 및 계단 오르내리기와 같은 기능적 활동에 필수적인 것이다(Lomaglio & Eng 2005). 앉은 자세에서 일어서기의 움직임은 전신이 수반된다. 과제 동안에 다양한 신체부위가 영향을 받고 서로 영향을 미친다. 앉은 자세에서 일어서기 위해서는 신체질량이 발 위로 이동되어야 하고, 이것은 신체질량중심이 앞쪽과 위쪽으로 전위할 필요가 있다. 따라서 다리근력과 몸통조절에는 큰 부담이 부과된다. 앉은 자세에서 일어서기를 수행하는 능력은 넘어짐 위험성의 중요한 예측인자이고 뇌졸중 환자의 기능적 능력의 주요 지표이다(Cheng et al 2004; Chou et al 2003). 사람의 균형, 다리를 통한 체중분포, 일어서는 데 걸린 시간은 모두 앉은 자세에서 선 자세로의 움직임 효율성에 대한 중요한 특징이다(Cheng et al 2004; Chou et al 2003). 앉은 자세에서 일어서기를 수행하는 신경학적 환자는 일어서는 데 더 많은 시간을 필요로 하는 것만이 아니라 질량중심 전위의 변화 및 비대칭적 다리의 체중분포와 같은 다양한 신체부위의 보상을 나타내어 보여준다(Lomaglio & Eng 2005). 다리의 비대칭 부하와 운동패턴은 신체 양쪽 사이의 상호작용을 필요로 하는 활동 수행 능력에 영향을 미친다(Roy et al 2006). 비대칭적인 앉은 자세에서 일어서기는 직립으로 서서 정중선 조절을 획득하는 능력에 부정적으로 영향을 미친다. 결과적으로 몸통과

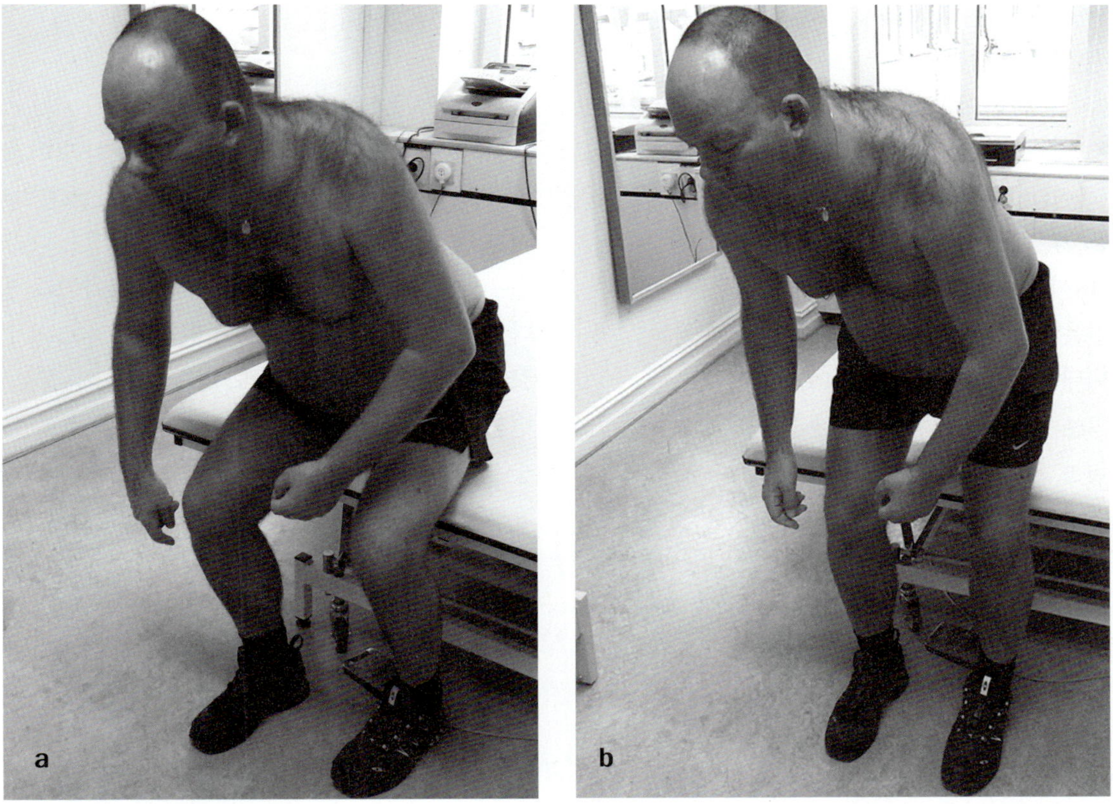

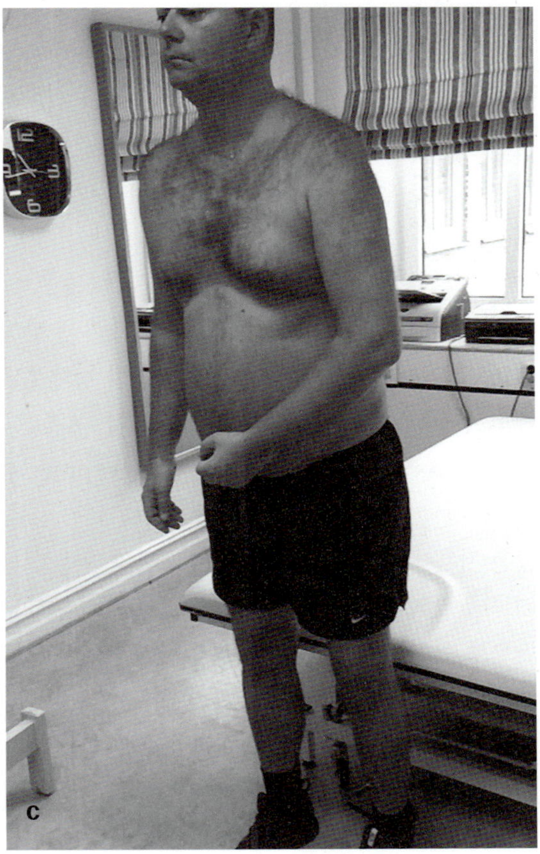

그림 4.2 **(a–c)** 초기의 앉은 자세에서 일어서기

팔다리 사이의 선택적 움직임은 물론 척추사이의 적절한 정렬은 손상된다(Cheng et al 2013). 비대칭 선 자세는 선행적 자세조정(APAs)의 중요한 비대칭 패턴과 연관성이 있다는 것을 알게 되었다(Aruin 2006). 앉은 자세에서 일어서는 동안, 앞정강근(TA)은 APAs의 중요한 요인이며(Goulart & Valls-Solé2001) 그 이유는 이 근육은 몸통의 앞쪽으로의 동작을 시작하기에 앞서 활동적이기 때문이다(Silva et al 2013).

이 활성화는 몸통의 앞쪽굽힘 중에 지면에 발을 안정시키기 위해, 그리고 외부교란 없이 움직임이 일어나는 것을 가능케 하는 데 적절한 안정성 수준을 설정하는 데에 중요하다(Silva et al 2013). 근약증과 조합된 적절한 APAs의 결여는 이 과제 중에 왜 연합반응이 팔에서 유발되는지의 이유일지도 모른다.

보바스 개념은 자립한 이동운동(보행)을 뒷받침하고 팔과 손의 기능회복과 연관되어 있기 때문에 앉은 자세에서 일어서는 것의 자립이 재활을 위한 필수적인 목표로 생각하고 있다.

■ HS씨의 앉은 자세에서 일어서기 : 움직임 분석과 임상추론

HS씨는 보조 없이 앉은 자세에서 일어설 수 있었으며, 이것은 그의 기능적 능력에 대한 긍정적 지표였고 그로 하여금 넘어짐의 위험성이 낮아지게 하였다(**그림 4.2** a–c).

- HS씨는 오른쪽을 통해 고정의 보상전략을 통해 앉은 자세에서 일어서기를 시작하고 이것은 비대칭적인 움직임으로 이어진다.
- 그는 아마도 몸통과 다리근육의 근약증을 극복하려는 시도로 앉은 자세에서 일어서기의 초기단계에서 과도한 몸통 굽힘을 보여주고 있다. 몸통 굽힘의 정도는 다리의 폄을 가능케 하기 위해 몸통/엉덩관절 굽힘의 결합에 영향을 미친다. 따라서 몸통 굽힘의 정도가 높을수록 다리 폄근 힘의 요구와 지속시간이 길어진다(Shepherd & Gentile 1994). 코어 조절(core control)의 결여는 몸통과 머리의 앞쪽으로의 전위를 협응하는 능력에 추가로 영향을 미친다.
- HS씨는 과도한 엉덩관절 모음근 활동, 엉덩관절 굽힘의 증가, 앞쪽 골반경사의 증가, 그리고 왼쪽 골반 절반의 뒤당김을 사용하며, 이들의 모두는 폄 방향으로 일어나는 것의 어려움을 추가로 증가시킨다.
- 그는 왼쪽 발과 발목부위 내에 정렬불량이 있으며, 이것은 지지기저면과의 능동적인 상호작용을 방해한다. 이것은 APAs가 초기 생체역학적 상태로부터의 구심성 입력에 강력하게 좌우된다는 사실 때문에 APAs의 생성에 영향을 미친다(Aruin et al 2003).
- 앉은 자세에서 일어서는 동안의 HS씨의 안정성 결여는 왼팔의 굽힘근 활동 증가로 표현되는 외부교란으로 이어지며, 그는 이것을 자세고정 전략으로서 사용한다.
- HS씨가 대부분 오른쪽 다리에 하중을 싣는 앉은 자세에서 일어서는 마지막 단계에서 다리를 통한 비대칭 체중부하는 그가 대안 없이 왼쪽 다리로 걷기 시작하게 한다.

■ 인간의 보행

발과 지지기저면 사이의 관계 여하에 따라 인간 보행은 보통 입각기와 유각기의 두 단계로 나뉜다. 발이 지면과 접촉하여 있는 기간을 입각기라 일컫고 다리의 전진을 위해 발이 공중에 있는 기간을 유각기라 일컫는다. 인간의 보행주기는 60%의 입각기와 40%의 유각기로 구성된다. 한쪽다리의 보행주기는 초기 접지, 부하 반응, 입각 중기, 입각 종기, 유각 전기, 유각 초기, 유각 중기 및 유각 종기의 관점에서 묘사할 수 있다(Reine et al 2009). 전유각기는 한쪽다리의 입각기와 다른 쪽 다리 전진 사이의 이행기이다.

인간의 보행의 기본 요건에는 균형, 안정성, 및 전진이 포함된다(Shumway–Cook 2011). 안정된 보행은 한걸음 한걸음을 반복할 수 있는 걷기(IJmker et al 2014); 외부 또는 내부 교란에 관해서 유연성이 있는 보행(Terrier & Dériaz 2011); 또는 보행 중에 직립 선 자세를 유지할 수 있는 능력(Menz et al 2003)을 가리킨다.

걷기를 위한 근력을 발생시키기 위해서는 에너지를 필요로 한다. 뇌졸중 환자는 건강한 대상자의 보행과 비교하여 같은 속도에서 2배까지 많은 에너지를 소비한다(Stoquart et al 2012; Platts et al 2006). 이러한 에너지 비용 증가의 본질은 완전히 이해되고 있지 않다. 이것은 근육긴장 증가, 그리고/또는 보상전략의 사용 때문에 근육의 일이 증가한 것에 기인할지도 모른다. 후자는 뇌졸중 후 보행에서 에너지 비용의 증가는 주로 질량중심을 들어올리기 위해 건강한 다리에 의해서 이루어진 기계적인 일에 주로 기인하였다는 것을 발견한 Stoquart와 동료들(2011)에 의해서 지지되고 있다.

신체 질량중심을 전진시키는 적절한 앞뒤쪽(AP) 지면반발력의 발생은 전진에 필수적이다(Turns et al 2007). 정상보행 시에 추진력이 있는 지면반발력(GRF)은 입각기의 후반에 일어난다(McGowan et al 2008).

정상적인 대상자의 AP GRF(앞뒤쪽 지면반발력)는 양쪽이 대칭적이다. 그러나 반신불완전마비(hemipare

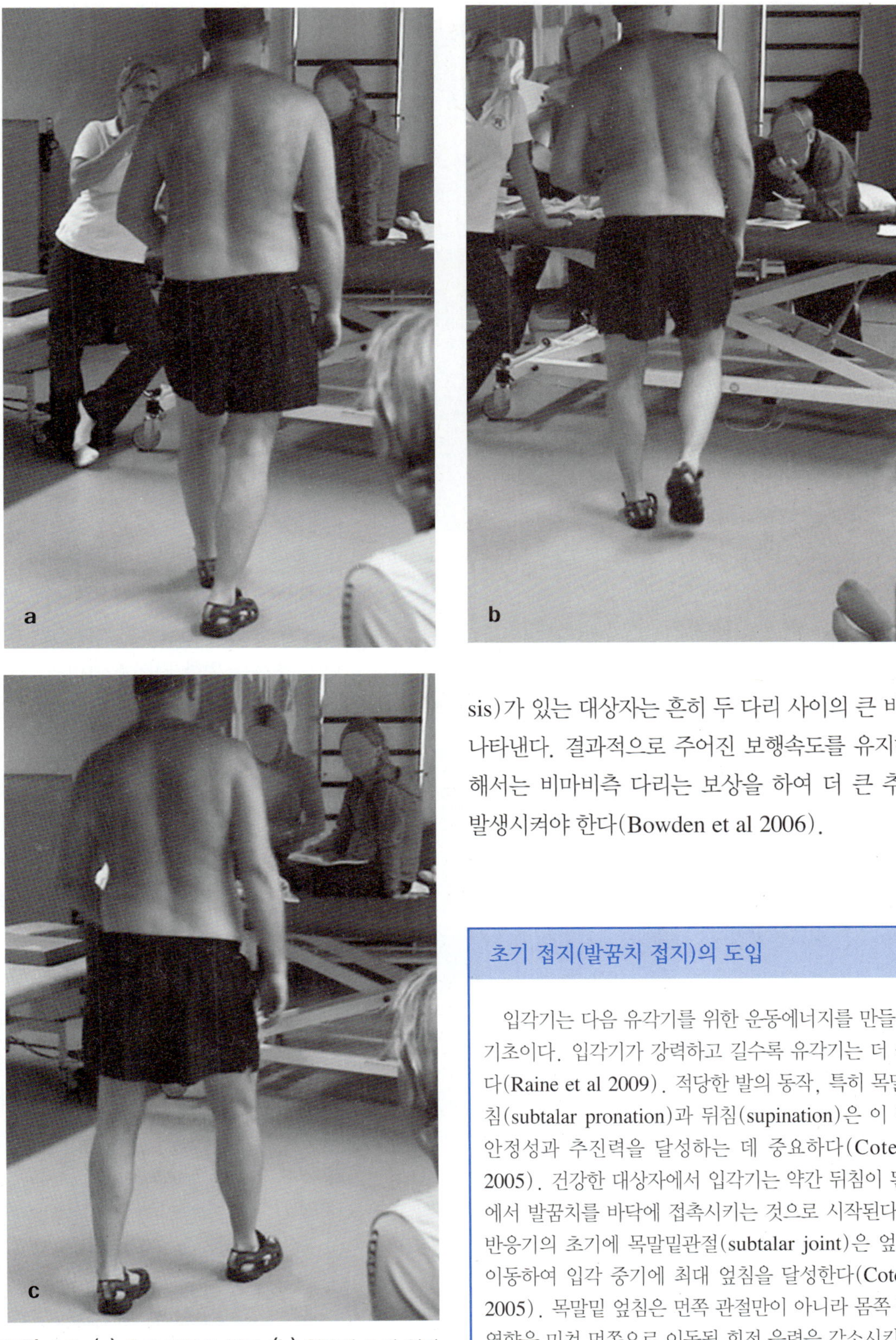

그림 4.3 (a) 초기 발꿈치 접지. (b) 왼쪽의 초기 입각 중기(입각중기에 대한 부하반응). (c) 초기 양다리 입각기(외쪽의 전유각기).

sis)가 있는 대상자는 흔히 두 다리 사이의 큰 비대칭을 나타낸다. 결과적으로 주어진 보행속도를 유지하기 위해서는 비마비측 다리는 보상을 하여 더 큰 추진력을 발생시켜야 한다(Bowden et al 2006).

초기 접지(발꿈치 접지)의 도입

입각기는 다음 유각기를 위한 운동에너지를 만들어내는 기초이다. 입각기가 강력하고 길수록 유각기는 더 좋아진다(Raine et al 2009). 적당한 발의 동작, 특히 목말밑 엎침(subtalar pronation)과 뒤침(supination)은 이 단계의 안정성과 추진력을 달성하는 데 중요하다(Cote et al 2005). 건강한 대상자에서 입각기는 약간 뒤침이 된 위치에서 발꿈치를 바닥에 접촉시키는 것으로 시작된다. 부하반응기의 초기에 목말밑관절(subtalar joint)은 엎침으로 이동하여 입각 중기에 최대 엎침을 달성한다(Cote et al 2005). 목말밑 엎침은 먼쪽 관절만이 아니라 몸쪽 관절에 영향을 미쳐 먼쪽으로 이동될 회전 응력을 감소시킨다. 충분한 초기 발꿈치 접지는 입각기 동안의 발의 역할을 위한 기초를 만들어내고, 안정된 발꿈치 접지는 입각 중기에서의 선택적 무릎관절과 엉덩관절 움직임을 위해 필수적이다(Raine et al 2009).

발꿈치 접지에 잇달아서 몸통은 앞쪽 그리고 동시에 입각쪽 다리 위를 회전하는 경향이 있어 몸통의 급격한 큰 걸음(stride)마다 수평방향 가속도를 야기한다(Winter 1995). 진행하는 평면에서 입각기의 조기 단계에서의 몸통의 균형이 무너지는 것을 방지하기 위해 척주세움근 활동 및 거의 같고 반대되는 엉덩관절 폄근 모멘트가 생성된다(Anders et al 2007).

HS씨의 초기 발꿈치 접지

HS씨는 엎침이 된 목말밑관절보다는 정강뼈에 과도한 비틀림을 수반하는 뒤침이 된 목말밑관절을 나타내고 있다. 결과적으로 그는 안정된 접지를 얻지 못하고 있다(**그림 4.3 a**). 보행주기의 이 시점에서 HS씨는 오른쪽 다리의 입각 종기에 있다. 그는 오른쪽 무릎의 굽힘, 오른쪽 가쪽 골반경사 및 오른쪽 팔이음뼈의 앞쪽 회전을 수반하는 최적이 아닌 입각기를 나타내고 있으며, 신체의 오른쪽 전체를 통한 체축 상의 폄이 결여되어 있다.

왼쪽 입각중기(입각중기에 대한 하중반응)

발꿈치 접지에서 하중반응으로 옮겨갈 때 목말밑관절은 즉각 엎침이 되어야 하고(Bolgla & Malone 2004), 최대 엎침은 입각중기에 달성된다(Cote et al 2005). 이것은 목말밑관절의 잠김이 해제하고 발에 유연성을 주어 지면에 대한 적응, 체중부하 및 발 위의 신체 안정성을 가능케 한다(Qaquish & MacLean 2010). 보행 안정성의 중요한 결정 요인은 한쪽다리 지지를 유지하는 능력이다.

HS씨의 입각중기

입각중기에서 HS씨는 다리의 과도한 뒤침과 바깥쪽 회전을 나타낸다. 그러므로 체중은 발의 가쪽 면 위로 옮겨진다(**그림 4.3 b**). 지면에 대한 발의 적응은 감소되어 다리에 부하를 가하는 것과 추진을 위한 종아리세갈래근의 사용에 관해서 그에게 생체역학적으로 불이익을 제공하고 있다. 게다가, 그의 뒤침이 된 발은 지면과의 접촉면을 더 작게 하고 결과적으로 이 입각중기 동안 안정성 요구를 뒷받침하는 중추신경계(CNS)에의 감각 되먹임이 감소한다(Cote et al 2005). 따라서 보행에서 균형을 유지하기 위해 신체의 다른 부위에 대한 요구는 보상으로서 증가한다. HS씨는 이미 언급한 요인 때문에 입각중기의 획득이 불충분하다는 것을 보여주고 있다. 게다가, 그는 엉덩관절과 골반의 폄과 벌림(외전)의 약화를 나타내고 따라서 입각 쪽의 엉덩관절/골반의 정렬이 좋지 못하다.

입각중기에서의 몸통의 역할

몸통은 인간의 이동운동(보행)에서 중요한 역할을 수행한다. 보행할 때, 몸통의 전환과 방향부여는 각각의 내비게이션과 직립 안정성의 역할을 수행한다(Anson et al 2013). 중력에 대항해서 자세를 유지하고 추진력을 촉진하기 위한 주요 근육의 활동은 폄이다.

몸통은 신체의 중추 핵심영역이고 몸통조절은 먼쪽 다리의 근력과 조절을 위한 전제조건이다. 보행 중 몸통조절에는 신체 직립을 유지하고 체중이동을 조정하며 지지기저면(BoS) 내 질량중심(CoM)을 유지하기 위한 선택적 움직임을 수행하는 것이 포함된다(Karthic babu et al 2011). 보행 중 몸통의 APAs는 팔다리의 움직임에 의해 부과되는 불안정하게 하는 힘에 몸통을 대비하고 소망하는 운동출력이 국소적 움직임을 통해 달성될 수 있도록 공간에서 몸통을 위치시킨다. 한쪽다리 입각기 동안에 몸통 근육은 중력에 의해 야기된 모멘트에 대항하여 안정화될 필요가 있다. 게다가, 횡단면에서 몸통근육 활동은 세로축 주변에서 큰 걸음과 관련된 회전을 조절한다(Hu et al 2012). 척주세움근과 엉덩관절 폄근의 활동은 입각기 초기에 몸통의 불균형을 방지하기 위해 발생된다(Kavanagh 2009). 엉덩관절 벌림근 장치는 골반의 안정화를 제공하고 큰볼기근은 한쪽다리 선 자세 동안에 발꿈치 접지에서의 몸통 폄을 조절하는 주요 안정화 장치로서의 역할을 한다. 큰볼기근은 보행에 크게 기여하고 비효율적인 근육기능은 보행주기의 많은 측면을 손상시킬 수 있다. 근육은 발바닥 접지에서부터 반대쪽 발끝 떼기(toe-off)

직후까지의 초기 입각기 동안에 수직 GRF를 통해 다리를 지지하는 데 가장 크게 기여한다(Arnold et al 2005).

보행 중에 과도한 몸통 동작은 고령자와 균형 장애가 있는 사람에서의 불안정성과 관련되어 왔다(Allum et al 2002).

HS씨의 입각중기에서의 몸통조절

HS씨는 보행주기의 이 단계에서 왼쪽으로의 몸통 회전과 왼쪽으로의 가쪽굽힘을 나타낸다(**그림 4.3 b**). 분절의 양쪽으로의 선택적 폄의 결여가 있고 따라서 좌우 양쪽에 대한 자세조절이 저하하여 있다. 안정성이 저하하면 HS씨는 보상하게 되고, 이것은 왼쪽 위팔에 유의미한 연합반응을 유발한다.

이중 입각기

뇌졸중 후의 보행속도는 유각 전기 동안에 사람이 마비측 다리를 조절하는 능력에 크게 좌우된다(Peterson et al 2010). 따라서 보행주기의 이 단계는 유각기 동안에 앞쪽으로의 가속과 무릎 굽힘을 만들어내는 데에 중요하다. 입각중기에서부터 발끝 떼기까지 목말밑관절은 뒤침을 하고 발은 추진력을 위해 필요한 단단한 지레의 팔로 전환된다(Qaquish & McLean 2010). 건강한 보행자에서 장딴지근과 가자미근은 입각중기에서부터 전유각기의 시작까지의 빌목에 대한 바닥쪽굽힘 모멘트를 만들어내는 데 중요하다(Francis et al 2013; Liu et al 2006). 발목의 바닥쪽굽힘근군과 엉덩관절 폄근은 보행의 추진력을 만들어내는 데 중요하다. 따라서 증가된 발목관절과 엉덩관절의 힘 발생을 조합하는 것이 보행속도를 증가시킴에 있어서 하나의 중요한 기전으로서 제안되고 있다. 추진력을 만들어내는 것에 더하여 장딴지근은 입각중기 동안에 무릎 굽힘근 활동을 만들어내고 이것에 의해서 무릎의 젖힘(과다 폄)이 방지된다.

HS씨의 이중 입각기(왼쪽의 전유각기)

보행의 이 단계 동안에 HS씨의 왼쪽 발목관절의 정렬은 아직도 과도한 발꿈치뼈 뒤침과 내번(inversion)에 의해서 지배되고 있다(**그림 4.3 c**). 따라서 바닥쪽굽힘근은 발목에 대한 적절한 바닥쪽굽힘 모멘트를 만들어낼 수 없고 이 다리로부터의 추진력이 감소되며 결과적으로 보행속도에 영향을 미친다.

효율적인 이동운동(보행)은 2개 엉덩관절의 움직임이 협응에 좌우된다(Hyngstrom et al 2010). HS씨는 오른쪽 엉덩관절 폄의 감소와 안쪽회전을 향한 이 엉덩관절의 방향성은 나타낸다. 이동운동(보행)의 조정을 위한 엉덩관절의 구심성 감각입력의 중요성을 고려할 때 이 엉덩관절의 정렬이 다리의 부하와 엉덩관절 안정성에 관해서 중추패턴발생기(CPG) 활동을 평가하는 능력을 저해할지도 모른다는 것은 타당한 것 같다. 오른쪽 골반 절반의 앞쪽회전과 조합된 엉덩관절 안쪽회전은 최적의 입각기와 오른쪽 다리의 추진력을 위해 필요한 벌림/폄과 가쪽 경사를 만들어내는 것을 어렵게 한다.

이 단계에서 HS씨의 오른쪽 상부몸통과 팔이음뼈는 앞쪽으로 이동하여 어깨뼈 설정의 저하를 야기하며 이것은 어깨의 앞쪽으로의 전위를 증가시키고 하부몸통 위의 상부몸통을 적절히 활성화시키는 것을 어렵게 하는 원인이 된다.

임상추론과 가설의 수립

Clinical Reasoning and the Formation of Hypotheses

임상추론을 통해 물리치료사는 해결을 필요로 하는 주요 문제를 추정하여 있을 수 있는 원인에 대한 가설을 세운다.

■ 주요 문제

물리치료사는 HS씨의 주요 문제가 같은 쪽(오른쪽) 몸통의 항중력 활동의 저하와 왼쪽 엉덩관절과 골반의 약화로 구성된다고 결론지었다. 처음에 오른쪽에 대한 준비를 위한 선행적 자세조정(pAPAs)의 상실을 야기하는 같은 쪽 다리뇌그물전도로에 대한 병변이 있었을지도 모른다. 게다가, 혼수(coma)가 자세 시스템에 문제를 유발할지도 모른다.

■ 가설

주요 문제가 야기하는 것

물리치료사는 HS씨의 주요 문제가 다음의 장애로 이어진다는 가설을 세우고 있다.

- 안정된 입각기를 얻기 위한 그리고 머리와 목의 정렬을 위한 자세정렬이 불충분하고 이것은 안뜰계의 기능에 추가로 영향을 미치고 HS씨의 균형문제의 원인이 될지도 모른다.
- 보행 중에 골반의 가쪽 전위가 과도하고 왼쪽의 입각중기를 획득하는 것이 불충분하여 흉곽 위 왼쪽 어깨뼈의 적절한 정렬과 안정성을 얻는 것을 방해한다.
- 보행속도의 감소가 있다. 이것은 발목관절의 정렬불량으로 인해 최적으로 작용하지 않는 엉덩관절 폄근 및 발목관절 바닥쪽굽힘근의 약화와 관련될지도 모른다. 약한 발바닥굽힘근은 또한 무릎의 젖침(과다 폄)과 추진력 상실의 원인이 될지도 모른다(Moseley et al 1993). HS씨는 입각기에 무릎 젖힘의 문제를 갖고 있지만 그는 굽혀진 무릎으로 걸음으로써 이것을 보상한다.
- 어깨뼈 설정의 상실은 어깨복합체의 전위를 증가시키고 하부몸통 위에서 상체 활성화가 어려워지는 원인이 된다.

보상전략

같은 쪽(오른쪽) 몸통의 항중력 활동 감소는 중력에 대항하여 몸통을 지지할 수 없는 것으로 이어지고 다음의 전략에 의한 보상을 필요로 하게 한다.

- 왼쪽 다리의 약화와 조합된 오른쪽 어깨의 과도한 활동은 생체역학적인 불리한 점을 만들어내고 HS씨가 최적의 정렬을 회복하는 것과 몸통의 활성화를 방해한다.
- 오른쪽 팔 및 오른쪽 다리의 엉덩관절 굽힘근, 엉덩관절 모음근, 엉덩관절 안쪽회전근의 과도한 활동은 비대칭 체중부하와 왼쪽에 대한 APAs의 활성화 감소를 야기한다.
- 왼쪽 팔의 과도한 활동은 반응을 관련시키고 자세고정으로 이어진다.

보상전략이 야기하는 문제

- 골반 왼쪽의 뒤당김.
- 왼쪽 발의 정렬불량 : 과도한 뒤침과 바닥쪽굽힘은 초기 발꿈치 접지를 손상시킨다.
- 바닥쪽굽힘근의 단축과 등쪽굽힘 범위의 제한은 하중반응과 입각중기 동안에 발 위 정강뼈의 움직임을 손상시킨다(Cooper & Alghamdi 2002).
- 왼쪽다리가 너무 짧아져 바닥에 도달할 수 없다. 종아리세갈래근과 앞정강근은 하중부하 시에 너무 이르게 발화한다. 결과적으로 보행하는 동안 입각기가 단축되고 다음의 유각기를 위한 운동에너지의 축적은 손상된다. 발의 정렬불량은 균형조절 시스템에 대한 중요한 정보자원의 상실을 초래하며, 이것은 모든 선 자세 활동에서 균형을 더욱 손상시킬지도 모른다.
- 입각기에서 왼쪽다리 위로의 신체의 앞쪽으로의 움직임 감소는 중력중심의 뒤쪽 전위로 이어진다.

추가적인 문제

- 신체 왼쪽에 대한 의식 제한과 신체도식에의 통합은 앉은 자세에서 일어서고 걷는 더 적절한 자세설정을 만들어내기에는 불충분한 선행적 조절로 이어진다.

치료중재

Intervention

다음에 언급하는 것은 3주간(3×5일)에 걸친 하루 2회의 물리치료에 대한 설명이다. 이 치료중재의 목적은 보바스 개념에 기초한 치료가 만성뇌졸중 환자에서의 앉은 자세에서 일어서기 및 보행의 효율에 대한 긍정적 효과가 있는지를 확인하기 위한 것이었다.

■ 치료중재의 개요

신체의 양쪽은 균형과 기능의 조화를 위해 각각의 역할을 수행하고 있으며(Pandian et al) 따라서 동적인 균형을 구조화하는 데 중요하다. 따라서 치료의 첫째 주요 목표는 같은 쪽 몸통의 자세 안정성을 증가시키고 이리하여 보상할 필요성을 경감하는 것이었다(**그림 4.4**). 게다가, 골반의 뒤당김과 발목의 정렬불량만이 아니라 왼쪽의 약화도 대처되었어야 했다. 지면에 대한 발의 정렬을 개선함으로써 그의 발목 전략은 더 잘 작동할 수 있었고 결과적으로 보상적 고정의 필요성을 추가로 경감하는 것만이 아니라 앉은 자세에서 일어서기에서의 자세조절과 모든 선 자세 활동을 개선하고 있다. 앞서 말한 요인으로 인해서 왼쪽 발과 발목의 정렬 및 활동은 대처하는 데 중요하였다(**그림 4.5**). 발바닥 내재근은 발 그 자체 내에서 시작하여 부착하고 발의 정렬을 강화하기 위해 기능하며, 발 아치의 위치를 조절하고 선 자세 균형을 보조하기 위해 발바닥의 공유감각기(proprioceptor)를 자극한다. 발 내재근의 기능 장애는 발 자세의 불리한 변화로 이어지며(Fiolkowski et al 2003), 한편 발 내재근을 훈련하는 것은 발 자세의 개선으로 이어질지도 모른다(Headlee et al 2008). 연구에서는 발의 내재근이 안쪽세로활(medial longitudinal arch)을 지지하는 데 중요한 역할을 수행하고(Fiolkowski et al 2003; Headlee et al 2008) 균형조절에 기여한다는(Moon et al 2014; Mulligan & Cook 2013) 것을 보여주었다. 게다가, 왼쪽의 약화는 부분 및 전체 과제연습의 양쪽으로 대처되었고 거기서는 과제 특이적 감각입력과 조합된 특정 근육 활성화 패턴이 과제의 성공적인 달성을 위해 사용되었다(Graham et al2009)(**그림 4.6, 그림 4.7, 그림 4.8, 그림 4.9, 그림 4.10, 그림 4.11, 그림 4.12, 그림 4.13, 그림 4.14**).

어깨 복합체는 분리하여 기능하지 않는다. 그것은 다리 및 몸통을 포함하는 운동연쇄의 일부이다(Kaur et al 2014). 어깨뼈는 팔과 몸통 사이를 연결해준다. 따라서 왼쪽 어깨뼈와 어깨뼈–흉곽 연결점도 또한 대처되어야 한다(**그림 4.10**). 강화된 흉곽 가동성과 활동은 어깨뼈 설정을 촉진하고 몸통 자세조절과 왼쪽의 한쪽 다리 선 자세를 개선할지도 모른다. 어깨뼈 안정성은 위팔이 보행 중 흔들기(swing)를 위해 몸통의 가쪽으로 그리고 적절한 정렬로 배치되는 것을 가능케 한다. 어깨뼈 안정성이 개선되면, 왼쪽 팔의 양호한 궤적이 되도록 하고 손/팔의 정렬을 개선할지도 모른다.

손은 방대한 대뇌겉질에서 표현되고 손으로부터의 감각정보는 신체의 방향부여와 체축 긴장을 강화하기 위한 강력한 자원이다(Baccini et al 2007). 따라서 HS씨의 왼손을 치료에 포함시키는 것은 중요하였다. 이것은 다양한 치료중재 동안에 수축성 손의 정위반응(contractual hand orientation reaction; CHOR)을 촉진함으로써 이루어졌다. CHOR는 손이 그 기능적 역할을 시작할 수 있게 하는 표면에 대한 하나의 손의 마찰 접촉이며(Porter & Lemon 1995; Reine et al 2009) 다음의 것을 촉진하기 위한 치료에 사용될 수 있다 (Reine et al 2009).

- 정중선 방향설정.
- 체축 긴장을 증가시키기 위한 "가벼운 접촉".
- 팔의 지지 및 부하.

앉은 자세와 무릎 꿇기 자세에서의 치료

오른쪽 어깨 굽힘의 고정 패턴을 감소시키기 위해 목적의식이 있고 지향성 있는 먼쪽 움직임은 몸쪽 안정성과 같은 쪽 및 반대쪽 몸통 APAs의 양쪽을 동원하는 능력을 필요로 하고 있다(Reine et al 2009)(**그림 4.4 a, b**). 왼손은 양쪽 사이의 상호작용을 개선하기 위해 CHOR 상태에 있게 한다.

상호 활동을 위한 양쪽 사이의 통합을 개선하기 위한 다양한 자세 설정에서의 몸통과 엉덩관절의 가동화와 활성화

치료중재는 몸통의 선형 폄(linear extension)과 이 활동의 해방, 단계적인 몸통 폄의 강화와 몸통근육의 선택적 활동 축구를 달성하는 것을 목표로 하고 있다(**그림 4.6 a–c**). 이것에 기초하여 다음의 기능적 활동은 촉진될지도 모른다. 즉, 상부몸통의 폄을 수반하는 앞쪽 골반경사; 앞으로 팔 뻗기; 앉은 자세에서 선 자세 사이의 이행(transition)의 시작; 그리고 앉은 자세에서 반듯이 누운 자세로 이행하기 위한 몸통 회전을 수반하는 옆쪽으로의 체중이동이 촉진된다. 몸통근육의 특정한 그리고 선택적인 활성화는 선택적 몸통 활동과 APAs 타이밍의 개선으로 이어지고 보상 활동의 필요성을 감소시킬지도 모른다. 다리의 상호 활성화는 이것에 의해서 왼팔의 선택적 활동을 훈련하는 가능성과 마찬가지로 촉진될지도 모른다. 왼발 위 몸통의 더 효율적인 앞쪽으로의 움직임을 위한 코어 안정성의 개선은 앉은 자세에서 일어서는 동안 효율적인 체중부하를 위한 양호한 기초를 제공하고 이것은 왼팔에서의 연합반응의 감소를 야기할지도 모른다.

오른쪽 옆으로 누운 자세에서 반대쪽 다리의 활동을 위한 뒤쪽 안정성을 위해 같은 쪽(오른쪽)을 안정시키고 있다

옆으로 누운 자세설정은 보행상황과 마찬가지의 입각쪽 다리와 유각쪽 다리 사이의 관계에 대한 지각을 만들어낼지도 모른다. HS씨의 오른쪽 다리는 보행의 입각기를 자극하기 위해 폄의 위치로 유지되었다(**그림 4.6 b**). 이것은 소뇌가 오른쪽 몸통의 APAs를 증가시키기 위해 상황에 맞는 고유감각 정보를 받는다는 것을 확실히 할지도 모른다. 왼팔은 CHOR이 유지되고 있다. 치료중재는 골반과 코어 근육조직의 선택적 활동을 달성하는 것만이 아니라 골반의 뒤당김 패턴을 방지하고 왼쪽다리의 정렬을 개선하는 것을 목적으로 하여 몸통과 골반의 상호 활동을 개선하는 것을 목표로 하고 있다.

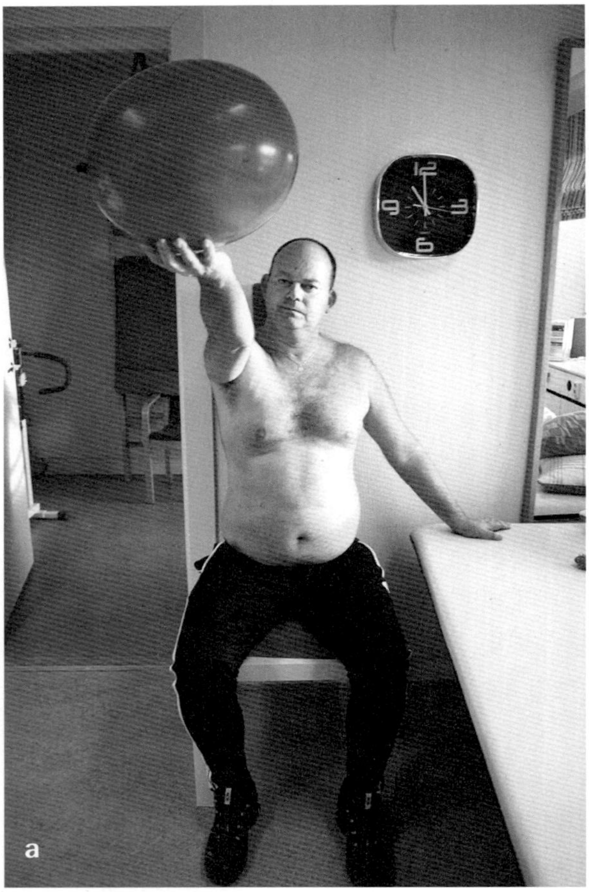

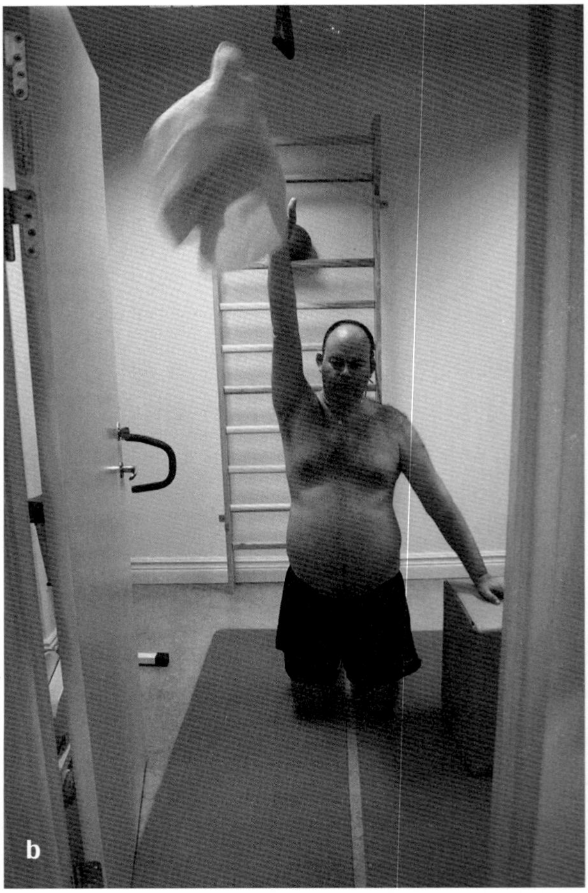

그림 4.4 (a, b) 오른팔 고정을 감소시키고 자세조절을 강화하기 위한 앉은 자세와 무릎 꿇기 자세에서의 치료중재.

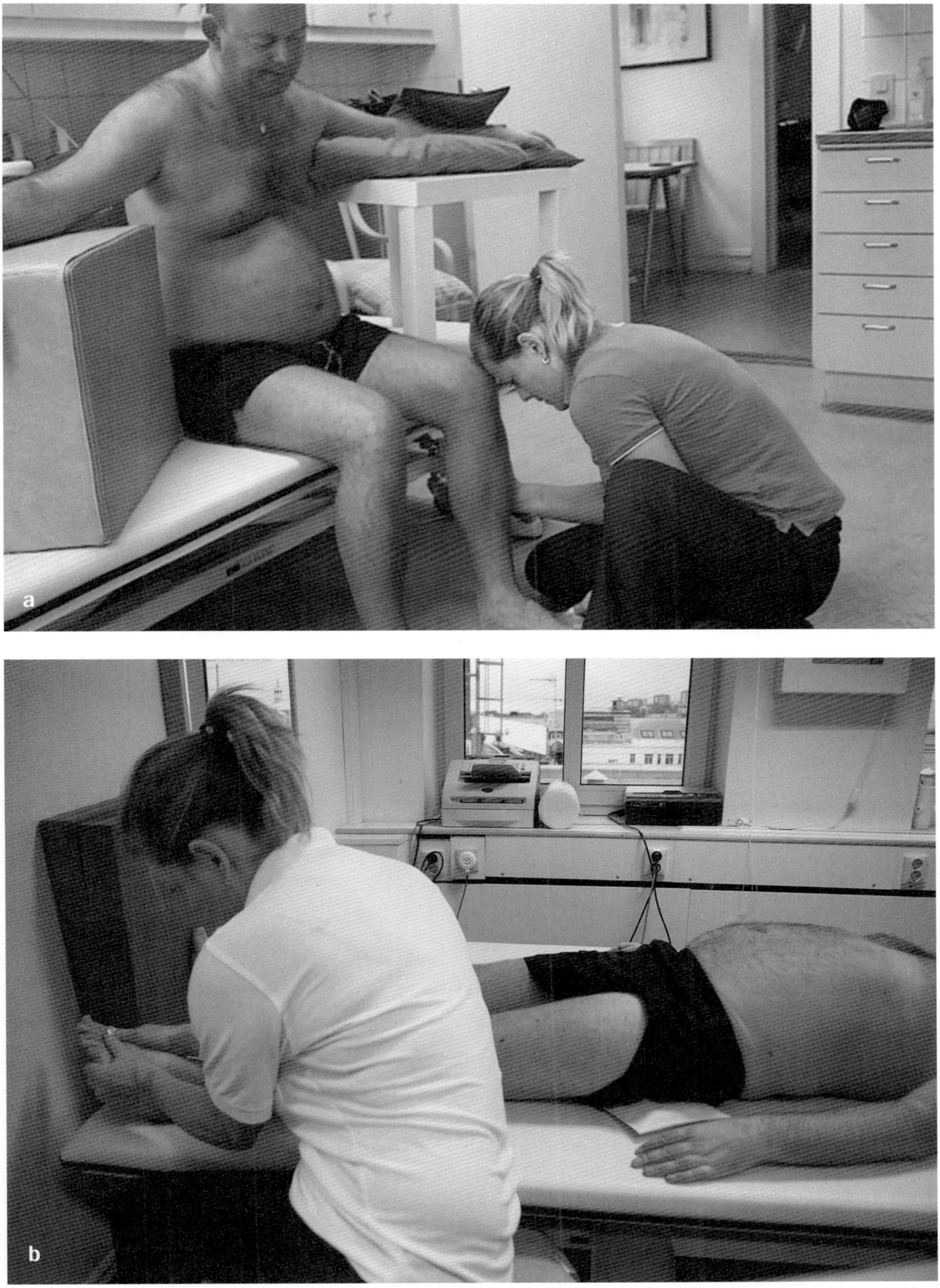

그림 4.5 **(a)** 발꿈치를 내리기 위한 원심성 가자미근과 동시 활성화하는 장딴지근과의 발/바닥의 상호작용을 위한 종아리세갈래근의 활성화. **(b)** 발의 내재근을 활성화하기 위해 감각자극을 사용하고 있다.

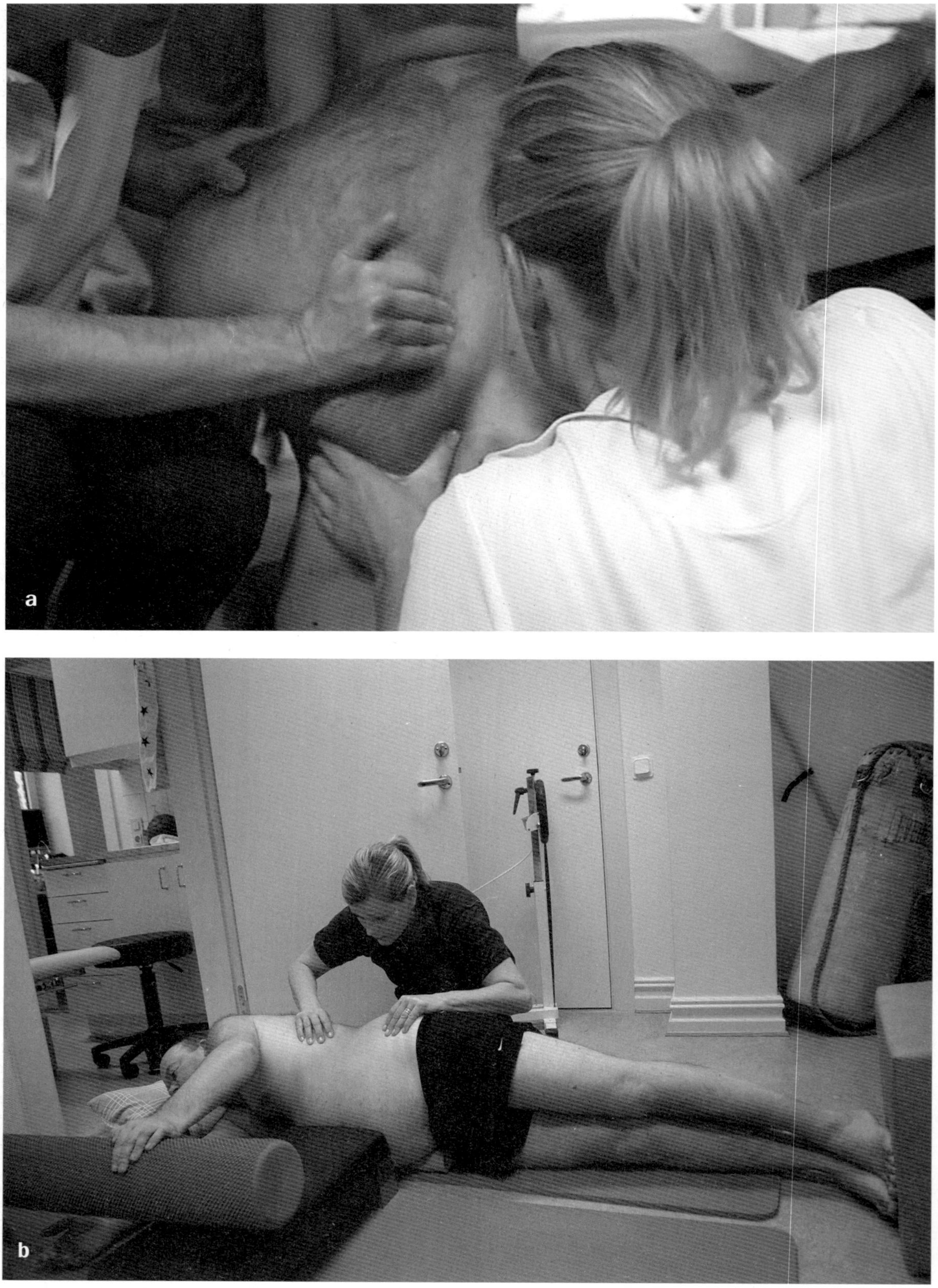

그림 4.6 **(a)** 앉은 자세에서 몸통 근육조직을 가동화하고 활성화하기 위한 치료중재. 1명의 치료사가 어깨뼈 고정(scapular setting)과 다른 몸통 가동성을 촉진하고 있다. **(b)** 골반과 엉덩관절 근육조직의 선택적 활동의 활성화를 위해 옆으로 누워 있는 환자(계속).

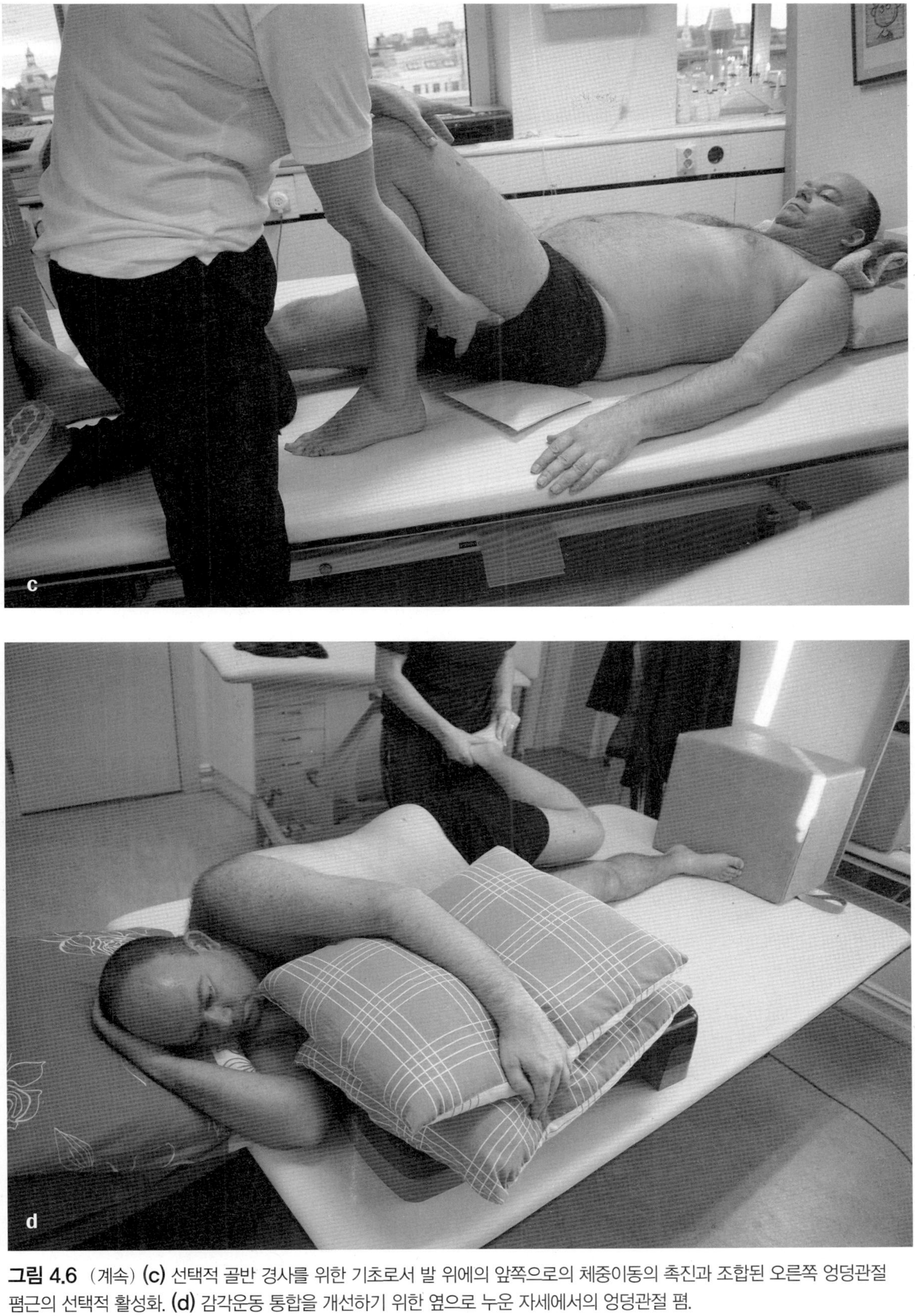

그림 4.6 (계속) **(c)** 선택적 골반 경사를 위한 기초로서 발 위에의 앞쪽으로의 체중이동의 촉진과 조합된 오른쪽 엉덩관절 폄근의 선택적 활성화. **(d)** 감각운동 통합을 개선하기 위한 옆으로 누운 자세에서의 엉덩관절 폄.

선택적 골반경사를 위한 기초로서 발 위로의 앞쪽 체중이동의 촉진이 결합된 왼쪽 엉덩관절 폄근의 선택적 활성화

이것은 엉덩관절 및 코어 근육의 상호 작용을 강화하고 왼발 위의 앞쪽 체중이동을 촉진하기 위해 선택적 엉덩관절 폄 및 골반경사의 기초로서 발의 활성화를 통해 능동적인 다리를 굽혀 누운 자세(crooked lying)를 만들어내는 것을 포함한다(**그림 4.6 c**). 엉덩관절과 골반바닥근육조직은 코어 근육의 지지기반의 역할을 한다. 엉덩관절 근육조직은 다리가 움직이는 동안에 힘과 파워의 생성만이 아니라 몸통의 안정화와 관련이 있다(Sharrock et al 2011). 엉덩관절의 폄, 특히 입각 후기의 폄은 중요하며, 그 이유는 엉덩관절을 펴는 힘은 입각쪽 발 위로 몸통을 앞쪽으로 움직이는 것과 연관성이 있기 때문이다. 따라서 엉덩관절 굽힘근은 유각쪽 다리를 생성하기 위한 개선된 기계적 이점이 주어지고 큰 보폭길이와 속도 증가를 초래한다(Teixeira-Salmela et al 2001).

감각운동 통합을 위한 옆으로 누운 자세에서의 엉덩관절 폄

치료사는 옆으로 누운 자세에서 왼발 발꿈치로부터의 엉덩관절 폄을 촉진한다(**그림 4.6 d**). 바닥 위의 발 위치를 확인하기 위한 시각(vision)의 과다사용은 다리의 신체도식 감소에 흔히 사용되는 보상이다. 따라서 옆으로 누운 자세에서 작업하는 것은 시각 없이 감각으로 유도된 근육활성화에 중점을 두는 것을 가능케 한다.

부분 과제 연습 : 양쪽 CHOR를 수반한 선 자세에서 앉기의 촉진

코어 근육 및 엉덩관절 근육조직의 선택적 활동을 촉진하는 것은 선 자세에서 앉기의 과제를 통해 달성될지도 모른다(**그림 4.7**). 선 자세에서 앉은 자세로 이행하는 것은 자세 안정성을 유지하면서 원심성 근육활동을 사용하여 신체질량을 낮추는 것을 필요로 한다(Reine et al 2009).

치료중재는 양쪽 CHOR가 수반되는 선 자세로 시작되고 치료사는 선 자세에서 앉은 자세가 되는 다양한 단계의 골반과 엉덩관절 움직임을 촉진한다. 보바스 개념에서 촉진은 환자의 신체도식을 구축하는 것에 관한 것이다. 주어진 촉진은 항상 과제와 관련되어 있다. 치료사는 환자에게 적절한 감각정보를 제공하는 것을 목표로 하며, 이것은 건강한 사람에서의 특정 수의운동을 하는 동안에 경험할 수 있을 것이다. 따라서 이 사례에서 치료사는 이 과제에 수반되는 주요 근육군의 활동을 촉진하기 위해 엉덩관절 폄근과 복부하부 근육에 대한 손에 의한 조작(hands-on)을 사용한다.

왼쪽 발/발목의 활성화와 가동화

다음의 치료중재는 발과 발목관절에서의 정렬과 근육활동을 개선함으로써 발과 바닥 접촉을 강화하는 것을 목표로 하고 있다(**그림 4.5 a, b**). 이것은 왼쪽으로

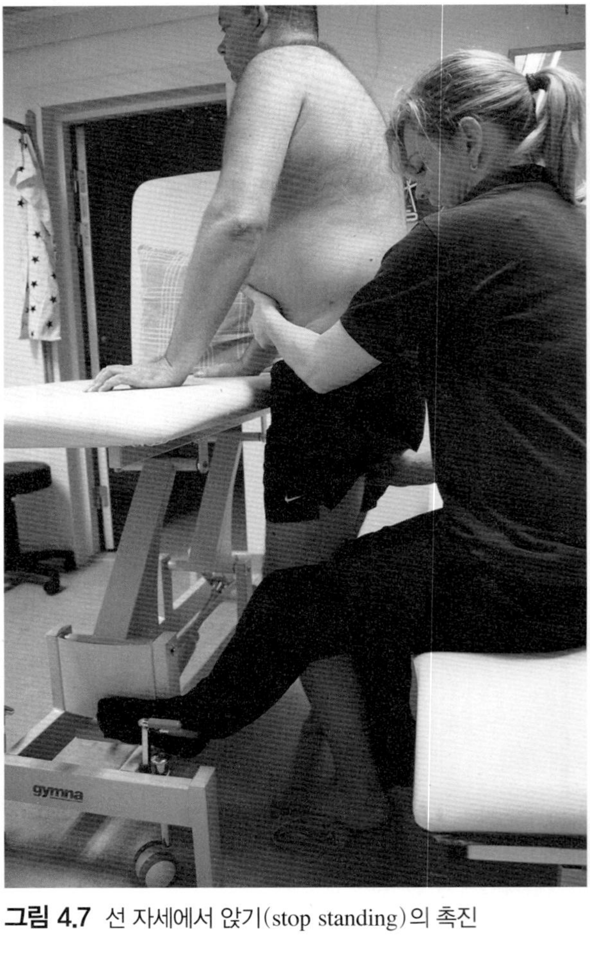

그림 4.7 선 자세에서 앉기(stop standing)의 촉진

부터의 원심성 정보를 증가시키고, 왼쪽으로부터의 방향성을 개선하며, 다양한 활동에서 왼쪽 다리에 하중을 실을 가능성을 개선하고 그리고 이 다리의 폄근 활동을 추가로 증가시킬지도 모른다.

발목의 등쪽굽힘을 수반하는 선택적 무릎 폄의 촉진

무릎관절과 발목관절의 폄근은 양쪽 모두 항중력근이다. 비정상적인 동시 활성화는 반신불완전마비성 보행 장애의 원인이 될 수 있다(Dyer et al 2011). 협응장애는 근육을 선택적으로 활성화할 수 없는 것으로 나타날지도 모른다. 이 치료중재는 다관절에 걸친 근력훈련을 목표로 하고 있으며 이것에 의해서 다리 전체의 움직임이 만들어지고, 그리고 다리의 단일 관절에 걸친 근력훈련과 비교하여 동시 활성화의 개선, 운동단위 활동의 큰 증가, 및 근육 재교육을 초래할지도 모른다(Son et al 2014). 환자는 머리, 팔 및 상부몸통으로부터 아래로 밀리는 것을 방지하기 위해 팔을 보상 패턴 범위 밖으로 하여 앉아 있다(**그림 4.8**). 왼쪽 발의 먼쪽 촉진은 발과 발목의 위치를 조정하고 무릎의 폄, 왼쪽 엉덩관절에서의 자세활동 및 반대쪽 코어 안정성을 동원하기 위해 사용된다.

과제 연습 : 앉은 자세에서 일어서기의 훈련

환자가 몸통 코어 안정성의 개선과 발목의 양호한 정렬이 달성됨에 따라 그는 앉은 자세에서 일어서는 동안 왼발 위로의 더 효율적인 몸통의 앞쪽 움직임을 달성하였다 왼손을 CHOR 상태로 한 치료중재는 왼쪽 발목관절을 양호한 정렬로 활성화하는 것을 목표로 하고 있다(**그림 4.9**). 환자는 보상을 위해 오른팔을 사용하지 않고 앉은 자세에서 일어서기를 시작하기 위해 오른팔로

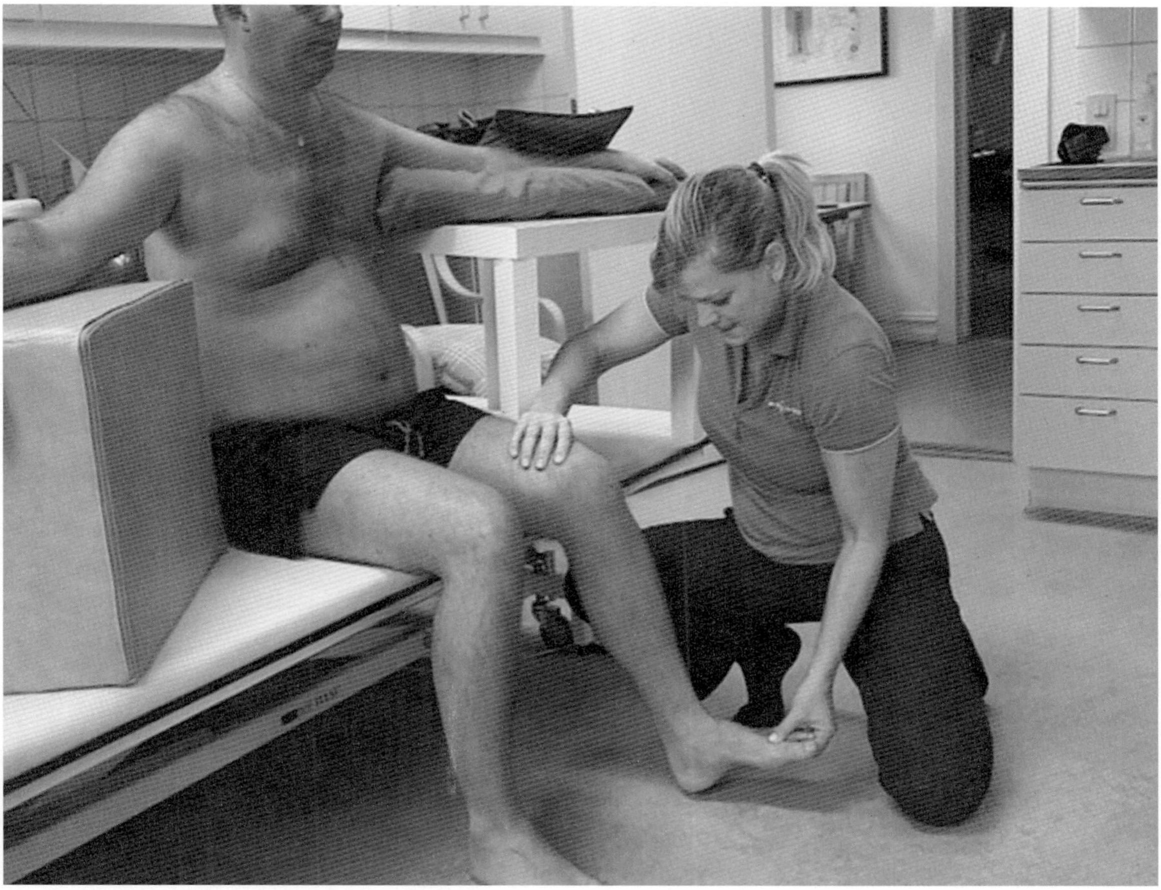

그림 4.8 발목의 등쪽굽힘을 수반하는 선택적 무릎 폄의 촉진.

풍선을 들어 올린다. 왼손을 CHOR 상태로 사용하는 것은 환경과의 상호작용을 위한 손의 역할을 강조하며, 안정성의 결여로 인한 고정 장치(fixator)의 역할에서 그것을 풀어준다. 손을 CHOR 상태로 하면 중추신경계는 자세의 흔들림에 대한 정보를 받고 피드포워드 운동조정을 가능케 하여 그것에 의해 환자가 앉은 자세에서 더 효율적으로 일어서는 것을 가능케 한다.

엎드려 누운 자세에서의 어깨뼈 설정

치료목표는 왼쪽 팔이음뼈와 몸통 사이의 상호 작용을 개선하고 어깨뼈 뒤쪽경사(SPT)를 촉진하는 근육의 선택적 강화를 하는 것이며, 이것은 어깨뼈 아래각(inferior angle)이 앞쪽 및 꼬리 방향으로 움직이는 동안 부리돌기가 뒤쪽 및 머리 방향으로 움직이는 것을 가리킨다(Clarkson 2005)(**그림 4.10**). 어깨뼈 안정성은 등뼈의 활동과 가동성에 좌우되며, 등뼈는 그 움직임의 기초로서의 역할을 한다(Stewart et al 1995).

발의 바닥쪽굽힘근 강화

치료중재는 추진력을 증가시키고 따라서 보행속도를 높이기 위해 바닥쪽굽힘근의 근력과 상호 활동을 개선하는 것을 목표로 한다(**그림 4.11**). 장딴지근의 활성화는 가자미근의 원심성 조절을 촉진한다. 가자미근과 장딴지근은 주로 보행의 양 다리 지지기 동안에 앞쪽으로의 전진과 유각의 시작에서 각각 중요한 역할을 한다(Neptune et al 2004).

선 자세에서 자세조절을 증가시키기 위해 왼팔의 CHOR를 수반한 팔 움직임의 탐색

그림 4.12 a는 자세조절과 과제 수행을 통합하기 위한 치료중재를 보여주고 있다(Graham et al 2009). 선 자세에서의 동적인 과제 연습은 자세 안정성에 대한 기

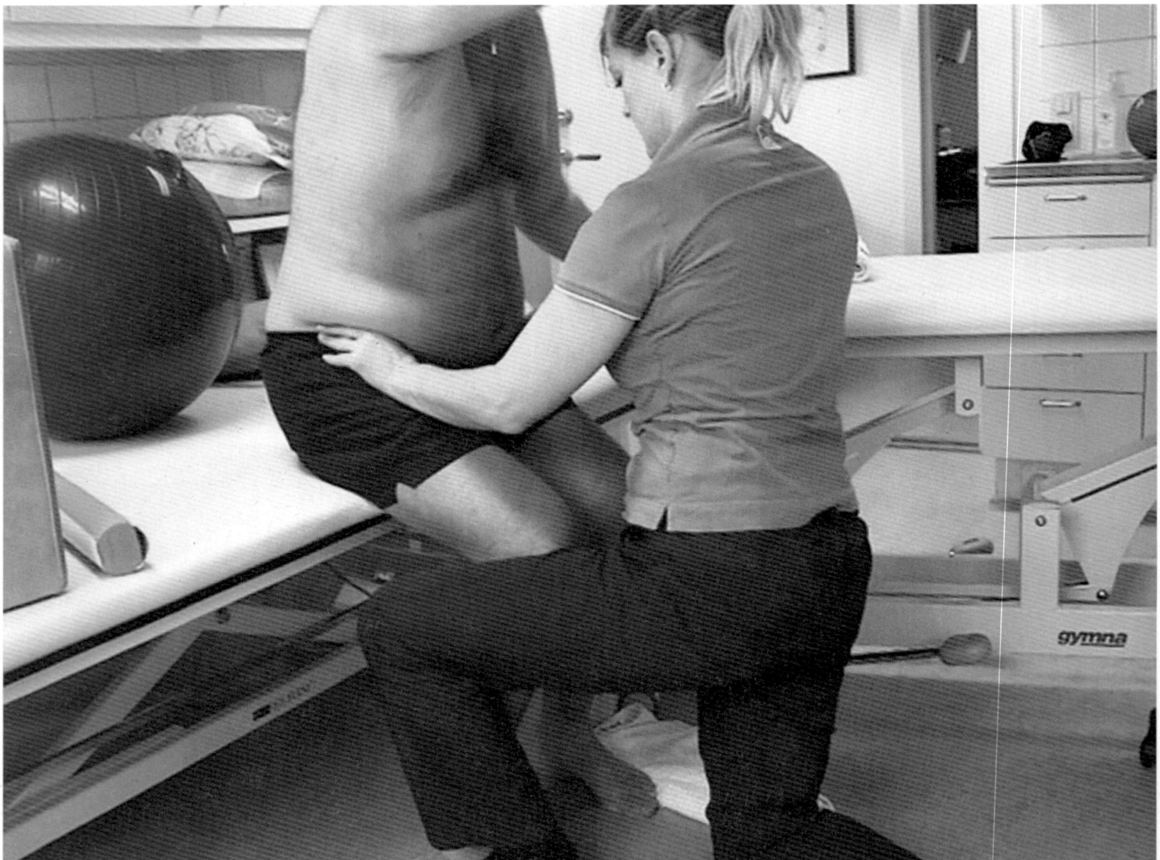

그림 4.9 오른팔에 의한 팔 뻗기를 통해 앉은 자세에서 일어서는 훈련.

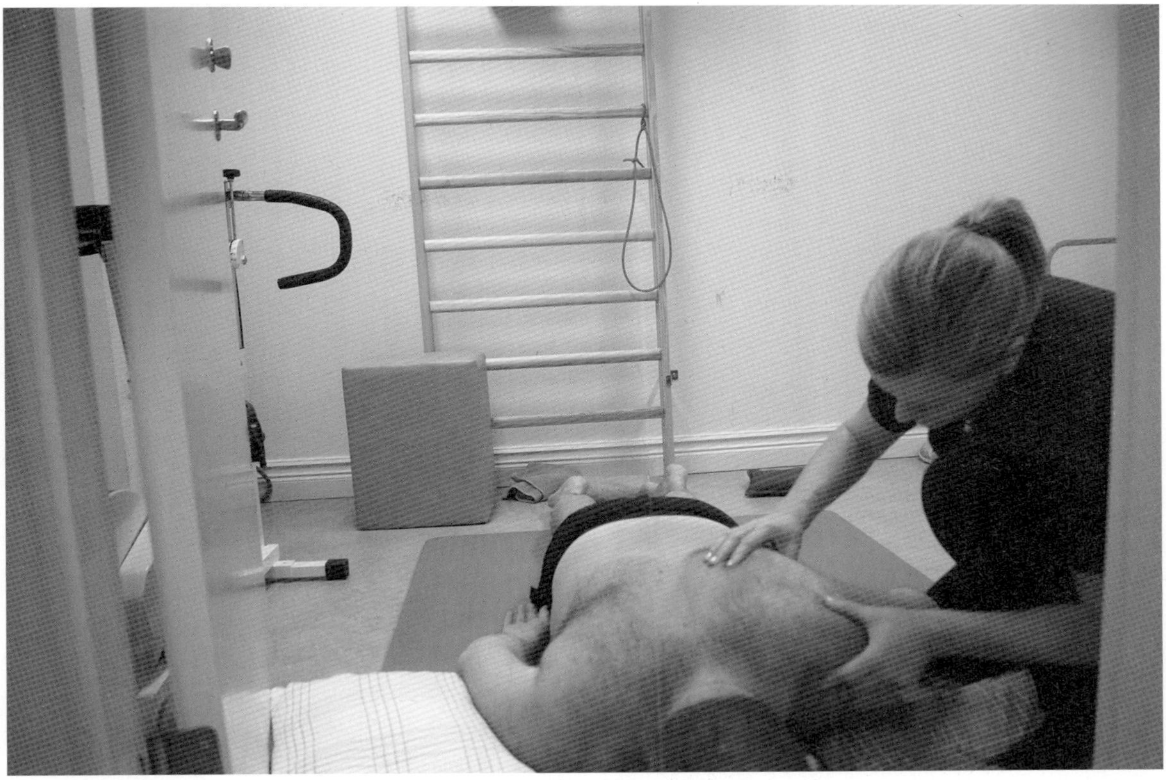

그림 4.10 엎드려 누운 자세에서 어깨뼈 설정의 촉진.

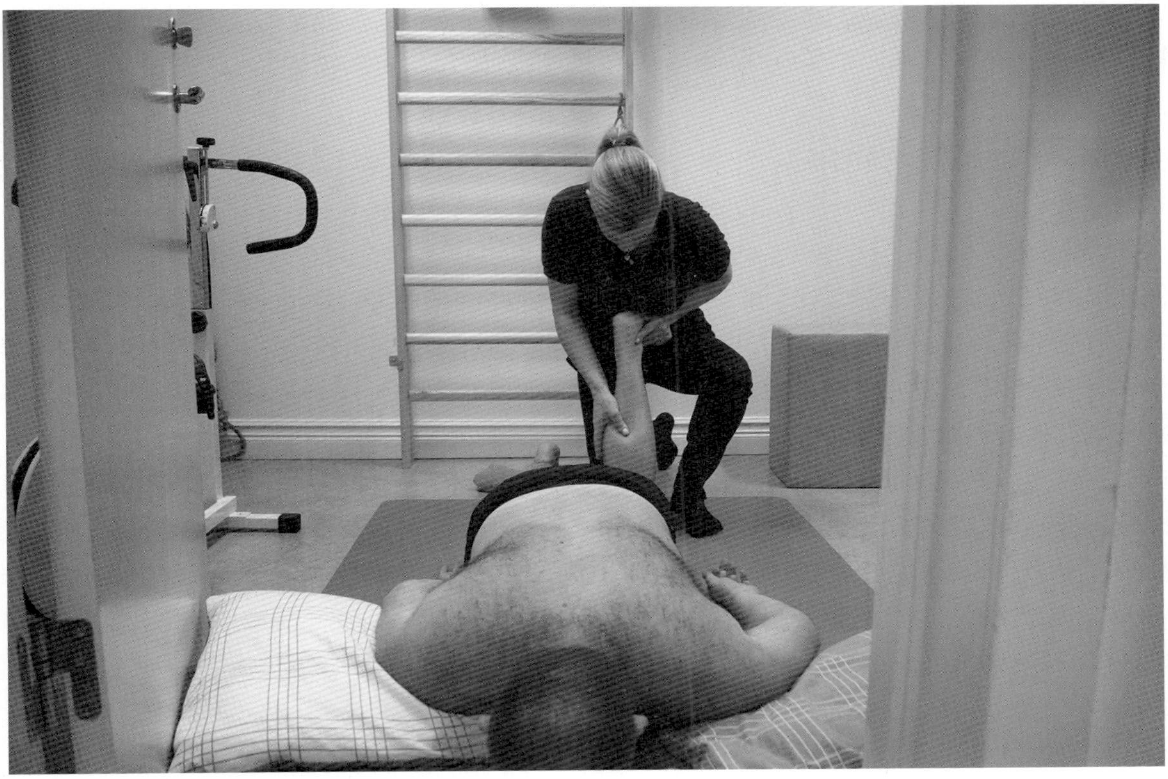

그림 4.11 바닥쪽굽힘근의 근력훈련.

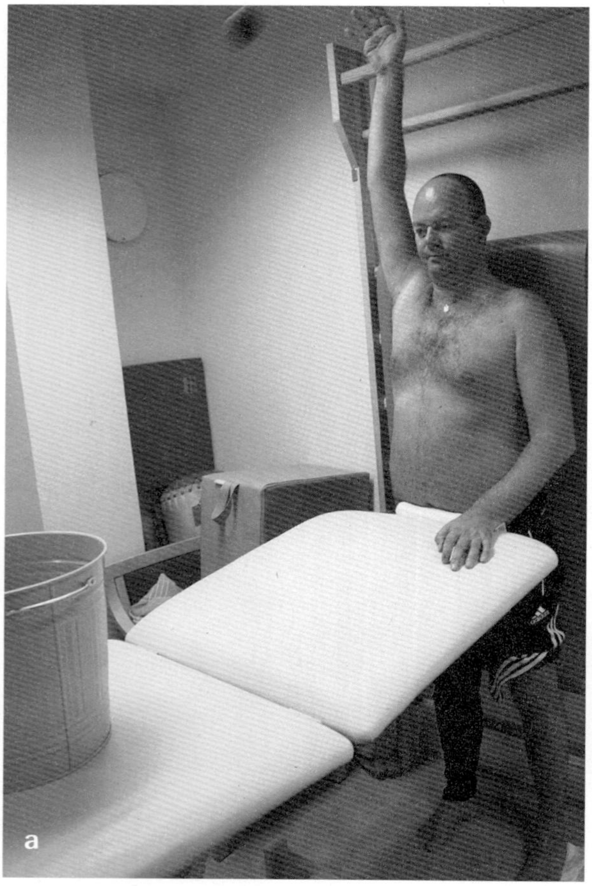

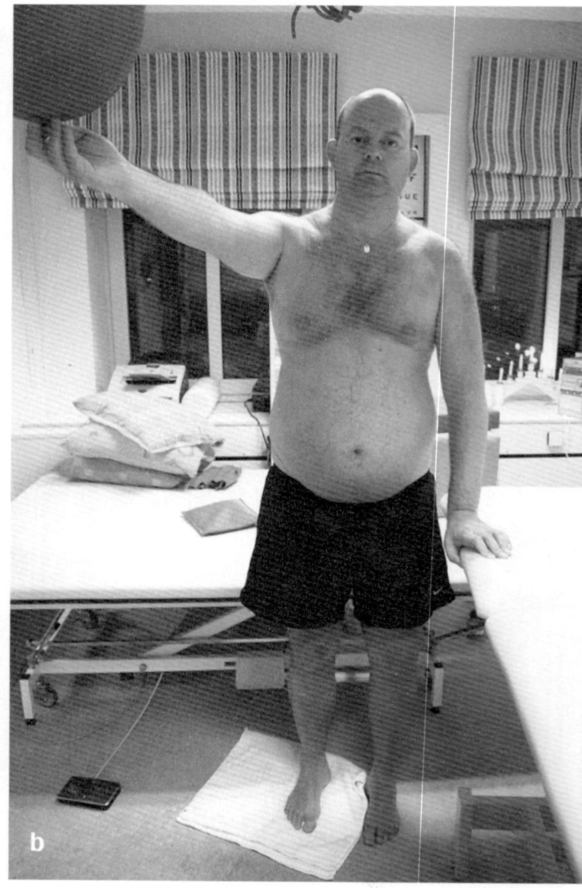

그림 4.12 (a, b) 수축성 손의 정위반응(CHOR) 상태에서 오른팔로 팔의 움직임을 탐색하고 있다.

능적 도전이며 안정성 한계의 탐색을 가능케 한다. 그러나 자유롭게 선 자세는 너무 많은 움직임의 자유도를 야기하여 보상적인 고정을 야기하였다. 따라서 서 있는 자세는 조정될 필요가 있었다. 환경을 바꾸는 것과 적절한 외부 지지를 제공하는 것은 환자가 차례로 자세조절과 선택적 움직임을 개선할 수 있는 복합 운동과제의 수행을 가능케 하였다(Graham et al 2009). CHOR와 환자의 배후에 있는 지지체로서의 벽을 사용함으로써 자유도가 제한되고 감각입력은 최대화되었다. 이와 같이 하여 선 자세의 조절은 최적화되었다. 왼손의 CHOR가 만들어졌다. 안정된 표면에 대한 가벼운 접촉은 엉덩관절의 체축근육(axial muscle) 긴장의 관련된 증가 때문에 입각 동안에 자세 흔들림이 감소하는 것 같다(Franzén et al 2011). 과제는 팔목과 손만을 사용하여 다양한 무게의 공을 양동이 안에 던지는 것이었다(먼쪽 선택적 움직임). 던지는 움직임은 APAs를 필요로 할 것이고 던질 물체의 무게가 서로 다르기 때문에 보상적 균형전략을 필요로 할 것이다. 공 던지기와 같은 기능적 활동을 수반하는 훈련은 강화된 APAs가 그 다음의 균형조절에 미치는 영향만이 아니라 예측 가능한 교란에 앞서 APAs의 발생에 영향을 줄지도 모른다(Aruin et al ok).

HS씨의 선 자세 안정성은 그가 자유도를 증가시킬 수 있고 여전히 보상성 고정 없이 균형을 유지할 정도로 개선되었고(**그림 4.12 b**), 그는 왼팔을 CHOR 상태로 유지하면서 오른팔 활동을 직선 패턴으로 탐색하기 시작할 수 있었다.

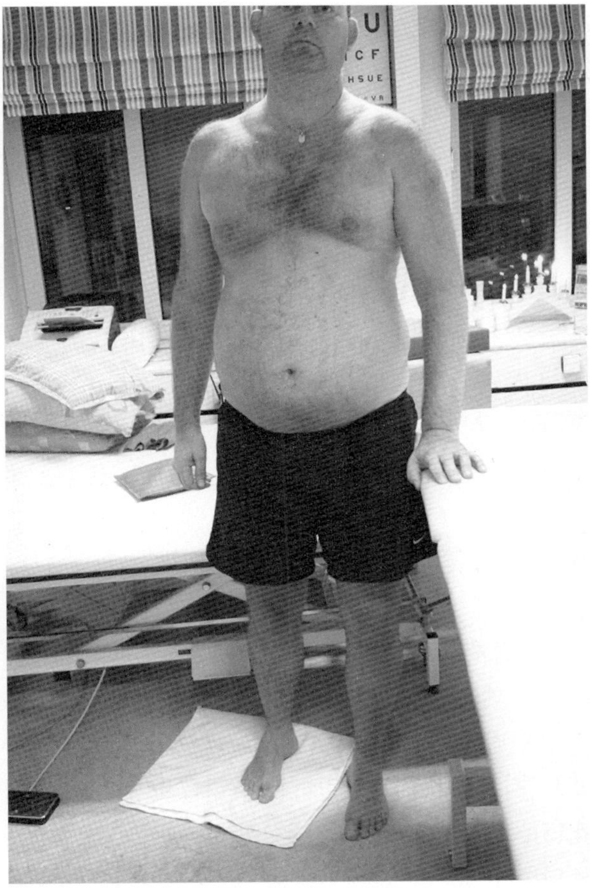

그림 4.13 왼쪽 다리로 서서 왼팔로 수축성 손의 정위반응(CHOR)을 유지하면서 오른쪽 다리로 타월을 앞뒤방향으로 미끄러뜨린다.

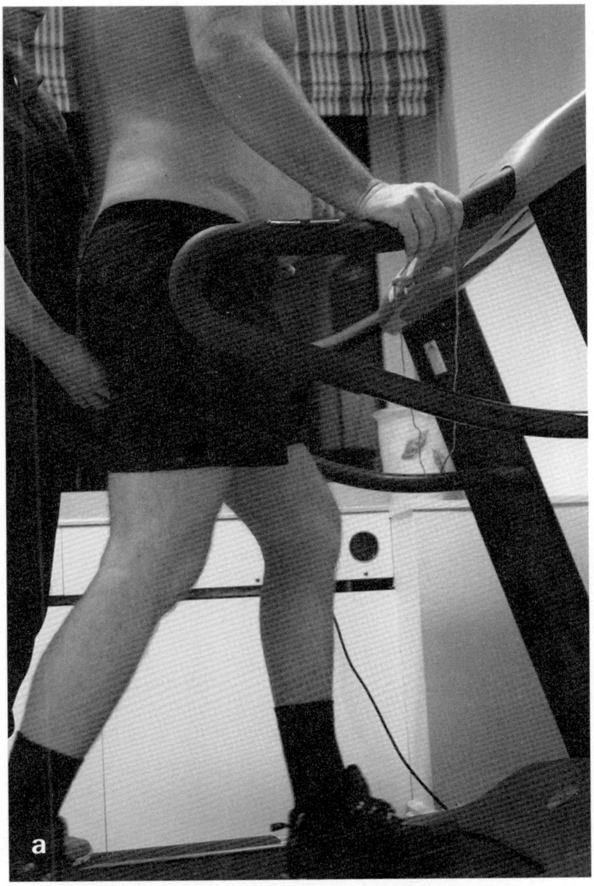

그림 4.14 (a) 다리 움직임의 상호적 패턴과 보행속도를 촉진하기 위한 엉덩관절 폄의 촉진을 수반하는 트레드밀 훈련(계속).

CHOR 상태의 왼손을 수반하는 왼쪽의 한쪽다리로 선 자세의 훈련

이 치료중재는 왼손의 환경과의 상호 작용을 촉진하고 그것에 의해서 고정 장치의 역할로부터 그것을 풀어주는 왼쪽다리로 선 자세조절을 탐색하는 것을 목표로 한다(**그림 4.13**). 코어 조절의 개선과 바닥에 대한 왼발의 정렬 개선은 치료가 자세활동을 더욱 개선하기 위해 왼쪽다리 입각기로 진전되는 것을 가능케 하였다.

과제연습 : CPG 활동과 보행속도를 촉진하기 위한 다리 및 하복부 활동의 엉덩관절 폄의 촉진을 수반하는 트레드밀 훈련

보행에서의 마비측 추진력의 감소는 입각후기의 마비측 다리 폄의 감소에 기인할지도 모른다(Peterson et al2010). 보행 중 체중부하를 위한 다리 폄근의 활성화는 부분적으로 감각입력에 좌우된다고 알려져 있고(Beres-Jones & Harkema 2004), 트레드밀 훈련에 의해서 강화될지도 모른다(**그림 4.14 a**). 이 치료중재의 목적은 보행을 위한 CPG의 활성화였으며 이것은 아마도 팔다리의 적절한 부하 또는 부하제거와 입각기에서의 엉덩관절 정렬을 촉진함으로써 달성될지도 모른다(Rossignol et al 2006).

뒤쪽 보행의 촉진

우리는 싱크대에서 물러날 때, 도어를 열 때, 또는 자동차가 옆을 지나가 한 걸음 물러날 때와 같이 매일 뒷걸음질진다. 뒤쪽 보행은 앞쪽 보행보다 더 많은 안정성을 필요로 하는 것만이 아니라(Hoogkamer et al

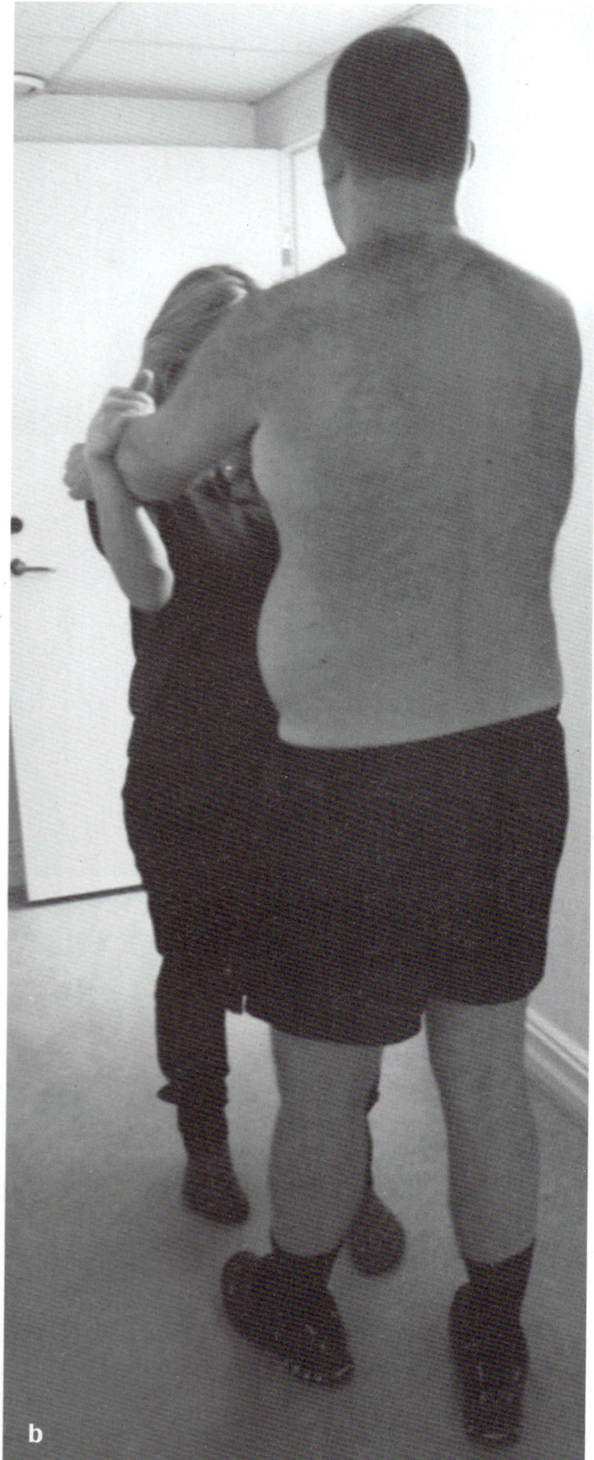

그림 4.14 (계속) **(b)** 뒤쪽 보행의 촉진.

2014), 더 많은 균형과 운동조절을 필요로 한다는 것을 (Hao & Chen 2011) 시사하고 있다. 뒤쪽 보행은 시각 단서가 없어 앞쪽 보행보다 더 많이 고유감각에 의존하고 결과적으로 다리의 신체도식을 업데이트하는 데 고유감각이 사용될 수 있다. 뒤쪽 보행은 발을 신체 뒤쪽으로 위치시키는 데 초점을 맞추고 따라서 엉덩관절의 폄을 촉진한다(**그림 4.14 b**). 앞쪽으로의 움직임을 시작하기 위해 한 발짝 뒤로 물러서는 것은 발 떼기(push-off)에서 힘과 파워를 증가시키고 첫걸음의 시간특성을 개선할 수 있다(Frost et al 2015).

사정
Evaluation

결과측정

5미터 보행검사

자기 페이스의 보행속도는 보행훈련 전략을 위한 가장 일반적인 결과측정이며 신체를 한 장소에서 다른 장소로 시기적절하게 운반하는 능력을 반영한다(**그림 4.15**). 가장 사용되는 검사는 10미터 보행이지만, 실용적인 이유로부터 짧은 보행검사도 사용될 수 있다. 여기서는 5미터 검사가 사용되었다. 가속과 감속이 가능하도록 5미터의 중간에서 시간이 측정되었다. 전체로서 7미터 거리가 사용되었다.

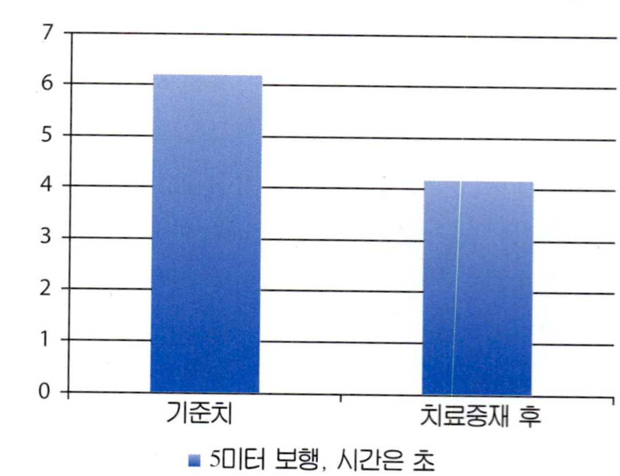

그림 4.15 치료중재 전과 후의 5미터 보행검사 결과

몸통장애척도 - 노르웨이어 수정판(TIS-modNV)

몸통장애척도 - 노르웨이어 수정판(TIS-modNV)(Gjelsvik et al 2012)은 앉은 자세에서의 몸통조절의 질을 평가하기 위해 사용되었다(**그림 4.16**). 채점의 전제조건은 10초 동안 지지가 없이 똑바로 앉아 있는 능력이다. 척도는 6개 항목으로 구성되고 합계 점수는 0~16점이다(최고 16점).

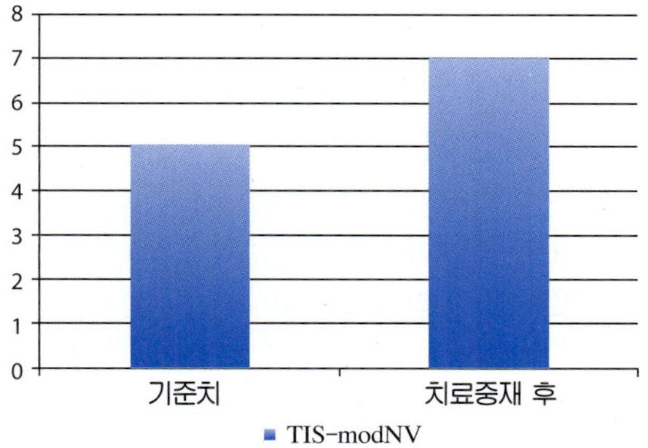

그림 4.16 몸통장애척도 - 노르웨이어 수정판(TIS-modNV). 치료중재 전과 후

최대 보폭길이(MSL)

최대 보폭길이(Maximum Step Length : MSL)는 사람이 한 걸음 앞으로 내딛고 균형을 상실함이 없이 성공적으로 원위치로 되돌아올 수 있는 능력이다. MSL 검사는 표준 임상균형검사와 마찬가지로 이동성 수행능력과 균형 신뢰성의 좋은 예측 지표이다(Goldberg et al 2010). MSL 검사는 몸통 근육조직만이 아니라 몸쪽 및 먼쪽 다리의 협응된 활동을 필요로 하는 복합적인 활동이다(Goldberg et al 2010).

HS씨의 보행속도는 치료중재 전 기간에 0.8미터/초였고 치료중재 후에 1.2미터/초이었으며, 이것은 0.4미터/초의 보행속도가 개선된 것이다(**그림 4.17**).

최근의 연구에서는 보행속도 0.05미터/초의 변화는 유의미한 변화에 필요한 변화로서 계산되었다(Perera et al 2006). 정상인보다 보행속도가 느린 환자에서 적어도 0.1미터/초의 보행속도 개선은 웰빙의 유용한 예측 지표이다(Purser et al 2005).

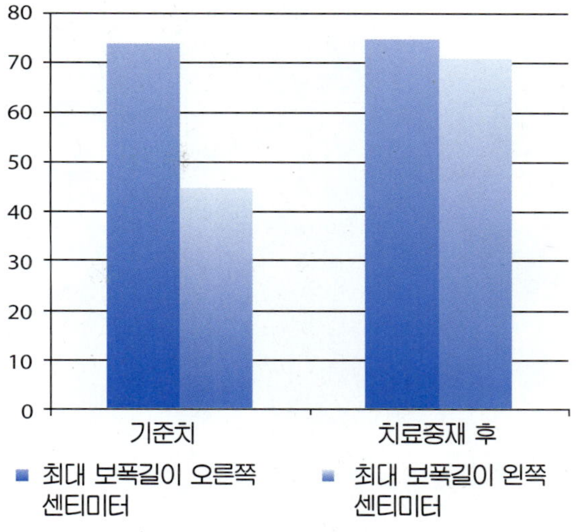

그림 4.17 최대 보폭길이 : 치료중재 전과 후

■ 앉은 자세

HS씨의 치료중재 전(**그림 4.18**)과 치료중재 후(**그림 4.19**)의 앉은 자세를 비교하면 다음 영역에서의 두드러진 개선을 보여주고 있다.

- 더 대칭적인 머리 위치.
- 체축 폄의 개선.
  - 등뼈가 더 펴져 있다.
  - 골반요소의 정렬이 더 양호하다.
- 어깨뼈와 팔의 더 대칭적인 안정 시 위치(rest position).

■ 관찰에 의한 움직임 분석

HS씨의 관찰에 의한 움직임 분석은 앉은 자세에서 일어서기와 몇 가지 보행단계를 다루었다.

앉은 자세에서 일어서기

HS씨는 치료중재 전(**그림 4.20 a–c**)과 치료중재 후(**그림 4.21 a–c**)의 비교에서 앉은 자세에서 일어서기의 개선을 보여주었다.

- 오른쪽을 통한 보상전략을 적게 사용하는 앉은 자세에서 일어서기의 시작은 양호한 대칭으로 앉은 자세에서 일어서는 이동을 가능케 한다.
- 코어 조절과 몸통 및 머리의 앞쪽 전위를 협응하는

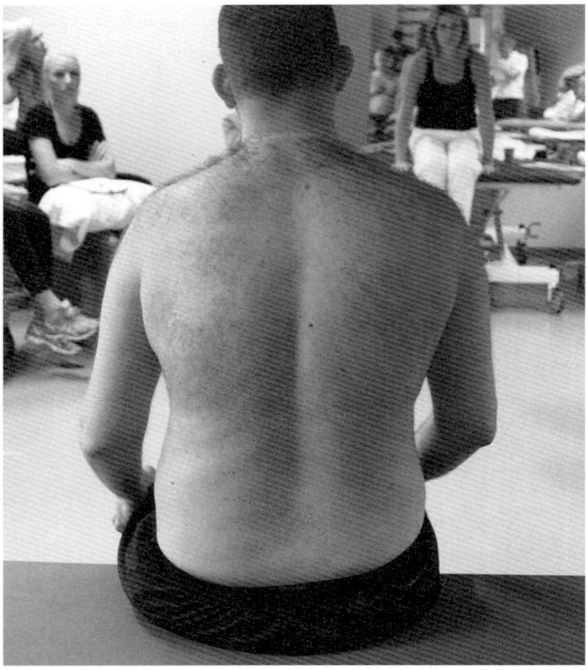

그림 4.18 초기의 앉은 자세

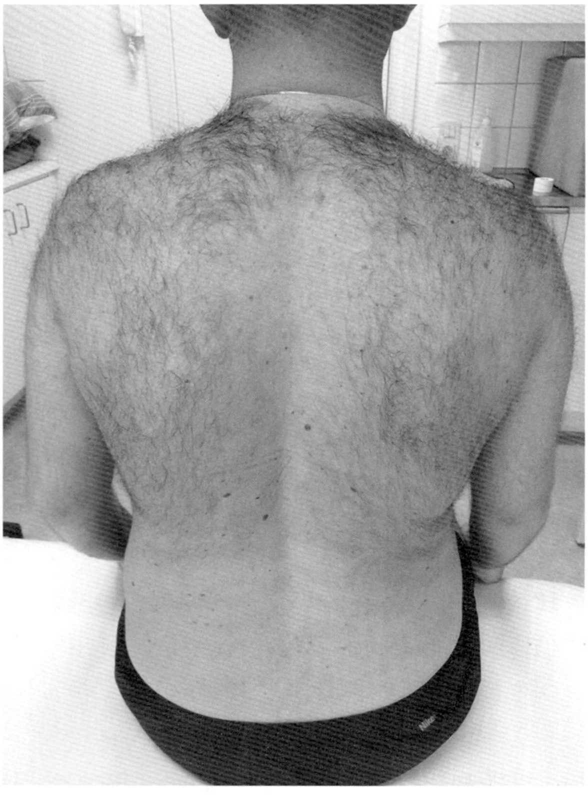

그림 4.19 치료중재 후의 앉은 자세

능력의 개선이 있다. 이것은 타이밍과 피드포워드 조절을 개선하였고 원하지 않는 보상전략을 감소시켰다.

- 다리의 전략과 바닥에 대한 발의 정렬의 개선은 왼쪽다리가 과제에 대한 관여의 개선과 편 자세로 일어서는 것의 개선을 가능케 한다.
- 양쪽 다리의 부하는 HS씨가 어느 다리로부터도 보행을 시작하는 선택권을 준다.

보행

HS씨는 또한 보행의 몇몇 단계의 치료중재 전과 후의 비교에서 개선을 보였다.

- 초기 접지(발꿈치 접지)
  (**그림 4.22 a**, **그림 4.23 a**).
  - 왼쪽 다리로 더 긴 발걸음.
  - 더 양호한 목말밑관절의 정렬로 발꿈치의 바닥과의 접촉이 개선되어 더 양호한 지면과의 접촉을 제공하고 있다.
  - 반대쪽 다리의 무릎관절과 엉덩관절 폄을 수반한 양호한 입각기.
- 왼쪽 입각중기(한쪽다리로 지지)
  (**그림 4.22 b**, **그림 4.23 b**).
  - 왼쪽 무릎 폄이 약간 개선되고 왼쪽 엉덩관절과 골반의 정렬이 개선되었다.
- 적은 회전과 양호한 폄을 수반하는 몸통 정렬이 개선되었고 결과적으로 머리의 정렬이 양호해졌다.
  - 오른쪽 다리의 굽힘이 적어졌다(가설 : HS씨는 겉질 중심의 굽힘 패턴이 적고 결과적으로 더 자동적으로 되고 CPG 중심의 보행 패턴이 된다는 것을 보여주고 있다).
- 이중 입각기(**그림 4.22c**, **그림 4.23c**).
  - 오른쪽 다리 보폭길이가 개선되었다.
  - 엉덩관절/골반의 양호한 정렬을 수반하는 왼쪽 엉덩관절의 폄이 개선되었다.
  - 몸통이 더 펴지고 양호한 어깨뼈 설정을 수반하는 하부 몸통 위의 상부 몸통과 팔이음뼈의

안정성이 개선되었다.

고찰

Discussion

이 사례의 목적은 보바스 개념에 기초한 치료중재가 두 가지 활동 즉, 만성 뇌졸중이 있는 환자에서의 앉은 자세에서 일어서기와 보행의 효율성에 긍정적인 영향을 미치는지를 확인하는 것이었다. 평가에서는 5개의 주요 장애영역이 있다는 것을 알게 되었다. (1)몸통의 항중력 활동의 감소, (2)왼쪽 발목/발 구성요소의 정렬불량, (3)왼쪽 골반의 근력감소, (4)엉덩관절 및 무릎관절의 정렬불량, (5)왼쪽 팔의 근약증이다. 몸통근육의 특정의 선택적 활성화와 왼쪽 발목의 정렬 개선은 보상성 고정의 감소와 결과적으로 환자가 앉은 자세에서 일어서서 걷는 능력을 개선하는 것만이 아니라 몸통조절, 다리의 체중부하, 그리고 신체 전체의 자세조절을 개선할 것이라고 가정하였다.

결론

Conclusion

이 사례의 결과는 보바스 개념에 기초하여 강력하고 개별적으로 고안된 2주간의 치료주재를 받고 있는 만성 뇌졸중 환자가 보행과 앉은 자세에서 일어서는 기능을 개현할 수 있다는 것을 시사하고 있다.

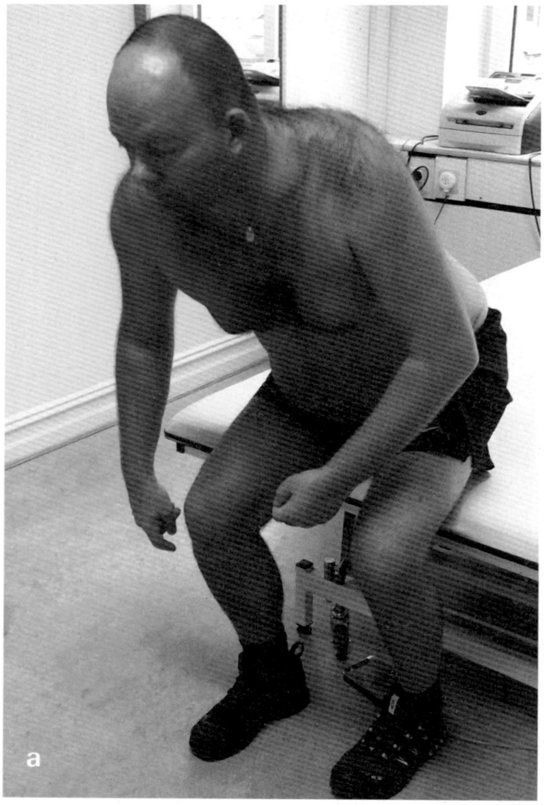

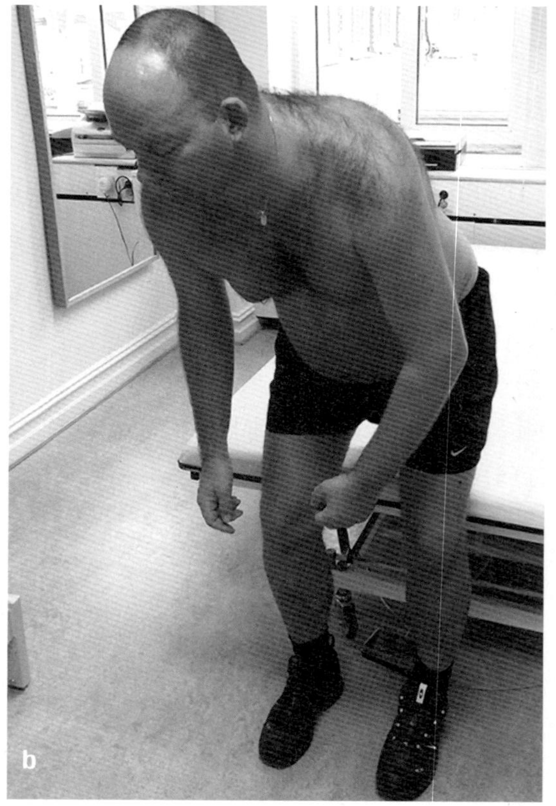

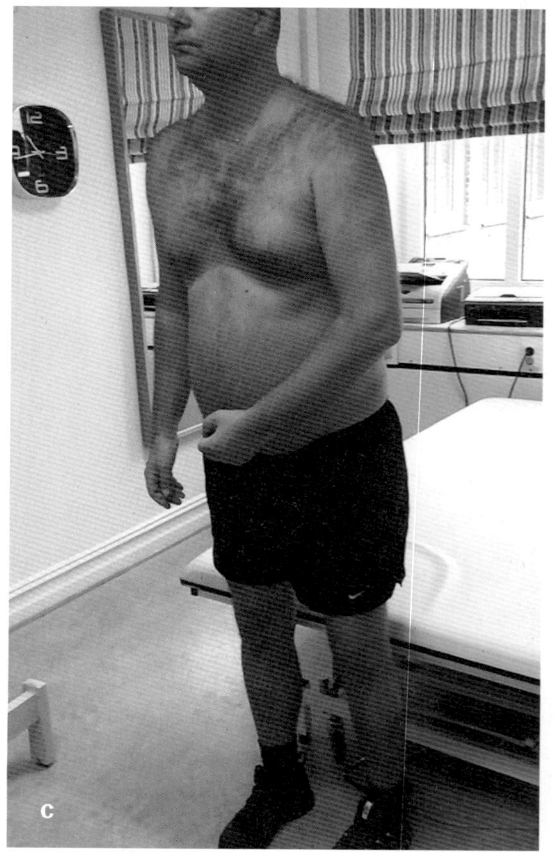

그림 4.20 (a–c) 초기의 앉은 자세에서 일어서기.

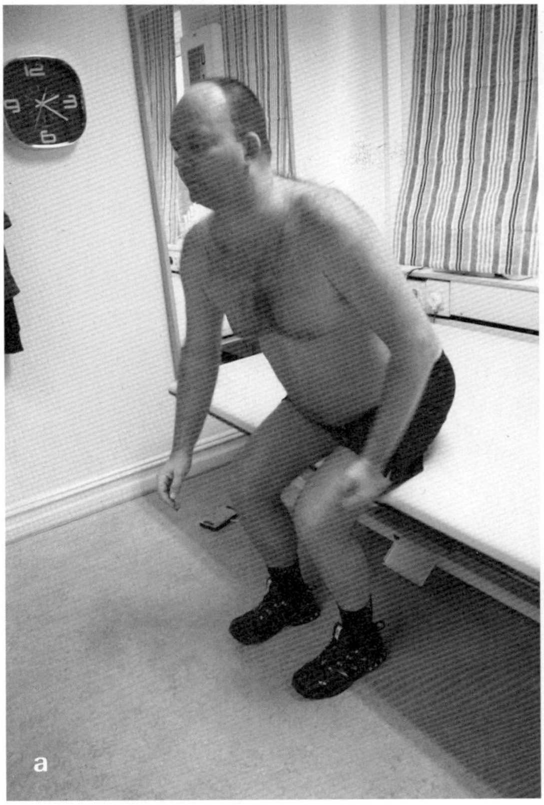

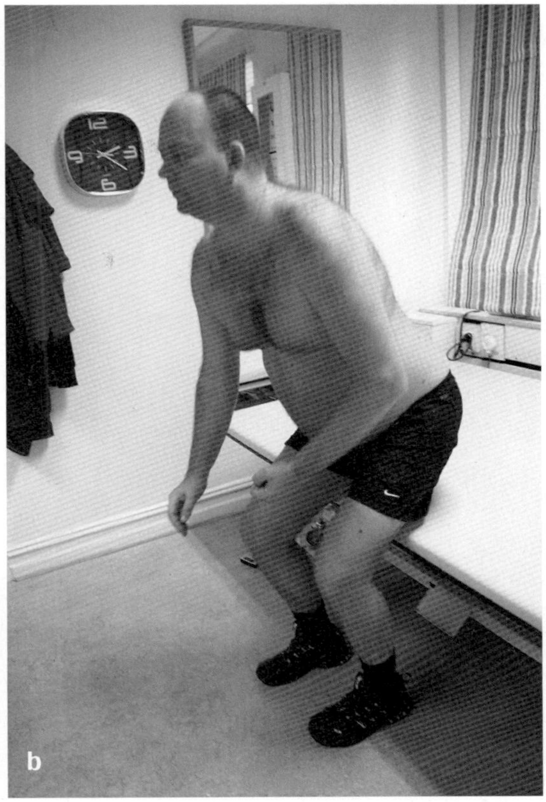

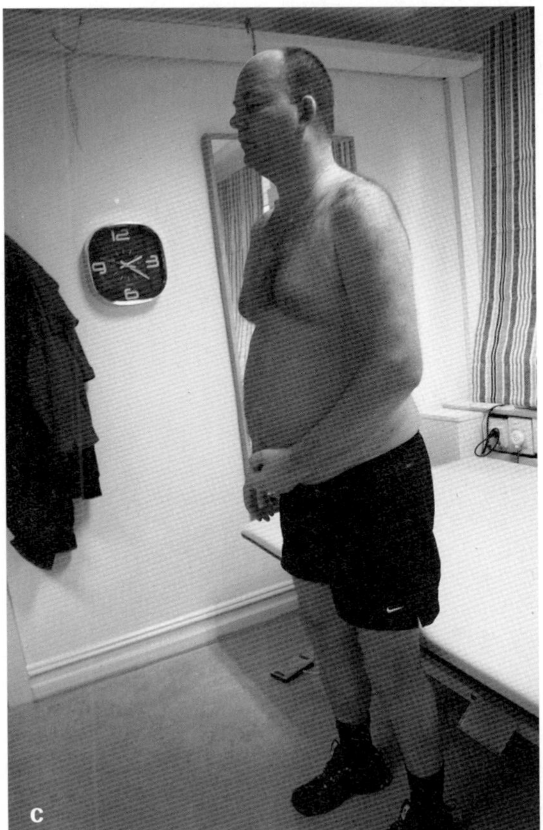

그림 4.21 (a–c) 치료중재 후의 앉은 자세에서 일어서기.

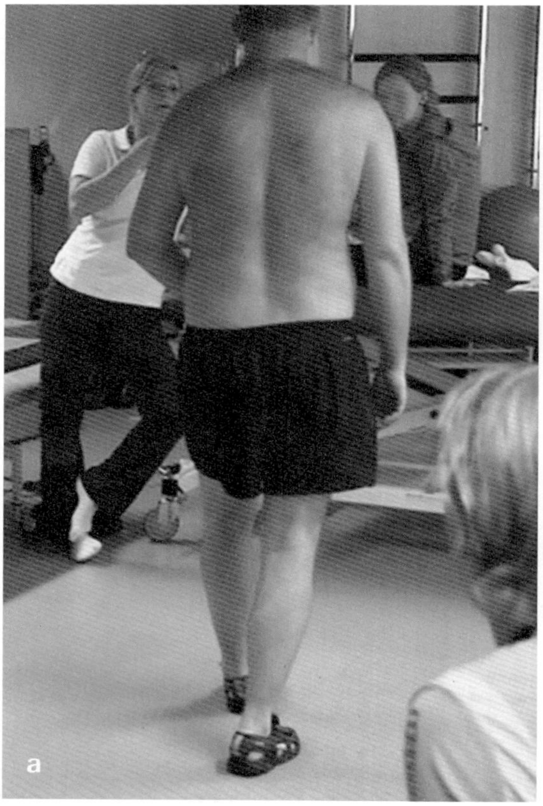

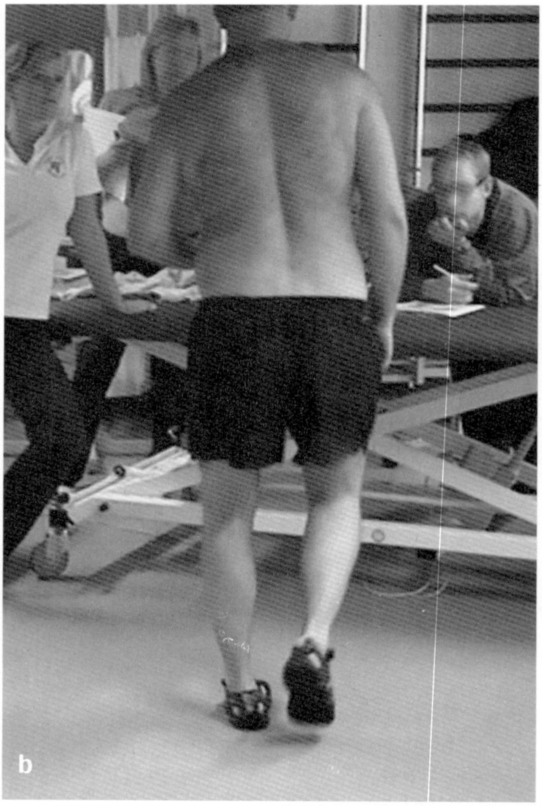

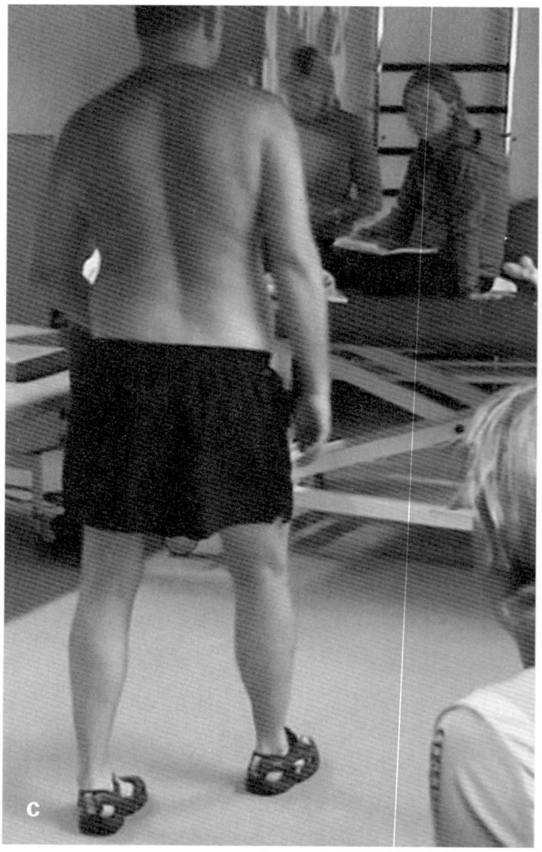

그림 4.22 **(a)** 초기 발끝치 접지. **(b)** 왼쪽의 초기 입각중기(입각중기에 대한 부하반응). **(c)** 초기의 이중입각기(왼쪽의 전유각기).

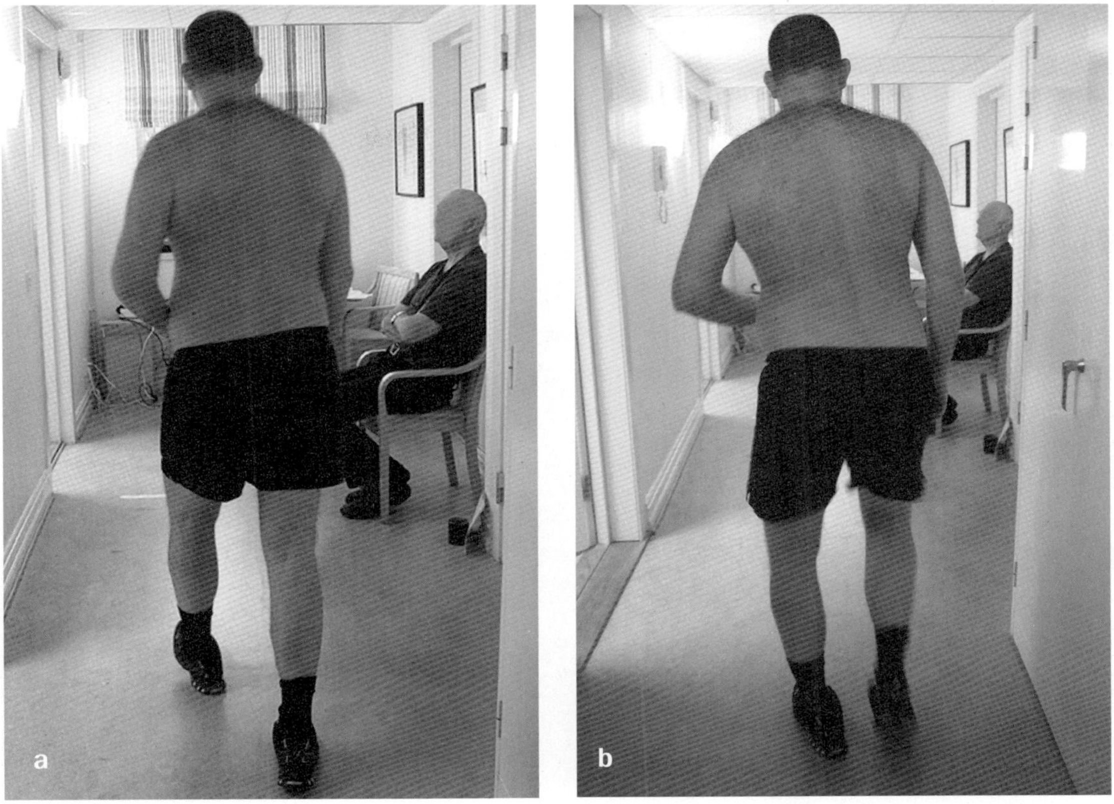

그림 4.23 (a) 치료중재 후 발꿈치 접지. (b) 치료중재 후 입각중기. (c) 치료중재 후 이중입각기.

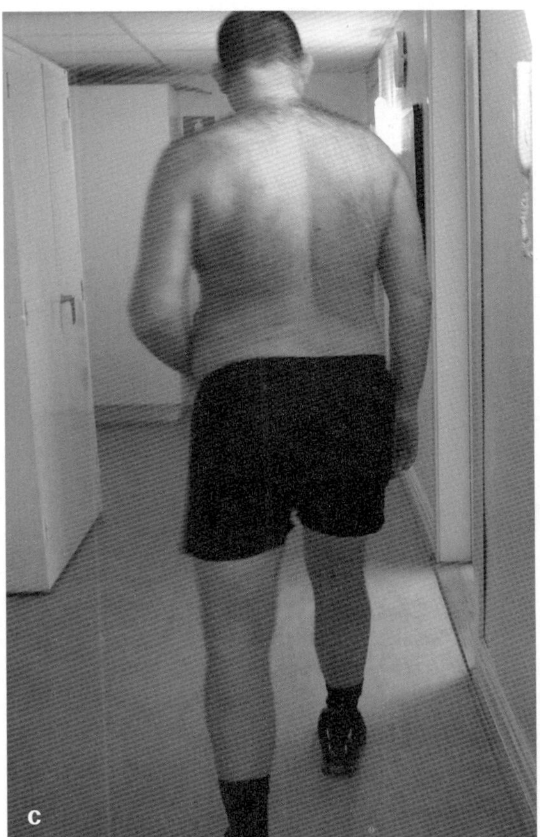

4.2 소뇌실조: 평가, 치료, 및 사정

Cerebellar Ataxia: Assessment, Treatment, and Evaluation

사회경력과 활동

Social History and Activities

Avelino는 57세이고 제과점을 운영하고 있다. 그는 결혼했고 3명의 자녀를 두고 있다. 그는 안내와 딸과 함께 생활하고 있다. 그의 취미는 자전거 타기와 하이킹이다.

병력

Medical History

그는 고혈압의 병력이 있다. 그는 12세 때 오토바이 사고로 왼쪽다리에 골절상을 입었다(몸쪽 1/3 부분의 넙다리뼈 골절, 먼쪽 1/3 부분의 정강뼈와 종아리뼈 골절). 2002년 4월에 그는 소뇌에 출혈성 뇌졸중을 앓았다. 1주일 후, 그의 건강상태는 악화하였고 의식불명이 되었다. 반복적인 뇌의 단층촬영에서는 왼쪽반구 소뇌 혈종과 폐쇄수두증(obstructive hydrocephalus)을 나타내어 보였다. 그는 왼쪽 반구 혈종제거술을 받았고 뇌실 션트(ventricular shunt)를 받았다. 그 후에 그는 임상적으로도 방사선 영상으로도 유리한 진전을 보였다. 그 당시 그는 왼쪽 신체의 명백한 협응 장애에 수반하여 선 자세에서 균형을 잡지 못하였다. 그는 재활을 위해 거의 1개월간 입원환자였다. 퇴원 후 그는 1주일에 3회 재활병동의 외래진료를 받았다.

초기평가

Intial Assessment

표 4.2는 ICF에 따라서 Avelino를 위한 문제 리스트를 요약하고 있다.

임상추론

Clinical Reasoning

Avelino는 자세조절이 저하하여 있다. 이것은 선 자세에서의 자세 방향성과 자세 안정성의 저하를 통해 관찰되었다. 이 자세의 정렬불량은 인체 기하학적 구조에서 왼쪽다리를 통합하는 데 어려움이 있다는 것에 기인하고 있다(**그림 4.24**). 왼발 방향성은 왼쪽다리 전체의 정렬에 영향을 미치고 엉덩관절 APAs 감소의 원인이 되며, 이 때문에 왼쪽 엉덩관절 바깥쪽 회전의 패턴에 유리하게 작용한다. 환자는 넓은 지지기저면을 사용하고 중력에 대한 안정성을 찾아내려고 시도하여 고정 전략으로(벌림근과 폄근 대신에) 반대쪽 엉덩관절 모음근을 과도하게 사용한다. 안정성 한계의 감소는 선행적 자제조절의 감소로 이어진다. 넓은 지지기저면은 왼쪽의 한쪽다리로 선 자세를 만들어내는 것을 방해하는 하나의 안전전략이다. 발목의 전략을 조절하고 그것에 의해서 코어 안정성의 기초로서 적절한 엉덩관절 활동으로 골반을 중립/뒤쪽으로 이동시키는 것이 어렵기 때문에 왼쪽의 한쪽다리로 선 자세를 만들어내는 것은 불가능하다. 왼쪽 가쪽 폄근 구성요소를 만들어내는 것의 어려움은 오른쪽의 선택적 움직임을 위한 능력에 영향을 미친다. 왼발의 지면에 대한 적응과 방향부여의 결여는 추가로 왼쪽 다리이음뼈의 약화를 두드러지게 하고 이리하여 코어 안정성 근육과 몸통 안정성을 위한 기반으로서의 엉덩관절/골반의 역할에 부정적으로 영향을 미친다. 환자는 등뼈 척주후만증(kyphosis)을 갖고 있어(**그림 4.24**) 흉곽 위의 양 어깨뼈의 정렬불량을 야기하고, 왼쪽 어깨뼈의 동적 안정장치의 활동 감소가 가장 명백하다(**그림 4.24**). 어깨뼈 설정의 상실은 어깨뼈의 앞쪽 전위를 증가시키고 하부몸통 위의 상체를 활성화시키는 것을 어렵게 하는 원인이 된다. 이들 모두는 목의 구심성 신경으로부터의 안뜰정보의 해석을 방해하는 앞쪽으로의 머리 전위와 오른쪽 머리 회전의 원인이 된다(**그림 4.24**). 가설 : 앞서 말한 연구결과는 질량중심의 앞쪽으로의 투영의 기초가 될지도 모르며, 이것은 선 자세에서의 자세조절에 부정적으로 영향을 미칠지도 모른다.

환자는 몇 개의 근육에 걸친 적절한 선행적 활동을 조합하는 것과 변화하는 요구에 대응하여 그 근육활동을 수정하는 것에 어려움을 나타내고 먼쪽 움직임의 수행을 위한 보상적 몸쪽 고정전략으로 이어진다. 왼쪽 어깨뼈의 APAs 상실은 또한 왼손 측정이상(dysmetria)을 증가시키고 앉은 자세에서 일어서기 및 선 자세에서 앉기와 같은 다관절 움직임 능력에 영향을 준다.

환자가 보고한 것처럼 넘어짐에 대한 두려움은 APAs에 영향을 주어 움직임 선택을 제한하는 경직전

표 4.2 국제생활기능분류(ICF)에 따른 Avelino씨에 대한 문제 목록

건강상태	좌반구 소뇌혈종 제거술과 폐쇄수두증에 대한 수술 후의 소뇌실조
신체기능과 구조영역	코어 조절의 저하 (왼쪽) 팔이음뼈와 (왼쪽) 다리이음뼈의 약화 움직임의 분해(왼쪽) 측정이상(왼쪽) 머리 고정 (오른쪽) 팔이음뼈와 (오른쪽) 다리이음뼈의 고정 ↓ 다관절 움직임 이중과제의 어려움 ↓ 환경에 대한 적응 ↓ 선 자세에서의 자세조절 • 선 자세에서의 정렬불량 • ↓ 선행적 자세조정(APAs) • 안정성 한계의 수정 • (왼쪽) 한쪽다리 선 자세를 만들어내는 데의 어려움 • ↓ 발목관절 전략 • 엉덩관절 전략의 과도한 반응 • ↑ 자세 흔들림 보행 • 넓은 지지기저면(BOS) • 시각 의존성 • 연장된 이중지지 기간 • ↓ 다리사이 결합 • 팔의 보상적 활동
활동 차원	이동성 활동 • 바닥에서 일어날 수 없다. • 양손으로 물건을 운반할 수 없다. • 낮은 의자에서 일어설 수 없다. • 빠른 속도로 그리고 고르지 못한 지형에서 걸을 수 없다. 일상 활동 • 선 자세에서 옷을 입거나 벗을 수 없다. • 식사활동과 단추를 누르는 것 같은 섬세하고 정교한 동작을 할 수 없다.
참여 차원	참여 제한 • 혼자서 외출하는 것 • 자신의 식사를 제공하는 것 • 자신의 건강을 돌보는 것 • 혼자서 공공장소에 나가는 것 • 자신의 직업을 발전시킬 수 없다.

표 4.2 (계속) 국제생활기능분류(ICF)에 따른 Avelino씨에 대한 문제 목록

상황 요인		
환경 요인		개인 요인
촉진 인자 • 가족의 지원 • 친구의 지원 • 정원이 딸린 넓은 집	**장벽** • 자택 내의 계단	• 협력 • 동기부여 • 넘어짐에 대한 두려움 • 고혈압 • 12세 때 두 곳의 다리골절이 있었다(몸쪽 1/3 부분의 넙다리뼈 골절, 먼쪽 1/3 부분의 정강뼈와 종아리뼈 골절).

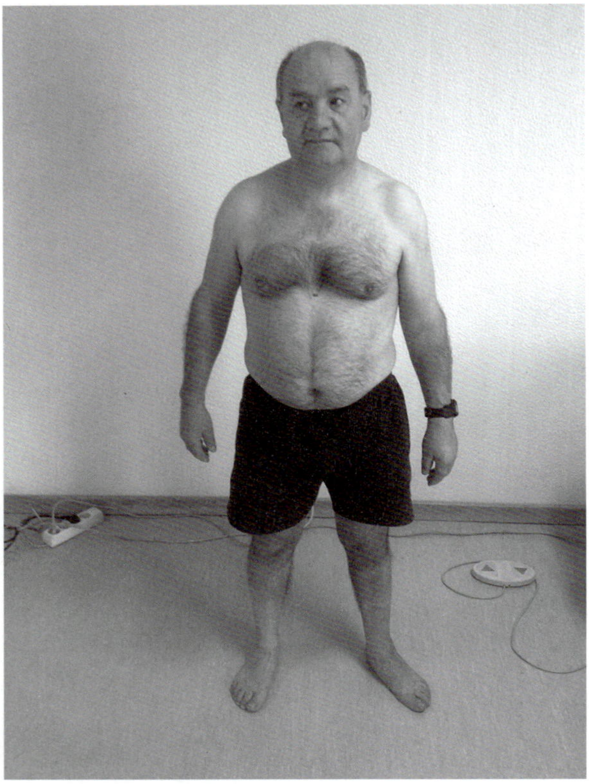

그림 4.24 초기의 선 자세

략(stiffening strategy)을 초래한다. 외부교란에 대응하는 자동적 균형전략이 영향을 받아 환자는 선 자세 교란에 대한 자세반응의 크기를 조정할 수 없으며 과도하게 반응하는 경향이 있다. 직립자세의 동요를 조절하기 위한 환자의 첫 선택 패턴은 엉덩관절 전략(정상적으로 사용될 발목전략 대신에)이며, 이것은 추가로 자세 불안정성을 증가시킨다.

초기의 선 자세

Initial Standing Posture

선 자세에서의 균형 장애는 보행의 걸질에 의한 조정을 증가시켜 자동적 보행보다도 인지적 보행이 되게 하고 이로 인해 이중과제 능력을 저해한다. 발의 배치와 한걸음 길이(stride length)의 변동성은 자세 불안정성을 증가시켜 시각의 과도한 사용으로 이어진다. 넓은 지지기저면은 추진력을 통한 선택적 가쪽 폄과 선택적 체중이동을 위한 엉덩관절 벌림근의 활성화에 영향을 주고 왼쪽다리를 유도하고 이것에 의해 팔과 다리사이의 팔다리 사이 결합을 제한하려고 시도하는 오른팔의 보상적 사용을 증가시킨다(**그림 4.25 a, b**). 이중지지 시간은 증가하고 추가로 보행의 리듬과 속도를 더욱 감소시킨다.

가설

Hypotheses

- 코어근육 조절의 선택적 활성화를 개선하면 피드포워드 및 되먹임 자세조절 전략의 효율성과 지지기저면 위의 질량중심(CoM)을 조절하는 능력을 촉진하며 이리하여 안정성 한계를 개선한다.
- 머리 고정전략으로서의 머리와 목의 정렬 개선은 목의 구심성 신경으로부터의 안뜰정보의 해석에 부정적으로 영향을 미친다.
- 발목관절 전략의 개선은 선 자세에서의 안정성 개선으로 이어진다.
- 왼쪽의 한쪽다리로 선 자세를 만들어내는 것은 안정

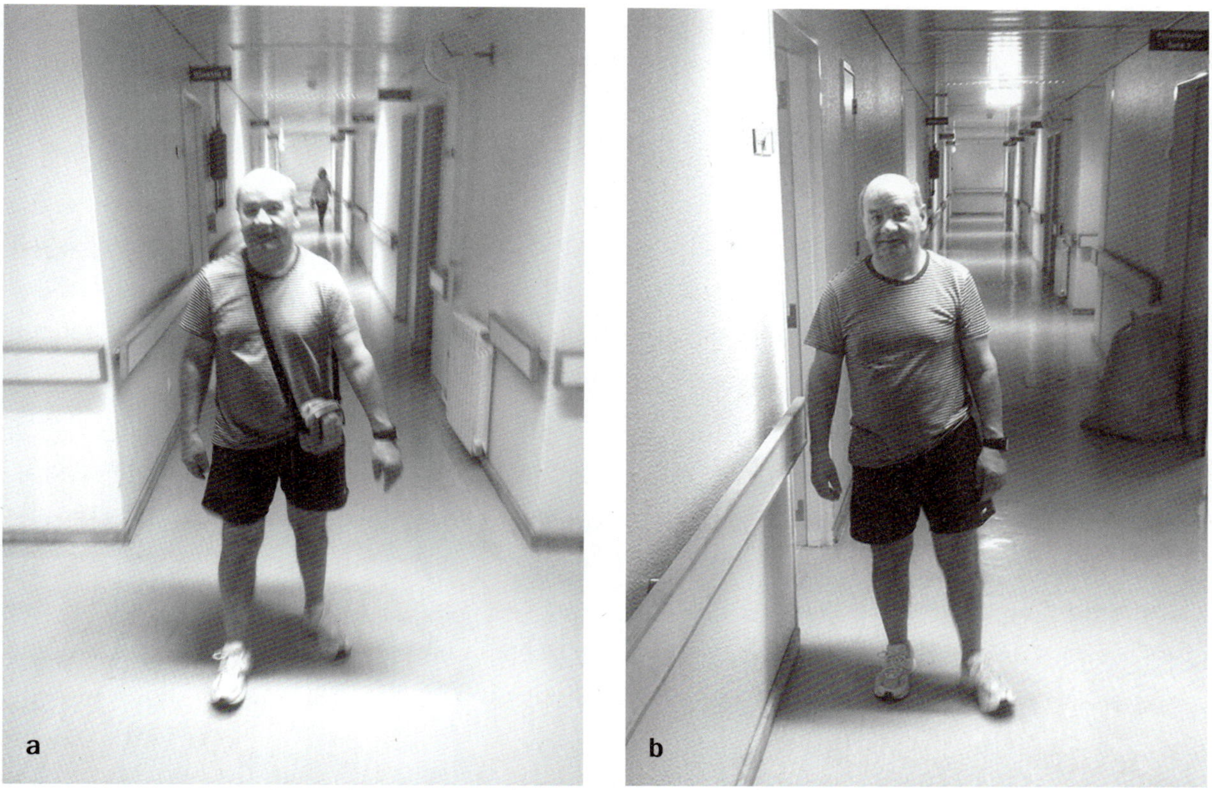

그림 4.25 (a, b) 초기의 보행 패턴

성 한계와 상호 보행패턴의 내부 표현을 촉진한다.

결과 측정
Outcome Measures

균형평가 시스템 검사 (BESTest)

BESTest는 6개 시스템으로 통합 정리된 36개 항목으로 구성된다. 그 6개 시스템은 생체역학적인 제약, 안정성 한계/수직성, 선행적 자세 조정, 자세반응, 감각 방향성, 및 보행의 안정성이다.

BESTest는 관리하기 쉽고 우수한 신뢰성과 매우 양호한 타당성을 갖고 있다. 그것은 임상의가 환자를 위한 특정의 치료를 지시하기 위해 균형문제의 유형을 결정하는 것을 가능케 함에 있어서 매우 독특하며 이용 가능한 가장 포괄적인 임상 균형도구이다(Horak et al 2009).

국제 협응운동실조 평가척도 (ICARS)

국제 협응운동실조 평가척도(International Cooperative Ataxia Rating Scale: ICARS)는 일반적으로 사용되는 평가도구이며 4개의 임상적 하위득점(sub-score)인 자세와 보행, 팔다리 협응, 언어 능력 및 안구 운동 기능으로 구성된다.

ICARS는 사전 관찰자 표준화 없이도 높은 평가자사이 신뢰도를 보여주고 있고 매우 경증에서부터 중증까지 다양한 운동실조의 중증도에 민감하다(Storey et al 2004).

넘어짐 공포감 척도 (Falls Efficacy Scale)

이 10개 항목 척도는 넘어짐이 없이 다양한 일상생활의 특정 활동을 수행하는 자신감을 측정한다. 넘어짐 공포감 척도-국제판(FES-I)은 다양한 나라에서의 다양한 사례에서 수용할 수 있는 신뢰성과 타당성을 갖고 있다. 이 도구는 사람들이 실제로 활동을 하거나 하지 않거나에 관계없이 자기 집 안팎에서의 사회적 및 신체적 활동을 하는 동안 넘어짐에 대한 염려의 수준을 측정한다. 이 염려의 수준은 4점의 Likert 척도(1=전혀 염려하지 않는다, 4=매우 염려한다)로 측정된다(Yardley et al 2005).

치료중재

Intervention

환자는 1주일에 3회(세션 당 1시간의 치료)의 치료를 10주 동안 받았다. 이 기간 동안 환자는 3개의 시점에서 평가되었다. 치료중재는 보바스 개념에 기초하였고 상세한 평가, 임상추론, 및 평가결과와 관련된 치료중재 과정이 포함되었다. 이 치료중재는 Raine 등(2009)에서 설명된 치료중재의 유형에 기초하였다. 치료중재는 환자의 목표에 따라 전개되었는데, 그 목표는 넘어짐의 두려움 없이 옥외를 자립하여 걷고 직장에 복귀하는 것이었으며, 이에 더해서 주된 치료의 목표는 고정전략을 감소시키기 위해 자세 안정성을 증가시키고 이것에 의해 선 자세에서 자세조절을 개선하는 것이었다.

처음에 왼발의 정렬/방향부여는 왼쪽다리의 적절한 활성화를 위한 참고로서 제공되었으며(**그림 4.26**),

이것은 넓은 지지기저면의 감소와 왼쪽 엉덩관절의 폄근의 개선 가능성 및 코어 안정성의 활성화를 가능케 하였다(**그림 4.27**).

동시에 오른쪽 CHOR를 만들어내는 것은 자세조절의 동원을 보조한다. 선 자세 동안에, 자세 긴장과 자세 흔들림은 가벼운 접촉을 통해 영향을 받을지도 모르는데 그 이유는 손으로 안정된 접촉을 하는 것은 자기운동 및 주변의 움직임에 대한 지각에 강력하게 영향을 미칠지도 모르는 몸통 자세조절을 위한 추가적인 기준 시스템(reference system)을 제공하기 때문이다(Grufinkel & Levik 1993; Lackner et al 1999); Franzén et al 2011). 정중선에서의 정렬 개선은 골반을 통해 선택적인 선 자세에서 앉기의 촉진을 가능케 하였다(**그림 4.28**).

앉은 자세에서 몸통의 오른쪽 안정성은 보상전략을 방지하고 몸통의 자유도를 제한하며, 왼쪽 엉덩관절의 움직임을 더 잘 분리하기 위해 환자의 오른쪽에 있는 받침대를 사용함으로써 유지되었다. 이 자세 설정은 안정된 몸통과 관련하여 왼쪽 엉덩관절의 특정 가동화를 위해 필수적이었다(**그림 4.29**).

앉은 자세에서의 자세조절 개선은 특히 코어 안정성 근육을 활성화하기 위해 앉은 자세에서 반듯이 누운 자세로의 선택적 촉진을 가능케 한다. 코어근육의 훈련은 APAs의 표출을 개선하고 이것에 의해 팔다리를 자유롭게 하기 위해 체축을 안정화시킨다. 코어 안정성은 수행능력을 최대화하고 효율적인 생체역학을 촉진하기 위해 코어를 통해 팔다리로부터의 큰 힘을 동적으로 조절하고 전달하는 것을 포함한다. 약한 코어는 작은 힘의 생성과 비효율적인 움직임 패턴을 야기한다(Sharrock et al 2011). 환자의 다리를 치료사의 다리 위에 얹어놓고 공 위에 앉아 있는 것은 치료사의 몸통 폄과 함께 공의 움직임을 이용하여 복부근육의 선택적 활성화를 위한 골반의 경사를 촉진하였다. 이것은 엉덩관절 폄과 결합된 환자의 코어근육을 활성화하였다(**그림 4.30**).

코어근육 동원의 조합은 과제의 요구에 따라 달라진다(Behm et al 2010). 근육 활성화의 서로 다른 강도에서 코어 근육조직에 도전하는 서로 다른 코어 운동은 안정성 또는 근력 강화를 야기할 필요가 있다(Hibbs et al 2008). 코어 운동은 이들 근육을 강화하기 위해 수행되었으며, 처음에는 환자가 코어 근육을 활성화하기 위해 머리의 젖힘(과다 폄)을 사용하는 것을 멈추도록 머리와 몸통의 관계를 개선하기 위한 머리 조절을 두 번째 치료사의 도움을 받아 촉진하기 위해 수행되었다(**그림 4.31, 그림 4.32**).

목 근육에서 APAs의 2개 패턴은 머리에 직접 작용하는 교란을 예상하고 사용되었다. 시간이동(상반적) 패턴은 머리에 직접 작용하는 교란을 예상하고 사용될 가능성이 더 크며, 동시 활성화 패턴은 머리 교란의 방향을 확신을 갖고 예측될 수 없을 때 사용된다(Danna-Dos-Santos et al 2007). 선택적 엉덩관절 폄 활성화를 위한 기초로서 왼발 등쪽굽힘으로부터 촉진되는 안정된 무릎을 세우고 누운 자세에서 오른발에 강력한 기준(reference)을 제공하면 환자는 그의 오른쪽을 통해 폄을 증가시킨다(**그림 4.33**).

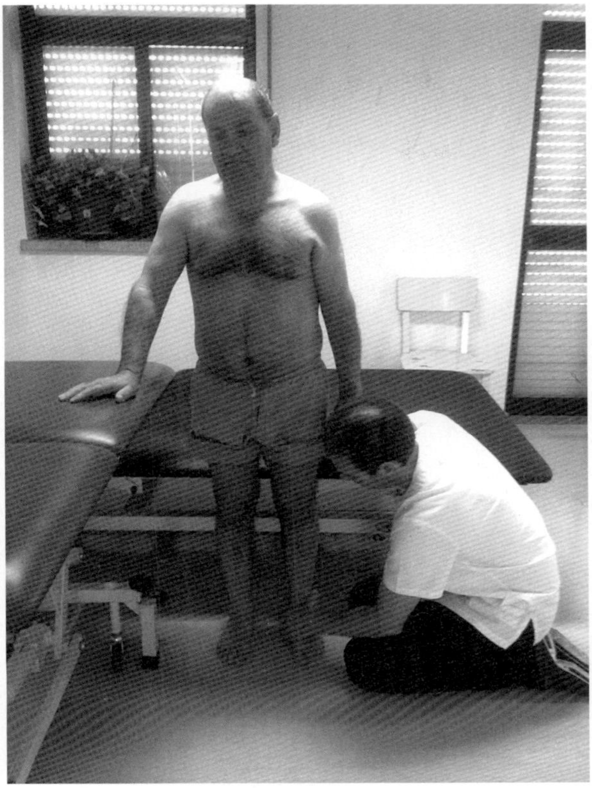

그림 4.26 선 자세에서의 자세조절 촉진을 위한 수축성 정위반응(CHOR)을 수반하는 왼발의 정렬/방향부여.

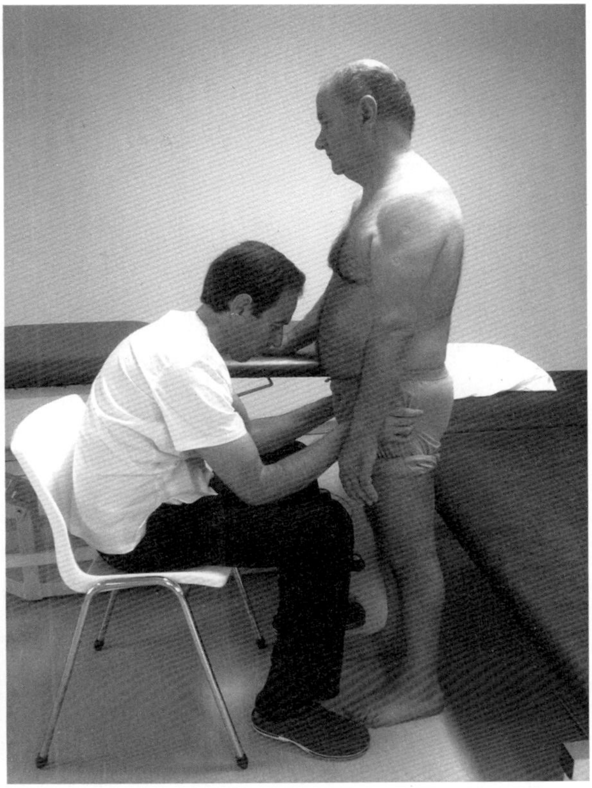

그림 4.27 엉덩관절 폄근 활동의 촉진과 코어 안정성의 활성화.

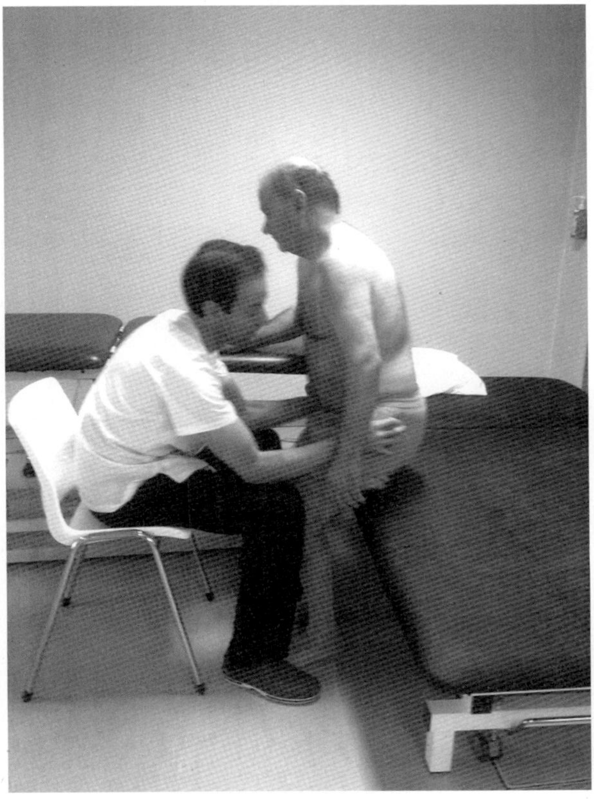

그림 4.28 선 자세에서 앉기의 촉진.

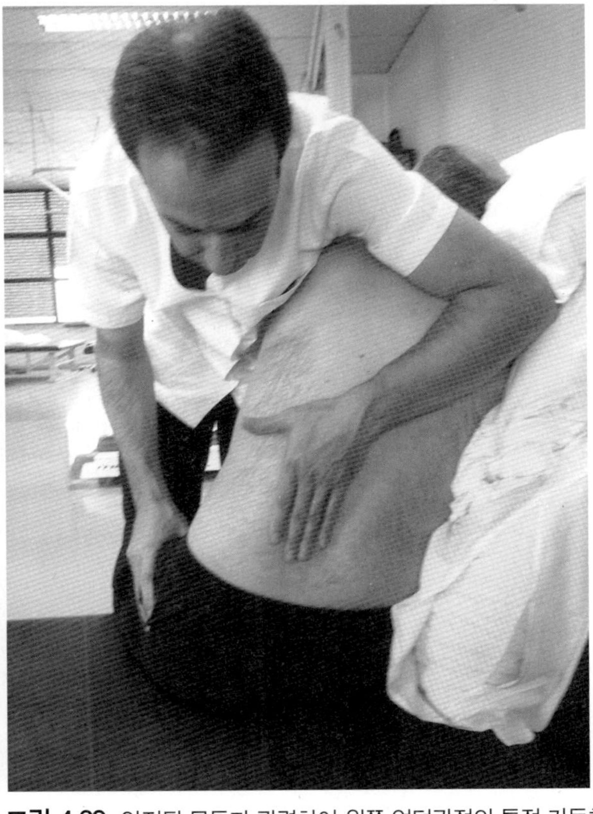

그림 4.29 안정된 몸통과 관련하여 왼쪽 엉덩관절의 특정 가동화.

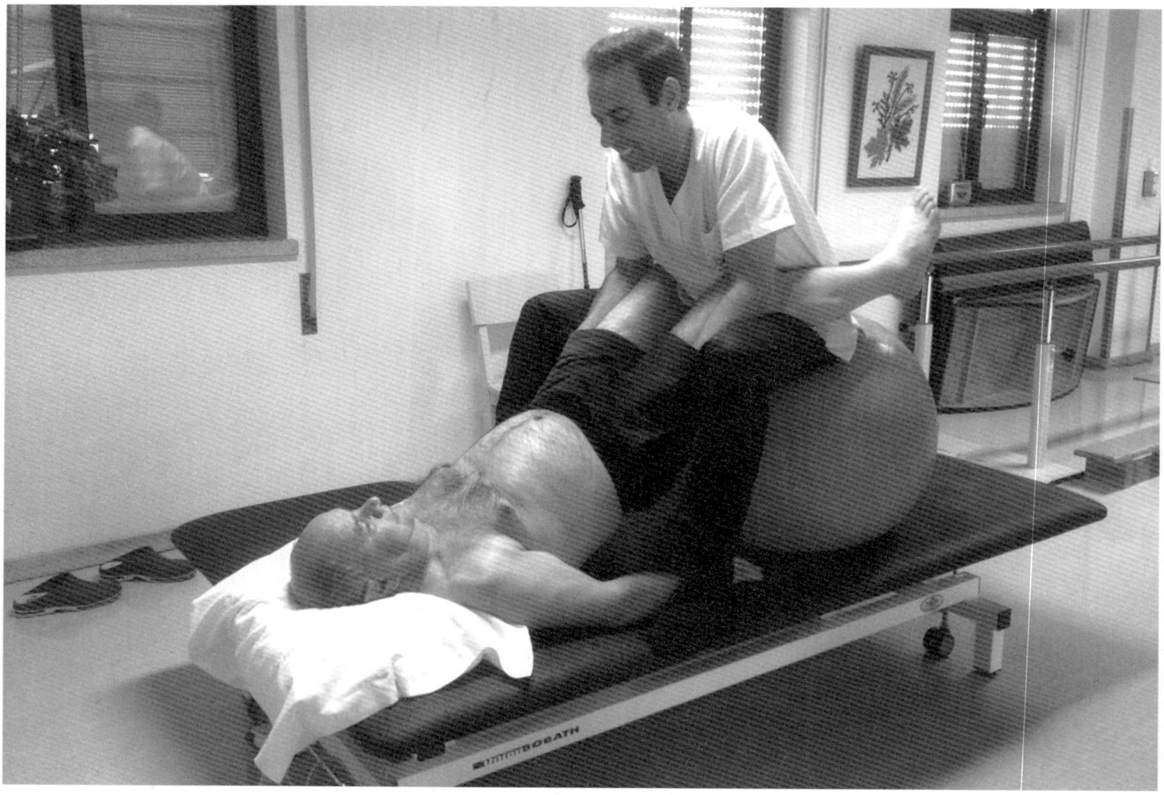

그림 4.30 엉덩관절 폄을 수반하는 코어 조절의 촉진.

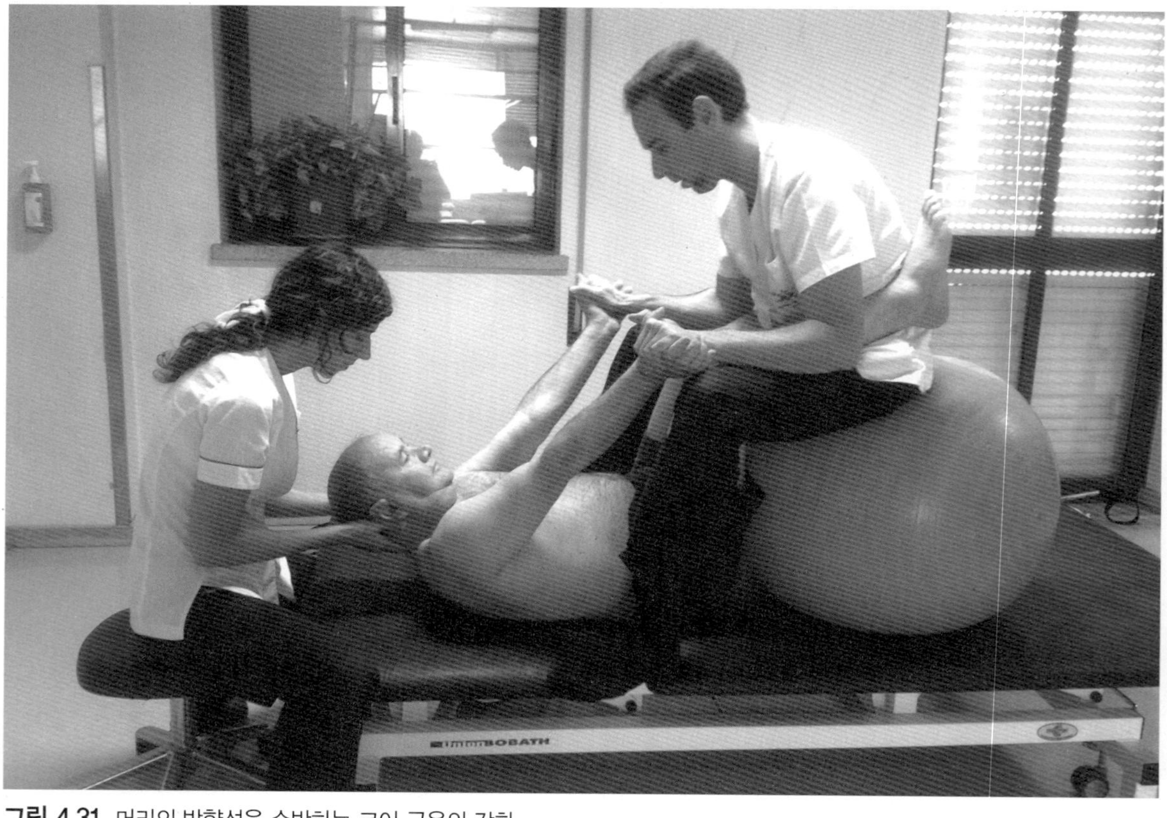

그림 4.31 머리의 방향성을 수반하는 코어 근육의 강화.

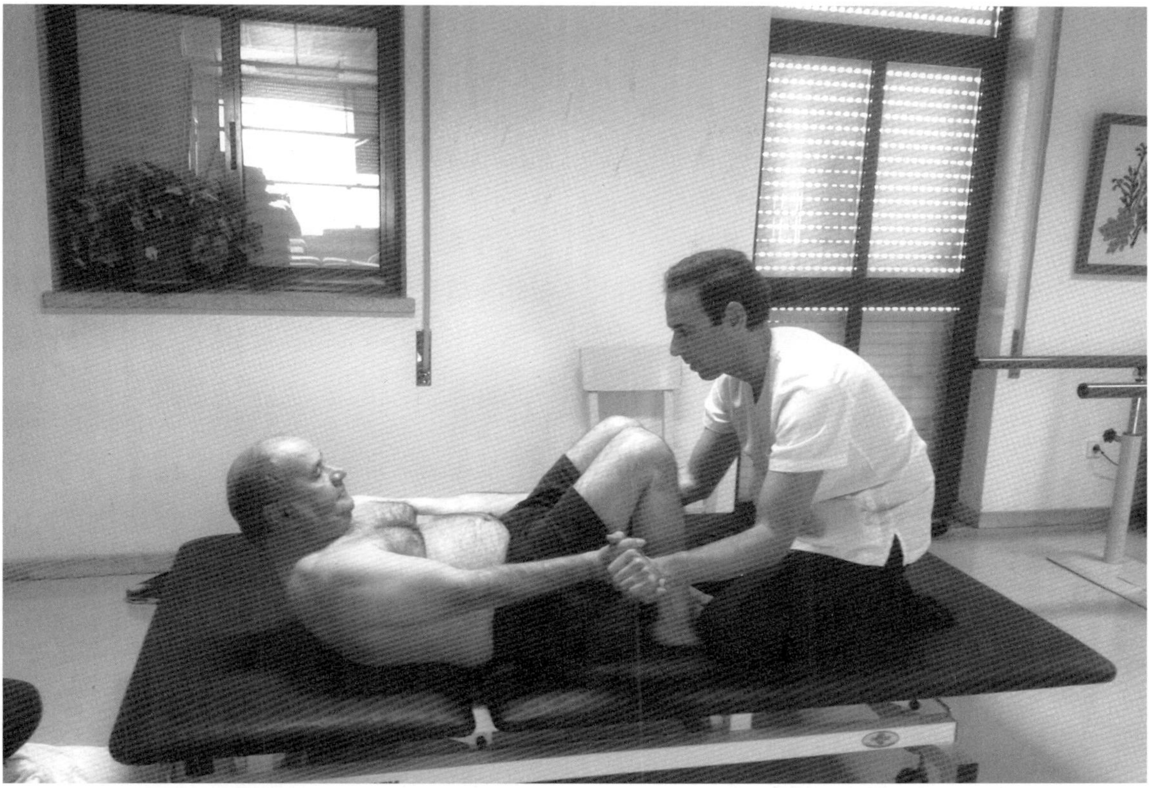

그림 4.32 팔 뻗기를 통한 코어 근육의 강화.

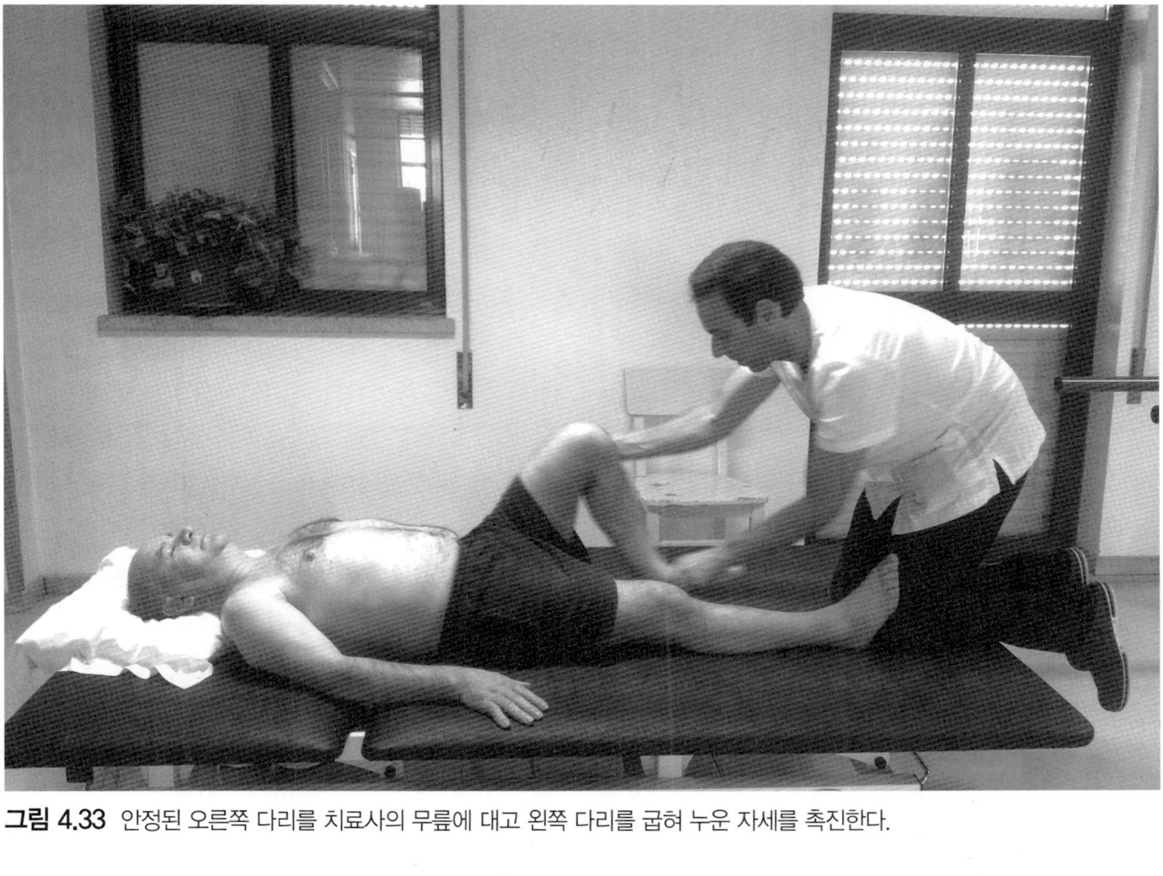

그림 4.33 안정된 오른쪽 다리를 치료사의 무릎에 대고 왼쪽 다리를 굽혀 누운 자세를 촉진한다.

볼기근은 앞쪽으로의 다리 동작을 위한 파워를 제공하기 위해 확고하게 세운 다리 위로 몸통을 안정화시킨다(Sharrock et al 2011). 골반 안정성 개선은 안정된 옆으로 누운 자세를 달성하기 위해 하부몸통의 양호한 조직화를 가능케 하였다. 이 자세설정은 입각과 유각 사이의 관계에 대한 지각을 만들어내고 이것은 이동운동(보행)에 기초한 상황이다. 엉덩관절 벌림근의 활성화와 강화는 왼쪽의 한쪽다리 입각을 만들어내기 위한 하나의 필요조건이다(**그림 4.34**). 엉덩관절 벌림근의 기능과 넓적다리, 골반 및 몸통의 분절적 정렬 사이에는 밀접한 연관성이 있다(Grimaldi 2011).

- 양호한 골반과 하부몸통 활성화로 어깨뼈-흉곽 정렬을 탐색하기 위한 더 능동적인 앉은 자세를 달성하는 것이 가능하였다. 어깨뼈 설정은 발목관절 전략, 머리위치반응, 및 팔 뻗기를 달성하기 위한 하나의 전제조건이다. 앞쪽으로의 몸통 굽힘은 머리 안정화를 통해머리의 과도한 활동을 감소시켜 어깨뼈 설정의 촉진을 가능케 한다(**그림 4.35**). 어깨뼈 안정성과 가동성을 위한 핵심이 되는 어깨근육은 상하 등세모근과 앞톱니근이다(Kibler et al 2013). 이들 안정화근육은 팔이 움직이기 전에 동원될 필요가 있다(Mottram 1997). 어깨 설정의 개선은 어깨뼈의 앞쪽 전위를 감소시켜 머리의 상부몸통과의 양호한 관계를 가능케 하고 이것은 앉은 자세에서의 선택적 폄을 만들어내기 위한 몸통의 APAs를 촉진한다.

한쪽다리로 선 자세는 큰 자세조절과 APAs를 포함하고 신체 양쪽에 대한 다양한 요구를 가진 양측성 움직임이다. 한쪽다리로 선 자세는 좁은 지지기저면(BoS) 위의 신체 질량중심(CoM) 전체를 재조직화하기 위한 자세조절 시스템을 필요로 한다(Riemann & Schmtz 2012). 높은 앉은 자세(high sitting)에서부터의 촉진은 왼쪽다리 위의 한쪽다리로 선 자세를 만들어내는 것을 가능케 할 것이다(**그림 4.36**). 지면 접촉을 달성하기 위해 구심성 등쪽굽힘을 사용하면 엉덩관절과 무릎관절의 폄이 촉진된다.

한쪽다리로 선 자세를 개선하면 상반적 보행패턴을 촉진한다. 보행과 한쪽다리로 선 자세에서 유사한 발목관절-엉덩관절 협응 패턴은 다리의 독특한 생체역학적인 배열 형태를 시사하고 있다(Liu et al 2012). 이어서 환자에게는 전위를 조절하기 위해 발끔치 방향으로 엉덩관절 벌림근을 위한 강력한 기준이 주어졌고 환자는 한쪽다리로 선 자세에서 팔의 움직임을 탐색할 수 있었다(**그림 4.37**).

환자의 머리 고정전략은 시각 자극에 대한 안구운동 반응을 제한한다. 머리의 몸통과의 자세관계는 감각 되먹임 통합을 결정하는 중요한 요인이며 다양한 머리의 방향성에 의해 방해될 수 있다(Johnson & Van Emmerik R 2012). 머리의 방향성은 앉은 자세에서 촉진되었으며(**그림 4.38**), 그 후 선 자세에서 양손의 수축성 정위반응으로 촉진되었다(**그림 4.39**). 안정된 표면을 가볍게 접촉하는 것은 엉덩관절 체축근육 긴장의 연합된 증가 때문에 선 자세 동안 자세 흔들림을 감소시키는 것 같다(Franzén et al 2011). 머리 방향성의 지속적인 변화에는 다리와 하부 몸통 분절의 목뼈와의 유연성 있는 협응을 필요로 한다(Park et al 2012).

양쪽의 CHOR를 수반한 선 자세에서 능동적 바닥쪽 굽힘이 촉진되었고 뒤이어 이 근육집단의 선택적 원심성 활성화가 촉진되었다(**그림 4.40**).

바닥쪽굽힘근에 대한 근력강화훈련은 연습의 빈도가 낮고 강도가 낮다 해도 정지하여 선 자세 동안의 자세 안정성을 개선한다(Oshita & Yano 2011). 그 다음에 발목관절 전략은 환자가 선 자세에서 자세 흔들림을 조절하는 능력을 증가시키기 위해 큰 둥근 통(roll)의 전위를 통해 촉진되었다(**그림 4.41**). 직립하여 선 자세에서 발목관절 전략은 보통 질량중심 위치의 작은 일탈을 교정하기에 충분하고 흔들림 빈도가 낮을 때 균형을 별로 필요로 하지 않는 동안 주로 채택된다(Clifford & Holder-Powell 2010). 발목관절 전략은 자립하여 앉은 자세에서 일어서기와 선 자세에서 앉기를 위한 하나의 전제조건이고 그것은 이동운동(보행) 동안에 추진력 및 발끔치 접지와 유사한 구성요소를 갖고 있다.

안정된 직립자세를 만들어내는 것은 환자가 한 걸음 뒤로 물러서는 것을 탐색할 수 있게 한다. 팔을 골반의

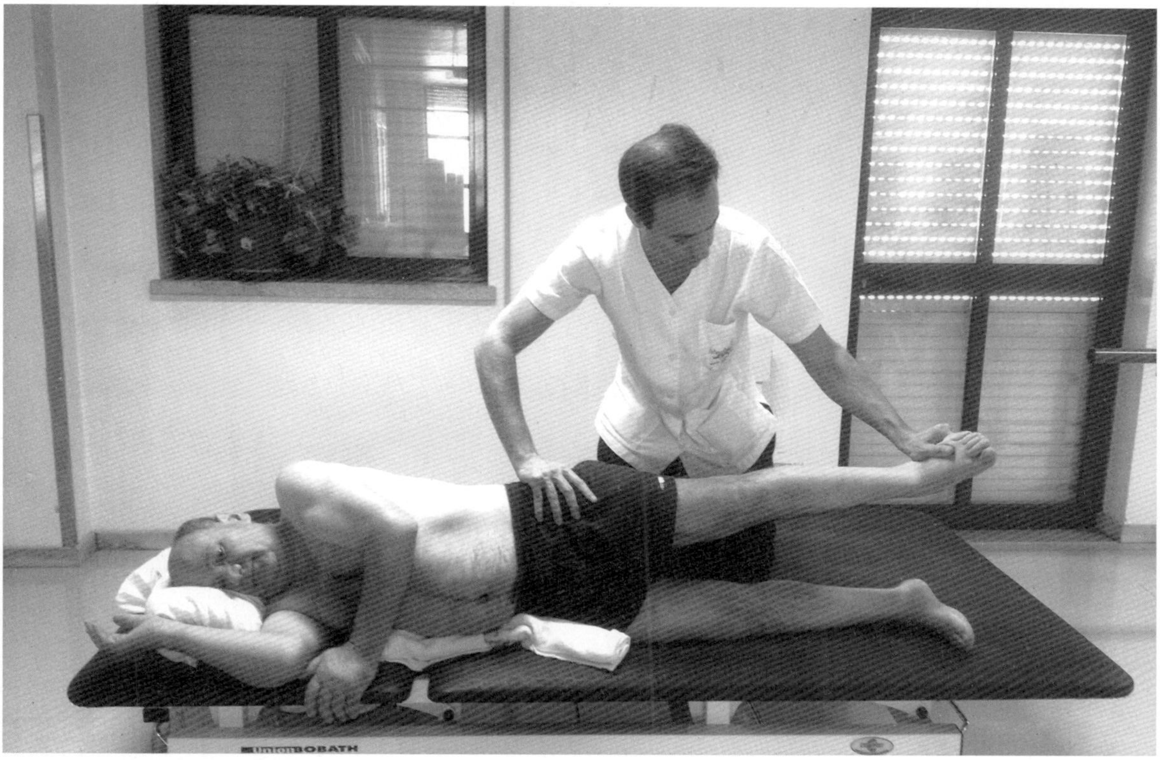

그림 4.34 발의 새끼벌림근의 활성화를 통한 엉덩관절 벌림근의 강화.

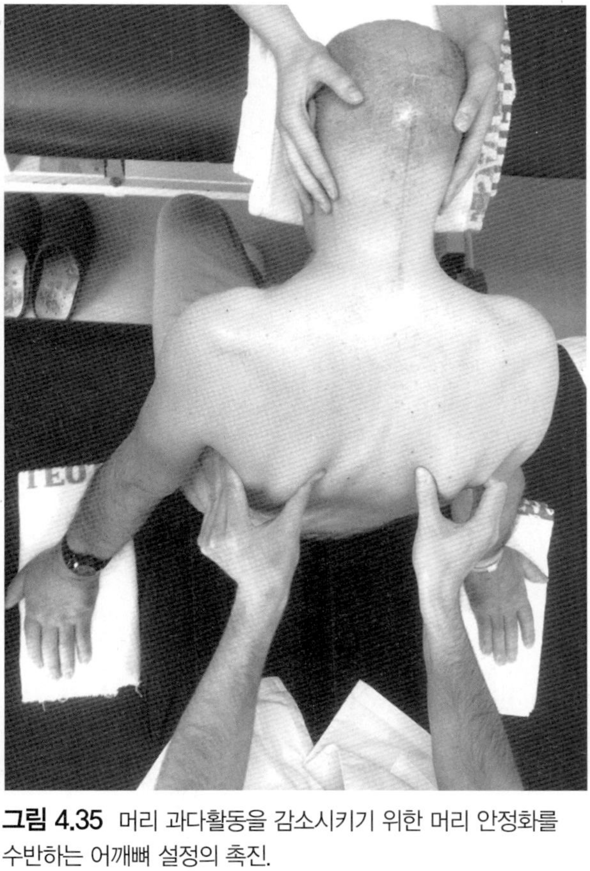

그림 4.35 머리 과다활동을 감소시키기 위한 머리 안정화를 수반하는 어깨뼈 설정의 촉진.

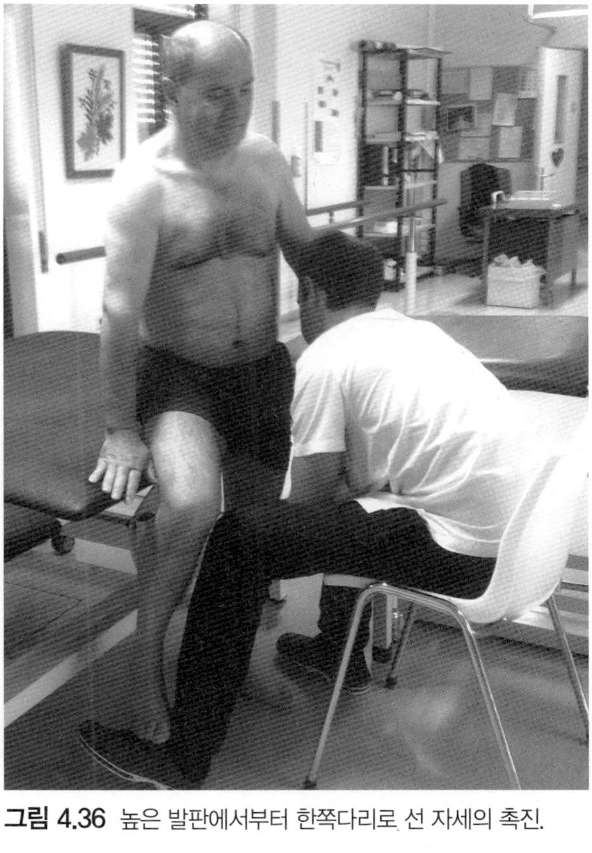

그림 4.36 높은 발판에서부터 한쪽다리로 선 자세의 촉진.

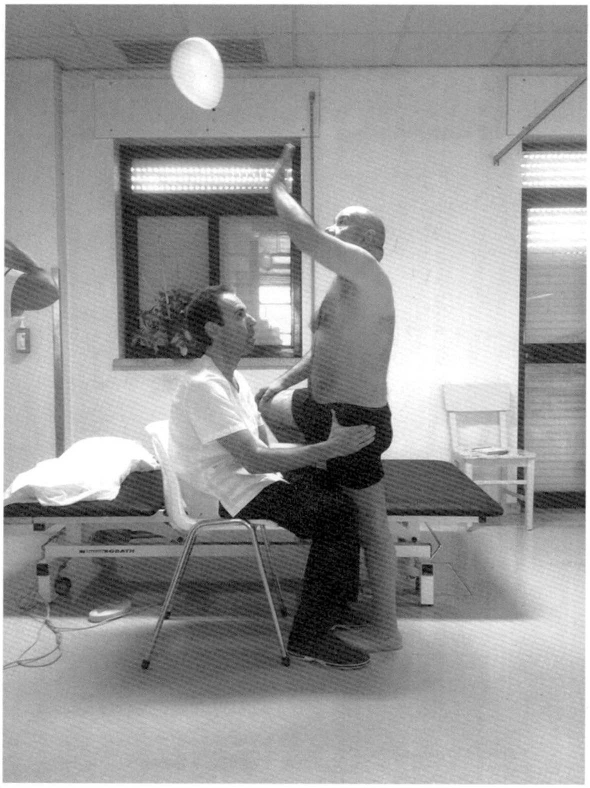

그림 4.37 한쪽다리로 선 자세에서 팔의 움직임을 탐색하고 있다.

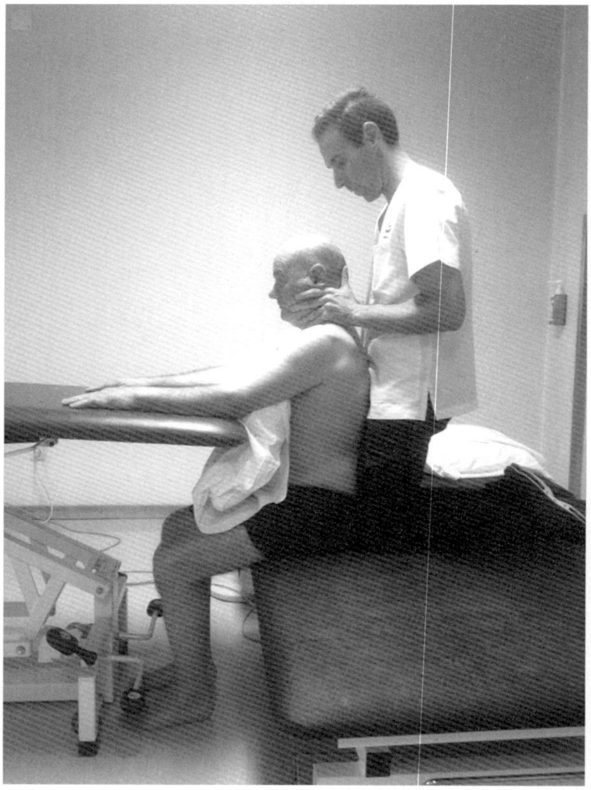

그림 4.38 안정된 몸통을 수반하는 앉은 자세에서 정중선에 대한 머리의 방향부여.

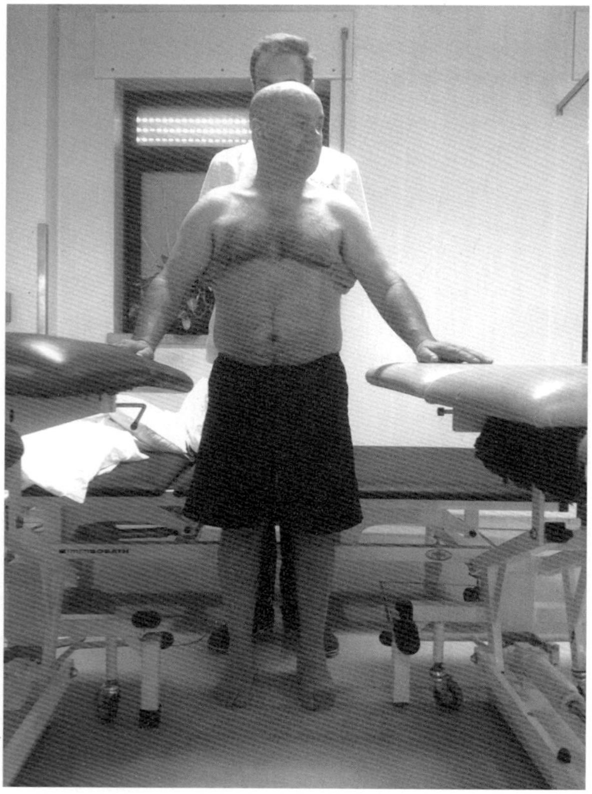

그림 4.39 자유로운 머리의 움직임을 탐색하기 위해 가볍게 접촉하면서 서 있다.

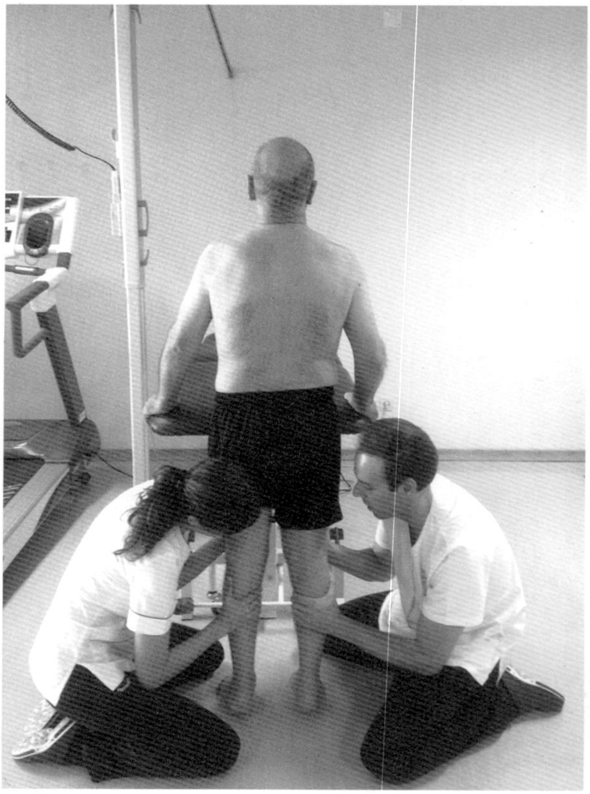

그림 4.40 양쪽 손을 가볍게 접촉한 선 자세에서 능동적 바닥쪽 굽힘의 촉진.

제한과 조합하여 90°로 배치한 상태에서 1명의 치료사가 엉덩관절과 무릎관절의 폄을 촉진하고 또 다른 치료사가 발을 통한 뒷걸음질을 촉진한다(**그림 4.42**). 뒷걸음질이 발전하면 시각의 과다사용을 감소시키고 몸통과 엉덩관절의 폄을 개선시키며, 보폭길이를 개선한다. 앞쪽으로의 움직임을 시작하기 위해 뒷걸음질을 사용하는 것은 발 떼기(push−off)에서 힘과 파워를 증가시킬 수 있고 첫 발을 내디딜 때의 시간적 특성을 개선한다(Frost & Cronin 2011).

엉덩관절 폄이 달성되면 다리 움직임의 상반적 패턴과 보행속도를 촉진하기 위해 트레드밀 위에서의 이동운동(보행) 연습을 가능케 한다. 보행 변동성(variability), 따라서 보행 안정성은 소뇌운동실조 환자의 보행속도에 크게 좌우된다. 그러나 선호하는 보행속도에서 변동성은 최소이고 건강한 실험대상자의 변동성과 유사하다(Wuehr et al 2013). 트레드밀 훈련은 운동실조 환자에서 이동성, 균형, 및 보행의 질에 긍정적인 영향을 미칠지도 모른다(Vaz et al 2008). 이동운동의 크기

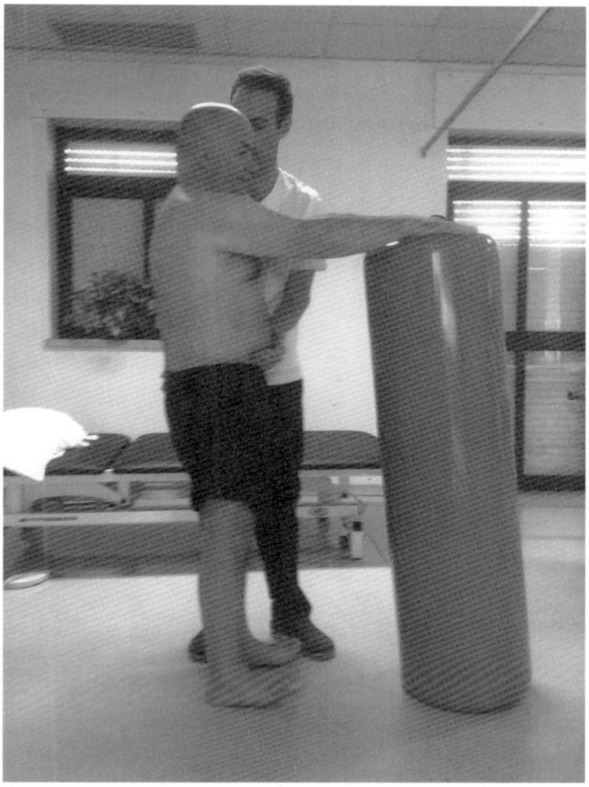

그림 4.41 발목관절 전략의 촉진.

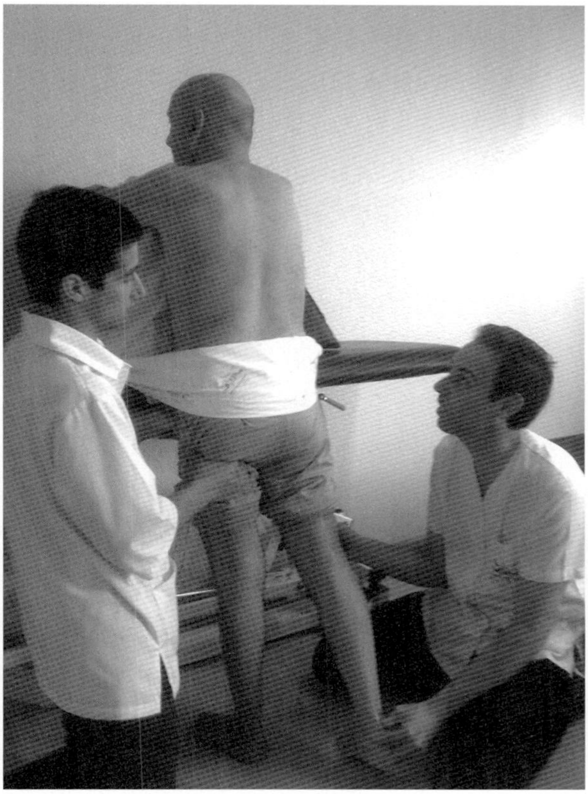

그림 4.42 뒷걸음질의 촉진.

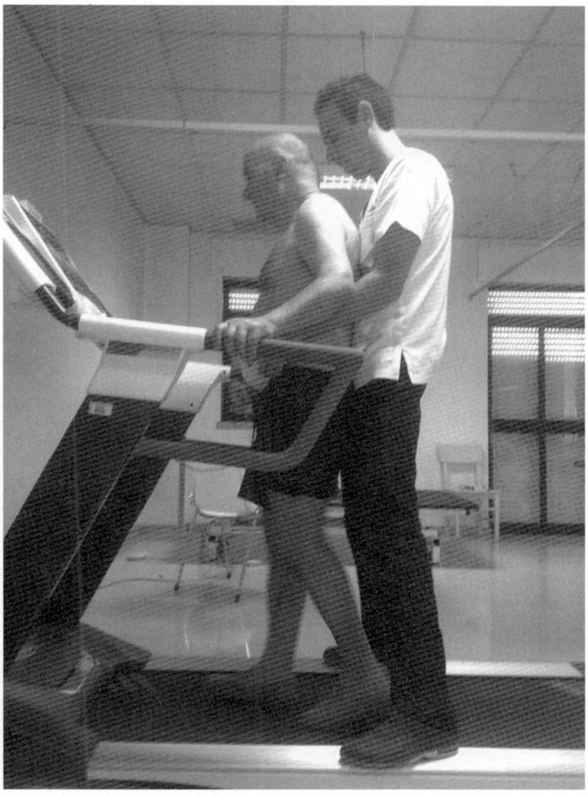

그림 4.43 복부근육 활성화를 수반하는 트레드밀 훈련(속도의 점진적인 조정)

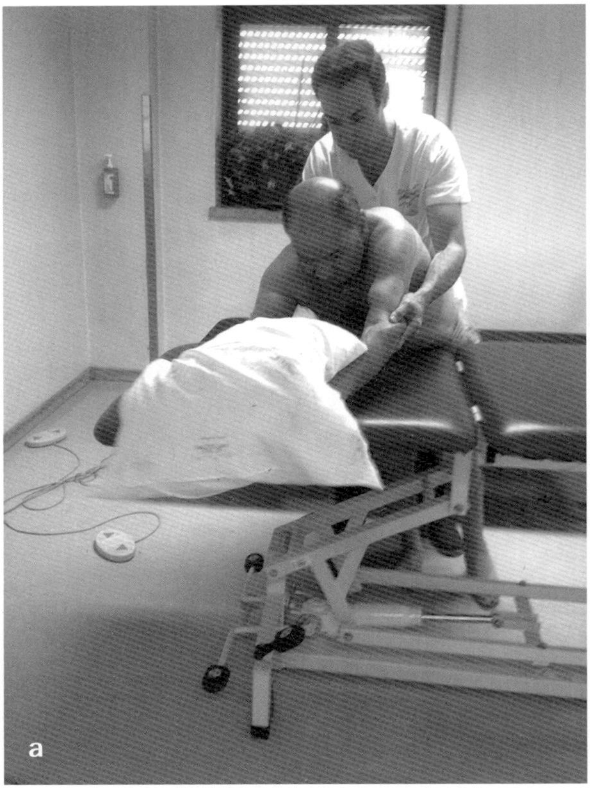

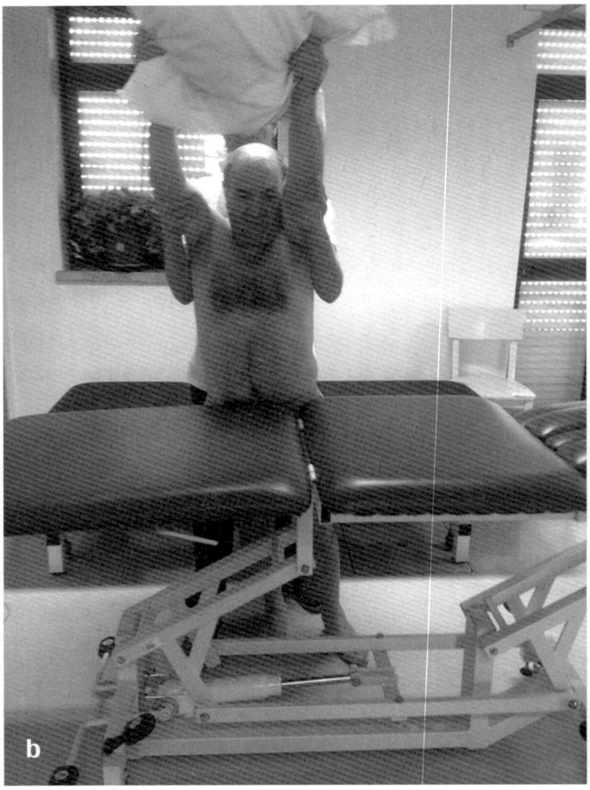

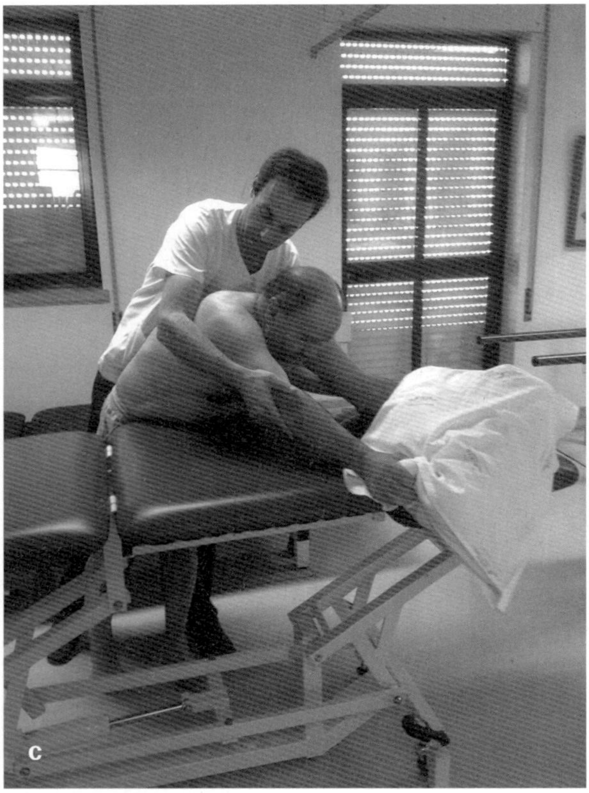

그림 4.44 (a–c) 다관절 움직임의 촉진.

오차를 줄이기 위해 속도는 가속과 감속으로 점진적으로 수정된다(**그림 4.43**). 소뇌실조 환자는 갑작스러운 것이 아니라 점진적으로 도입될 때 교란에 적응할 수 있다(Criscimagna–Hemminger et al 2010).

소뇌실조가 있는 환자는 몸통–팔다리 협응을 훈련하기 위해 전신의 움직임을 사용하면 효과적이다(Ilg et al 2009). 복합적인 움직임을 일련의 단순한 움직임으로 분해하는 것은 협응된 감각 데이터의 결여를 처리하기 위한 적응전략으로 간주될 수 있다(**그림 4.44 a–c**).

이 훈련은 움직임의 분해와 확립된 고정전략을 감소시키는 데 긍정적인 효과가 있다.

보바스 개념은 자세조절과 과제 수행을 통합하는 것을 강조하고 있고 이것을 치료중재 전략의 선택에 필수적인 것으로 간주하고 있다(Graham et al 2009). 선 자세에서의 동적인 과제의 연습은 자세 안정성에 대한 도전이었고 안정성 한계의 탐색을 가능케 하였다. 동시에 팔의 체중부하는 경감되었고 이것은 보행과 균형 개선에 중요하다(**그림 4.45**). 자세조절은 명백한 자세조절 목표, 지시 또는 되먹임이 없이도 선 자세에서의 다음의 과제 지향적 팔의 훈련을 개선하였다. 압력중심의 위치와 움직임을 지향한 의식적 주의를 수반하는 분리된 자세훈련에 대한 현재의 훈련 패러다임은 이것에 의해서 의문시되었다.

소뇌 병변이 있기 전에 학습된 운동기술은 아직도 환자에게 이용 가능할지도 모른다는 것을 시사하는 증거가 있지만(Petrosini et al 2003), 특히 낯선 환경에서 새로운 기술을 학습하는 것은 훨씬 더 어려울지도 모른다. 이전에 즐겨하던 활동의 사용과 중요한 기능적 목표는 과제에 대한 관여와 성공 가능성을 높일 것이다(Saywell & Taylor 2008). 환자의 직업이나 이전의 일상생활활동을 고려하여 몇 가지 동적인 전체 과제 연습은 재활과정에 포함시켰다(**그림 4.46 a, b**). 보바스 개념은 치료병동에서만이 아니라 다양한 실생활 상황에서의 훈련을 적절한 것으로 간주한다(Graham et al 2009).

사정

Evaluation

치료중재가 끝날 때까지에는 환자는 선 자세에서의 자세조절을 개선하고 있으며 이것은 선 자세의 모습(**그림 4.47 a–d**)과 보행 패턴(**그림 4.48 a–d**)에 의해 보여주는 것 같은 더 자동적인 보행 패턴을 초래하였다. 이들 변화는 또한 결과측정에서 보여주고 있다.

초기 선 자세와 치료 후 선 자세를 비교하면 다음의 것을 관찰할 수 있다. 중력선이 더 펴진 상태에서의 더 능동적인 선 자세; 양호한 발목/발의 정렬과 더 적절한 지지면과의 접촉으로 좁은 지지면을 가능케 하였다; 골반 안정성의 개선으로 코어 안정성의 활성화가 높아지고 앞쪽으로의 몸통 전위가 감소하였다; 엉덩관절 벌림근과 폄근이 더 활성화되어 신체 기하학적 구조에서 더 양호한 왼쪽다리의 통합으로 이어졌다; 어깨뼈 설정의 개선은 오른발 고정의 경감으로 이어지고 이것은 정중선에서의 머리 방향부여를 가능케 하였다.

균형과 자세 방향성의 개선은 자세 불안정성과 시각

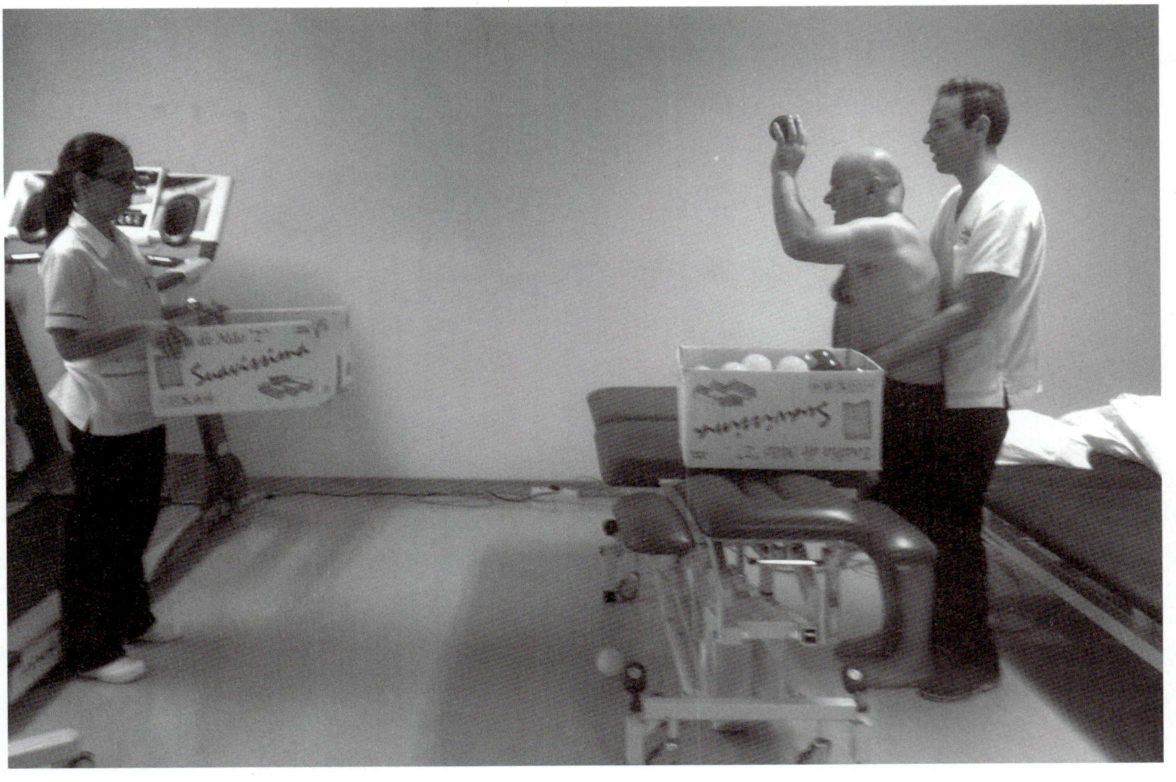

그림 4.45 선 자세에서의 과제 지향적 팔의 훈련.

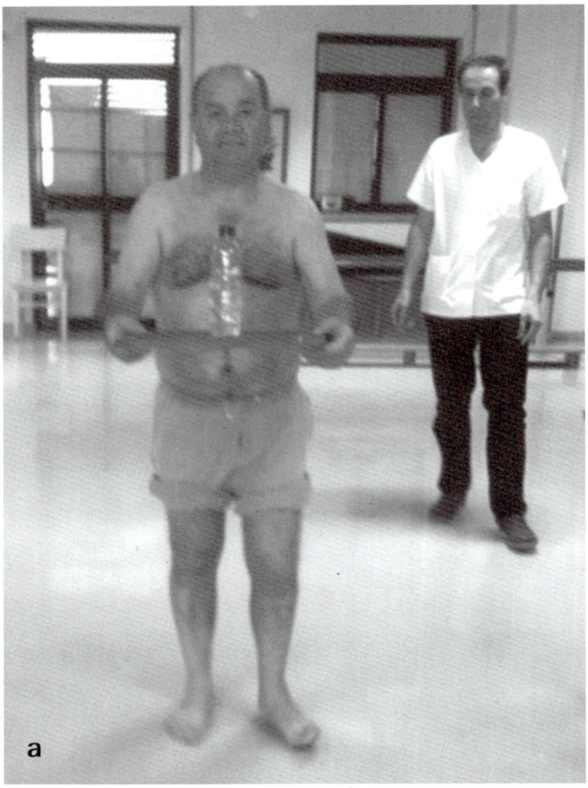
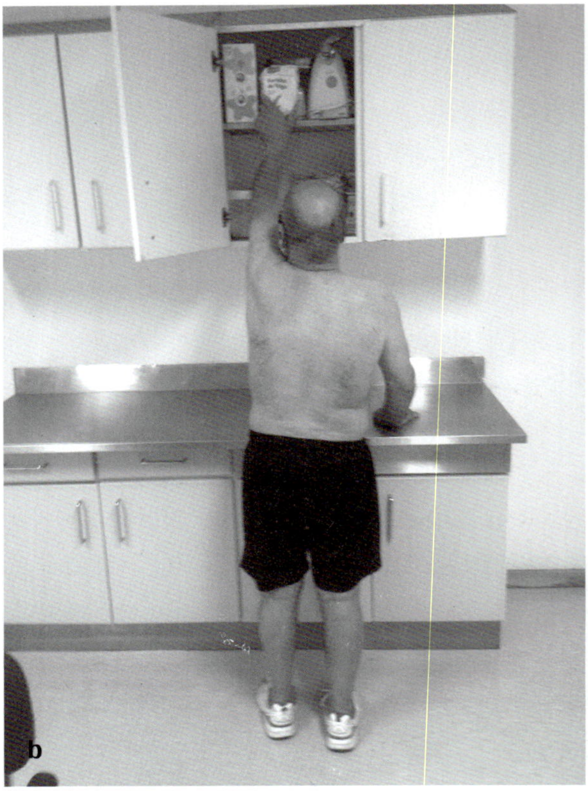

그림 4.46 (a, b) 안정성에 도전하고 안정성 한계를 탐색하는 동적인 과제 연습.

의전의 필요성을 경감시키고 보행 중에 이중과제를 가능케 하였다. 발 배치의 변동성이 감소하였다. 추진력의 개선은 왼쪽의 양호한 가쪽 폄을 가능케 하였고 이것은 오른팔로 보상할 필요성을 감소시켰다. 머리는 자유롭게 환경을 탐색할 수 있었고 더 효율적인 다리사이 결합은 보행 리듬을 개선하였다.

결과 측정

Outcome Measures

첫 평가에서 ICARS 득점은 50점이었고 마지막 평가에서는 14점이었다(**그림 4.49a**). 환자는 모든 ICARS 하위척도(**그림 4.49b**)에서 개선되었고, 특히 자세와 보행 장애(첫 평가에서 23점, 세 번째 평가에서 6점)에서 개선되었다.

BESTest의 초기 득점은 마지막 평가의 77.8%와 비교하여 24.4%였다(**그림 4.50a**). 환자는 BESTest의 모든 항목에서 개선되었으며(**그림 4.50b**), 특히 초기 평가에서 결과가 가장 좋지 않았다(9.5%에서 77.8%).

기준치에서 최종 평가까지 FES의 득점은 낮았다(첫 번째 평가에서 80점, 세 번째 평가에서 45점)(**그림 4.51**).

고찰

Discussion

이 사례연구로부터의 결과는 소뇌실조 환자가 자세 안정성의 개선을 보고하면서 선 자세 조절을 개선하는 것을 학습하였고 결과적으로 보바스 개념에 기초하여 10주간의 개별적으로 설계된 치료중재 후에 환자의 고정 전략과 넘어짐에 대한 두려움을 감소시켰다는 것을 시사하고 있다.

최근의 증거는 운동학습이 소뇌 손상의 존재 하에서도 가능하다는 것을 보여주고 있고(Boyd et al 2004; Crowdy et al 2002; Carr & Shepherd 1998; Criscimagna-Hemminger et al 2010) 이것은 신경 가소성

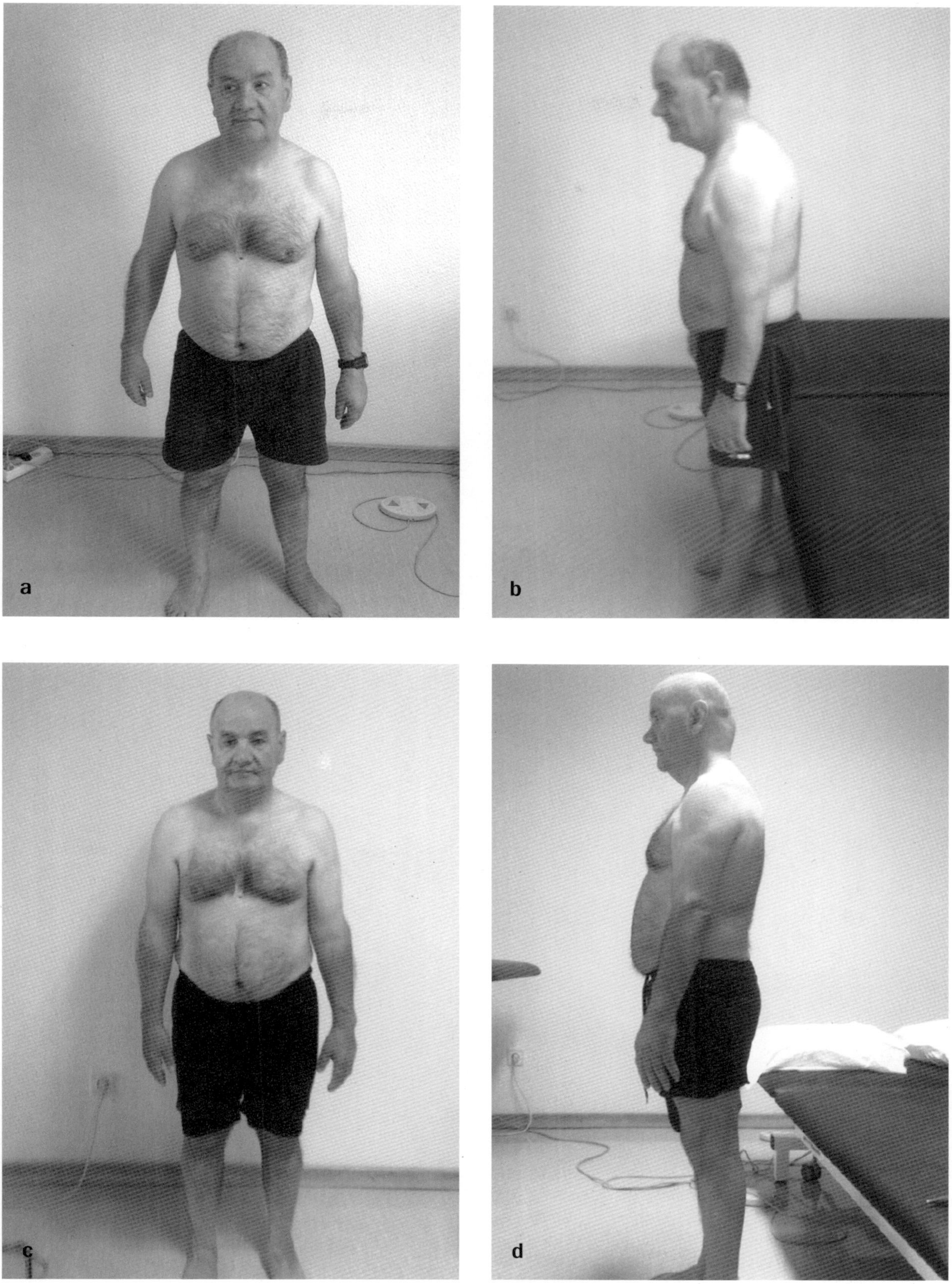

그림 4.47 (a, b) 초기의 선 자세. (c, d) 치료중재 기간 후의 선 자세.

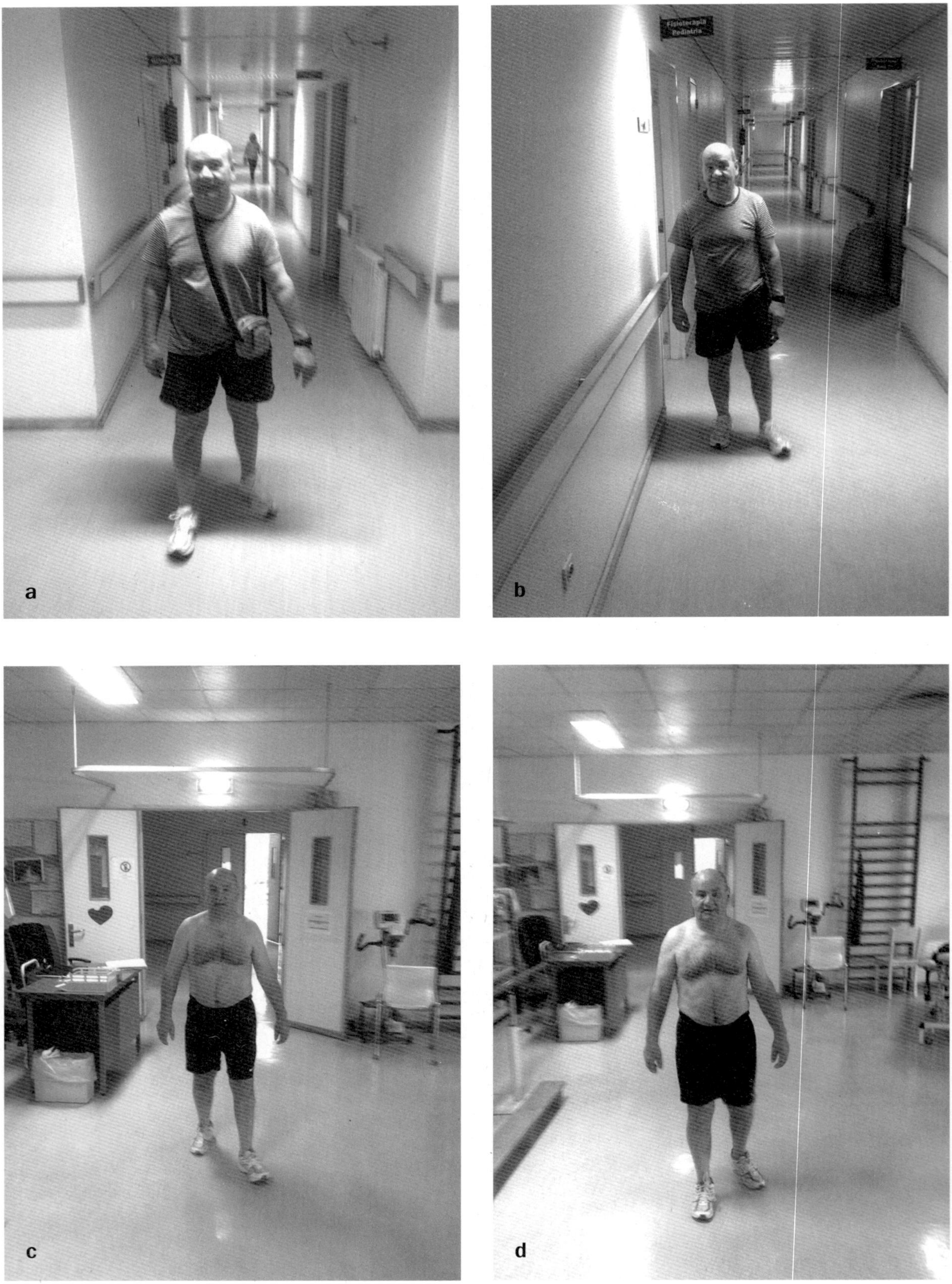

그림 4.48 보행 패턴의 변화. (a, b) 초기 보행. (c, d) 치료중재 후의 보행.

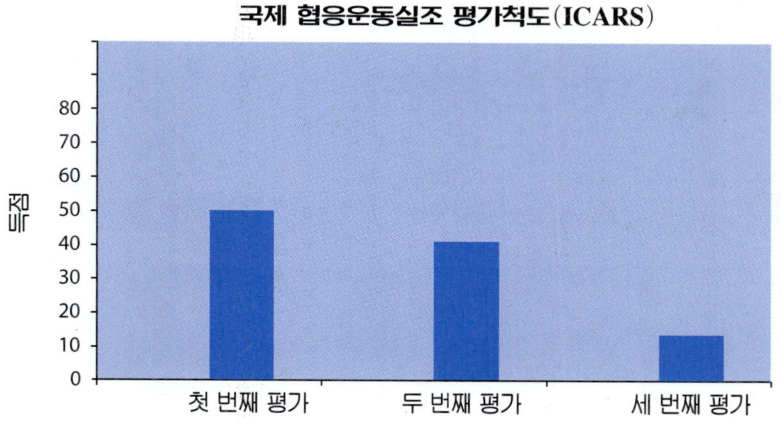

a

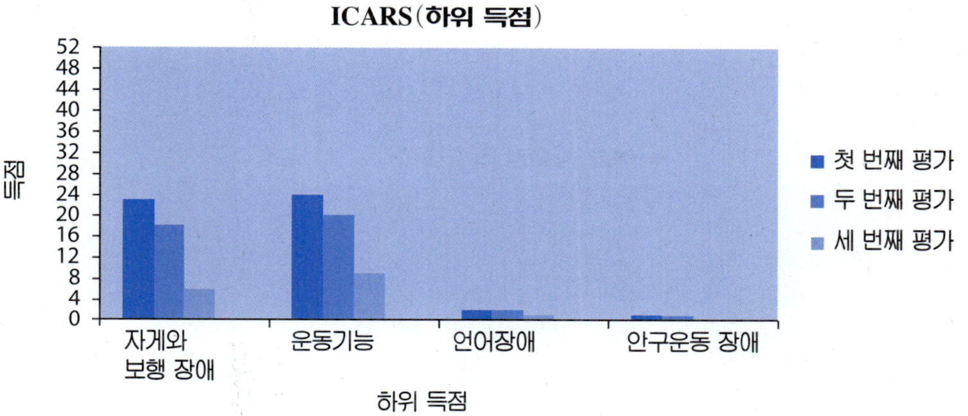

b

그림 4.49 **(a)** 국제 협응운동실조 평가척도(ICARS) 결과. **(b)** ICARS 하위척도

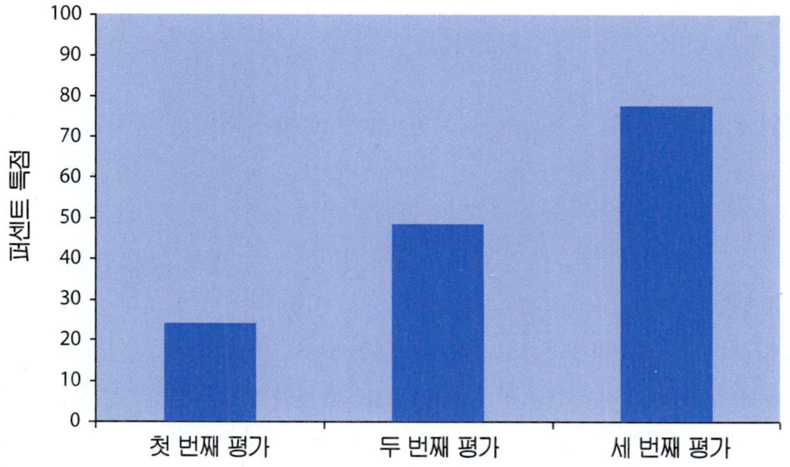

a

그림 4.50 **(a)** 균형평가 시스템 검사(BESTest) 결과(계속)

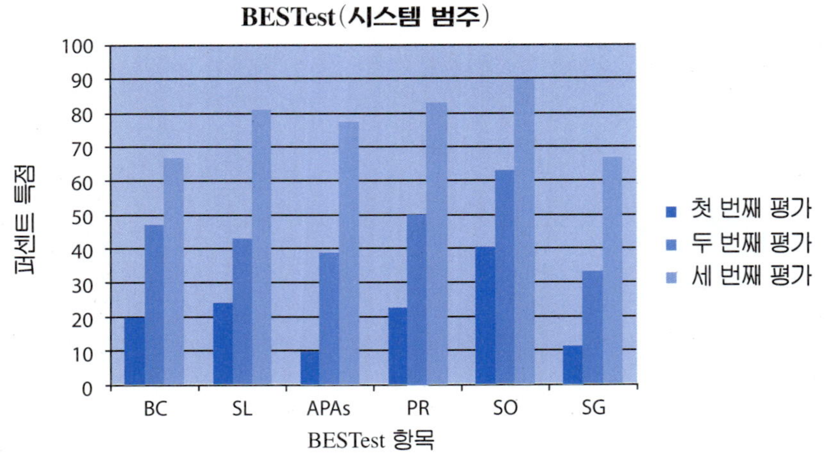

b

그림 4.50 (계속) **(b)** BESTest 항목 결과. APA: 선행적 자세조정, BC: 생화학적 제약, SG: 보행 안정성, PR: 자세반응, SL: 안정성 한계, SO: 감각 방향성.

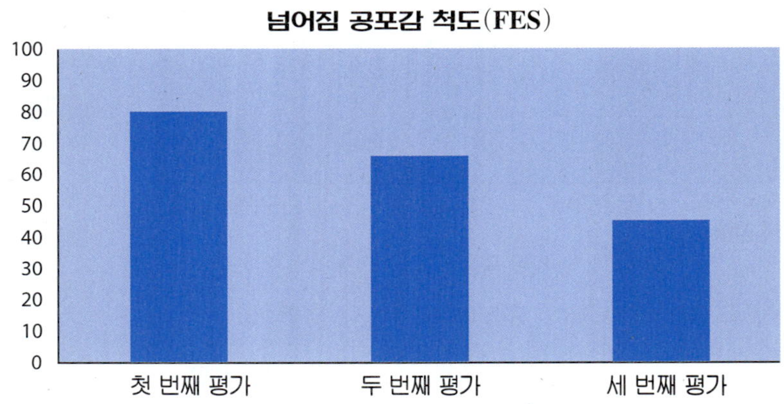

그림 4.51 넘어짐 공포감 척도 결과.

의 촉진을 목적으로 한 기능적인 운동의 재훈련을 포함하는 물리치료 중재가 소뇌 기능장애가 있는 사람들에게 적절할지도 모른다는 것을 시사하고 있다(Martin et al 2009). 특히 보바스 개념은 신경근육 가소성이 기능 회복의 핵심 요소라 생각하고 있다(Graham et al 2009). 보바스 실행에는 개인이 자연적으로 발생하는 제약 내에서 스스로 시작한 행동을 수행하는 것을 학습하는 환경에서의 능동적인 학습과정을 포함한다(Levin & Panturin 2011; Graham et al 2009).

연구의 종료시점에서 환자는 ICARS에서 낮은 득점을 하였다. Saute 등(2012)과 Trouillas 등(1997)에 따르면, 높은 ICARS 득점은 환자의 장애가 악화한다는 것을 의미한다. 자세조절의 평가에는 사람이 서고 걷고 안전하고 효율적인 방식으로 환경과 상호 작용하는 능력의 기저에 있는 많은 생리학적 시스템을 고려할 필요가 있다. 이들 시스템의 하나 또는 조합의 장애는 자세의 불안정성으로 이어진다(Horak 2009; Horak 2006). BESTest의 결과는 모든 시스템 범주의 개선을 보여주고 선 자세에서의 최적의 자세조절을 필요로 하는 자세 안정성의 기능적 수행의 개선을 나타내고 있다.

BESTest 항목에서의 최악의 결과는 자세 및 보행 장애의 ICARS 하위척도에서만이 아니라 보행 안정성,

이어서 운동기능 하위척도에서 발견되었다. Ilg 등(2007)과 일치하여 운동실조성 보행은 균형과 관련된 장애 및 팔다리 조절과 팔다리 내 협응과 관련된 결손의 양쪽 영향을 받는다. 이것은 팔다리 내 협응의 시간적 변동성의 증가가 소뇌 기능장애의 특유한 특징이고 균형 결손 및 보행 변동성 증가를 야기한다는 것을 의미한다.

자세 안정성은 효율적인 APAs를 만들어내는 능력에 따라 달라진다(Yiou et al 2012). Horak과 Diener(1994)에 따르면, 소뇌 환자는 예상되는 교란의 진폭에 대한 자세반응을 조정하기 위한 예측성 피드포워드를 사용하는 방법을 학습할 수 없다. 그러나 연구를 시작할 때는 APAs BESTest 항목은 퍼센트 득점(9.5%)이 가장 낮았고 연구가 끝날 때는 퍼센트 득점이 77%였으며, 이것은 예측 가능한 자세 교란을 조정하는 것을 학습할 수 있었다는 것을 가리킨다. 조정전략은 자세 안정성의 회복과 그에 따른 넘어짐에 대한 두려움의 감소로 인해 연구하는 동안에 감소하였다. 소뇌 병변이 있는 환자는 자기의 자세 안정성을 개선하는 것을 학습할 수 있을지도 모른다(Gill-body et al 1997). 인간 실험대상자는 안정성이 높을 때 과제 안전성을 조정하지만 안정성이 저하하면 더 적극적인 보상을 사용한다(Wei et al 2008). 균형조절의 특정 결손은 넘어짐의 두려움을 가진 대상자에서 일어난다(Uemura et al 2012). 넘어짐의 두려움과 인간의 자세조절을 위해 사용한 전략 사이에는 직접적인 관계가 있다(Davis et al 2009). 따라서 특정 균형전략의 개선은 넘어짐의 두려움을 경감시키는 데 효과적이다(Nitz & Choy 2004; Gisi et al 2012).

결론
Conclusion

이 결과는 소뇌실조가 있는 환자가 보바스 개념에 기초한 치료중재의 사용에 의한 자세 안정성의 개선으로 인한 고정전략의 감소의 결과로서 선 자세에서 그들의 자세조절을 개선하는 것을 학습할 수 있을지도 모른다. 실조환자의 자세조절을 위한 하나의 치료중재로서의 보바스 개념의 효과에 대한 추가적인 연구는 증거에 기초한 실행의 상황에서의 임상적 의사결정을 하는 데에 기여할지도 모른다.

참고문헌

제 1 장
응용 신경생리학

1.1
중추신경계의 구조 : 개요

Academy of Medical Sciences. Restoring Neurological Function: Putting the Neurosciences to Work in Neurorehabilitation. London: Academy of Medical Sciences; 2004

Blitz DM, Nusbaum MP. Neural circuit flexibility in a small sensorimotor system. Curr Opin Neurobiol 2011;21(4):544–552

Brodal P. The Central Nervous System: Structure and Function. 4th ed. New York, NY: Oxford University Press Inc; 2010

Brownstone RM, Bui TV. Spinal interneurons providing input to the final common path during locomotion. Prog Brain Res 2010;187(902):81–95

Cornall C. Self-propelling wheelchairs: The effects on spasticity in hemiplegic patients. Physiother Theory Pract 1991;7(1):13–21

Crone C, Johnsen LL, Biering-Sørensen F, Nielsen JB. Appearance of reciprocal facilitation of ankle extensors from ankle flexors in patients with stroke or spinal cord injury. Brain 2003;126(Pt 2):495–507

D'Amico JM, Condliffe EG, Martins KJ, Bennett DJ, Gorassini MA. Recovery of neuronal and network excitability after spinal cord injury and implications for spasticity. Front Integr Neurosci 2014;8:36

Faist M, Blahak C, Duysens J, Berger W. Modulation of the biceps femoris tendon jerk reflex during human locomotion. Exp Brain Res 1999;125(3):265–270

Goulding M, Bourane S, Garcia-Campmany L, Dalet A, Koch S. Inhibition downunder: an update from the spinal cord. Curr Opin Neurobiol 2014;26:161–166

Hayes HB, Chang Y-H, Hochman S. Stance-phase force on the opposite limb dictates swing-phase afferent presynaptic inhibition during locomotion. J Neurophysiol 2012;107(11):3168–3180

Kandel E, Schwartz J, Jessell T, Siegelbaum S, Hudspeth AJ. Principles of Neural Science. 5th ed. New York, NY: McGraw-Hill Professional; 2013

Knikou M. Plasticity of corticospinal neural control after locomotor training in human spinal cord injury. Neural Plast 2012;2012:254948

Molnár Z, Brown RE. Insights into the life and work of Sir Charles Sherrington. Nat Rev Neurosci 2010;11(6):429–436

Mukherjee A, Chakravarty A. Spasticity mechanisms - for the clinician. Front Neurol 2010;1:149

Nielsen JB, Crone C, Hultborn H. The spinal pathophysiology of spasticity—from a basic science point of view. Acta Physiol (Oxf) 2007;189(2):171–180

Rothwell J. Control of Human Voluntary Movement. 2nd ed. London: Chapman and Hall; 1994

Ward NS, Cohen LG. Mechanisms underlying recovery of motor function after stroke. Arch Neurol 2004;61(12):1844–1848

Zeilhofer HU, Wildner H, Yévenes GE. Fast synaptic inhibition in spinal sensory processing and pain control. Physiol Rev 2012;92(1):193–235

1.2
시스템 조절: 움직임과 감각운동 통합에 관련이 있는 시스템의 구조

Ab Aziz CB, Ahmad AH. The role of the thalamus in modulating pain. Malays J Med Sci 2006;13(2):11–18

Ada L, Canning CG. Anticipating and avoiding muscle shortening. In: Ada L, Canning CG, eds. Key Issues in Neurological Physiotherapy. Series: Physiotherapy: Foundations for Practice. New York, NY: Oxford University Press; 1990:219–236

af Klint R, Mazzaro N, Nielsen JB, Sinkjaer T, Grey MJ. Load rather than length sensitive feedback contributes to soleus muscle activity during human treadmill walking. J Neurophysiol 2010;103(5):2747–2756

Aimonetti J-M, Hospod V, Roll JP, Ribot-Ciscar E. Cutaneous afferents provide a neuronal population vector that encodes the orientation of human ankle movements. J Physiol 2007;580(Pt. 2):649–658

Allum JHJ, Carpenter MG, Honegger F, Adkin AL, Bloem BR. Age-dependent variations in the directional sensitivity of balance corrections and compensatory arm movements in man. J Physiol 2002;542(Pt 2):643–663

Alvarez FJ, Benito-Gonzalez A, Siembab VC. Principles of interneuron development learned from Renshaw cells and the motoneuron recurrent inhibitory circuit. Ann N Y Acad Sci 2013;1279:22–31

Angelaki DE, Cullen KE. Vestibular system: the many facets of a multimodal sense. Annu Rev Neurosci 2008;31:125–150

Asaka T, Wang Y. Feedforward postural muscle modes and multi-mode coordination in mild cerebellar ataxia. Exp Brain Res 2011;210(1):153–163

Ausim Azizi S. ... And the olive said to the cerebellum: organization and functional significance of the olivo-cerebellar system. Neuroscientist 2007;13(6):616–625

Baker SN. The primate reticulospinal tract, hand function and functional recovery. J Physiol 2011;589(Pt 23):5603–5612

Bakker M, Allum JH, Visser JE, et al. Postural responses to multidirectional stance perturbations in cerebellar ataxia. Exp Neurol 2006;202(1):21–35

Bard C, Paillard J, Lajoie Y, et al. Role of afferent information in the timing of motor commands: a comparative study with a deafferented patient. Neuropsychologia 1992;30(2):201–206

Bard C, Turrell Y, Fleury M, Teasdale N, Lamarre Y, Martin O. Deafferentation and pointing with visual double-step perturbations. Exp Brain Res 1999;125(4):410–416

Bares M, Lungu OV, Liu T, Waechter T, Gomez CM, Ashe J. The neural substrate of predictive motor timing in spinocerebellar ataxia. Cerebellum 2011;10(2):233–244

Bastian AJ. Understanding sensorimotor adaptation and learning for rehabilitation. Curr Opin Neurol 2008;21(6):628–633

Bastian AJ. Moving, sensing and learning with cerebellar damage. Curr Opin Neurobiol 2011;21(4):596–601

Bastian AJ, Martin TA, Keating JG, Thach WT. Cerebellar ataxia: abnormal control of interaction torques across multiple joints. J Neurophysiol 1996;76(1):492–509

Berlucchi G, Aglioti SM. The body in the brain revisited. Exp Brain Res 2010;200(1):25–35

Beudel M, Zijlstra S, Mulder T, Zijdewind I, de Jong BM. Secondary sensory area SII is crucially involved in the preparation of familiar movements compared to movements never made before. Hum Brain Mapp 2011;32(4):564–579

Bloem BR, Hausdorff JM, Visser JE, Giladi N. Falls and freezing of gait in Parkinson's disease: a review of two interconnected, episodic phenomena. Mov Disord 2004;19(8):871–884

Blood AJ. New hypotheses about postural control support the notion that all dystonias are manifestations of excessive brain postural function. Biosci Hypotheses 2008;1(1):14–25

Blood AJ. Imaging studies in focal dystonias: a systems level approach to studying a systems level disorder. Curr Neuropharmacol 2013;11(1):3–15

Borgmann R. Behandling av spastisk torticollis med butolinumtoxin. Tidsskriftet Norske legeforening 1997;13:1889–1891

Bostan AC, Strick PL. The cerebellum and basal ganglia are interconnected. Neuropsychol Rev 2010;20(3):261–270

Bostan AC, Dum RP, Strick PL. The basal ganglia communicate with the cerebellum. Proc Natl Acad Sci U S A 2010;107(18):8452–8456

Bottini G, Karnath HO, Vallar G, et al. Cerebral representations for egocentric space: functional-anatomical evidence from caloric vestibular stimulation and neck vibration. Brain 2001;124(Pt 6):1182–1196

Brodal P. The Central Nervous System: Structure and Function. 4th ed. New York, NY: Oxford University Press; 2010

Brown LE, Halpert BA, Goodale MA. Peripheral vision for perception and action. Exp Brain Res 2005;165(1):97–106

Bruttini C, Esposti R, Bolzoni F, Vanotti A, Mariotti C, Cavallari P. Temporal disruption of upper-limb anticipatory postural adjustments in cerebellar ataxic patients. Exp Brain Res 2015;233(1):197–203

Buneo CA, Andersen RA. The posterior parietal cortex: sensorimotor interface for the planning and online control of visually guided movements. Neuropsychologia 2006;44(13):2594–2606

Burbeck CA, Yap YL. Two mechanisms for localization? Evidence for separation-dependent and separation-independent processing of position information. Vision Res 1990;30(5):739–750

Bussel B, Roby-Brami A, Néris OR, Yakovleff A. Evidence for a spinal stepping generator in man. Electrophysiological study. Acta Neurobiol Exp (Warsz) 1996;56(1):465–468

Capaday C, Ethier C, Van Vreeswijk C, Darling WG. On the functional organization and operational principles of the motor cortex. Front Neural Circuits 2013;7:66

Cappe C, Rouiller EM, Barone P. Multisensory anatomical pathways. Hear Res 2009;258(1-2):28–36

Cardini F, Longo MR, Haggard P. Vision of the body modulates somatosensory intracortical inhibition. Cereb Cortex 2011;21(9):2014–2022

Coffman KA, Dum RP, Strick PL. Cerebellar vermis is a target of projections from the motor areas in the cerebral cortex. Proc Natl Acad Sci U S A 2011;108(38):16068–16073

Collins DF, Refshauge KM, Todd G, Gandevia SC. Cutaneous receptors contribute to kinesthesia at the index finger, elbow, and knee. J Neurophysiol 2005;94(3):1699–1706

Cordo PJ, Horn JL, Künster D, Cherry A, Bratt A, Gurfinkel V. Contributions of skin and muscle afferent input to movement sense in the human hand. J Neurophysiol 2011;105(4):1879–1888

Criscimagna-Hemminger SE, Bastian AJ, Shadmehr R. Size of error affects cerebellar contributions to motor learning. J Neurophysiol 2010;103(4):2275–2284

Cullen KE. The vestibular system: multimodal integration and encoding of self-motion for motor control. Trends Neurosci 2012;35(3):185–196

Cullen KE. The neural encoding of self-generated and externally applied movement: implications for the perception of self-motion and spatial memory. Front Integr Neurosci 2014;7:108

Dakin CJ, Inglis JT, Chua R, Blouin JS. Muscle-specific modulation of vestibular reflexes with increased locomotor velocity and cadence. J Neurophysiol 2013;110(1):86–94

Davidoff RA. The pyramidal tract. Neurology 1990;40(2):332–339

de Lau LML, Breteler MMB. Epidemiology of Parkinson's disease. Lancet Neurol 2006;5(6):525–535

de Lima-Pardini AC, Papegaaij S, Cohen RG, Teixeira LA, Smith BA, Horak FB. The interaction of postural and voluntary strategies for stability in Parkinson's disease. J Neurophysiol 2012;108(5):1244–1252

de Oliveira-Souza R. The human extrapyramidal system. Med Hypotheses 2012;79(6):843–852

Dietz V. Human neuronal control of automatic functional movements: interaction between central programs and afferent input. Physiol Rev 1992;72(1):33–69

Dietz V. Spinal cord pattern generators for locomotion. Clin Neurophysiol 2003;114(8):1379–1389

Dietz V. Neuroplasticity after a spinal cord injury: effects of functional training and neurorehabilitation. 2010:2196–2205

Dietz V, Duysens J. Significance of load receptor input during locomotion: a review. Gait Posture 2000;11(2):102–110

Dietz V, Zijlstra W, Duysens J. Human neuronal interlimb coordination during split-belt locomotion. Exp Brain Res 1994;101(3):513–520

Dietz V, Grillner S, Trepp A, Hubli M, Bolliger M. Changes in spinal reflex and locomotor activity after a complete spinal cord injury: a common mechanism? Brain 2009;132(Pt 8):2196–2205

Dijkerman HC, de Haan EHF. Somatosensory processes subserving perception and action. Behav Brain Sci 2007;30(2):189–201, discussion 201–239

Doucet BM, Lam A, Griffin L. Neuromuscular electrical stimulation for skeletal muscle function. Yale J Biol Med 2012;85(2):201–215

Duysens J, Clarac F, Cruse H. Load-regulating mechanisms in gait and posture: comparative aspects. Physiol Rev 2000;80(1):83–133

Duysens J, Van de Crommert HW. Neural control of locomotion; The central pattern generator from cats to humans. Gait Posture 1998;7(2):131–141

Flavell SW, Greenberg ME. Signaling mechanisms linking neuronal activity to gene expression and plasticity of the nervous system. Annu Rev Neurosci 2008;31:563–590

Floeter M. Structure and function of muscle fibers and motor units. In: Karpati G, Hilton-Jones D, eds. Disorders of Voluntary Muscle. New York, NY: Cambridge University Press; 2010:1–10

Flynn JR, Graham BA, Galea MP, Callister RJ. The role of propriospinal interneurons in recovery from spinal cord injury. Neuropharmacology 2011;60(5):809–822

Forbes PA, Siegmund GP, Schouten AC, Blouin JS. Task, muscle and frequency dependent vestibular control of posture. Front Integr Nuerosci 2015;8:94

Forget R, Lamarre Y. Postural adjustments associated with different unloadings of the forearm: effects of proprioceptive and cutaneous afferent deprivation. Can J Physiol Pharmacol 1995;73(2):285–294

Franceschini M, Agosti M, Cantagallo A, Sale P, Mancuso M, Buccino G. Mirror neurons: action observation treatment as a tool in stroke rehabilitation. Eur J Phys Rehabil Med 2010;46(4):517–523

Frey SH, Fogassi L, Grafton S, et al. Neurological principles and rehabilitation of action disorders: computation, anatomy, and physiology (CAP) model. Neurorehabil Neural Repair 2011; 25(5, Suppl)6S–20S

Gallager S. How the Body Shapes the Mind. New York, NY: Oxford University Press; 2005

Genewein T, Braun DA. A sensorimotor paradigm for Bayesian model selection. Front Hum Neurosci 2012;6(October):1–16

Gilbert SJ, Burgess PW. Executive function. Curr Biol 2008;18(3):R110–R114

Gjerstad L, Kerty E, Nyberg Hansen R. Behandling av fokale dystonier med botulinumtoksin. Tidsskrift Norske legeforening 1991;111:2637–2639

Goldspink G, Williams P. Muscle fibre and connective tissue changes associated with use and disuse. In: Ada L, Canning C, eds. Key Issues in Neurological Physiotherapy. Boston, MA: Butterworth-Heinemann; 1991:197–218

Grabli D, Karachi C, Welter ML, et al. Normal and pathological gait: what we learn from Parkinson's disease. J Neurol Neurosurg Psychiatry 2012;83(10):979–985

Graham JV, Eustace C, Brock K, Swain E, Irwin-Carruthers S. The Bobath concept in contemporary clinical practice. Top Stroke Rehabil 2009;16(1):57–68

Gray V, Rice CL, Garland SJ. Factors that influence muscle weakness following stroke and their clinical implications: a critical review. Physiother Can 2012;64(4):415–426

Grillner S. Biological pattern generation: the cellular and computational logic of networks in motion. Neuron 2006;52(5):751–766

Grillner S, Wallén P, Saitoh K, Kozlov A, Robertson B. Neural bases of goal-directed locomotion in vertebrates—an overview. Brain Res Brain Res Rev 2008;57(1):2–12

Grol, MJ Madjandzić J, Stephan KE, et al. Parieto-frontal connectivity during visually guided grasping. J Neurosci 2007;27(44):11877–11887

Guertin PA. Central pattern generator for locomotion: anatomical, physiological, and pathophysiological considerations. Front Neurol 2012;3:183

Guertin PA. The spinal cord: functional organization, diseases, and dysfunctions. In: Aldskogius H, ed. Animal Models of Spinal Cord Repair: Neuromethods. Totowa, NJ: Humana Press; 2013

Haber SN, Calzavara R. The cortico-basal ganglia integrative network: the role of the thalamus. Brain Res Bull 2009;78(2-3):69–74

Harris P, Nagy S, Vardaxis N. Mosby's Dictionary of Medicine, Nursing and Health Professions. 9th ed. Atlanta, GA: Elsevier; 2010

Henneman E. The size-principle: a deterministic output emerges from a set of probabilistic connections. J Exp Biol 1985;115:105–112

Holmes NP, Spence C. The body schema and the multisensory representation(s) of peripersonal space. Cogn Process 2004;5(2):94–105

Honeycutt CF, Kharouta M, Perreault EJ. Evidence for reticulospinal contributions to coordinated finger movements in humans. J Neurophysiol 2013;110(7):1476–1483

Horak FB, Diener HC, Nashner LM. Influence of central set on human postural responses. J Neurophysiol 1989;62(4):841–853

Hubli M, Dietz V. The physiological basis of neurorehabilitation—locomotor training after spinal cord injury. J Neuroeng Rehabil 2013;10:5

Hufschmidt A, Mauritz KH. Chronic transformation of muscle in spasticity: a peripheral contribution to increased tone. J Neurol Neurosurg Psychiatry 1985;48(7):676–685

Imamizu H, Kawato M. Cerebellar internal models: implications for the dexterous use of tools. Cerebellum 2012;11(2):325–335

Ioffe ME, Chernikova LA, Ustinova KI. Role of cerebellum in learning postural tasks. Cerebellum 2007;6(1):87–94

Ivry R. Exploring the role of the cerebellum in sensory anticipation and timing: commentary on Tesche and Karhu. Hum Brain Mapp 2000;9(3):115–118

Ivry RB, Spencer RMC. The neural representation of time. Curr Opin Neurobiol 2004;14(2):225–232

Jacobs JV, Horak FB. Cortical control of postural responses. J Neural Transm 2007;114(10):1339–1348

Jacobs JVJ. Why we need to better understand the cortical neurophysiology of impaired postural responses with age, disease, or injury. Front Integr Neurosci 2014;8:69

Jang SH. The corticospinal tract from the viewpoint of brain rehabilitation. J Rehabil Med 2014;46(3):193–199

Jankowska E, Hammar I, Slawinska U, Maleszak K, Edgley SA. Neuronal basis of crossed actions from the reticular formation on feline hindlimb motoneurons. J Neurosci 2003;23(5):1867–1878

Jankowska E, Edgley SA. How can corticospinal tract neurons contribute to ipsilateral movements? A question with implications for recovery of motor functions. Neuroscientist 2006;12(1):67–79

Jeannerod M, Arbib MA, Rizzolatti G, Sakata H. Grasping objects: the cortical mechanisms of visuomotor transformation. Trends Neurosci 1995;18(7):314–320

Jimenez-Shahed J. A new treatment for focal dystonias: incobotulinumtoxinA (Xeomin®), a botulinum neurotoxin type A free from complexing proteins. Neuropsychiatr Dis Treat 2012;8:13–25

Jobst EE, Melnick ME, Byl NN, Dowling GA, Aminoff MJ. Sensory perception in Parkinson disease. Arch Neurol 1997;54(4):450–454

Johansson RS, Flanagan JR. Coding and use of tactile signals from the fingertips in object manipulation tasks. Nat Rev Neurosci 2009;10(5):345–359

Juvin L, Le Gal JP, Simmers J, Morin D. Cervicolumbar coordination in mammalian quadrupedal locomotion: role of spinal thoracic circuitry and limb sensory inputs. J Neurosci 2012;32(3):953–965

Kaji R, Urushihara R, Murase N, Shimazu H, Goto S. Abnormal sensory gating in basal ganglia disorders. J Neurol 2005;252(Suppl 4):IV13–IV16

Kammers MPM, Kootker JA, Hogendoorn H, Dijkerman HC. How many motoric body representations can we grasp? Exp Brain Res 2010;202(1):203–212

Kandel E, Jessell T, Siegelbaum S, Schwartz J, Hudspeth AJ. Principles of Neural Science. 5th ed. New York, NY: McGraw-Hill Professional; 2013

Kanning KC, Kaplan A, Henderson CE. Motor neuron diversity in development and disease. Annu Rev Neurosci 2010;33:409–440

Karl JM, Whishaw IQ. Different evolutionary origins for the reach and the grasp: an explanation for dual visuomotor channels in primate parietofrontal cortex. Front Neurol 2013;4:208

Kars HJ, Hijmans JM, Geertzen JH, Zijlstra W. The effect of reduced somatosensation on standing balance: a systematic review. J Diabetes Sci Tech 2009;3(4):931–943

Kavounoudias A, Roll R, Roll JP. The plantar sole is a 'dynamometric map' for human balance control. Neuroreport 1998;9(14):3247–3252

Kern DS, Kumar R. Deep brain stimulation. Neurologist 2007;13(5):237–252

Kerty E. Vision rehabilitation after brain injury. Tidsskrift Norske legeforening. 2005:125–146

Khan AZ, Crawford JD, Blohm G, Urquizar C, Rossetti Y, Pisella L. Influence of initial hand and target position on reach errors in optic ataxic and normal subjects. J Vis 2007;7(5):1–16

Kidd G. The myotatic reflex. In: Downie P, ed. Cash's Textbook of Neurology for Physiotherapists. London: Faber & Faber; 1986:85–103

Kidd G, Lawes N, Musa I. Understanding Neuromuscular Plasticity: A Basis for Clinical Rehabilitation. London: Edward Arnold; 1992

Kishore A, Meunier S, Popa T. Cerebellar influence on motor cortex plasticity: behavioral implications for Parkinson's disease. Front Neurol 2014;5:68–69

Kitago T, Krakauer JW. Motor learning principles for neurorehabilitation. Handb Clin Neurol 2013;110:93–103

Klatzky RL, Lederman SJ, Metzger VA. Identifying objects by touch: an "expert system". Percept Psychophys 1985;37(4):299–302

Knapp HD, Taub E, Berman AJ. Movements in monkeys with deafferented forelimbs. Exp Neurol 1963;7:305–315

Koziol LF, Budding D, Andreasen N, et al. Consensus paper: the cerebellum's role in movement and cognition. Cerebellum 2014;13(1):151–177

Koziol LF, Budding DE, Chidekel D. Adaptation, expertise, and giftedness: towards an understanding of cortical, subcortical, and cerebellar network contributions. Cerebellum 2010;9(4):499–529

Koziol LF, Budding DE, Chidekel D. Sensory integration, sensory processing, and sensory modulation disorders: putative functional neuroanatomic underpinnings. Cerebellum 2011;10(4):770–792

Kravitz DJ, Saleem KS, Baker CI, Mishkin M. A new neural framework for visuospatial processing. Nat Rev Neurosci 2011;12(4):217–230

Kreitzer AC, Malenka RC. Striatal plasticity and basal ganglia circuit function. Neuron 2008;60(4):543–554

Lacquaniti F, Ivanenko YP, Zago M. Patterned control of human locomotion. J Physiol 2012;590(Pt 10):2189–2199

Lamontagne A, Paquette C, Fung J. Stroke affects the coordination of gaze and posture during preplanned turns while walking. Neurorehabil Neural Repair 2007;21(1):62–67

Lan N, He X. Fusimotor control of spindle sensitivity regulates central and peripheral coding of joint angles. Front Comput Neurosci 2012;6(August):66

Lang CE, Schieber MH. Reduced muscle selectivity during individuated finger movements in humans after damage to the motor cortex or corticospinal tract. J Neurophysiol 2004;91(4):1722–1733

Laube R, Govender S, Colebatch JG. Vestibular-dependent spinal reflexes evoked by brief lateral accelerations of the heads of standing subjects. J Appl Physiol (1985) 2012;112(11):1906–1914

Lavoie BA, Cody FWJ, Capaday C. Cortical control of human soleus muscle during volitional and postural activities studied using focal magnetic stimulation. Exp Brain Res 1995;103(1):97–107

Lederman SJ, Klatzky RL. Extracting object properties through haptic exploration. Acta Psychol (Amst) 1993;84(1):29–40

Lederman SJ, Klatzky RL. Haptic perception: a tutorial. Atten Percept Psychophys 2009;71(7):1439–1459

Lemon RN. Descending pathways in motor control. Annu Rev Neurosci 2008;31:195–218

Lemon RN. What drives corticospinal output? F1000 Biol Rep 2010;2:51

Lemon RN, Griffiths J. Comparing the function of the corticospinal system in different species: organizational differences for motor specialization? Muscle Nerve 2005;32(3):261–279

Levi DM, Klein SA. Limitations on position coding imposed by undersampling and univariance. Vision Res 1996;36(14):2111–2120

Longo MR, Cardozo S, Haggard P. Visual enhancement of touch and the bodily self. Conscious Cogn 2008;17(4):1181–1191

Lopez C, Blanke O. The thalamocortical vestibular system in animals and humans. Brain Res Brain Res Rev 2011;67(1-2):119–146

Lopez C, Schreyer HM, Preuss N, Mast FW. Vestibular stimulation modifies the body schema. Neuropsychologia 2012;50(8):1830–1837

Lumpkin EA, Marshall KL, Nelson AM. The cell biology of touch. J Cell Biol 2010;191(2):237–248

Lundy-Ekman. Neuroscience, Fundamentals for Rehabilitation. 3rd ed. Elsevier Health Sciences; 2007

Mackay-Lyons M. Central pattern generation of locomotion: a review of the evidence. Phys Ther 2002;82(1):69–83

Maki BE, McIlroy WE. The r ole of limb movements in maintaining upright stance: the "change-in-support" strategy. Phys Ther 1997;77(5):488–507

Mani S, Mutha PK, Przybyla A, Haaland KY, Good DC, Sainburg RL. Contralesional motor deficits after unilateral stroke reflect hemisphere-specific control mechanisms. Brain 2013;136(Pt 4):1288–1303

Manto M. Mechanisms of human cerebellar dysmetria: experimental evidence and current conceptual bases. J Neuroeng Rehabil 2009;6:10

Manto M, Haines D. Cerebellar research: two centuries of discoveries. Cerebellum 2012;11(2):446

Manto M, Bower JM, Conforto AB, et al. Consensus paper: roles of the cerebellum in motor control—the diversity of ideas on cerebellar involvement in movement. Cerebellum 2012;11(2):457–487

Manuel M, Zytnicki D. Alpha, beta and gamma motoneurons: functional diversity in the motor system's final pathway. J Integr Neurosci 2011;10(3): 243–276

Marchand-Pauvert V, Iglesias C. Properties of human spinal interneurones: normal and dystonic control. J Physiol 2008;586(5):1247–1256

Markham CH. Vestibular control of muscular tone and posture. Can J Neurol Sci 1987;14(3, Suppl):493–496

Marsden CD, Quinn NP. The dystonias. BMJ 1990;300(6718):139–144

Massion J. Movement, posture and equilibrium: interaction and coordination. Prog Neurobiol 1992;38(1):35–56

Massion J, Alexandrov A, Frolov A. Why and how are posture and movement coordinated? Prog Brain Res 2004;143:13–27

Matsakas A, Patel K. Skeletal muscle fibre plasticity in response to selected environmental and physiological stimuli. Histol Histopathol 2009;24(5):611–629

Mendell LM. The size principle: a rule describing the recruitment of motoneurons. J Neurophysiol 2005;93(6):3024–3026

Milner AD, Goodale MA. Two visual systems re-viewed. Neuropsychologia 2008;46(3):774–785

Mishkin M, Ungerleider LG, Macko KA. Object vision and spatial vision: two cortical pathways. Trends Neurosci 1983;6:414–417

Molinari M. Plasticity properties of CPG circuits in humans: impact on gait recovery. Brain Res Bull 2009;78(1):22–25

Molinari M, Chiricozzi FR, Clausi S, Tedesco AM, De Lisa M, Leggio MG. Cerebellum and detection of sequences, from perception to cognition. Cerebellum 2008;7(4):611–615

Morton SM, Bastian AJ. Cerebellar control of balance and locomotion. Neuroscientist 2004;10(3):247–259

Morton SM, Bastian AJ. Cerebellar contributions to locomotor adaptations during splitbelt treadmill walking. J Neurosci 2006;26(36):9107–9116

Mottolese C, Richard N, Harquel S, Szathmari A, Sirigu A, Desmurget M. Mapping motor representations in the human cerebellum. Brain 2013;136(Pt 1):330–342

Mudge S, Rochester L. Neurophysiological rationale of treadmill training: evaluating evidence for practice. New Zealand Journal of Physiotherapy 2001;29(2):7–18

Mulder T, Nienhuis B, Pauwels J. The assessment of motor recovery: A new look at an old problem. J Electromyogr Kinesiol 1996;6(2):137–145

Nachev P, Kennard C, Husain M. Functional role of the supplementary and pre-supplementary motor areas. Nat Rev Neurosci 2008;9(11):856–869

Nagai K, Yamada M, Mori S, et al. Effect of the muscle coactivation during quiet standing on dynamic postural control in older adults. Arch Gerontol Geriatr 2013;56(1):129–133

Nielsen JB. Sensorimotor integration at spinal level as a basis for muscle coordination during voluntary movement in humans. J Appl Physiol (1985) 2004;96(5):1961–1967

Nowak DA, Glasauer S, Hermsdorfer J. How predictive is grip force control in the complete absence of somatosensory feedback? Brain 2004;127(Pt 1):182–192

Petersen NT, Pyndt HS, Nielsen JB. Investigating human motor control by transcranial magnetic stimulation. Exp Brain Res 2003;152(1):1–16

Pettorossi VE, Schieppati M. Neck proprioception shapes body orientation and perception of motion. Front Hum Neurosci 2014;8:895

Porter R, Lemon RN. Corticospinal Function and Voluntary Movement. New York, NY: Oxford University Press; 1995

Riddle CN, Edgley SA, Baker SN. Direct and indirect connections with upper limb motoneurons from the primate reticulospinal tract. J Neurosci 2009;29(15):4993–4999

Rizzolatti G, Cattaneo L, Fabbri-Destro M, Rozzi S. Cortical mechanisms underlying the organization of goal-directed actions and mirror neuron-based action understanding. Physiol Rev 2014;94(2):655–706

Rizzolatti G, Craighero L. The mirror-neuron system. Annu Rev Neurosci 2004;27:169–192

Rizzolatti G, Sinigaglia C. The functional role of the parieto-frontal mirror circuit: interpretations and misinterpretations. Nat Rev Neurosci 2010;11(4):264–274

Robertson JV, Roche N, Roby-Brami A. Influence of the side of brain damage on postural upper-limb control including the scapula in stroke patients. Exp Brain Res 2012;218(1):141–155

Rondi-Reig L, Paradis AL, Lefort JM, Babayan BM, Tobin C. How the cerebellum may monitor sensory information for spatial representation. Front Syst Neurosci 2014;8:205

Rosenkranz K, Rothwell JC. Modulation of proprioceptive integration in the motor cortex shapes human motor learning. J Neurosci 2012;32(26):9000–9006

Rossignol S, Dubuc R, Gossard JP. Dynamic sensorimotor interactions in locomotion. Physiol Rev 2006;86(1):89–154

Rossignol S, Barrière G, Frigon A, et al. Plasticity of locomotor sensorimotor interactions after peripheral and/or spinal lesions. Brain Res Rev 2008;57(1):228–240

Rothgangel AS, Braun SM, Beurskens AJ, Seitz RJ, Wade DT. The clinical aspects of mirror therapy in rehabilitation: a systematic review of the literature. Int J Rehabil Res 2011;34(1):1–13

Rothwell J, Lennon S. Control of Human Voluntary Movement. 2nd ed. London, UK: Chapman and Hall; 1994

Rowe FJ, Wright D, Brand D, et al. Profile of Gaze Dysfunction following Cerebrovascular Accident. ISRN Ophthalmol 2013;2013:264604

Rubinstein NA, Kelly AM. Development of muscle fiber specialization in the rat hindlimb. J Cell Biol 1981;90(1):128–144

Ryczko D, Dubuc R. The multifunctional mesencephalic locomotor region. Curr Pharm Des 2013;19(2 4):4448–4470

Sahrmann S. Posture and muscle imbalance. Physiotherapy 1992;78(1):1–19

Sahrmann SA. Diagnosis and Treatment of Movement Impairment Syndromes. White K, ed. St. Louis, MO: Mosby; 2002

Sand KM, Midelfart A, Thomassen L, Melms A, Wilhelm H, Hoff JM. Visual impairment in stroke patients—a review. Acta Neurol Scand Suppl 2013;127(196):52–56

Santos MJMMJ, Kanekar N, Aruin AS. The role of anticipatory postural adjustments in compensatory control of posture: 2. Biomechanical analysis. J Electromyogr Kinesiol 2010;20(3):398–405

Sarlegna FR, Mutha PK. The influence of visual target information on the online control of movements. Vision Research. 2014:1–11

Saunders JA, Knill DC. Visual feedback control of hand movements. J Neurosci 2004;24(13):3223–3234

Schepens B, Drew T. Independent and convergent signals from the pontomedullary reticular formation contribute to the control of posture and movement during reaching in the cat. J Neurophysiol 2004;92(4):2217–2238

Schepens B, Drew T. Descending signals from the pontomedullary reticular formation are bilateral, asymmetric, and gated during reaching movements in the cat. J Neurophysiol 2006;96(5):2229–2252

Schepens B, Stapley P, Drew T. Neurons in the pontomedullary reticular formation signal posture and movement both as an integrated behavior and independently. J Neurophysiol 2008;100(4):2235–2253

Schiaffino S, Reggiani C. Fiber types in mammalian skeletal muscles. Physiol Rev 2011;91(4):1447–1531

Schieber MH, Lang CE, Reilly KT, McNulty P, Sirigu A. Selective activation of human finger muscles after stroke or amputation. Adv Exp Med Biol 2009;629:559–575

Schlerf J, Ivry RB, Diedrichsen J. Encoding of sensory prediction errors in the human cerebellum. J Neurosci 2012;32(14):4913–4922

Schmahmann JD. Vascular syndromes of the thalamus. Stroke 2003;34(9):2264–2278

Scott W, Stevens J, Binder-Macleod SA. Human skeletal muscle fiber type classifications. Phys Ther 2001;81(11):1810–1816

Seger CA. The basal ganglia in human learning. Neuroscientist 2006;12(4):285–290

Shumway-Cook AWM. Motor Control: Translating Research into Clinical Practice. 4th ed. Philadelphia, PA: Lippincott Williams & Wilkins; 2011

Shumway-Cook A, Woollacott MH. Motor Control: Translating Research into Clinical Practice. 3rd ed. Philadelphia, PA: Lippincott Williams & Wilkins; 2006

Sieck GC. Highlighted Topics series: Plasticity in Skeletal, Cardiac, and Smooth Muscle. J Appl Physiol 2001;90:1158–1164

Silva CC, Silva A, Sousa A, et al. Co-activation of upper limb muscles during reaching in post-stroke subjects: an analysis of the contralesional and ipsilesional limbs. J Electromyogr Kinesiol 2014;24(5):731–738

Simons DG, Mense S. Understanding and measurement of muscle tone as related to clinical muscle pain. Pain 1998;75(1):1–17

Stenneken P, Prinz W, Cole J, Paillard J, Aschersleben G. The effect of sensory feedback on the timing of movements: evidence from deafferented patients. Brain Res 2006;1084(1):123-131

Stokes M. Neurological Physiotherapy, London, UK: Mosby; 1998

Stoodley CJ, Schmahmann JD. Evidence for topographic organization in the cerebellum of motor control versus cognitive and affective processing. Cortex 2010;46(7):831-844

Sullivan JE, Hedman LD. Sensory dysfunction following stroke: incidence, significance, examination, and intervention. Top Stroke Rehabil 2008;15(3):200-217

Suzuki M, Omori Y, Sugimura S, et al. Predicting recovery of bilateral upper extremity muscle strength after stroke. J Rehabil Med 2011;43(10):935-943

Takakusaki K. Neurophysiology of gait: from the spinal cord to the frontal lobe. Mov Disord 2013;28(11):1483-1491

Takakusaki K, Saitoh K, Harada H, Kashiwayanagi M. Role of basal ganglia-brainstem pathways in the control of motor behaviors. Neurosci Res 2004;50(2):137-151

Takakusaki K, Obara K, Okumura T. Possible Contribution of the Basal Ganglia Brainstem System to the Pathogenesis of Parkinson's Disease. INTECH Open Access Publisher. 2010. http://www.intechopen.com/source/pdfs/21584/InTech-Possible_contribution_of_the_basal_ganglia_brainstem_system_to_the_pathogenesis_of_parkinson_s_disease.pdf. Accessed March 24, 2013

Takakusaki K, Tomita N, Yano M. Substrates for normal gait and pathophysiology of gait disturbances with respect to the basal ganglia dysfunction. J Neurol 2008;255(Suppl 4):19-29

Thach WT, Bastian AJ. Role of the cerebellum in the control and adaptation of gait in health and disease. Prog Brain Res 2004;143:353-366

Thomas CL. ed. Taber's Cyclopedic Medical Dictionary. 18th ed. Philadelphia, PA: F.A. Davis; 1997

Torres-Oviedo G, Bastian AJ. Natural error patterns enable transfer of motor learning to novel contexts. J Neurophysiol 2012;107(1):346-356

Trew M, Everett T. Human Movement: An Introductory Text. 3rd ed. Philadelphia, PA: Churchill Livingstone; 1998

Tyldesley B, Grieve J. Muscles, Nerves and Movement: Kinesiology in Daily Living. 2nd ed. Hoboken, NJ: Blackwell Sciences; 1996

Van Ingen Schenau GJ, Bobbert MF, Rozendal RH. The unique action of bi-articular muscles in leg extensions. In: Winters JM, Woo SL-Y, eds. Multiple Muscle Systems: Biomechanics and Movement Organization I. New York, NY: Springer-Verlag; 1990:1-5

Vesia M, Crawford JD. Specialization of reach function in human posterior parietal cortex. Exp Brain Res 2012;221(1):1-18 PubMed

de Vignemont F. Body schema and body image—pros and cons. Neuropsychologia 2010a;48(3):669-680

de Vignemont F. Widening the body to rubber hands and tools: what's the difference? Neurosciences Cognitives 2010b;2:203-211

Visser JE, Bloem BR. Role of the basal ganglia in balance control. Neural Plast 2005;12(2-3):161-174, discussion 263-272

Wall PD, Lidierth M. Five sources of a dorsal root potential: their interactions and origins in the superficial dorsal horn. J Neurophysiol 1997;78(2):860-871

Ward N. Assessment of cortical reorganisation for hand function after stroke. J Physiol 2011;589(Pt 23):5625-5632

Wichmann T, DeLong MR. Basal ganglia discharge abnormalities in Parkinson's disease. J Neural Transm Suppl 2006;70(70):21-25

Wolpaw JR. The complex structure of a simple memory. Trends Neurosci 1997;20(12):588-594

Wolpert DM, Miall RC, Kawato M. Internal models in the cerebellum. Trends Cogn Sci 1998;2(9):338-347

Wright WG, Ivanenko YP, Gurfinkel VS. Foot anatomy specialization for postural sensation and control. J Neurophysiol 2012;107(5):1513-1521

Yakovenko S, Drew T. A motor cortical contribution to the anticipatory postural adjustments that precede reaching in the cat. J Neurophysiol 2009;102(2):853-874

Yeo SS, Chang PH, Jang SH. The ascending reticular activating system from pontine reticular formation to the thalamus in the human brain. Front Hum Neurosci 2013;7:416

Zackowski KM, Dromerick AW, Sahrmann SA, Thach WT, Bastian AJ. How do strength, sensation, spasticity and joint individuation relate to the reaching deficits of people with chronic hemiparesis? Brain 2004;127(Pt 5):1035-1046

Zehr EP, Duysens J. Regulation of arm and leg movement during human locomotion. Neuroscientist 2004;10(4):347-361

Zehr EP, Hundza SR, Vasudevan EV. The quadrupedal nature of human bipedal locomotion. Exerc Sport Sci Rev 2009;37(2):102-108

1.3 운동학습과 가소성

Aboderin I, Venables G. Stroke management in Europe. Pan European Consensus Meeting on Stroke Management. J Intern Med 1996;240(4):173-180

Academy of Medical Sciences. Restoring Neurological Function: Putting the Neurosciences to Work in Neurorehabilitation. London, UK: Academy of Medical Sciences; 2004

Ada L, Canning C. Anticipating and avoiding muscle shortening. In: Ada L, Canning C, eds. Key Issues in Neurological Physiotherapy. Oxford, UK: Butterworth-Heinemann; 1991:219–236. Physiotherapy: Foundations for Practice

Adkins DL, Boychuk J, Remple MS, Kleim JA. Motor training induces experience-specific patterns of plasticity across motor cortex and spinal cord. J Appl Physiol (1985) 2006;101(6):1776–1782

Agnati LF, Zoli M, Biagini G, Fuxe K. Neuronal plasticity and ageing processes in the frame of the 'Red Queen Theory'. Acta Physiol Scand 1992;145(4):301–309

Allred RP, Jones TA. Experience—a double edged sword for restorative neural plasticity after brain damage. Future Neurol 2008;3(2):189–198

Allred RP, Cappellini CH, Jones TA. The "good" limb makes the "bad" limb worse: experience-dependent interhemispheric disruption of functional outcome after cortical infarcts in rats. Behav Neurosci 2010;124(1):124–132

Allred RP, Kim SY, Jones TA. Use it and/or lose it-experience effects on brain remodeling across time after stroke. Front Hum Neurosci 2014;8(June):379

Ashburn A. Physical recovery following stroke. Physiotherapy 1997;83:480–490

Avanzino L, Bassolino M, Pozzo T, Bove M. Use-dependent hemispheric balance. J Neurosci 2011;31(9):3423–3428

Bailey CH, Kandel ER. Structural changes accompanying memory storage. Annu Rev Physiol 1993;55:397–426

Bastian AJ. Understanding sensorimotor adaptation and learning for rehabilitation. Curr Opin Neurol 2008;21(6):628–633

Benowitz LI, Routtenberg A. GAP-43: an intrinsic determinant of neuronal development and plasticity. Trends Neurosci 1997;20(2):84–91

Bernhardt J, Thuy MN, Collier JM, Legg LA. Very early versus delayed mobilisation after stroke. Cochrane Database Syst Rev 2009;(1):CD006187

Bobath B. Adult Hemiplegia Evaluation and Treatment. 3rd ed. Oxford, UK: Butterworth-Heinemann; 1990

Bose PK, Hou J, Parmer R, Reier PJ, Thompson FJ. Altered patterns of reflex excitability, balance, and locomotion following spinal cord injury and locomotor training. Front Phys 2012;3:258

Boulenguez P, Vinay L. Strategies to restore motor functions after spinal cord injury. Curr Opin Neurobiol 2009;19(6):587–600

Brodal P. The Central Nervous System: Structure and Function. 4th ed. New York, NY: Oxford University Press; 2010

Bütefisch CM, Kleiser R, Seitz RJ. Post-lesional cerebral reorganisation: evidence from functional neuroimaging and transcranial magnetic stimulation. J Physiol Paris 2006;99(4-6):437–454

Butz M, Wörgötter F, van Ooyen A. Activity-dependent structural plasticity. Brain Res Brain Res Rev 2009;60(2):287–305

Cai L, Chan JS, Yan JH, Peng K. Brain plasticity and motor practice in cognitive aging. Front Aging Neurosci 2014;6:31

Calautti C, Jones PS, Naccarato M, et al. The relationship between motor deficit and primary motor cortex hemispheric activation balance after stroke: longitudinal fMRI study. J Neurol Neurosurg Psychiatry 2010;81(7):788–792

Calayan LMS, Dizon J. A systematic review on the effectiveness of mental practice with motor imagery in the neurologic rehabilitation of stroke patients. The Internet J Allied Health Sci Pract 2009;7(2)

Carmichael ST. Translating the frontiers of brain repair to treatments: starting not to break the rules. Neurobiol Dis 2010;37(2):237–242

Cayre M, Canoll P, Goldman JE. Cell migration in the normal and pathological postnatal mammalian brain. Prog Neurobiol 2009;88(1):41–63

Chen H, Epstein J, Stern E. Neural plasticity after acquired brain injury: evidence from functional neuroimaging. PM R 2010; 2(12, Suppl 2)S306–S312

Cotman CW, Berchtold NC, Christie L-A. Exercise builds brain health: key roles of growth factor cascades and inflammation. Trends Neurosci 2007;30(9):464–472

Craik R. Recovery processes: maximizing function. In: Contemporary Management of Motor Control Problems: Proceedings of the II STEP Conference. Foundation for Physical Therapy; 1991:165–173

Cramer SC, Sur M, Dobkin BH, et al. Harnessing neuroplasticity for clinical applications. Brain 2011;134(Pt 6):1591–1609

Criscimagna-Hemminger SE, Bastian AJ, Shadmehr R. Size of error affects cerebellar contributions to motor learning. J Neurophysiol 2010;103(4):2275–2284

Dancause N, Nudo RJ. Shaping plasticity to enhance recovery after injury. Prog Brain Res 2011;192(192):273–295

Darian-Smith C. Synaptic plasticity, neurogenesis, and functional recovery after spinal cord injury. Neuroscientist 2009;15(2):149–165

Demain S, Wiles R, Roberts L, McPherson K. Recovery plateau following stroke: fact or fiction? Disabil Rehabil 2006;28(13-14):815–821

Dietz V. Proprioception and locomotor disorders. Nat Rev Neurosci 2002;3(10):781-790

Diniz LP, Matias IC, Garcia MN, Gomes FC. Astrocytic control of neural circuit formation: highlights on TGF-beta signaling. Neurochem Int 2014;78(August):18-27

Doyon J, Benali H. Reorganization and plasticity in the adult brain during learning of motor skills. Curr Opin Neurobiol 2005;15(2):161-167

Eccles J. Evolution of the Brain: Creation of the Self. New York, NY: Routledge; 1990

Elbert T, Rockstroh B. Reorganization of human cerebral cortex: the range of changes following use and injury. Neuroscientist 2004;10(2):129-141

Ergul A, Alhusban A, Fagan SC. Angiogenesis: a harmonized target for recovery after stroke. Stroke 2012;43(8):2270-2274

Eriksson PS, Perfilieva E, Björk-Eriksson T, et al. Neurogenesis in the adult human hippocampus. Nat Med 1998;4(11):1313-1317

Fantini P, Aggarwal P. Monitoring brain activity using near-infrared light. American Laboratory. 2001:15-17. http://www.nmr.mgh.harvard.edu/DOT/people/mari/papers/Fantini_AmLab_2001.pdf

Faralli A, Bigoni M, Mauro A, Rossi F, Carulli D. Noninvasive strategies to promote functional recovery after stroke. Neural Plast 2013;2013:854597

Ferguson AR, Huie JR, Crown ED, et al. Maladaptive spinal plasticity opposes spinal learning and recovery in spinal cord injury. Front Phys 2012;3(October):399

Feuerstein R, Falik LH, Feuerstein RS. The cognitive elements of neural plasticity. 2013. http://www.neuropsychotherapist.com/cognitive-elements-neural-plasticity. Accessed Sept 11, 2015

Feys H, De Weerdt W, Verbeke G, et al. Early and repetitive stimulation of the arm can substantially improve the long-term outcome after stroke: a 5-year follow-up study of a randomized trial. Stroke 2004;35(4):924-929

Gorgoni M, D'Atri A, Lauri G, Rossini PM, Ferlazzo F, De Gennaro L. Is sleep essential for neural plasticity in humans, and how does it affect motor and cognitive recovery? Neural Plast 2013;2013:103949

Graham JV, Eustace C, Brock K, Swain E, Irwin-Carruthers S. The Bobath Concept in contemporary clinical practice. Top Stroke Rehabil 2009;16(1):57-68

Greenberg DA. Neurogenesis and stroke. CNS Neurol Disord Drug Targets 2007;6(5):321-325

Hallett M. The plastic brain. Ann Neurol 1995;38(1):4-5

Hori J, Ng TF, Shatos M, Klassen H, Streilein JW, Young MJ. Neural progenitor cells lack immunogenicity and resist destruction as allografts. Stem Cells 2003;21(4):405-416

Huber R, Ghilardi MF, Massimini M, et al. Arm immobilization causes cortical plastic changes and locally decreases sleep slow wave activity. Nat Neurosci 2006;9(9):1169-1176

Hubli M. Plasticity of Human Spinal Locomotor Circuitry. ETH Zurich; 2011

Hubli M, Dietz V. The physiological basis of neurorehabilitation—locomotor training after spinal cord injury. J Neuroeng Rehabil 2013;10:5

Jellinger KA, Attems J. Neuropathological approaches to cerebral aging and neuroplasticity. Dialogues Clin Neurosci 2013;15(1):29-43

Johansson BB. Brain plasticity in health and disease. Keio J Med 2004;53(4):231-246

Johansson BB. Current trends in stroke rehabilitation. A review with focus on brain plasticity. Acta Neurol Scand 2011;123(3):147-159

Jones TA, Allred RP, Adkins DL, Hsu JE, O'Bryant A, Maldonado MA. Remodeling the brain with behavioral experience after stroke. Stroke 2009;40(3, Suppl):S136-S138

Kandel E, Schwartz J, Jessell T, Siegelbaum S, Hudspeth AJ. Principles of Neural Science. 5th ed., New York, NY: McGraw-Hill Professional; 2013

Karger AG. Guidelines for management of ischaemic stroke and transient ischaemic attack 2008. Cerebrovasc Dis 2008;25:457-507

Kempermann G, Kuhn HG, Winkler J, Gage FH. New nerve cells for the adult brain. Adult neurogenesis and stem cell concepts in neurologic research [in German]. Nervenarzt 1998;69(10):851-857

Khedr EM, Abdel-Fadeil MR, Farghali A, Qaid M. Role of 1 and 3 Hz repetitive transcranial magnetic stimulation on motor function recovery after acute ischaemic stroke. Eur J Neurol 2009;16(12):1323-1330

Kidd G, Lawes N, Musa I. Understanding Neuromuscular Plasticity: A Basis for Clinical Rehabilitation. London: Edward Arnold; 1992

Kitago T, Krakauer JW. Motor learning principles for neurorehabilitation. Handb Clin Neurol 2013;110:93-103

Kleim JA. Neural plasticity and neurorehabilitation: teaching the new brain old tricks. J Commun Disord 2011;44(5):521-528

Kleim JA, Jones TA, Schallert T. Motor enrichment and the induction of plasticity before or after brain injury. Neurochem Res 2003;28(11):1757-1769

Kleim JA, Jones TA. Principles of experience-dependent neural plasticity: implications for rehabilitation after brain damage. J Speech Lang Hear Res 2008;51(1):S225-S239

Komitova M, Johansson BB, Eriksson PS. On neural plasticity, new neurons and the postischemic milieu: an integrated view on experimental rehabilitation. Exp Neurol 2006;199(1):42-55

Krakauer JW. Motor learning: its relevance to stroke recovery and neurorehabilitation. Curr Opin Neurol 2006;19(1):84-90

Kwakkel G, Kollen B, Lindeman E. Understanding the pattern of functional recovery after stroke: facts and theories. Restor Neurol Neurosci 2004;22(3-5):281-299

Kwakkel G, Kollen B, Twisk J. Impact of time on improvement of outcome after stroke. Stroke 2006;37(9):2348-2353

Lam T, Noonan VK, Eng JJ; SCIRE Research Team. A systematic review of functional ambulation outcome measures in spinal cord injury. Spinal Cord 2008;46(4):246-254

Lamprecht R, LeDoux J. Structural plasticity and memory. Nat Rev Neurosci 2004;5(1):45-54

Langhorne P, Bernhardt J, Kwakkel G. Stroke rehabilitation. Lancet 2011;377(9778):1693-1702

Lee RG, van Donkelaar P. Mechanisms underlying functional recovery following stroke. Can J Neurol Sci 1995;22(4):257-263

Lee TD, Schmidt RA. Motor Learning and Memory. In J. Byrne, ed. Cognitive Psychology of Memory. 2008: 645-662

Levin MF, Kleim JA, Wolf SL. What do motor "recovery" and "compensation" mean in patients following stroke? Neurorehabil Neural Repair 2009;23(4):313-319

Luo C, Tu S, Peng Y, et al. Long-term effects of musical training and functional plasticity in salience system. Neural Plast;2014:18013

Lynskey JV, Belanger A, Jung R. Activity-dependent plasticity in spinal cord injury. J Rehabil Res Dev 2008;45(2):229-240

Mally J. Non-invasive brain stimulation and its supposed site of action in the rehabilitation of Parkinson's disease and stroke. NeuroRehabilitation 2014;1:e103

Makin TR, Cramer AO, Scholz J, Hahamy A, Henderson Slater D, Tracey I, Johansen-Berg H. Deprivation-related and use-dependent plasticity go hand in hand. Elife 2013;12(2):e01273

Martin JL, Magistretti PJ. Regulation of gene expression by neurotransmitters in the central nervous system. Eur Neurol 1998;39(3):129-134

Molinari M. Plasticity properties of CPG circuits in humans: impact on gait recovery. Brain Res Bull 2009;78(1):22-25

Muir GD, Steeves JD. Sensorimotor stimulation to improve locomotor recovery after spinal cord injury. Trends Neurosci 1997;20(2):72-77

Nakamura T, Hillary FG, Biswal BB. Resting network plasticity following brain injury. PLoS ONE 2009;4(12):e8220

Nielsen JB, Willerslev-Olsen M, Christiansen L, Lundbye-Jensen J, Lorentzen J. Science-based neurorehabilitation: recommendations for neurorehabilitation from basic science. J Mot Behav 2015;47(1):7-17

Nudo RJ. Adaptive plasticity in motor cortex: implications for rehabilitation after brain injury. J Rehabil Med 2003; 35(41, Suppl)7-10

Nudo RJ. Neural bases of recovery after brain injury. J Commun Disord 2011;44(5):515-520

Nudo RJ, Milliken GW, Jenkins WM, Merzenich MM. Use-dependent alterations of movement representations in primary motor cortex of adult squirrel monkeys. J Neurosci 1996a;16(2):785-807

Nudo RJ, Wise BM, SiFuentes F, Milliken GW. Neural substrates for the effects of rehabilitative training on motor recovery after ischemic infarct. Science 1996b;272(5269):1791-1794

Olson L. Neurotrophic factors in the CNS: increasing numbers of proteins with clinical potential [in Swedish]. Nord Med 1996;111(1):3-6

Onifer SM, Smith GM, Fouad K. Plasticity after spinal cord injury: relevance to recovery and approaches to facilitate it. Neurotherapeutics 2011;8(2):283-293

Orban de Xivry JJ, Criscimagna-Hemminger SE, Shadmehr R. Contributions of the motor cortex to adaptive control of reaching depend on the perturbation schedule. Cereb Cortex 2011;21(7):1475-1484

Oudega M, Perez MA. Corticospinal reorganization after spinal cord injury. J Physiol 2012;590(Pt 16):3647-3663

Pekna M, Pekny M, Nilsson M. Modulation of neural plasticity as a basis for stroke rehabilitation. Stroke 2012;43(10):2819-2828

Raffin E, Siebner HR. Transcranial brain stimulation to promote functional recovery after stroke. Curr Opin Neurol 2014;27(1):54-60

Raine S, Meadows L, Lynch-Ellerington M. Bobath Concept: Theory and Clinical Practice in Neurological Rehabilitation. Hoboken, NJ: Wiley-Blackwell; 2009

Rank MM, Flynn JR, Battistuzzo CR, Galea MP, Callister R, Callister RJ. Functional changes in deep dorsal horn interneurons following spinal cord injury are enhanced with different durations of exercise training. J Physiol 2015;593(1):331-345

Reisman DS, Wityk R, Silver K, Bastian AJ. Locomotor adaptation on a split-belt treadmill can improve walking symmetry post-stroke. Brain 2007;130(Pt 7):1861-1872

Reisman DS, Bastian AJ, Morton SM. Neurophysiologic and rehabilitation insights from the split-belt and other locomotor adaptation paradigms. Phys Ther 2010;90(2):187-195

Richards L, Hanson C, Wellborn M, Sethi A. Driving motor recovery after stroke. Top Stroke Rehabil 2008;15(5):397-411

Rossignol S, Frigon A. Recovery of locomotion after spinal cord injury: some facts and mechanisms. Annu Rev Neurosci 2011;34:413-440

Seil FJ. Recovery and repair issues after stroke from the scientific perspective. Curr Opin Neurol 1997;10(1):49–51

Shadmehr R, Smith MA, Krakauer JW. Error correction, sensory prediction, and adaptation in motor control. Annu Rev Neurosci 2010;33:89–108

Shmuelof L, Krakauer JW, Mazzoni P. How is a motor skill learned? Change and invariance at the levels of task success and trajectory control. J Neurophysiol 2012;108(2):578–594

Siengsukon CF, Boyd LA. Does sleep promote motor learning? Implications for physical rehabilitation. Phys Ther 2009;89(4):370–383

Small SL, Hlustik P, Noll DC, Genovese C, Solodkin A. Cerebellar hemispheric activation ipsilateral to the paretic hand correlates with functional recovery after stroke. Brain 2002;125(Pt 7):1544–1557

Stein DG, Brailowsky P, Will B. Brain Repair. New York, NY: Oxford University Press; 1997

Stephenson R. A Review of Neuroplasticity: Some Implications for Physiotherapy in the Treatment of Lesions of the Brain. Physiotherapy 1993;79:699–704

Takeuchi N, Izumi S. Maladaptive plasticity for motor recovery after stroke: mechanisms and approaches. Neural Plast 2012;2012:359728

Takeuchi N, Izumi S. Rehabilitation with poststroke motor recovery: a review with a focus on neural plasticity. Stroke Res Treat 2013;2013:128641

Troen H, Edgar H. The regulation of neuronal gene expression. Trends Neurosci 1982;7:311–313

Ullian EM, Christopherson KS, Barres BA. Role for glia in synaptogenesis. Glia 2004;47(3):209–216

van Praag H. Exercise and the brain: something to chew on. Trends Neurosci 2009;32(5):283–290

Ward NS, Cohen LG. Mechanisms underlying recovery of motor function after stroke. Arch Neurol 2004;61(12):1844–1848

Winstein C, Stewart J. Conditions of task practice for individuals with neurologic impairments. In: Selzer ME, Clarke S, Cohen LG, et al, eds. Textbook of Neural Repair and Rehabilitation. Cambridge, UK: Cambridge University Press; 2006:89–102

Woldag H, Stupka K, Hummelsheim H. Repetitive training of complex hand and arm movements with shaping is beneficial for motor improvement in patients after stroke. J Rehabil Med 2010;42(6):582–587

Wolpert DM, Ghahramani Z, Jordan MI. An internal model for sensorimotor integration. Science 1995;269(5232):1880–1882

1.4 중추신경계 병변 후의 재구성과 이에 따른 결과

Ashburn A, Lynch-Ellerington M. Disadvantages of the early use of wheelchairs in the treatment of hemiplegia. Clin Rehabil 1988;2:327–331

Barnes M, Johnson G. An overview of the clinical management of spasticity. In: Barnes MR, Johnson GR, eds. Upper Motor Neurone Syndrome and Spasticity: Clinical Management and Neurophysiology. Cambridge, UK: Cambridge University Press; 2008:931

Bobath B. Adult Hemiplegia Evaluation and Treatment. 2nd ed. London, UK: William Heinemann; 1978

Bobath B. Adult Hemiplegia Evaluation and Treatment. 3rd ed. Oxford, UK: Butterworth-Heinemann; 1990

Bohannon R, Andrews A. Limb muscle strength is impaired bilaterally after stroke. J Phys Ther Sci 1995;7:1–7

Bohannon RW. Muscle strength and muscle training after stroke. J Rehabil Med 2007;39(1):14–20

Brodal P. The Central Nervous System: Structure and Function. 4th ed. New York, NY: Oxford University Press; 2010

Brown P. Pathophysiology of spasticity. J Neurol Neurosurg Psychiatry 1994;57(7):773–777

Burke D. Spasticity as an adaptation to pyramidal tract injury. Adv Neurol 1988;47:401–423

Burke D, Wissel J, Donnan GA. Pathophysiology of spasticity in stroke. Neurology 2013;80(3, Suppl 2):S20–S26

Burridge JH, Wood DE, Hermens HJ, et al. Theoretical and methodological considerations in the measurement of spasticity. Disabil Rehabil 2005;27(1-2):69–80

Canning CG, Ada L, Adams R, O'Dwyer NJ. Loss of strength contributes more to physical disability after stroke than loss of dexterity. Clin Rehabil 2004;18(3):300–308

Carr J, Shepherd R. A Motor Relearning Programme for Stroke. Aspen Systems Corporation; 1983

Carr JH, Shepherd RB, Ada L. Spasticity: research findings and implications for intervention. Physiotherapy 1995;81:421–427

Cornall C. Self-propelling wheelchairs: The effects on spasticity in hemiplegic patients. Physiother Theory Pract 1991;7(1):13–21

Cramer SC, Bastings EP. Mapping clinically relevant plasticity after stroke. Neuropharmacology 2000;39(5):842–851

Cramer SC, Nelles G, Benson RR, et al. A functional MRI study of subjects recovered from hemiparetic stroke. Stroke 1997;28(12):2518–2527

Dietz V, Sinkjaer T. Spastic movement disorder: impaired reflex function and altered muscle mechanics. Lancet Neurol 2007;6(8):725–733

Dvir Z, Panturin E. Measurement of spasticity and associated reactions in stroke patients before and after physiotherapeutic intervention. Clin Rehabil 1993;7(1):15–21

Edwards S. Neurological Physiotherapy: A Problem-Solving Approach. Philadelphia, PA: Churchill Livingstone; 1996

Fujiwara T, Sonoda S, Okajima Y, Chino N. The relationships between trunk function and the findings of transcranial magnetic stimulation among patients with stroke. J Rehabil Med 2001;33(6):249–255

Giovannoni G. Multiple sclerosis related fatigue. J Neurol Neurosurg Psychiatry 2006;77(1):2–3

Goldspink G, Williams P. 1991. Muscle fibre and connective tissue changes associated with use and disuse. In: Ada L, Canning C, eds. Key Issues in Neurological Physiotherapy. Oxford, UK: Butterworth-Heinemann; 1996:197–218

Gracies J-M. Pathophysiology of spastic paresis, I: Paresis and soft tissue changes. Muscle Nerve 2005;31(5):535–551

Gray V, Rice CL, Garland SJ. Factors that influence muscle weakness following stroke and their clinical implications: a critical review. Physiother Can 2012;64(4):415–426

Haaland KY, Delaney HD. Motor deficits after left or right hemisphere damage due to stroke or tumor. Neuropsychologia 1981;19(1):17–27

Hufschmidt A, Mauritz KH. Chronic transformation of muscle in spasticity: a peripheral contribution to increased tone. J Neurol Neurosurg Psychiatry 1985;48(7):676–685

Kitsos GH, Hubbard IJ, Kitsos AR, Parsons MW. The ipsilesional upper limb can be affected following stroke. ScientificWorldJournal 2013;2013:684860

Kline TL, Schmit BD, Kamper DG. Exaggerated interlimb neural coupling following stroke. Brain 2007;130 (Pt 1):159–169

Lerdal A, Bakken LN, Kouwenhoven SE, et al. Post-stroke fatigue—a review. J Pain Symptom Manage 2009;38(6):928–949

Maas MB, Safdieh JE. Ischemic stroke: pathophysiology and principles of localization. Neurology 2009; 30(1):1-16

Malhotra S, Pandyan AD, Day CR, Jones PW, Hermens H. Spasticity, an impairment that is poorly defined and poorly measured. Clin Rehabil 2009;23(7):651–658

Mani S, Mutha PK, Przybyla A, Haaland KY, Good DC, Sainburg RL. Contralesional motor deficits after unilateral stroke reflect hemisphere-specific control mechanisms. Brain 2013;136(Pt 4):1288–1303

Pandyan AD, Gregoric M, Barnes MP, et al. Spasticity: clinical perceptions, neurological realities and meaningful measurement. Disabil Rehabil 2005;27(1-2):2–6

Patten C, Lexell J, Brown HE. Weakness and strength training in persons with poststroke hemiplegia: rationale, method, and efficacy. J Rehabil Res Dev 2004;41(3A):293–312

Platz T, Eickhof C, Nuyens G, Vuadens P. Clinical scales for the assessment of spasticity, associated phenomena, and function: a systematic review of the literature. Disabil Rehabil 2005;27(1-2):7–18

Rothwell J, Lennon S. Control of Human Voluntary Movement. 2nd ed. London, UK: Chapman and Hall; 1994

Shumway-Cook A, Woollacott MH. Motor Control: Translating Research into Clinical Practice. 3rd ed. Philadelphia, PA: Lippincott Williams & Wilkins; 2006

Soderlund A, Malterud K. Why did I get chronic fatigue syndrome? A qualitative interview study of causal attributions in women patients. Scand J Prim Health Care 2005;23(4):242–247

Stokes M. Neurological Physiotherapy. London, UK: Mosby; 1998

Thibaut A, Chatelle C, Ziegler E, Bruno MA, Laureys S, Gosseries O. Spasticity after stroke: physiology, assessment and treatment. Brain Inj 2013;27(10):1093–1105

Toft E. Mechanical and electromyographic stretch responses in spastic and healthy subjects. Acta Neurol Scand Suppl 1995;163:1–24

Turton A, Pomeroy V. When should upper limb function be trained after stroke? Evidence for and against early intervention. NeuroRehabilitation 2002;17(3):215–224

Tyldesley B, Grieve J. Muscles, Nerves and Movement: Kinesiology in Daily Living. 2nd ed. Oxford, UK: Blackwell Sciences; 1996

Vattanasilp W, Ada L, Crosbie J. Contribution of thixotropy, spasticity, and contracture to ankle stiffness after stroke. J Neurol Neurosurg Psychiatry 2000;69(1):34–39

Voerman GE, Gregoric M, Hermens HJ. Neurophysiological methods for the assessment of spasticity: the Hoffmann reflex, the tendon reflex, and the stretch reflex. Disabil Rehabil 2005;27(1-2):33–68

Walshe FMR. The decerebrate rigidity of Sherrington in man: its recognition and differentiation from other forms of tonic muscular contraction. Arch Neur Psych 1923;10(1):1–28

Ward NS, Brown MM, Thompson AJ, Frackowiak RS. Neural correlates of motor recovery after stroke: a longitudinal fMRI study. Brain 2003;126(Pt 11):2476–2496

Ward NS, Cohen LG. Mechanisms underlying recovery of motor function after stroke. Arch Neurol 2004;61(12):1844–1848

Wood DE, Burridge JH, van Wijck FM, et al. Biomechanical approaches applied to the lower and upper limb for the measurement of spasticity: a systematic review of the literature. Disabil Rehabil 2005;27(1-2):19–32

Yarkony GM, Sahgal V. Contractures. A major complication of craniocerebral trauma. Clin Orthop Relat Res 1987; (219):93–96

Yelnik AP, Simon O, Parratte B, Gracies JM. How to clinically assess and treat muscle overactivity in spastic paresis. J Rehabil Med 2010;42(9):801–807

Young RR. Spasticity: a review. Neurology 1994; 44(11, Suppl 9) S12–S20

제 2 장 인간의 움직임

Aaslund MK, Moe-Nilssen R. Treadmill walking with body weight support effect of treadmill, harness and body weight support systems. Gait Posture. 2008;28:303–308

Abe H, Kondo T, Oouchida Y, Suzukamo Y, Fujiwara S, Izumi S. Prevalence and length of recovery of pusher syndrome based on cerebral hemispheric lesion side in patients with acute stroke. Stroke 2012;43(6):1654–1656

Ada L, Canning CG. Anticipating and avoiding muscle shortening. In: Ada L, Canning CG, eds. Key Issues in Neurological Physiotherapy. New York, NY: Oxford University Press; 1990:219–236. Physiotherapy: Foundations for Practice

Ada L, Dorsch S, Canning CG. Strengthening interventions increase strength and improve activity after stroke: a systematic review. Aust J Physiother 2006;52(4):241–248

Ada L, Foongchomcheay A, Canning C. Supportive devices for preventing and treating subluxation of the shoulder after stroke. Cochrane Database Syst Rev 2005;(1):CD003863

Alexandrov AV, Frolov AA, Horak FB, Carlson-Kuhta P, Park S. Feedback equilibrium control during human standing. Biol Cybern 2005;93(5):309–322

Alfieri FM, Riberto M, Gatz LS, Ribeiro CP, Lopes JA, Battistella LR. Functional mobility and balance in community-dwelling elderly submitted to multisensory versus strength exercises [published correction appears in Clin Interv Aging 2010;5:363. Santarém, José Maria removed]. Clin Interv Aging 2010;5:181–185

Aruin A, Almeida G. A coactivation strategy in anticipatory postural adjustments in persons with Down syndrome. Motor Control 1997;1:178–191

Aruin AS. The effect of asymmetry of posture on anticipatory postural adjustments. Neurosci Lett 2006;401(1-2e):150–153

Aruin AS, Latash ML. Anticipatory postural adjustments during self-initiated perturbations of different magnitude triggered by a standard motor action. Electroencephalogr Clin Neurophysiol 1996;101(6):497–503

Asberg KH. Orthostatic tolerance training of stroke patients in general medical wards. An experimental study. Scand J Rehabil Med 1989;21(4):179–185

Ashburn A, Lynch-Ellerington M. Disadvantage of the early use of wheelchairs in the treatment of hemiplegia. Clin Rehabil 1988;2:327–331

Bader-Johansson C. Grundmotorik, Lund, Sweden: Studentlitteratur

Bae SH, Lee HG, Kim YE, Kim GY, Jung HW, Kim KY. Effects of trunk stabilization exercises on different support surfaces on the cross-sectional area of the trunk muscles and balance ability. J Phys Ther Sci 2013;25(6):741–745

Baldan AMS, Alouche SR, Araujo IM, Freitas SM. Effect of light touch on postural sway in individuals with balance problems: a systematic review. Gait Posture 2014;40(1):1–10

Barbieri G, Gissot AS, Fouque F, Casillas JM, Pozzo T, Pérennou D. Does proprioception contribute to the sense of verticality? Exp Brain Res 2008;185(4):545–552

Barra J, Pérennou D. Is the sense of verticality vestibular? [in French] Neurophysiol Clin 2013;43(3):197–204

Barra J, Marquer A, Joassin R, et al. Humans use internal models to construct and update a sense of verticality. Brain 2010;133(Pt 12):3552–3563

Bateni H, Maki BE. Assistive devices for balance and mobility: benefits, demands, and adverse consequences. Arch Phys Med Rehabil 2005;86(1):134–145

Bateni H, Zecevic A, McIlroy WE, Maki BE. Resolving conflicts in task demands during balance recovery: does holding an object inhibit compensatory grasping? Exp Brain Res 2004;157(1):49–58

Bayouk J-F, Boucher JP, Leroux A. Balance training following stroke: effects of task-oriented exercises with and without altered sensory input. Int J Rehabil Res 2006;29(1):51–59

Belenkiy VE, Gurfinkel VS, Paltsev EI. On elements of control of voluntary movements. Biofizika 1967;12(1):135-141

Berencsi A, Ishihara M, Imanaka K. The functional role of central and peripheral vision in the control of posture. Hum Mov Sci 2005;24(5-6):689–709

Berg W, Strang A. The Role of Electromyography (EMG) in the Study of Anticipatory Postural Adjustments. Rijeka, Croatia: InTech; 2012

Bernstein N. The Coordination and Regulation of Movements. New York, NY: Pergamon; 1967

Bharadwaj K, Sugar TG, Koeneman JB, Koeneman EJ. Design of a robotic gait trainer using spring over muscle actuators for ankle stroke rehabilitation. J Biomech Eng 2005;127(6):1009–1013

Blouin J, Bard C, Teasdale N, et al. Reference systems for coding spatial information in normal subjects and a deafferented patient. Exp Brain Res 1993;93(2):324–331

Blouin J, Saradjian AH, Lebar N, Guillaume A, Mouchnino L. Opposed optimal strategies of weighting somatosensory inputs for planning reaching movements toward visual and proprioceptive targets. J Neurophysiol 2014;112(9):2290–2301

Bobath B. Adult Hemiplegia: Evaluation and Treatment. 2nd ed. London, UK: William Heinemann; 1978

Bobath B. Adult Hemiplegia: Evaluation and Treatment. 3rd ed. Oxford, UK: Butterworth-Heinemann; 1990

Bohannon R, Andrews A. Limb Muscle Strength is Impaired Bilaterally after stroke. J Phys Ther Sci 1995;7(1):1–7

Bonan IV, Yelnik AP, Colle FM, et al. Reliance on visual information after stroke. Part II: Effectiveness of a balance rehabilitation program with visual cue deprivation after stroke: a randomized controlled trial. Arch Phys Med Rehabil 2004;85(2):274–278

Bonan IV, Guettard E, Leman MC, Colle FM, Yelnik AP. Subjective visual vertical perception relates to balance in acute stroke. Arch Phys Med Rehabil 2006;87(5):642–646

Bonan IV, Marquer A, Eskiizmirliler S, Yelnik AP, Vidal PP. Sensory reweighting in controls and stroke patients. Clin Neurophysiol 2013;124(4):713–722

Boonsinsukh R, Panichareon L, Phansuwan-Pujito P. Light touch cue through a cane improves pelvic stability during walking in stroke. Arch Phys Med Rehabil 2009;90(6):919–926

Boonsinsukh R, Panichareon L, Saengsirisuwan V, Phansuwan-Pujito P. Clinical identification for the use of light touch cues with a cane in gait rehabilitation poststroke. Top Stroke Rehabil 2011;18(1, Suppl 1):633–642

Borghuis J, Hof AL, Lemmink KA. The importance of sensory-motor control in providing core stability: implications for measurement and training. Sports Med 2008;38(11):893–916

Bouisset S, Do MC. Posture, dynamic stability, and voluntary movement. Neurophysiol Clin 2008;38(6):345–362

Bouisset S, Le Bozec S. Posturo-kinetics capacity and postural function in voluntary movement. In: Latash ML, ed. Progress in Motor Control. Champaign, IL: Human Kinetics; 2002:25–52

Bouisset S, Zattara M. A sequence of postural movements precedes voluntary movement. Neurosci Lett 1981;22:263–270

Bowden JL, Lin GG, McNulty PA. The prevalence and magnitude of impaired cutaneous sensation across the hand in the chronic period post-stroke. PLoS ONE 2014;9(8):e104153

Bowen A, Hazelton C, Pollock A, Lincoln NB. Cognitive rehabilitation for spatial neglect following stroke. Cochrane Database Syst Rev 2013;7(7):CD003586

Brady RA, Peters BT, Batson CD, Ploutz-Snyder R, Mulavara AP, Bloomberg JJ. Gait adaptability training is affected by visual dependency. Exp Brain Res 2012;220(1):1–9

Bridgewater KJ, Sharpe MH. Trunk muscle performance in early Parkinson's disease. Phys Ther 1998;78(6):566–576

Brock K, Haase G, Rothacher G, Cotton S. Does physiotherapy based on the Bobath Concept, in conjunction with a task practice, achieve greater improvement in walking ability in people with stroke compared to physiotherapy focused on structured task practice alone?: a pilot randomized controlled trial. Clin Rehabil 2011;25(10):903–912

Brodal P. Det nevrologiske grunnlaget for balanse.pdf. Fysioterapeuten 2004;(8):25–30

Brodal P. The Central Nervous System: Structure and Function. 4th ed. New York, NY: Oxford University Press; 2010

Brooks V. The Neural Basis for Motor Control. Oxford, UK: Oxford University Press; 1986

Brown LA, Shumway-Cook A, Woollacott MH. Attentional demands and postural recovery: the effects of aging. J Gerontol A Biol Sci Med Sci 1999;54(4):M165–M171

Bussel B, Roby-Brami A, Néris OR, Yakovleff A. Evidence for a spinal stepping generator in man. Electrophysiological study. Acta Neurobiol Exp (Warsz) 1996;56(1):465–468

Caillet R. The Shoulder in Hemiplegia. Philadelphia, PA: FA Davis; 1980

Caneiro JP, O'Sullivan P, Burnett A, Barach A, O'Neil D, Tveit O, Olafsdottir K. The influence of different sitting postures on head/neck posture and muscle activity. Man Ther 2010;15(1):54–60

Cambridge NA. Electrical apparatus used in medicine before 1900. Proc R Soc Med 1977;70(9):635–641

Canning CG, Ada L, Adams R, O'Dwyer NJ. Loss of strength contributes more to physical disability after stroke than loss of dexterity. Clin Rehabil 2004;18(3):300–308

Carr LJ, Harrison LM, Stephens JA. Evidence for bilateral innervation of certain homologous motoneurone pools in man. J Physiol 1994;475(2):217-227

Casadio M, Morasso P, Sanguineti V, Giannoni P. Minimally assistive robot training for proprioception enhancement. Exp Brain Res 2009;194(2):219-231

Cheng PT, Liaw MY, Wong MK, Tang FT, Lee MY, Lin PS. The sit-to-stand movement in stroke patients and its correlation with falling. Arch Phys Med Rehabil 1998;79(9):1043-1046

Cirstea MC, Levin MF. Compensatory strategies for reaching in stroke. Brain 2000;123(Pt 5):940-953

Clément G, Delière Q, Migeotte PF. Perception of verticality and cardiovascular responses during short-radius centrifugation. J Vestib Res 2014;24(1):1-8

Cornall C. Self-propelling wheelchairs: the effects on spasticity in hemiplegic patients. Physiother Theory Pract 1991;7(1):13-21

Cote KP, Brunet ME, Gansneder BM, Shultz SJ. Effects of pronated and supinated foot postures on static and dynamic postural stability. J Athl Train 2005;40(1):41-46

Cram JF, Criswell E. Introduction to Surface Electromyography. Sudbury, MA: Jones and Bartlett; 2011

Creath R, Kiemel T, Horak F, Jeka JJ. The role of vestibular and somatosensory systems in intersegmental control of upright stance. J Vestib Res 2008;18(1):39-49

Crosbie J, Kilbreath SL, Hollmann L, York S. Scapulohumeral rhythm and associated spinal motion. Clin Biomech (Bristol, Avon) 2008;23(2):184-192

Daubney ME, Culham EG. Lower-extremity muscle force and balance performance in adults aged 65 years and older. Phys Ther 1999;79(12):1177-1185

Davies P. Steps to Follow: The Comprehensive Treatment of Patients with Hemiplegia. 2nd ed. Berlin, Germany: Springer; 2003

Decety J. The neurophysiological basis of motor imagery. Behav Brain Res 1996;77(1-2):45-52

Deliagina TG, Beloozerova IN, Zelenin PV, Orlovsky GN. Spinal and supraspinal postural networks. Brain Res Brain Res Rev 2008;57(1):212-221

Dickstein R, Shefi S, Marcovitz E, Villa Y. Anticipatory postural adjustment in selected trunk muscles in post stroke hemiparetic patients. Arch Phys Med Rehabil 2004;85(2):261-267

Dietz V. Human neuronal control of automatic functional movements: interaction between central programs and afferent input. Physiol Rev 1992;72(1):33-69

Dijkerman HC, Ietswaart M, Johnston M, MacWalter RS. Does motor imagery training improve hand function in chronic stroke patients? A pilot study. Clin Rehabil 2004;18(5):538-549

Dobkin BH, Duncan PW. Should body weight-supported treadmill training and robotic-assistive steppers for locomotor training trot back to the starting gate? Neurorehabil Neural Repair 2012;26(4):308-317

Doucet BM, Lam A, Griffin L. Neuromuscular electrical stimulation for skeletal muscle function. Yale J Biol Med 2012;85(2):201-215

Ebenbichler GR, Oddsson LI, Kollmitzer J, Erim Z. Sensory-motor control of the lower back: implications for rehabilitation. Med Sci Sports Exerc 2001;33(11):1889-1898

Edwards S. Neurological Physiotherapy: A Problem-Solving Approach. 2nd ed. Philadelphia, PA: Churchill Livingstone; 1996

Eskes GA, Butler B, McDonald A, Harrison ER, Phillips SJ. Limb activation effects in hemispatial neglect. Arch Phys Med Rehabil 2003;84(3):323-328

Falla D, Jull G, Russell T, Vicenzino B, Hodges P. Effect of neck exercise on sitting posture in patients with chronic neck pain. Phys Ther 2007;87(4):408-417

Ferguson AR, Huie JR, Crown ED, et al. Maladaptive spinal plasticity opposes spinal learning and recovery in spinal cord injury. Front Phys 2012;3(October):399

Feys HM, De Weerdt WJ, Selz BE, et al. Effect of a therapeutic intervention for the hemiplegic upper limb in the acute phase after stroke: a single-blind, randomized, controlled multicenter trial. Stroke 1998;29(4):785-792

van der Fits IB, Klip AW, van Eykern LA, Hadders-Algra M. Postural adjustments accompanying fast pointing movements in standing, sitting and lying adults. Exp Brain Res 1998;120(2):202-216

Fitzpatrick R, Rogers DK, McCloskey DI. Stable human standing with lower-limb muscle afferents providing the only sensory input. J Physiol 1994;480(Pt 2):395-403

Franzén E, Gurfinkel VS, Wright WG, Cordo PJ, Horak FB. Haptic touch reduces sway by increasing axial tone. Neuroscience 2011;174(3):216-223

Gandevia SC, Refshauge KM, Collins DF. Proprioception: peripheral inputs and perceptual interactions. Adv Exp Med Biol 2002;508:61-68

Garland SJ, Gray VL, Knorr S. Muscle activation patterns and postural control following stroke. Mot Contr 2009;13(4):387-411

Garland SJ, Pollock CL, Ivanova TD. Could motor unit control strategies be partially preserved after stroke? Front Hum Neurosci 2014;8(October):864

Genthon N, Vuillerme N, Monnet JP, Petit C, Rougier P. Biomechanical assessment of the sitting posture maintenance in patients with stroke. Clin Biomech (Bristol, Avon) 2007;22(9):1024-1029

Geurts A, Mulder T, Nienhuis B, Rijken R. Influence of orthopedic footwear on postural control in patients with hereditary motor and sensory neuropathy. J Rehabil Sci 1992;5:3-9

Geurts ACH, de Haart M, van Nes IJ, Duysens J. A review of standing balance recovery from stroke. Gait Posture 2005;22(3):267–281

Graham JV, Eustace C, Brock K, Swain E, Irwin-Carruthers S. The Bobath Concept in contemporary clinical practice. Top Stroke Rehabil 2009;16(1):57–68

Gramsbergen A. Postural control in man: the phylogenetic perspective. Neural Plast 2005;12(2-3):77–88, discussion 263–272

Gribble PA, Hertel J, Plisky P. Using the Star Excursion Balance Test to assess dynamic postural-control deficits and outcomes in lower extremity injury: a literature and systematic review. J Athl Train 2012;47(3):339–357

Griffin C. Management of the hemiplegic shoulder complex. Top Stroke Rehabil 2014;21(4):316–318

Grimaldi A. Assessing lateral stability of the hip and pelvis. Man Ther 2011;16(1):26–32

Guertin PA. The spinal cord: functional organization, diseases, and dysfunctions. In: Aldskogius H, ed. Animal Models of Spinal Cord Repair. Neuromethods. Totowa, NJ: Humana Press; 2013

Gurfinkel V, Cacciatore TW, Cordo P, Horak F, Nutt J, Skoss R. Postural muscle tone in the body axis of healthy humans. J Neurophysiol 2006;96(5):2678–2687

Hacmon RR, Krasovsky T, Lamontagne A, Levin MF. Deficits in intersegmental trunk coordination during walking are related to clinical balance and gait function in chronic stroke. J Neurol Phys Ther 2012;36(4):173–181

Harvey M, Hood B, North A, Robertson IH. The effects of visuomotor feedback training on the recovery of hemispatial neglect symptoms: assessment of a 2-week and follow-up intervention. Neuropsychologia 2003;41(8):886–893

Hasan Z. The human motor control system's response to mechanical perturbation: should it, can it, and does it ensure stability? J Mot Behav 2005;37(6):484–493

Heilman KM, Valenstein E. Clinical Neuropsychology. 4th ed. New York, NY: Oxford University Press; 2003

Held J. Recovery of function after brain damage: theoretical implication for therapeutic intervention. In: Carr JH, Shepherd RB, eds. Movement Science: Foundations for Physical Therapy in Rehabilitation. Rockville, MD: Aspen Publishers; 1987:155–177

Hijmans JM, Geertzen JH, Dijkstra PU, Postema K. A systematic review of the effects of shoes and other ankle or foot appliances on balance in older people and people with peripheral nervous system disorders. Gait Posture 2007;25(2):316–323

Hilfiker R, Vaney C, Gattlen B, et al. Local dynamic stability as a responsive index for the evaluation of rehabilitation effect on fall risk in patients with multiple sclerosis: a longitudinal study. BMC Res Notes 2013;6:260

Himmelbach M, Karnath H-O. Goal-directed hand movements are not affected by the biased space representation in spatial neglect. J Cogn Neurosci 2003;15(7):972–980

Horak FB. Clinical measurement of postural control in adults. Phys Ther 1987;67(12):1881–1885

Horak FB. Clinical assessment of balance disorders. Gait Posture 1997;6:76–84

Horak FB. Postural orientation and equilibrium: what do we need to know about neural control of balance to prevent falls? Age Ageing 2006;35(Suppl 2):ii7–ii11

Horak FB, Henry SM, Shumway-Cook A. Postural perturbations: new insights for treatment of balance disorders. Phys Ther 1997;77(5):517–533

Horak FB, Nashner LM. Central programming of postural movements: adaptation to altered support-surface configurations. J Neurophysiol 1986;55(6):1369–1381

Horlings CGC, Küng UM, van Engelen BG, et al. Balance control in patients with distal versus proximal muscle weakness. Neuroscience 2009;164(4):1876–1886

Hsieh C-L, Sheu CF, Hsueh IP, Wang CH. Trunk control as an early predictor of comprehensive activities of daily living function in stroke patients. Stroke 2002;33(11):2626–2630

Hubble RP, Naughton GA, Silburn PA, Cole MH. Trunk muscle exercises as a means of improving postural stability in people with Parkinson's disease: a protocol for a randomised controlled trial. BMJ Open 2014;4(12):e006095

Hubli M, Dietz V. The physiological basis of neurorehabilitation—locomotor training after spinal cord injury. J Neuroeng Rehabil 2013;10:5

Hunter MC, Hoffman MA. Postural control: visual and cognitive manipulations. Gait Posture 2001;13(1):41–48

Ietswaart M, Johnston M, Dijkerman HC, et al. Mental practice with motor imagery in stroke recovery: randomized controlled trial of efficacy. Brain 2011;134(Pt 5):1373–1386

Inglin B, Woollacott M. Age-related changes in anticipatory postural adjustments associated with arm movements. J Gerontol 1988;43(4):M105–M113

Ivanenko YP, Cappellini G, Solopova IA, et al. Plasticity and modular control of locomotor patterns in neurological disorders with motor deficits. Front Comput Neurosci 2013;7(September):123

Jacobs JV, Horak FB. Cortical control of postural responses. J Neural Transm 2007;114(10):1339–1348

Jacobs JV, Lou JS, Kraakevik JA, Horak FB. The supplementary motor area contributes to the timing of the anticipatory postural adjustment during step initiation in participants with and without Parkinson's disease. Neuroscience 2009;164(2):877–885

Jakobs T, Miller JA, Schultz AB. Trunk position sense in the frontal plane. Exp Neurol 1985;90(1):129–138

Jeka JJ. Light touch contact as a balance aid. Phys Ther 1997;77(5):476–487

Jeka JJ, Lackner JR. Fingertip contact influences human postural control. Exp Brain Res 1994;100(3):495–502

Jeka JJ, Lackner JR. The role of haptic cues from rough and slippery surfaces in human postural control. Exp Brain Res 1995;103(2):267–276

Kamphuis JF, de Kam D, Geurts AC, Weerdesteyn V. Is weight-bearing asymmetry associated with postural instability after stroke? A systematic review. Stroke Res Treat 2013;2013:692137

Kandel ER, Schwartz JH, Jessell TM, Siegelbaum SA, Hudspeth AJ, eds. Principles of Neural Science. 5th ed. New York, NY: McGraw-Hill Professional; 2013

Kanekar N, Lee Y-J, Aruin AS. Effect of light finger touch in balance control of individuals with multiple sclerosis. Gait Posture 2013;38(4):643–647

Kang HG, Dingwell JB. Dynamic stability of superior vs. inferior segments during walking in young and older adults. Gait Posture 2009;30(2):260–263

Karatas M, Cetin N, Bayramoglu M, Dilek A. Trunk muscle strength in relation to balance and functional disability in unihemispheric stroke patients. Am J Phys Med Rehabil 2004;83(2):81–87

Karnath HO, Dieterich M. Spatial neglect—a vestibular disorder? Brain 2006;129(Pt 2):293–305

Karnath HO, Ferber S, Dichgans J. The origin of contraversive pushing: evidence for a second graviceptive system in humans. Neurology 2000;55(9):1298–1304

Kavounoudias A, Roll R, Roll JP. The plantar sole is a 'dynamometric map' for human balance control. Neuroreport 1998;9(14):3247–3252

Kavounoudias A, Roll R, Roll JP. Foot sole and ankle muscle inputs contribute jointly to human erect posture regulation. J Physiol 2001;532(Pt 3):869–878

Keijsers NLW, Admiraal MA, Cools AR, Bloem BR, Gielen CC. Differential progression of proprioceptive and visual information processing deficits in Parkinson's disease. Eur J Neurosci 2005;21(1):239–248

Kibler WB, Press J, Sciascia A. The role of core stability in athletic function. Sports Med 2006;36(3):189–198

Kidd G, Musa IM, Lawes N. Understanding Neuromuscular Plasticity: A Basis for Clinical Rehabilitation. London, UK: Edward Arnold; 1992

Kim YH, Park JW, Ko MH, Jang SH, Lee PK. Plastic changes of motor network after constraint-induced movement therapy. Yonsei Med J 2004;45(2):241–246

King AC, Wang Z, Newell KM. Asymmetry of recurrent dynamics as a function of postural stance. Exp Brain Res 2012;220(3-4):239–250

Kitsos GH, Hubbard IJ, Kitsos AR, Parsons MW. The ipsilesional upper limb can be affected following stroke. ScientificWorldJournal 2013;2013:684860

Klous M, Mikulic P, Latash ML. Early postural adjustments in preparation to whole-body voluntary sway. J Electromyogr Kinesiol 2012;22(1):110–116

Klous M, Mikulic P, Latash ML. Two aspects of feedforward postural control: anticipatory postural adjustments and anticipatory synergy adjustments. J Neurophysiol 2011;105(5):2275–2288

Krishnan V, Aruin AS, Latash ML. Two stages and three components of the postural preparation to action. Exp Brain Res 2011;212(1):47–63

Krishnan V, Kanekar N, Aruin AS. Anticipatory postural adjustments in individuals with multiple sclerosis. Neurosci Lett 2012;506(2):256–260

Kwakkel G, Van Peppen R, Wagenaar RC, et al. Effects of augmented exercise therapy time after stroke: A meta-analysis. Stroke. 2004;35:2529–2539

Lackner JR, DiZio P. Vestibular, proprioceptive, and haptic contributions to spatial orientation. Annu Rev Psychol 2005;56:115–147

Lafosse C, Kerckhofs E, Troch M, Vandenbussche E. Upper limb exteroceptive somatosensory and proprioceptive sensory afferent modulation of hemispatial neglect. J Clin Exp Neuropsychol 2003;25(3):308–323

Lakhani B, Mansfield A, Inness EL, McIlroy WE. Compensatory stepping responses in individuals with stroke: a pilot study. Physiother Theory Pract 2011;27(4):299–309

Latash ML, Aruin AS, Neyman I, Nicholas JJ. Anticipatory postural adjustments during self inflicted and predictable perturbations in Parkinson's disease. J Neurol Neurosurg Psychiatry 1995;58(3):326–334

Le Bozec S, Bouisset S. Does postural chain mobility influence muscular control in sitting ramp pushes? Exp Brain Res 2004;158(4):427–437

Lee LJ, Coppieters MW, Hodges PW. Anticipatory postural adjustments to arm movement reveal complex control of paraspinal muscles in the thorax. J Electromyogr Kinesiol 2009;19(1):46–54

Lee MY, Wong MK, Tang FT, Cheng PT, Lin PS. Comparison of balance responses and motor patterns during sit-to-stand task with functional mobility in stroke patients. Am J Phys Med Rehabil 1997;76(5):401–410

Leonard JA, Brown RH, Stapley PJ. Reaching to multiple targets when standing: the spatial organization of feedforward postural adjustments. J Neurophysiol 2009;101(4):2120–2133

Levin MF, Panturin E. Sensorimotor integration for functional recovery and the Bobath approach. Mot Contr 2011;15(2):285–301

Liepert J, Bauder H, Wolfgang HR, Miltner WH, Taub E, Weiller C. Treatment-induced cortical reorganization after stroke in humans. Stroke 2000;31(6):1210–1216

Lin KC. Right-hemispheric activation approaches to neglect rehabilitation poststroke. Am J Occup Ther 1996;50(7):504–515

Lindberg P, Schmitz C, Forssberg H, Engardt M, Borg J. Effects of passive-active movement training on upper limb motor function and cortical activation in chronic patients with stroke: a pilot study. J Rehabil Med 2004;36(3):117–123

Lockhart DB, Ting LH. Optimal sensorimotor transformations for balance. Nat Neurosci 2007;10(10):1329–1336

Logan D, Kiemel T, Dominici N, et al. The many roles of vision during walking. Exp Brain Res 2010;206(3):337–350

Logan D, Kiemel T, Jeka JJ. Asymmetric sensory reweighting in human upright stance. PLoS ONE 2014;9(6):e100418

Lopez C, Blanke O. The thalamocortical vestibular system in animals and humans. Brain Res Brain Res Rev 2011;67(1-2):119–146

Loram ID, Gollee H, Lakie M, Gawthrop PJ. Human control of an inverted pendulum: is continuous control necessary? Is intermittent control effective? Is intermittent control physiological? J Physiol 2011;589(Pt 2):307–324

Loubinoux I, Carel C, Pariente J, et al. Correlation between cerebral reorganization and motor recovery after subcortical infarcts. Neuroimage 2003;20(4):2166–2180

Ludewig PM, Reynolds JF. The association of scapular kinematics and glenohumeral joint pathologies. J Orthop Sports Phys Ther 2009;39(2):90–104

Luft CDB. Learning from feedback: the neural mechanisms of feedback processing facilitating better performance. Behav Brain Res 2014;261:356–368

Lum PS, Burgar CG, Shor PC, Majmundar M, Van der Loos M. Robot-assisted movement training compared with conventional therapy techniques for the rehabilitation of upper-limb motor function after stroke. Arch Phys Med Rehabil 2002;83(7):952–959

Lynch-Ellerington. What Are Associated Reactions? Synapse, Spring 2000;28–30

Lynskey JV, Belanger A, Jung R. Activity-dependent plasticity in spinal cord injury. J Rehabil Res Dev 2008;45(2):229–240

Macaluso A, De Vito G. Muscle strength, power and adaptations to resistance training in older people. Eur J Appl Physiol 2004;91(4):450–472

Macé MJ, Levin O, Alaerts K, Rothwell JC, Swinnen SP. Corticospinal facilitation following prolonged proprioceptive stimulation by means of passive wrist movement. J Clin Neurophysiol 2008;25(4):202–209

Mackay-Lyons M. Central pattern generation of locomotion: a review of the evidence. Phys Ther 2002;82(1):69–83

Maki BE, McIlroy WE. Control of rapid limb movements for balance recovery: age-related changes and implications for fall prevention. Age Ageing 2006;35(Suppl 2):ii12–ii18

Maki BE, McIlroy WE. The role of limb movements in maintaining upright stance: the "change-in-support" strategy. Phys Ther 1997;77(5):488–507

Maki BE, Edmondstone MA, McIlroy WE. Age-related differences in laterally directed compensatory stepping behavior. J Gerontol A Biol Sci Med Sci 2000;55(5):M270–M277

Mancini M, Horak FB. The relevance of clinical balance assessment tools to differentiate balance deficits. Eur J Phys Rehabil Med 2010;46(2):239–248

Mancini M, Zampieri C, Carlson-Kuhta P, Chiari L, Horak FB. Anticipatory postural adjustments prior to step initiation are hypometric in untreated Parkinson's disease: an accelerometer-based approach. Eur J Neurol 2009;16(9):1028–1034

Mansfield A, Inness EL, Lakhani B, McIlroy WE. Determinants of limb preference for initiating compensatory stepping poststroke. Arch Phys Med Rehabil 2012;93(7):1179–1184

Mansfield A, Inness EL, Wong JS, Fraser JE, McIlroy WE. Is impaired control of reactive stepping related to falls during inpatient stroke rehabilitation? Neurorehabil Neural Repair 2013;27(6):526–533

Marigold DS, Misiaszek JE. Whole-body responses: neural control and implications for rehabilitation and fall prevention. Neuroscientist 2009;15(1):36–46

Marigold DS, Eng JJ, Tokuno CD, Donnelly CA. Contribution of muscle strength and integration of afferent input to postural instability in persons with stroke. Neurorehabil Neural Repair 2004;18(4):222–229

Martinez KM, Mille ML, Zhang Y, Rogers MW. Stepping in persons poststroke: comparison of voluntary and perturbation-induced responses. Arch Phys Med Rehabil 2013;94(12):2425–2432

Massaad F, Levin O, Meyns P, Drijkoningen D, Swinnen SP, Duysens J. Arm sway holds sway: locomotor-like modulation of leg reflexes when arms swing in alternation. Neuroscience 2014;258:34–46

Massion J. Movement, posture and equilibrium: interaction and coordination. Prog Neurobiol 1992;38(1):35–56

Massion J. Postural control system. Curr Opin Neurobiol 1994;4(6):877–887

Massion J, Alexandrov A, Frolov A. Why and how are posture and movement coordinated? Prog Brain Res 2004;143:13–27

Massion J, Ioffe M, Schmitz C, Viallet F, Gantcheva R. Acquisition of anticipatory postural adjustments in a bimanual load-lifting task: normal and pathological aspects. Exp Brain Res 1999;128(1-2):229–235

Maurer C, Peterka RJ. A new interpretation of spontaneous sway measures based on a simple model of human postural control. J Neurophysiol 2005;93(1):189–200

Maurer C, Mergner T, Peterka RJ. Multisensory control of human upright stance. Exp Brain Res 2006;171(2):231–250

McIlroy WE, Maki BE. Age-related changes in compensatory stepping in response to unpredictable perturbations. J Gerontol A Biol Sci Med Sci 1996;51(6):M289–M296

McKenzie J. The Foot as a Half-dome. BMJ 1955;1(4921):1068–1070

McKeon PO, Hertel J, Bramble D, Davis I. The foot core system: a new paradigm for understanding intrinsic foot muscle function. Br J Sports Med 2015;49(5):290

Mehrholz J, Pohl M. Electromechanical-assisted gait training after stroke: a systematic review comparing end-effector and exoskeleton devices. J Rehabil Med 2012;44(3):193–199

Mehrholz J, Pohl M, Elsner B. Treadmill training and body weight support for walking after stroke. Cochrane Database Syst Rev 2014;1:CD002840

Melzer I, Benjuya N, Kaplanski J, Alexander N. Association between ankle muscle strength and limit of stability in older adults. Age Ageing 2009;38(1):119–123

Menz HB, Morris ME, Lord SR. Foot and ankle characteristics associated with impaired balance and functional ability in older people. J Gerontol A Biol Sci Med Sci 2005;60(12):1546–1552

Mercier C, Bertrand AM, Bourbonnais D. Comparison of strength measurements under single-joint and multi-joint conditions in hemiparetic individuals. Clin Rehabil 2005;19(5):523–530

Mergner T, Maurer C, Peterka RJ. A multisensory posture control model of human upright stance. Prog Brain Res 2003;142(1):189–201

Meyer PF, Oddsson LI, De Luca CJ. The role of plantar cutaneous sensation in unperturbed stance. Exp Brain Res 2004;156(4):505–512

Michaelsen SM, Dannenbaum R, Levin MF. Task-specific training with trunk restraint on arm recovery in stroke: randomized control trial. Stroke 2006;37(1):186–192

Michaelsen SM, Luta A, Roby-Brami A, Levin MF. Effect of trunk restraint on the recovery of reaching movements in hemiparetic patients. Stroke 2001;32(8):1875–1883

Misiaszek JE, Krauss EM. Restricting arm use enhances compensatory reactions of leg muscles during walking. Exp Brain Res 2005;161(4):474–485

Mittelstaedt H. Somatic versus vestibular gravity reception in man. Ann N Y Acad Sci 1992;656:124–139

Mittelstaedt H. Somatic graviception: biological psychology. 1996. http://www.sciencedirect.com/science/article/pii/0301051195051465. Accessed July 1, 2013

Mononen K, Konttinen N, Viitasalo J, Era P. Relationships between postural balance, rifle stability and shooting accuracy among novice rifle shooters. Scand J Med Sci Sports 2007;17(2):180–185

Morasso P, Casadio M, Mohan V, Zenzeri J. A neural mechanism of synergy formation for whole body reaching. Biol Cybern 2010;102(1):45–55

Morningstar MW, Pettibon BR, Schlappi H, Schlappi M, Ireland TV. Reflex control of the spine and posture: a review of the literature from a chiropractic perspective. Chiropr Osteopat 2005;13:16

Mulder T. A process-oriented model of human motor behavior: toward a theory-based rehabilitation approach. Phys Ther 1991;71(2):157–164

Mulder T, Nienhuis B, Pauwels J. The assessment of motor recovery: A new look at an old problem. J Electromyogr Kinesiol 1996;6(2):137–145

Mulder T, Pauwells J, Nienhuis B. Motor recovery following stroke: towards a disability oriented assesment of motor dysfunctions. In: Harrison M, ed. Physiotherapy in Stroke Management. Philadelphia, PA: Churchill Livingstone; 1995:275–282

Murnaghan C. Exploring the nature of postural sway. 2013. http://elk.library.ubc.ca/handle/2429/44079. Accessed March 23, 2014

Nashner LM. Adaptation of human movement to altered environments. Trends Neurosci 1982;5:358–361

Nawoczenski DA, Saltzman CL, Cook TM. The effect of foot structure on the three-dimensional kinematic coupling behavior of the leg and rear foot. Phys Ther 1998;78(4):404–416

Neely FG. Biomechanical risk factors for exercise-related lower limb injuries. Sports Med 1998;26(6):395–413

Nelles G. Cortical reorganization—effects of intensive therapy. Restor Neurol Neurosci 2004;22(3-5):239–244

Niedenthal PM. Embodying emotion. Science 2007;316(5827):1002–1005

Nijboer T, van de Port I, Schepers V, Post M, Visser-Meily A. Predicting functional outcome after stroke: the influence of neglect on basic activities in daily living. Front Hum Neurosci 2013;7:182

Normann B. Individualisering i nevrologisk fysioterapi. Bobathkonseptet. Hjerneslagspasienter-behandling og kunnskapsgrunnlag. University of Tromsø; 2004

Nowak DA, Glasauer S, Hermsdorfer J. How predictive is grip force control in the complete absence of somatosensory feedback? Brain 2004;127(Pt 1):182–192

Nudo RJ, Milliken GW, Jenkins WM, Merzenich MM. Use-dependent alterations of movement representations in primary motor cortex of adult squirrel monkeys. J Neurosci 1996;16(2):785–807

Nudo RJ, Wise BM, SiFuentes F, Milliken GW. Neural substrates for the effects of rehabilitative training on motor recovery after ischemic infarct. Science 1996;272(5269):1791–1794

Orr R. Contribution of muscle weakness to postural instability in the elderly. A systematic review. Eur J Phys Rehabil Med 2010;46(2):183–220

O'Sullivan PB, Grahamslaw KM, Kendell M, Lapenskie SC, Möller NE, Richards KV. The effect of different standing and sitting postures on trunk muscle activity in a pain-free population. Spine 2002;27(11):1238–1244

O'Sullivan PB, Dankaerts W, Burnett AF, et al. Effect of different upright sitting postures on spinal-pelvic curvature and trunk muscle activation in a pain-free population. Spine 2006;31(19):E707–E712

Oujamaa L, Relave I, Froger J, Mottet D, Pelissier JY. Rehabilitation of arm function after stroke. Literature review. Ann Phys Rehabil Med 2009;52(3):269–293

Paci M, Nannetti L, Rinaldi LA. Glenohumeral subluxation in hemiplegia: An overview. J Rehabil Res Dev 2005;42(4):557–568

Papegaaij S, Taube W, Baudry S, Otten E, Hortobágyi T. Aging causes a reorganization of cortical and spinal control of posture. Front Aging Neurosci 2014;6:28

Park RJ, Tsao H, Cresswell AG, Hodges PW. Anticipatory postural activity of the deep trunk muscles differs between anatomical regions based on their mechanical advantage. Neuroscience 2014;261:161–172

Pasma JH, Boonstra TA, Campfens SF, Schouten AC, Van der Kooij H. Sensory reweighting of proprioceptive information of the left and right leg during human balance control. J Neurophysiol 2012;108(4):1138–1148

Patten C, Lexell J, Brown HE. Weakness and strength training in persons with poststroke hemiplegia: rationale, method, and efficacy. J Rehabil Res Dev 2004;41(3A):293–312

Pavol MJ. Detecting and understanding differences in postural sway. Focus on "A new interpretation of spontaneous sway measures based on a simple model of human postural control". J Neurophysiol 2005;93(1):20–21

Pereira LC, Botelho AC, Martins EF. Relationships between body symmetry during weight-bearing and functional reach among chronic hemiparetic patients. Rev Bras Fisioter 2010;14(3):229–266

Pereira S, Silva CC, Ferreira S, et al. Anticipatory postural adjustments during sitting reach movement in post-stroke subjects. J Electromyogr Kinesiol 2014;24(1):165–171

Pérennou DA, Leblond C, Amblard B, Micallef JP, Rouget E, Pélissier J. The polymodal sensory cortex is crucial for controlling lateral postural stability: evidence from stroke patients. Brain Res Bull 2000;53(3):359–365

Pérennou DA, Mazibrada G, Chauvineau V, et al. Lateropulsion, pushing and verticality perception in hemisphere stroke: a causal relationship? Brain 2008;131(Pt 9):2401–2413

Perlmutter S, Lin F, Makhsous M. Quantitative analysis of static sitting posture in chronic stroke. Gait Posture 2010;32(1):53–56

Peterka RJ. Sensorimotor integration in human postural control. J Neurophysiol 2002;88(3):1097–1118

Poli P, Morone G, Rosati G, Masiero S. Robotic technologies and rehabilitation: new tools for stroke patients' therapy. Biomed Res Int 2013;2013:153872

Pollock AS, Durward BR, Rowe PJ, Paul JP. What is balance? Clin Rehabil 2000;14(4):402–406

Pontelli TE, Pontes-Neto OM, Colafêmina JF, Araújo DB, Santos AC, Leite JP. Posture control in Pusher syndrome: influence of lateral semicircular canals. Braz J Otorhinolaryngol 2005;71(4):448–452

Popovic D, Sinkjaer T. Central nervous system lesions leading to disability. J Automatic Control 2008;18(2):11–23

Porter R, Lemon RN. Corticospinal Function and Voluntary Movement. New York, NY: Oxford University Press; 1995

Pozzo T, Berthoz A, Lefort L. Head stabilization during various locomotor tasks in humans. I. Normal subjects. Exp Brain Res 1990;82(1):97–106

Pozzo T, Levik Y, Berthoz A. Head and trunk movements in the frontal plane during complex dynamic equilibrium tasks in humans. Exp Brain Res 1995;106(2):327–338

Prochazka A, Ellaway P. Sensory systems in the control of movement. Compr Physiol 2012;2(4):2615–2627

Raine S. The current theoretical assumptions of the Bobath concept as determined by the members of BBTA. Physiother Theory Pract 2007;23(3):137–152

Raine S, Meadows L, Lynch-Ellerington M. Bobath Concept Theory and Clinical Practice in Neurological Rehabilitation. Hoboken, NJ: Wiley-Blackwell; 2009

Reisman DS, Scholz JP. Workspace location influences joint coordination during reaching in post-stroke hemiparesis. Exp Brain Res 2006;170(2):265–276

Robbins SM, Houghton PE, Woodbury MG, Brown JL. The therapeutic effect of functional and transcutaneous electric stimulation on improving gait speed in stroke patients: a meta-analysis. Arch Phys Med Rehabil 2006;87(6):853–859

Robert G, Blouin J, Ruget H, Mouchnino L. Coordination between postural and movement controls: effect of changes in body mass distribution on postural and focal component characteristics. Exp Brain Res 2007;181(1):159–171

Robertson I, Hogg K, McMillan T. Rehabilitation of unilateral neglect: improving function by contralesional limb activation. Neuropsychol Rehabil 1998;8:19–29

Robertson JV, Roby-Brami A. The trunk as a part of the kinematic chain for reaching movements in healthy subjects and hemiparetic patients. Brain Res 2011;1382(25):137–146

Robertson JV, Roche N, Roby-Brami A. Influence of the side of brain damage on postural upper-limb control including the scapula in stroke patients. Exp Brain Res 2012;218(1):141–155

Robertson LC, Eglin M. Attentional search in unilateral visual neglect. In: Robertson IH, Marshall JC, eds. Unilateral Neglect: Clinical and Experimental Studies. East Sussex, UK: Lawrence Erlbaum Associates; 1993:169–191

Roby-Brami A, Feydy A, Combeaud M, Biryukova EV, Bussel B, Levin MF. Motor compensation and recovery for reaching in stroke patients. Acta Neurol Scand 2003;107(5):369–381

Ronsse R, Puttemans V, Coxon JP, et al. Motor learning with augmented feedback: modality-dependent behavioral and neural consequences. Cereb Cortex 2011;21(6):1283–1294

Rose W, Bowser B, McGrath R, Salerno J, Wallace J, Davis I. Effect of footwear on balance. American Society of Biomechanics Annual Meeting; Long Beach, CA:2011

Rossignol S, Dubuc R, Gossard JP. Dynamic sensorimotor interactions in locomotion. Physiol Rev 2006;86(1):89–154

Rothwell J, Lennon S. Control of Human Voluntary Movement. 2nd ed. London, UK: Chapman and Hall; 1994

Rousseaux M, Honoré J, Vuilleumier P, Saj A. Neuroanatomy of space, body, and posture perception in patients with right hemisphere stroke. Neurology 2013;81(15):1291–1297

Ryerson S, Byl NN, Brown DA, Wong RA, Hidler JM. Altered trunk position sense and its relation to balance functions in people post-stroke. J Neurol Phys Ther 2008;32(1):14–20

Safavynia SA, Ting LH. Task-level feedback can explain temporal recruitment of spatially fixed muscle synergies throughout postural perturbations. J Neurophysiol 2012;107(1):159–177

Sahrmann SA. Diagnosis and Treatment of Movement Impairment Syndromes. St. Louis, MO: Mosby; 2002

Sahrmann S. Posture and muscle imbalance. Physiotherapy 1992;78(1):1–19

Santello M, Flanders M, Soechting JF. Patterns of hand motion during grasping and the influence of sensory guidance. J Neurosci 2002;22(4):1426–1435

Santos MJ, Aruin AS. Effects of lateral perturbations and changing stance conditions on anticipatory postural adjustment. J Electromyogr Kinesiol 2009;19(3):532–541

Santos MJ, Aruin AS. Role of lateral muscles and body orientation in feedforward postural control. Exp Brain Res 2008;184(4):547–559

Santos MJ, Kanekar N, Aruin AS. The role of anticipatory postural adjustments in compensatory control of posture: 2. Biomechanical analysis. J Electromyogr Kinesiol 2010;20(3):398–405

Santos-Pontelli T. New insights for a better understanding of the pusher behavior: from clinical to neuroimaging features. 2011. http://cdn.intechopen.com/pdfs/24729.pdf. Accessed August 21, 2014

Schädler S, Kool J. Pushen: Syndrom oder Symptomeine Literaturubersicht. Krankengymnastik, Pflaum Verlag Publikation 2001;1:7-16

Schepens B, Drew T. Strategies for the integration of posture and movement during reaching in the cat. J Neurophysiol 2003;90(5):3066–3086

Schepens B, Drew T. Independent and convergent signals from the pontomedullary reticular formation contribute to the control of posture and movement during reaching in the cat. J Neurophysiol 2004;92(4):2217–2238

Schepens B, Drew T, Baker SN. Descending signals from the pontomedullary reticular formation are bilateral, asymmetric, and gated during reaching movements in the cat. J Neurophysiol 2006;96(5):2229–2252

Schepens B, Stapley P, Drew T. Neurons in the pontomedullary reticular formation signal posture and movement both as an integrated behavior and independently. J Neurophysiol 2008;100(4):2235–2253

Schleichkorn J. The Bobaths: A Biography of Karel and Bertha Bobath. Tuscon, Ariz: Neuro-Development Treatment Association (NDTA) and Therapy Skill Builders; 1992

Schmidt R. Motor learning principles for physical therapy. In Marilyn JL, ed. Contemporary Management of Motor Control Problems: Proceedings of the II STEP Conference. Alexandria, VA: Foundation for Physical Therapy; 1991

Shinohara J, Gribble P. Five-toed socks decrease static postural control among healthy individuals as measured with time-to-boundary analysis. Poster presentation at: American Society of Biomechanics Annual Meeting. 2009

Shmuelof L, Krakauer JW, Mazzoni P. How is a motor skill learned? Change and invariance at the levels of task success and trajectory control. J Neurophysiol 2012;108(2):578–594

Shumway-Cook, Woollacott MH. Motor Control: Translating Research into Clinical Practice. 4th ed. Philadelphia, PA: Lippincott Williams & Wilkins; 2011

Shumway-Cook A, Woollacott MH. Motor Control: Translating Research into Clinical Practice. 3rd ed.

Philadelphia, PA: Lippincott Williams & Wilkins; 2006

Slijper H, Latash ML, Mordkoff JT. Anticipatory postural adjustments under simple and choice reaction time conditions. Brain Res 2002;924(2):184–197

Smedal T, Lygren H, Myhr KM, et al. Balance and gait improved in patients with MS after physiotherapy based on the Bobath concept. Physiother Res Int 2006;11(2):104–116

Smith BA, Jacobs JV, Horak FB. Effects of magnitude and magnitude predictability of postural perturbations on preparatory cortical activity in older adults with and without Parkinson's disease. Exp Brain Res 2012;222(4):455–470

Solopova IA, Selionov VA, Sylos-Labini F, Gurfinkel VS, Lacquaniti F, Ivanenko YP. Tapping into rhythm generation circuitry in humans during simulated weightlessness conditions. Front Syst Neurosci 2015;9(February):14

Sousa AS, Santos R, Oliveira FP, Carvalho P, Tavares JM. Analysis of ground reaction force and electromyographic activity of the gastrocnemius muscle during double support. Proc Inst Mech Eng H 2012;226(5):397–405

Sousa ASP, Silva A, Santos R, Sousa F, Tavares JM. Interlimb coordination during the stance phase of gait in subjects with stroke. Arch Phys Med Rehabil 2013;94(12):2515–2522

Stapley P, Drew T, Schepens B. Neurons in the pontomedullary reticular formation signal posture and movement both as an integrated behavior and independently. J Neurophysiol. 2008;100(4):2235–2253

Stoykov MEP, Stojakovich M, Stevens JA. Beneficial effects of postural intervention on prehensile action for an individual with ataxia resulting from brainstem stroke. NeuroRehabilitation 2005;20(2):85–89

Sunderland A, Tinson DJ, Bradley EL, Fletcher D, Langton Hewer R, Wade DT. Enhanced physical therapy improves recovery of arm function after stroke. A randomised controlled trial. J Neurol Neurosurg Psychiatry 1992;55(7):530–535

Suzuki M, Omori Y, Sugimura S, et al. Predicting recovery of bilateral upper extremity muscle strength after stroke. J Rehabil Med 2011;43(10):935–943

Sylos-Labini F, Ivanenko YP, Maclellan MJ, Cappellini G, Poppele RE, Lacquaniti F. Locomotor-like leg movements evoked by rhythmic arm movements in humans. PLoS ONE 2014;9(3):e90775

Tagliabue M, Ferrigno G, Horak F. Effects of Parkinson's disease on proprioceptive control of posture and reaching while standing. Neuroscience 2009;158(4):1206–1214

Takakusaki K, Saitoh K, Harada H, Kashiwayanagi M. Role of basal ganglia-brainstem pathways in the control of motor behaviors. Neurosci Res 2004;50(2):137–151

Takeuchi N, Izumi S. Maladaptive plasticity for motor recovery after stroke: mechanisms and approaches. Neural Plast 2012;2012:359728

Taub E, Uswatt G. Constraint-induced movement therapy: answers and questions after two decades of research. NeuroRehabilitation 2006;21(2):93–95

Taub E, Uswatte G, Mark VW. The functional significance of cortical reorganization and the parallel development of CI therapy. Front Hum Neurosci 2014;8(June):396

Taub E, Uswatte G, Pidikiti R. Constraint-Induced Movement Therapy: a new family of techniques with broad application to physical rehabilitation—a clinical review. J Rehabil Res Dev 1999;36(3):237–251

Taylor B, Ellis E, Haran H. The reliability of measurement of postural alignment to assess muscle tone change. Physiotherapy 1995;81:485–490

Taylor JA, Krakauer JW, Ivry RB. Explicit and implicit contributions to learning in a sensorimotor adaptation task. J Neurosci 2014;34(8):3023–3032

Teasdale N, Simoneau M. Attentional demands for postural control: the effects of aging and sensory reintegration. Gait Posture 2001;14(3):203–210

Thach WT, Bastian AJ. Role of the cerebellum in the control and adaptation of gait in health and disease. Prog Brain Res 2004;143:353–366

Thielman G. Insights into upper limb kinematics and trunk control one year after task-related training in chronic post-stroke individuals. J Hand Ther 2013;26(2):156–160, quiz 161

Thomas CL. Taber's Cyclopedic Medical Dictionary. 18th ed. Philadelphia, PA: F.A. Davis; 1997

Thornquist E. Kroppens spennende samspill. Fysioterapeuten 1985;51:636–643

Thrasher TA, Popovic MR. Functional electrical stimulation of walking: function, exercise and rehabilitation. Ann Readapt Med Phys 2008;51(6):452–460

Ticini LF, Klose U, Nägele T, Karnath HO. Perfusion imaging in Pusher syndrome to investigate the neural substrates involved in controlling upright body position. PLoS ONE 2009;4(5):e5737

Ting LH. Dimensional reduction in sensorimotor systems: a framework for understanding muscle coordination of posture. Prog Brain Res 2007;165:299–321

Ting LH, McKay JL. Neuromechanics of muscle synergies for posture and movement. Curr Opin Neurobiol 2007;17(6):622–628

Ting LH, van Antwerp KW, Scrivens JE, et al. Neuromechanical tuning of nonlinear postural control dynamics. Chaos 2009;19(2):026111

Tombari D, Loubinoux I, Pariente J, et al. A longitudinal fMRI study: in recovering and then in clinically stable sub-cortical stroke patients. Neuroimage 2004;23(3):827–839

Torres-Oviedo G, Macpherson JM, Ting LH. Muscle synergy organization is robust across a variety of postural perturbations. J Neurophysiol 2006;96(3):1530-1546

Trousselard M, Barraud PA, Nougier V, Raphel C, Cian C. Contribution of tactile and interoceptive cues to the perception of the direction of gravity. Brain Res Cogn Brain Res 2004;20(3):355-362

Tyson SF, Hanley M, Chillala J, Selley A, Tallis RC. Balance disability after stroke. Phys Ther 2006;86(1):30-38

Umphred D. Merging neurophysiologic approaches with contemporary theories. In: Lister MJ, ed. Contemporary Management of Motor Control Problems: Proceedings of the II STEP Conference. Alexandria, VA; Foundation for Physical Therapy; 1991:127-130

Vaitl D, Mittelstaedt H, Saborowski R, Stark R, Baisch F. Shifts in blood volume alter the perception of posture: further evidence for somatic graviception. Int J Psychophysiol 2002;44(1):1-11

van Kordelaar J, van Wegen EEH, Kwakkel G. Unraveling the interaction between pathological upper limb synergies and compensatory trunk movements during reach-to-grasp after stroke: a cross-sectional study. Exp Brain Res 2012;221(3):251-262

van Nes IJW, Nienhuis B, Latour H, Geurts AC. Posturographic assessment of sitting balance recovery in the subacute phase of stroke. Gait Posture 2008;28(3):507-512

van Vliet PM, Wulf G. Extrinsic feedback for motor learning after stroke: what is the evidence? Disabil Rehabil 2006;28(13-14):831-840

Vaugoyeau M, Viallet F, Aurenty R, Assaiante C, Mesure S, Massion J. Axial rotation in Parkinson's disease. J Neurol Neurosurg Psychiatry 2006;77(7):815-821

Verheyden G, van Duijnhoven HJ, Burnett M, Littlewood J, Kunkel D, Ashburn AM; Stroke Association Rehabilitation Research Centre. Kinematic analysis of head, trunk, and pelvis movement when people early after stroke reach sideways. Neurorehabil Neural Repair 2011;25(7):656-663

Virji-Babul N. Effects of post-operative environment on recovery of function following brain damage: a brief literature review. Physiotherapy 1991;77(9):587-590

Visser JE, Bloem BR. Role of the basal ganglia in balance control. Neural Plast 2005;12(2-3):161-174, discussion 263-272

Wade MG, Jones G. The role of vision and spatial orientation in the maintenance of posture. Phys Ther 1997;77(6):619-628

Wang TY, Lin SI. Sensitivity of plantar cutaneous sensation and postural stability. Clin Biomech (Bristol, Avon) 2008;23(4):493-499

Wassinger CA, Rockett A, Pitman L, Murphy MM, Peters C. Acute effects of rearfoot manipulation on dynamic standing balance in healthy individuals. Man Ther 2014;19(3):242-245

Whiting HTA, Vereijken B. The acquisition of coordination in skill learning. Int J Sport Psychol 1993;24(4):343-357

Winter DA. Human balance and posture standing and walking. Gait Posture 1995;3:193-214

Winzeler-Merçay U, Mudie H. The nature of the effects of stroke on trunk flexor and extensor muscles during work and at rest. Disabil Rehabil 2002;24(17):875-886

Wong JD, Kistemaker DA, Chin A, Gribble PL. Can proprioceptive training improve motor learning? J Neurophysiol 2012;108(12):3313-3321

Woodbury ML, Howland DR, McGuirk TE, et al. Effects of trunk restraint combined with intensive task practice on poststroke upper extremity reach and function: a pilot study. Neurorehabil Neural Repair 2009;23(1):78-91

Woollacott MH, Crenna P. Postural control in standing and walking in children with cerebral palsy. In: Hadders-Algra M, Brogren Carlberg E, eds. Postural Control: A Key Issue in Developmental Disorders. London, UK: MacKeith Press; 2008:97-130

World Health Organization. 2006. International classification of functioning, disability and health (ICF). http://www:who.int/classifications/icf/en

Wright WG, Horak FB. Interaction of posture and conscious perception of gravitational vertical and surface horizontal. Exp Brain Res 2007;182(3):321-332

Wright WG, Gurfinkel VS, Nutt J, Horak FB, Cordo PJ. Axial hypertonicity in Parkinson's disease: direct measurements of trunk and hip torque. Exp Neurol 2007;208(1):38-46

Wright WG, Ivanenko YP, Gurfinkel VS. Foot anatomy specialization for postural sensation and control. J Neurophysiol 2012;107(5):1513-1521

Yavuzer G, Ergin S. Effect of an arm sling on gait pattern in patients with hemiplegia. Arch Phys Med Rehabil 2002;83(7):960-963

Yekutiel M, Guttman E. A controlled trial of the retraining of the sensory function of the hand in stroke patients. J Neurol Neurosurg Psychiatry 1993;56(3):241-244

Yelnik AP, Kassouha A, Bonan IV, et al. Postural visual dependence after recent stroke: assessment by optokinetic stimulation. Gait Posture 2006;24(3):262-269

Yiou E, Caderby T, Hussein T. Adaptability of anticipatory postural adjustments associated with voluntary movement. World J Orthod 2012;3(6):75-86

Yiou E, Hamaoui A, Le Bozec S. Influence of base of support size on arm pointing performance and associated anticipatory postural adjustments. Neurosci Lett 2007;423(1):29-34

Yogev-Seligmann G, Hausdorff JM, Giladi N. Do we always prioritize balance when walking? Towards an integrated model of task prioritization. Mov Disord 2012;27(6):765–770

Zelik KE, La Scaleia V, Ivanenko YP, Lacquaniti F. Coordination of intrinsic and extrinsic foot muscles during walking. Eur J Appl Physiol 2015;115(4):691–701

제 3 장
평가

American College of Sports Medicine (ARCM). Resource Manual for Guidelines for Exercise Testing and Prescription. Philadelphia, PA: Lea and Febiger; 1988

Baker SM, Marshak HH, Rice GT, Zimmerman GJ. Patient participation in physical therapy goal setting. Phys Ther 2001;81(5):1118–1126

Barry E, Galvin R, Keogh C, Horgan F, Fahey T. Is the Timed Up and Go test a useful predictor of risk of falls in community dwelling older adults: a systematic review and meta-analysis. BMC Geriatr 2014;14(1):14

Benaim C, Pérennou DA, Villy J, Rousseaux M, Pelissier JY. Validation of a standardized assessment of postural control in stroke patients: the Postural Assessment Scale for Stroke Patients (PASS). Stroke 1999;30(9):1862–1868

Berg K, Wood-Dauphine S, Williams JI, Gayton D. Measuring balance in the elderly: preliminary development of an instrument. Physiother Can 1989;41:304–311

Berg K, Wood-Dauphinee S, Williams JI. The Balance Scale: reliability assessment with elderly residents and patients with an acute stroke. Scand J Rehabil Med 1995;27(1):27–36

Berg KO, Wood-Dauphinee SL, Williams JI, Maki B. Measuring balance in the elderly: validation of an instrument. Can J Public Health 1992;83(Suppl 2):S7–11

Bilney B, Morris M, Webster K. Concurrent related validity of the GAITRite walkway system for quantification of the spatial and temporal parameters of gait. Gait Posture 2003;17(1):68–74

Blum L, Korner-Bitensky N. Usefulness of the Berg Balance Scale in stroke rehabilitation: a systematic review. Phys Ther 2008;88(5):559–566

Bogle Thorbahn LD, Newton RA. Use of the Berg Balance Test to predict falls in elderly persons. Phys Ther 1996;76(6):576–583, discussion 584–585

Borg G. Perceived exertion as an indicator of somatic stress. Scand J Rehabil Med 1970;2(2):92–98

Bovend'Eerdt TJH, Botell RE, Wade DT. Writing SMART rehabilitation goals and achieving goal attainment scaling: a practical guide. Clin Rehabil 2009;23(4):352–361

Braman JP, Engel SC, Laprade RF, Ludewig PM. In vivo assessment of scapulohumeral rhythm during unconstrained overhead reaching in asymptomatic subjects. J Shoulder Elbow Surg 2009;18(6):960–967

Brock K, Haase G, Rothacher G, Cotton S. Does physiotherapy based on the Bobath concept, in conjunction with a task practice, achieve greater improvement in walking ability in people with stroke compared to physiotherapy focused on structured task practice alone?: a pilot randomized controlled trial. Clin Rehabil 2011;25(10):903–912

Buckworth J, Dishman R. Perceived exertion. In: Buckworth J, Dishman RK, eds. Exercise Psychology. Champaign, IL: Human Kinetics; 2002:256–284

Cabanas-Valdés R, Cuchi GU, Bagur-Calafat C. Trunk training exercises approaches for improving trunk performance and functional sitting balance in patients with stroke: a systematic review. NeuroRehabilitation 2013;33(4):575–592

Carey LM, Matyas TA. Frequency of discriminative sensory loss in the hand after stroke in a rehabilitation setting. J Rehabil Med 2011;43(3):257–263

De Baets L, Van Deun S, Desloovere K, Jaspers E. Dynamic scapular movement analysis: is it feasible and reliable in stroke patients during arm elevation? PLoS ONE 2013;8(11):e79046

Duncan PW, Weiner DK, Chandler J, Studenski S. Functional reach: a new clinical measure of balance. J Gerontol 1990;45(6):M192–M197

Duncan PW, Wallace D, Lai SM, Johnson D, Embretson S, Laster LJ. The stroke impact scale version 2.0. Evaluation of reliability, validity, and sensitivity to change. Stroke 1999;30(10):2131–2140

Edwards I, Jones M, Carr J, Braunack-Mayer A, Jensen GM. Clinical reasoning strategies in physical therapy. Phys Ther 2004;84(4):312–330, discussion 331–335

Ertzgaard P, Ward AB, Wissel J, Borg J. Practical considerations for goal attainment scaling during rehabilitation following acquired brain injury. J Rehabil Med 2011;43(1):8–14

Finch E; Canadian Physiotherapy Association. Physical Rehabilitation Outcome Measures: A Guide to Enhanced Clinical Decision Making. 2nd ed. Philadelphia, PA: Lippincott Williams & Wilkins; 2002

Flatow EL, Soslowsky LJ, Ticker JB, et al. Excursion of the rotator cuff under the acromion. Patterns of subacromial contact. Am J Sports Med 1994;22(6):779–788

Geurts AC, Visschers BA, van Limbeek J, Ribbers GM. Systematic review of aetiology and treatment of post-stroke hand oedema and shoulder-hand syndrome. Scand J Rehabil Med 2000;32:4-10

Gjelsvik B, Breivik K, Verheyden G, Smedal T, Hofstad H, Strand LI. The Trunk Impairment Scale - modified to ordinal scales in the Norwegian version. Disabil Rehabil 2012;34(16):1385–1395

Guyatt GH, Townsend M, Pugsley SO, et al. Bronchodilators in chronic air-flow limitation. Effects on airway function, exercise capacity, and quality of life. Am Rev Respir Dis 1987;135(5):1069–1074

Hacmon RR, Krasovsky T, Lamontagne A, Levin MF. Deficits in intersegmental trunk coordination during walking are related to clinical balance and gait function in chronic stroke. J Neurol Phys Ther 2012;36(4):173–181

Hazard RG, Spratt KF, McDonough CM, et al. Patient-centered evaluation of outcomes from rehabilitation for chronic disabling spinal disorders: the impact of personal goal achievement on patient satisfaction. Spine J 2012;12(12):1132–1137

Hesse S, Jahnke M, Schaffrin A, Lucke D, Reiter F, Konrad M. immediate effects of therapeutic facilitation on the gait of hemiparetic patients as compared with walking with and without a cane. Electroencephalogr Clin Neurophysiol 1998;109(6):512–522

Hsieh C-L, Sheu CF, Hsueh IP, Wang CH. Trunk control as an early predictor of comprehensive activities of daily living function in stroke patients. Stroke 2002;33(11):2626–2630

International Bobath Instructors Training Association. Theoretical Assumptions and Clinical Practice. 2008. http://ibita.org/Accessed November 4, 2008

Jacobs JV, Horak FB, Tran VK, Nutt JG. Multiple balance tests improve the assessment of postural stability in subjects with Parkinson's disease. J Neurol Neurosurg Psychiatry 2006;77(3):322–326

Jandt SR, Caballero RM, Junior LA, Dias AS. Correlation between trunk control, respiratory muscle strength and spirometry in patients with stroke: an observational study. Physiother Res Int 2011;16(4):218–224

Jenkinson C, Fitzpatrick R, Crocker H, Peters M. The Stroke Impact Scale: validation in a UK setting and development of a SIS short form and SIS index. Stroke 2013;44(9):2532–2535

Karatas M, Cetin N, Bayramoglu M, Dilek A. Trunk muscle strength in relation to balance and functional disability in unihemispheric stroke patients. Am J Phys Med Rehabil 2004;83(2):81–87

Kavounoudias A, Roll R, Roll JP. The plantar sole is a 'dynamometric map' for human balance control. Neuroreport 1998;9(14):3247–3252

Kibler WB. The scapula in rotator cuff disease. Med Sport Sci 2012;57:27–40

Kim JS, Yi S-J. Comparison of Two-point Discrimination Perception in Stroke Patients with and without Diabetes Mellitus. J Phys Ther Sci 2013;25(8):1007–1009

Klit H, Finnerup NB, Jensen TS. Central post-stroke pain: clinical characteristics, pathophysiology, and management. Lancet Neurol 2009;8(9):857–868

Kumar S, Selim MH, Caplan LR. Medical complications after stroke. Lancet Neurol 2010;9(1):105–118

Lacasse Y, Wong E, Guyatt GH, King D, Cook DJ, Goldstein RS. Meta-analysis of respiratory rehabilitation in chronic obstructive pulmonary disease. Lancet 1996;348(9035):1115–1119

Lennon S. Gait re-education based on the Bobath concept in two patients with hemiplegia following stroke. Phys Ther 2001;81(3):924–935

Levin MF, Panturin E. Sensorimotor integration for functional recovery and the Bobath approach. Mot Contr 2011;15(2):285–301

Lindgren I, Jönsson AC, Norrving B, Lindgren A. Shoulder pain after stroke: a prospective population-based study. Stroke 2007;38(2):343–348

Lord SE, Halligan PW, Wade DT. Visual gait analysis: the development of a clinical assessment and scale. Clin Rehabil 1998;12(2):107–119

Lord SR, Menz HB. Physiologic, psychologic, and health predictors of 6-minute walk performance in older people. Arch Phys Med Rehabil 2002;83(7):907–911

Ludewig PM, Reynolds JF. The association of scapular kinematics and glenohumeral joint pathologies. J Orthop Sports Phys Ther 2009;39(2):90–104

Mao HF, Hsueh IP, Tang PF, Sheu CF, Hsieh CL. Analysis and comparison of the psychometric properties of three balance measures for stroke patients. Stroke 2002;33(4):1022–1027

Meyer PF, Oddsson LI, De Luca CJ. The role of plantar cutaneous sensation in unperturbed stance. Exp Brain Res 2004;156(4):505–512

Moe-Nilssen R. A new method for evaluating motor control in gait under real-life environmental conditions. Part 2: Gait analysis. Clin Biomech (Bristol, Avon) 1998;13(4-5):328–335

Monaghan J, Channell K, McDowell D, Sharma AK. Improving patient and carer communication, multidisciplinary team working and goal-setting in stroke rehabilitation. Clin Rehabil 2005;19(2):194–199

Morris M, Iansek R, Smithson F, Huxham F. Postural instability in Parkinson's disease: a comparison with and without a concurrent task. Gait Posture 2000;12(3):205–216

Neuls PD, Clark TL, Van Heuklon NC, et al. Usefulness of the Berg Balance Scale to predict falls in the elderly. J Geriatr Phys Ther 2011;34(1):3–10

Niessen M, Janssen T, Meskers C, Koppe P, Konijnenbelt M, Veeger D. Kinematics of the contralateral and ipsilateral shoulder: a possible relationship with post-stroke shoulder pain. J Rehabil Med 2008;40(6):482–486

Persson CU, Hansson PO, Danielsson A, Sunnerhagen KS. A validation study using a modified version of Postural Assessment Scale for Stroke Patients: Postural Stroke Study in Gothenburg (POSTGOT). J Neuroeng Rehabil 2011;8:57

Persson CU, Danielsson A, Sunnerhagen KS, Grimby-Ekman A, Hansson PO. Timed Up & Go as a measure for longitudinal change in mobility after stroke - Postural Stroke Study in Gothenburg (POSTGOT). J Neuroeng Rehabil 2014;11(1):83

Pertoldi S, Di Benedetto P. Shoulder-hand syndrome after stroke. A complex regional pain syndrome. Eura Medicophys 2005;41(4):283–292

Podsiadlo D, Richardson S. The timed "Up & Go": a test of basic functional mobility for frail elderly persons. J Am Geriatr Soc 1991;39(2):142–148

Proske U, Gandevia SC. The kinaesthetic senses. J Physiol 2009;587(Pt 17):4139–4146

Raine S, Meadows L, Lynch-Ellerington M. The current theoretical assumptions of the Bobath concept as determined by the members of BBTA. Physiother Theory Pract 2007;23(3):137–152

Raine S, Meadows L, Lynch-Ellerington M. Bobath Concept: Therory and Clinical Practice in Neurological Rehabilitation. Hoboken, NJ: Wiley-Blackwell; 2009

Reisman DS, Scholz JP. Workspace location influences joint coordination during reaching in post-stroke hemiparesis. Exp Brain Res 2006;170(2):265–276

Ringsberg KA, Gärdsell P, Johnell O, Jónsson B, Obrant KJ, Sernbo I. Balance and gait performance in an urban and a rural population. J Am Geriatr Soc 1998;46(1):65–70

Ryerson S, Byl NN, Brown DA, Wong RA, Hidler JM. Altered trunk position sense and its relation to balance functions in people post-stroke. J Neurol Phys Ther 2008;32(1):14–20

Schleichkorn J. The Bobaths: A Biography of Berta and Karel Bobath. Tucson, AZ: Communication Skill Builders; 1992

Shumway-Cook A, Woollacott MH. Motor Control: Translating Research into Clinical Practice. 3rd ed. Philadelphia, PA: Lippincott Williams & Wilkins; 2006

Solway S, Brooks D, Lacasse Y, Thomas S. A qualitative systematic overview of the measurement properties of functional walk tests used in the cardiorespiratory domain. Chest 2001;119(1):256–270

Stevens A, Beurskens A, Köke A, van der Weijden T. The use of patient-specific measurement instruments in the process of goal-setting: a systematic review of available instruments and their feasibility. Clin Rehabil 2013;27(11):1005–1019

Treede RD, Jensen TS, Campbell JN, et al. Neuropathic pain: redefinition and a grading system for clinical and research purposes. Neurology 2008;70(18):1630–1635

Turner-Stokes L. Goal attainment scaling and its relationship with standardized outcome measures: a commentary. J Rehabil Med 2011;43(1):70–72

Turner-Stokes L, Jackson D. Shoulder pain after stroke: a review of the evidence base to inform the development of an integrated care pathway. Clin Rehabil 2002;16(3):276–298

Tyson S, Connell L. The psychometric properties and clinical utility of measures of walking and mobility in neurological conditions: a systematic review. Clin Rehabil 2009;23(11):1018–1033

Vasudevan JM, Browne BJ. Hemiplegic shoulder pain: an approach to diagnosis and management. Phys Med Rehabil Clin N Am 2014;25(2):411–437

Vellas BJ, Wayne SJ, Romero L, Baumgartner RN, Rubenstein LZ, Garry PJ. One-leg balance is an important predictor of injurious falls in older persons. J Am Geriatr Soc 1997;45(6):735–738

Verheyden G, Nieuwboer A, Feys H, Thijs V, Vaes K, De Weerdt W. Discriminant ability of the Trunk Impairment Scale: A comparison between stroke patients and healthy individuals. Disabil Rehabil 2005;27(17):1023–1028

Verheyden G, Nieuwboer A, Mertin J, Preger R, Kiekens C, De Weerdt W. The Trunk Impairment Scale: a new tool to measure motor impairment of the trunk after stroke. Clin Rehabil 2004;18(3):326–334

Verheyden G, Vereeck L, Truijen S, et al. Trunk performance after stroke and the relationship with balance, gait and functional ability. Clin Rehabil 2006;20(5):451–458

Verheyden G, Nieuwboer A, Van de Winckel A, De Weerdt W. Clinical tools to measure trunk performance after stroke: a systematic review of the literature. Clin Rehabil 2007;21(5):387–394

Wewers ME, Lowe NK. A critical review of visual analogue scales in the measurement of clinical phenomena. Res Nurs Health 1990;13(4):227–236

Winzeler-Merçay U, Mudie H. The nature of the effects of stroke on trunk flexor and extensor muscles during work and at rest. Disabil Rehabil 2002;24(17):875–886

Yi Y, Shim JS, Kim K, et al. Prevalence of the rotator cuff tear increases with weakness in hemiplegic shoulder. Ann Rehabil Med 2013;37(4):471–478

제 4 장
사례

4.1
만성뇌졸중 : 평가, 치료 및 사정

Allum JHJ, Carpenter MG, Honegger F, Adkin AL, Bloem BR. Age-dependent variations in the directional sensitivity of balance corrections and compensatory arm movements in man. J Physiol 2002;542(Pt 2):643–663

Anders C, Wagner H, Puta C, Grassme R, Petrovitch A, Scholle HC. Trunk muscle activation patterns during walking at different speeds. J Electromyogr Kinesiol 2007;17(2):245–252

Anson E, Rosenberg R, Agada P, Kiemel T, Jeka J. Does visual feedback during walking result in similar improvements in trunk control for young and older healthy adults? J Neuroeng Rehabil 2013;10(110):110

Arnold AS, Anderson FC, Pandy MG, Delp SL. Muscular contributions to hip and knee extension during the single limb stance phase of normal gait: a framework for investigating the causes of crouch gait. J Biomech 2005;38(11):2181–2189

Aruin AS. The effect of asymmetry of posture on anticipatory postural adjustments. Neurosci Lett 2006;401(1-2):150–153

Aruin AS, Hanke TA, Sharma A. Base of support feedback in gait rehabilitation. Int J Rehabil Res 2003;26(4):309–312

Aruin AS, Kanekar N, Lee YJ, Ganesan M. Enhancement of anticipatory postural adjustments in older adults as a result of a single session of ball throwing exercise. Exp Brain Res 2015;233(2):649–655

Baccini M, Rinaldi LA, Federighi G, Vannucchi L, Paci M, Masotti G. Effectiveness of fingertip light contact in reducing postural sway in older people. Age Ageing 2007;36(1):30–35

Beres-Jones JA, Harkema SJ. The human spinal cord interprets velocity-dependent afferent input during stepping. Brain 2004;127(Pt 10):2232–2246

Bolgla LA, Malone TR. Plantar fasciitis and the windlass mechanism: a biomechanical link to clinical practice. J Athl Train 2004;39(1):77–82

Bowden MG, Balasubramanian CK, Neptune RR, Kautz SA. Anterior-posterior ground reaction forces as a measure of paretic leg contribution in hemiparetic walking. Stroke 2006;37(3):872–876

Cheng P-T, Chen CL, Wang CM, Hong WH. Leg muscle activation patterns of sit-to-stand movement in stroke patients. Am J Phys Med Rehabil 2004;83(1):10–16

Chou S-W, Wong AM, Leong CP, Hong WS, Tang FT, Lin TH. Postural control during sit-to stand and gait in stroke patients. Am J Phys Med Rehabil 2003;82(1):42–47

Chung E-J, Kim J-H, Lee B-H. The effects of core stabilization exercise on dynamic balance and gait function in stroke patients. J Phys Ther Sci 2013;25(7):803–806

Clarkson H. Joint Motion and Function Assessment: A Research-Based Practical Guide. Philadelphia, PA: Lippincott Williams & Wilkins; 2005

Cooper A, Alghamdi GA, Alghamdi MA, Altowaijri A, Richardson S. The relationship of lower limb muscle strength and knee joint hyperextension during the stance phase of gait in hemiparetic stroke patients. Physiother Res Int 2012;17(3):150–156

Cote KP, Brunet ME, Gansneder BM, Shultz SJ. Effects of pronated and supinated foot postures on static and dynamic postural stability. J Athl Train 2005;40(1):41–46

Dyer J-O, Maupas E, Melo SdeA, Bourbonnais D, Forget R. Abnormal coactivation of knee and ankle extensors is related to changes in heteronymous spinal pathways after stroke. J Neuroeng Rehabil 2011;8(1):41

Fiolkowski P, Brunt D, Bishop M, Woo R, Horodyski M. Intrinsic pedal musculature support of the medial longitudinal arch: an electromyography study. J Foot Ankle Surg 2003;42(6):327–333

Francis CA, Lenz AL, Lenhart RL, Thelen DG. The modulation of forward propulsion, vertical support, and center of pressure by the plantarflexors during human walking. Gait Posture 2013;38(4):993–997

Franzén E, Gurfinkel VS, Wright WG, Cordo PJ, Horak FB. Haptic touch reduces sway by increasing axial tone. Neuroscience 2011;174(3):216–223

Frost R, Skidmore J, Santello M, Artemiadis P. Sensorimotor control of gait: a novel approach for the study of the interplay of visual and proprioceptive feedback. Front Hum Neurosci 2015;9:14

Gjelsvik B, Breivik K, Verheyden G, Smedal T, Hofstad H, Strand LI. The Trunk Impairment Scale - modified to ordinal scales in the Norwegian version. Disabil Rehabil 2012;34(16):1385–1395

Goldberg A, Schepens S, Wallace M. Concurrent validity and reliability of the maximum step length test in older adults. J Geriatr Phys Ther 2010;33(3):122–127

Goulart F, Valls-Solé J. Reciprocal changes of excitability between tibialis anterior and soleus during the sit-to-stand movement. Exp Brain Res 2001;139(4):391–397

Graham JV, Eustace C, Brock K, Swain E, Irwin-Carruthers S. The Bobath concept in contemporary clinical practice. Top Stroke Rehabil 2009;16(1):57–68

Hao WY, Chen Y. Backward walking training improves balance in school-aged boys. Sports Med Arthrosc Rehabil Ther Technol 2011;3(1):24

Headlee DL, Leonard JL, Hart JM, Ingersoll CD, Hertel J. Fatigue of the plantar intrinsic foot muscles increases navicular drop. J Electromyogr Kinesiol 2008;18(3):420–425

Hoogkamer W, Meyns P, Duysens J. Steps forward in understanding backward gait: from basic circuits to rehabilitation. Exerc Sport Sci Rev 2014;42(1):23–29

Hu H, Meijer OG, Hodges PW, et al. Control of the lateral abdominal muscles during walking. Hum Mov Sci 2012;31(4):880–896

Hyngstrom A, Onushko T, Chua M, Schmit BD. Abnormal volitional hip torque phasing and hip impairments in gait post stroke. J Neurophysiol 2010;103(3):1557–1568

IJmker T, Lamoth CJ, Houdijk H, van der Woude LH, Beek PJ. Postural threat during walking: effects on energy cost and accompanying gait changes. J Neuroeng Rehabil 2014;11(1):71

Karthikbabu S, Rao BK, Manikandan N, Solomon JM, Chakrapani M. Role of trunk rehabilitation on trunk control, balance and gait in patients with chronic stroke: a pre-post design. Neurosci Med 2011;2(2):61–67

Kaur N, Bhanot K, Brody LT, Bridges J, Berry DC, Ode JJ. Effects of lower extremity and trunk muscles recruitment on serratus anterior muscle activation in healthy male adults. Int J Sports Phys Ther 2014;9(7):924–937

Kavanagh JJ. Lower trunk motion and speed-dependence during walking. J Neuroeng Rehabil 2009;6(6):9

Liu MQ, Anderson FC, Pandy MG, Delp SL. Muscles that support the body also modulate forward progression during walking. J Biomech 2006;39(14):2623–2630

Lomaglio MJ, Eng JJ. Muscle strength and weight-bearing symmetry relate to sit-to-stand performance in individuals with stroke. Gait Posture 2005;22(2):126–131

McGowan CP, Neptune RR, Kram R. Independent effects of weight and mass on plantar flexor activity during walking: implications for their contributions to body support and forward propulsion. J Appl Physiol (1985) 2008;105(2):486–494

Menz HB, Lord SR, Fitzpatrick RC. Age-related differences in walking stability. Age Ageing 2003;32(2):137–142

Moon DC, Kim K, Lee SK. Immediate Effect of Short-foot Exercise on Dynamic Balance of Subjects with Excessively Pronated Feet. J Phys Ther Sci 2014;26(1):117–119

Moseley A, Wales A, Herbert R, Schurr K, Moore S. Observation and analysis of hemiplegic gait: stance phase. Aust J Physiother 1993;39(4):259–267

Mulligan EP, Cook PG. Effect of plantar intrinsic muscle training on medial longitudinal arch morphology and dynamic function. Man Ther 2013;18(5):425–430

Neptune RR, Zajac FE, Kautz SA. Muscle force redistributes segmental power for body progression during walking. Gait Posture 2004;19(2):194–205

Pandian S, Arya KN, Kumar D. Does motor training of the nonparetic side influences balance and function in chronic stroke? A pilot RCT. ScientificWorldJournal 2014;2014:769726

Perera S, Mody SH, Woodman RC, Studenski SA. Meaningful change and responsiveness in common physical performance measures in older adults. J Am Geriatr Soc 2006;54(5):743–749

Peterson CL, Cheng J, Kautz SA, Neptune RR. Leg extension is an important predictor of paretic leg propulsion in hemiparetic walking. Gait Posture 2010;32(4):451–456

Platts MM, Rafferty D, Paul L. Metabolic cost of over ground gait in younger stroke patients and healthy controls. Med Sci Sports Exerc 2006;38(6):1041–1046

Porter R, Lemon RN. Corticospinal Function and Voluntary Movement. New York, NY: Oxford University Press; 1995

Purser JL, Weinberger M, Cohen HJ, et al. Walking speed predicts health status and hospital costs for frail elderly male veterans. J Rehabil Res Dev 2005;42(4):535–546

Qaquish J, McLean S. Foot type and tibialis anterior muscle activity during the stance phase of gait : A pilot study. Int J Physiother Rehabil 2010;1(1):19–29

Raine S, Meadows L, Lynch-Ellerington M. Bobath Concept: Theory and Clinical Practice in Neurological Rehabilitation. Hoboken, NJ: Wiley-Blackwell; 2009

Rossignol S, Dubuc R, Gossard JP. Dynamic sensorimotor interactions in locomotion. Physiol Rev 2006;86(1):89–154

Roy G, Nadeau S, Gravel D, Malouin F, McFadyen BJ, Piotte F. The effect of foot position and chair height on the asymmetry of vertical forces during sit-to-stand and stand-to-sit tasks in individuals with hemiparesis. Clin Biomech (Bristol, Avon) 2006;21(6):585–593

Sharrock C, Cropper J, Mostad J, Johnson M, Malone T. A pilot study of core stability and athletic performance: is there a relationship? Int J Sports Phys Ther 2011;6(2):63–74

Shepherd R, Gentile A. Initial trunk position and biomechanical consequences in standing up. Hum Mov Sci 1994;13:817–840

Shumway-Cook, Woollacott MH. Motor Control: Translating Research into Clinical Practice. 4th ed. Philadelphia, PA: Lippincott Williams & Wilkins; 2011

Silva A, Sousa AS, Pinheiro R, et al. Activation timing of soleus and tibialis anterior muscles during sit-to-stand and stand-to-sit in post-stroke vs. healthy subjects. Somatosens Mot Res 2013;30(1):48–55

Son SM, Park MK, Lee NK. Influence of Resistance Exercise Training to Strengthen Muscles across Multiple Joints of the Lower Limbs on Dynamic Balance Functions of Stroke Patients. J Phys Ther Sci 2014;26(8):1267–1269

Stewart SG, Jull GA, Ng JKF, et al. An initial analysis of thoracic spine movement during unilateral arm elevation. J Manual Manip Ther 1995;3(1):15–20

Stoquart G, Detrembleur C, Lejeune TM. The reasons why stroke patients expend so much energy to walk slowly. Gait Posture 2012;36(3):409–413

Teixeira-Salmela LF, Nadeau S, Mcbride I, Olney SJ. Effects of muscle strengthening and physical conditioning training on temporal, kinematic and kinetic variables during gait in chronic stroke survivors. J Rehabil Med 2001;33(2):53–60

Terrier P, Dériaz O. Kinematic variability, fractal dynamics and local dynamic stability of treadmill walking. J Neuroeng Rehabil 2011;8(1):12

Turns LJ, Neptune RR, Kautz SA. Relationships between muscle activity and anteroposterior ground reaction forces in hemiparetic walking. Arch Phys Med Rehabil 2007;88(9):1127–1135

Winter DA. Human balance and posture standing and walking. Gait and Posture 1995;3:193–214

4.2
소뇌실조 : 평가, 치료 및 사정

Behm DG, Drinkwater EJ, Willardson JM, Cowley PM; Canadian Society for Exercise Physiology. Canadian Society for Exercise Physiology position stand: The use of instability to train the core in athletic and nonathletic conditioning. Appl Physiol Nutr Metab 2010;35(1):109–112

Clifford AM, Holder-Powell H. Postural control in healthy individuals. Clin Biomech (Bristol, Avon) 2010;25(6):546–551

Criscimagna-Hemminger SE, Bastian AJ, Shadmehr R. Size of error affects cerebellar contributions to motor learning. J Neurophysiol 2010;103(4):2275–2284

Danna-Dos-Santos A, Degani AM, Latash ML. Anticipatory control of head posture. Clin Neurophysiol 2007;118(8):1802–1814

Davis JR, Campbell AD, Adkin AL, Carpenter MG. The relationship between fear of falling and human postural control. Gait Posture 2009;29(2):275–279

Franzén E, Gurfinkel VS, Wright WG, Cordo PJ, Horak FB. Haptic touch reduces sway by increasing axial tone. Neuroscience 2011;174(3):216–223

Frost DM, Cronin JB. Stepping back to improve sprint performance: a kinetic analysis of the first step forwards. J Strength Cond Res 2011;25(10):2721–2728

Gill-Body KM, Popat RA, Parker SW, Krebs DE. Rehabilitation of balance in two patients with cerebellar dysfunction. Phys Ther 1997;77(5):534–552

Graham JV, Eustace C, Brock K, Swain E, Irwin-Carruthers S. The Bobath concept in contemporary clinical practice. Top Stroke Rehabil 2009;16(1):57–68

Grimaldi A. Assessing lateral stability of the hip and pelvis. Man Ther 2011;16(1):26–32

Gurfinkel VS, Levik YuS. The suppression of cervico-ocular response by the haptokinetic information about the contact with a rigid, immobile object. Exp Brain Res 1993;95(2):359–364

Gusi N, Carmelo Adsuar J, Corzo H, Del Pozo-Cruz B, Olivares PR, Parraca JA. Balance training reduces fear of falling and improves dynamic balance and isometric strength in institutionalised older people: a randomised trial. J Physiother 2012;58(2):97–104

Hibbs AE, Thompson KG, French D, Wrigley A, Spears I. Optimizing performance by improving core stability and core strength. Sports Med 2008;38(12):995–1008

Horak FB. Postural compensation for vestibular loss. Ann N Y Acad Sci 2009;1164(1):76–81

Horak FB. Postural orientation and equilibrium: what do we need to know about neural control of balance to prevent falls? Age Ageing 2006;35(Suppl 2):ii7–ii11

Horak FB, Diener HC. Cerebellar control of postural scaling and central set in stance. J Neurophysiol 1994;72(2):479–493

Horak FB, Wrisley DM, Frank J. The Balance Evaluation Systems Test (BESTest) to differentiate balance deficits. Phys Ther 2009;89(5):484–498

Ilg W, Golla H, Thier P, Giese MA. Specific influences of cerebellar dysfunctions on gait. Brain 2007;130(Pt 3):786–798

Ilg W, Synofzik M, Brötz D, Burkard S, Giese MA, Schöls L. Intensive coordinative training improves motor performance in degenerative cerebellar disease. Neurology 2009;73(22):1823–1830

Johnson MB, Van Emmerik R EA. Effect of head orientation on postural control during upright stance and forward lean. Mot Contr 2012;16(1):81–93

Kibler WB, Ludewig PM, McClure PW, Michener LA, Bak K, Sciascia AD. Clinical implications of scapular dyskinesis in shoulder injury: the 2013 consensus statement from the 'Scapular Summit'. Br J Sports Med 2013;47(14):877–885

Lackner JR, DiZio P, Jeka J, Horak F, Krebs D, Rabin E. Precision contact of the fingertip reduces postural sway of individuals with bilateral vestibular loss. Exp Brain Res 1999;126(4):459–466

Levin MF, Panturin E. Sensorimotor integration for functional recovery and the Bobath approach. Mot Contr 2011;15(2):285–301

Liu W, Santos MJ, McIntire K, Loudon J, Goist-Foley H, Horton G. Patterns of inter-joint coordination during a single-limb standing. Gait Posture 2012;36(3):614–618

Martin CL, Tan D, Bragge P, Bialocerkowski A. Effectiveness of physiotherapy for adults with cerebellar dysfunction: a systematic review. Clin Rehabil 2009;23(1):15–26

Mottram SL. Dynamic stability of the scapula. Man Ther 1997;2(3):123–131

Nitz JC, Choy NL. The efficacy of a specific balance-strategy training programme for preventing falls among older people: a pilot randomised controlled trial. Age Ageing 2004;33(1):52–58

Oshita K, Yano S. Low-frequency force steadiness practice in plantar flexor muscle reduces postural sway during quiet standing. J Physiol Anthropol 2011;30(6):233–239

Park E, Schöner G, Scholz JP. Functional synergies underlying control of upright posture during changes in head orientation. PLoS ONE 2012;7(8):e41583

Petrosini L, Graziano A, Mandolesi L, Neri P, Molinari M, Leggio MG. Watch how to do it! New advances in learning by observation. Brain Res Brain Res Rev 2003;42(3):252–264

Raine S, Meadows L, Lynch-Ellerington M. Bobath Concept: Theory and Clinical Practice in Neurological Rehabilitation. Hoboken, NJ: Wiley-Blackwell; 2009

Riemann BL, Schmitz R. The relationship between various modes of single leg postural control assessment. Int J Sports Phys Ther 2012;7(3):257–266

Saute JAM, Donis KC, Serrano-Munuera C, et al; Iberoamerican Multidisciplinary Network for the Study of Movement Disorders (RIBERMOV) Study Group. Ataxia rating scales—psychometric profiles, natural history and their application in clinical trials. Cerebellum 2012;11(2):488–504

Saywell N, Taylor D. The role of the cerebellum in procedural learning—are there implications for physiotherapists' clinical practice? Physiother Theory Pract 2008;24(5):321–328

Sharrock C, Cropper J, Mostad J, Johnson M, Malone T. A pilot study of core stability and athletic performance: is there a relationship? Int J Sports Phys Ther 2011;6(2):63–74

Storey E, Tuck K, Hester R, Hughes A, Churchyard A. Inter-rater reliability of the International Cooperative Ataxia Rating Scale (ICARS). Mov Disord 2004;19(2):190–192

Trouillas P, Takayanagi T, Hallett M, et al; The Ataxia Neuropharmacology Committee of the World Federation of Neurology. International Cooperative Ataxia Rating Scale for pharmacological assessment of the cerebellar syndrome. J Neurol Sci 1997;145(2):205–211

Uemura K, Yamada M, Nagai K, Tanaka B, Mori S, Ichihashi N. Fear of falling is associated with prolonged anticipatory postural adjustment during gait initiation under dual-task conditions in older adults. Gait Posture 2012;35(2):282–286

Vaz DV, Schettino RdeC, Rolla de Castro TR, Teixeira VR, Cavalcanti Furtado SR, de Mello Figueiredo E. Treadmill training for ataxic patients: a single-subject experimental design. Clin Rehabil 2008;22(3):234–241

Wei K, Dijkstra TM, Sternad D. Stability and variability: indicators for passive stability and active control in a rhythmic task. J Neurophysiol 2008;99(6):3027–3041

Wuehr M, Schniepp R, Ilmberger J, Brandt T, Jahn K. Speed-dependent temporospatial gait variability and long-range correlations in cerebellar ataxia. Gait Posture 2013;37(2):214–218

Yardley L, Beyer N, Hauer K, Kempen G, Piot-Ziegler C, Todd C. Development and initial validation of the Falls Efficacy Scale-International (FES-I). Age Ageing 2005;34(6):614–619

Yiou E, Caderby T, Hussein T. Adaptability of anticipatory postural adjustments associated with voluntary movement. World J Orthod 2012;3(6):75–86

찾아보기

■ ㄹ

■ ㅁ

■ ㅂ

■ ㅅ

■ ㅇ